U0258354

江淮名医临床精粹系列

Radiologic Diagnostics of Abdominal Tumors
Volume 2

# 腹部肿瘤影像诊断学
## 下册

董江宁◎主编

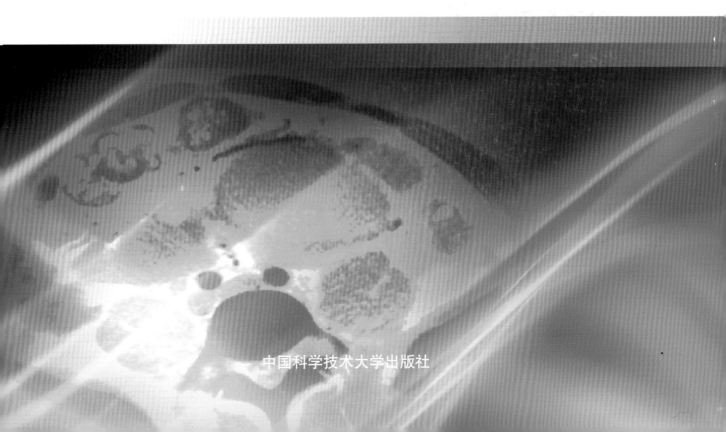

中国科学技术大学出版社

## 内 容 简 介

本书全面系统介绍腹部各器官肿瘤的影像学表现与诊断思路，着重介绍腹部肿瘤的CT与MRI表现，体现近年来能量CT和多参数MRI最新技术，阐明影像学诊断思路，内容涵盖每一个肿瘤疾病的病理基础、临床表现、影像学主要征象及其病理学表现的相互关系、鉴别诊断要点，同时简明叙述最新影像学进展的要点；并叙述能量CT成像、磁共振功能与分子影像和影像组学在腹部肿瘤诊断与鉴别诊断方面的应用价值和研究进展，让读者在获取腹部肿瘤影像诊断要点的同时，能够获取具有科研价值的新知识。

本书分为上、下两册，本分册为下册，内容包肾脏，肾盂、输尿管，膀胱，肾上腺，男性生殖系统，女性生殖系统，腹腔和腹膜后，腹壁的肿瘤影像学诊断。

本书可为从事腹部肿瘤影像学的临床和科研工作者提供参考。

### 图书在版编目(CIP)数据

腹部肿瘤影像诊断学.下册/董江宁主编.—合肥:中国科学技术大学出版社,2024.3
ISBN 978-7-312-05829-5

Ⅰ.腹… Ⅱ.董… Ⅲ.腹腔疾病—肿瘤—影像诊断 Ⅳ.R735.04

中国国家版本馆CIP数据核字(2023)第253685号

**腹部肿瘤影像诊断学(下册)**

FUBU ZHONGLIU YINGXIANG ZHENDUANXUE (XIA CE)

| | |
|---|---|
| 出版 | 中国科学技术大学出版社 |
| | 安徽省合肥市金寨路96号,230026 |
| | http://press.ustc.edu.cn |
| | https://zgkxjsdxcbs.tmall.com |
| 印刷 | 合肥华苑印刷包装有限公司 |
| 发行 | 中国科学技术大学出版社 |
| 开本 | 880 mm×1230 mm 1/16 |
| 印张 | 30 |
| 字数 | 861千 |
| 版次 | 2024年3月第1版 |
| 印次 | 2024年3月第1次印刷 |
| 定价 | 260.00元 |

# 《腹部肿瘤影像诊断学》编委会

主　　编　董江宁

副 主 编　马宜传　阚　宏　刘啸峰　朱　娟

主编助理　邱　俊　王传彬　吴瑶媛

编　　者　董江宁(中国科学技术大学附属第一医院)

马宜传(蚌埠医科大学第一附属医院)

阚　宏(安徽医科大学附属阜阳医院)

冯　峰(南通大学附属肿瘤医院)

尹传高(复旦大学附属儿科医院安徽医院　安徽省儿童医院)

韦树华(中国科学技术大学附属第一医院)

张　萍(中国科学技术大学附属第一医院)

高　飞(中国科学技术大学附属第一医院)

韦　超(中国科学技术大学附属第一医院)

唐　军(中国科学技术大学附属第一医院)

邱　俊(中国科学技术大学生命科学与医学部　中国科学技术大学附属第一医院)

王传彬(中国科学技术大学附属第一医院)

吴瑶媛(中国科学技术大学附属第一医院)

方梦诗(中国科学技术大学附属第一医院)

尚　瑾(中国科学技术大学附属第一医院)

陈玉兰(中国科学技术大学附属第一医院)

宋德梅(中国科学技术大学附属第一医院)

陈　东(中国科学技术大学附属第一医院)

王裴培(中国科学技术大学附属第一医院)

马长月(中国科学技术大学附属第一医院)

赵　娜(中国科学技术大学附属第一医院)

王婷婷(中国科学技术大学附属第一医院)

杨金晶(中国科学技术大学附属第一医院)

方　昕(中国科学技术大学附属第一医院)

刘啸峰（皖南医学院附属池州医院　池州市人民医院）

章锦伟（皖南医学院附属池州医院　池州市人民医院）

胡　磊（皖南医学院附属池州医院　池州市人民医院）

朱　娟（安庆市立医院　安徽医科大学安庆医学中心）

杨　擎（安庆市立医院　安徽医科大学安庆医学中心）

史恒峰（安庆市立医院　安徽医科大学安庆医学中心）

刘　骏（安庆市立医院　安徽医科大学安庆医学中心）

何永胜（皖南医学院附属马鞍山医院　马鞍山市人民医院）

杨宏楷（皖南医学院附属马鞍山医院　马鞍山市人民医院）

周　辉（中国科学技术大学附属第一医院　滁州城市职业学院附属凤阳县人民医院）

肖正文（中国科学技术大学附属第一医院）

王雅琴（中国科学技术大学附属第一医院）

孙明华（安徽医科大学附属阜阳医院）

贾好东（上海中医药大学附属曙光医院）

蒋雪艳（蚌埠医科大学第一附属医院）

薄　娟（安徽医科大学附属省立医院）

付宝月（蚌埠医科大学研究生院）

李翠平（安徽医科大学研究生院）

郑小敏（安徽医科大学研究生院）

张凯悦（安徽医科大学第二附属医院）

王　昕（安徽医科大学第一附属医院）

张　羽（安徽医科大学研究生院）

魏龙宇（蚌埠医科大学研究生院）

熊柏柱（蚌埠医科大学研究生院）

张　南（中国科学技术大学附属第一医院）

沈　亚（中国科学技术大学附属第一医院）

李　磊（中国科学技术大学附属第一医院）

徐　鹤（中国科学技术大学附属第一医院）

王　伟（蚌埠医科大学研究生院）

胡　俊（复旦大学附属儿科医院安徽医院　安徽省儿童医院）

李　旭（复旦大学附属儿科医院安徽医院　安徽省儿童医院）

周岱磐（安徽中医院大学第二附属医院）

罗　潇（皖南医学院附属马鞍山医院　马鞍山市人民医院）

杜　兵(皖南医学院附属马鞍山医院　马鞍山市人民医院)

梅磊磊(皖南医学院附属马鞍山医院　马鞍山市人民医院)

任志鹏(皖南医学院附属马鞍山医院　马鞍山市人民医院)

张曼曼(皖南医学院附属马鞍山医院　马鞍山市人民医院)

许　敏(皖南医学院附属马鞍山医院　马鞍山市人民医院)

潘书雅(皖南医学院附属马鞍山医院　马鞍山市人民医院)

郑明雪(阜阳师范大学第一附属医院)

徐杨飞(皖南医学院附属池州医院　池州市人民医院)

王　涛(皖南医学院附属池州医院　池州市人民医院)

朱浩雨(皖南医学院附属池州医院　池州市人民医院)

汪志亮(皖南医学院附属池州医院　池州市人民医院)

汪　飞(安庆市立医院　安徽医科大学安庆医学中心)

卢慧敏(安庆市立医院　安徽医科大学安庆医学中心)

唐聪聪(蚌埠医科大学第一附属医院)

杜小萌(蚌埠医科大学第一附属医院)

赵以慧(蚌埠医科大学第一附属医院)

卢楚鸣(蚌埠医科大学第一附属医院)

吴明明(蚌埠医科大学第一附属医院)

李　想(蚌埠医科大学第一附属医院)

张利祥(新乡医学院第三附属医院)

陶　健(安徽医科大学附属阜阳医院)

陈　芳(安徽医科大学附属阜阳医院)

纪　捷(中国科学技术大学附属第一医院)

薄明琪(中国科学技术大学附属第一医院)

吕家强(中国科学技术大学附属第一医院)

# 序 一

中国科学技术大学生命科学与医学部成立五周年之际,中国科学技术大学出版社适时推出了"江淮名医临床精粹系列"丛书,《腹部肿瘤影像诊断学》一书是该丛书的一个重要组成部分。在该书即将出版之际,我欣然应邀作序,也倍感荣幸。

近十年来,临床医学、计算机科学和人工智能技术的飞速发展,为医学影像学的发展提供了强大的引擎。医学影像学是临床医学的二级学科,医学影像科作为基础性、平台性学科,在临床诊疗和科研工作中发挥着越来越重要的作用,它不仅是现代肿瘤多学科诊疗模式的关键性学科,也是医学领域中知识更新非常快的学科。

本书由中国科学技术大学附属第一医院医学影像科董江宁教授牵头,联合省内外十余家大学附属医院和三甲医院专家编写,全书共16个章节,涵盖了上腹部(肝、胆、胰、脾)、中下腹部与盆腔(泌尿、生殖系统)、胃肠道(胃、小肠、结直肠)、腹腔腹膜、腹膜后和腹壁等器官组织发生的肿瘤。本书依次介绍每个腹部肿瘤疾病的定义、病理学表现、影像学征象、鉴别诊断和关键要点,是一部紧扣临床、重点突出、条理清晰的影像学专著,具有很强的实用性和科学价值。

中国科学技术大学在2017年12月23日正式成立生命科学与医学部,安徽省立医院及其西区(安徽省肿瘤医院)整体并入中国科大并成为中国科学技术大学附属第一医院,在中国科大党委的坚强领导下,努力建设具有中国特色、科大风格的生命科学与临床医学。五年来,以董江宁教授为代表的临床一线的医师们,以"理工医交叉融合、医教研协同创新,生命科学与医学一体化发展"的"科大新医学"发展理念为指引,在临床、科研、教学等方面取得了令人欣喜的进步。

恶性肿瘤仍然严重威胁着人民群众的的生命健康。"精准医疗,影像先行",肿瘤的防治在于早期检出、早期诊断、精准治疗,医学影像学在此发挥着重要作用。初阅样稿,本书追踪前沿,图文并茂,要点突出,内容丰富,既体现了临床、病理和影像三结合,也体现了理工医交叉融合的科大新医学精神。

最后,对该书的出版表示衷心的祝贺!我相信,本书的出版将会对我国腹部肿瘤影像学的发展和肿瘤相关学科的临床与科研工作起到一定的推动作用。

教育部长江学者特聘教授

中国科学技术大学附属第一医院党委书记

中国科学技术大学生命医学与科学部党委书记

2023年12月

# 序　二

医学影像学在临床肿瘤的诊疗中发挥中越来越重要的作用,它已成为现代肿瘤多学科诊疗模式中关键性学科,也是医学领域中知识更新非常快的学科。X线、超声、CT和MRI等影像学技术不断进步,提供了丰富的影像学信息,在腹部肿瘤的早地检出、诊断、鉴别诊断、分期、疗效评估与预后评价等方面发挥着不可替代的作用。

近年来,双能量CT、多参数MRI与影像组学已逐步应用于肿瘤的诊断和疗效评估;随着肿瘤微创手术、靶向和免疫治疗开展,腹部肿瘤精准诊断要求越来越高;肿瘤影像学已从最初单一形态学诊断,迅速地向功能影像、分子影像和影像组学等微观等方向发展,并取得了令人瞩目的成就。近年来,虽然综合性医学影像学书籍不断新书推出,但专门介绍腹部肿瘤影像学的专著甚少。

由中国科学技术大学附属第一医院董江宁教授牵头,联合省内外十余家医院肿瘤影像领域的专家编撰了这本《腹部肿瘤影像诊断学》专著。本书资料主要来源于中国科学技术大学附属第一医院及其所属安徽省肿瘤医院的十多年50余万例病例中精选经手术病理证实腹部肿瘤典型病例,少数罕少见病例由其他省内外三级医院或附属医院提供。

本书涵盖腹部近200个经手术病理证实的肿瘤病例,每个疾病分别从"概述、病理学表现、影像学表现、鉴别诊断及诊断关键要点"等五个方面进行描述,以CT、MRI影像学表现为主,部分病例还包括X线和超声影像,所有案例均配有术后病理图片,同时介绍了双能量CT、多参数MRI新技术在部分疑难腹部肿瘤病例鉴别诊断价值与应用进展。本书还写入了影像组学的内容,简要叙述了人工智能技术在腹部肿瘤影像学中的临床和科研价值。

本书体现原创性、实用性和典型性。紧扣临床、图文并茂、征象典型、分析透彻、要点突出、技术新颖。每个文稿末尾都有关键要点总结,有利于读者快速获取重要知识点,是本书的亮点。

　　本书适合影像学医师、研究生、进修医师与实习医师、以及相关专业的临床学科医师阅读，满足他们学习和更新专业知识、提高诊断水平与科研能力之需要。我很高兴能先睹为快，相信该书的出版对于读者掌握腹部肿瘤影像学知识有很大帮助，因此我郑重向大家推荐。

　　谨为此序。

中华医学会放射学分会候任主任委员

北京市医学会放射学分会主任委员

北京医院放射科主任、教授、博士生导师

2023年3月

# 前　言

随着现代医学、计算机科学和人工智能技术的飞速发展,医学影像设备软硬件及其相关功能性成像设备不断优化,医学影像科作为基础性、平台性学科,在现代医学的临床诊疗和科研工作中发挥着越来越重要的作用。医学影像科已成为现代肿瘤多学科诊疗模式中的关键性学科,也是医学领域中知识更新非常快的学科。X线、超声、CT和MRI技术不断进步,其在临床上应用广泛,极大地丰富了影像学诊断手段和服务范围,在肿瘤的早期检出、诊断、鉴别诊断、分期、疗效评估与预后评价等方面发挥着不可替代的作用。近几年来肿瘤影像学已从最初单一形态学诊断,迅速地向功能影像、分子影像和影像组学等微观方向发展,并取得了令人瞩目的成就。

基于影像医学的飞速发展和临床肿瘤诊疗多学科合作现实需要,一线广大影像科医师、规培生、硕博士研究生和相关临床专科医师迫切需要一部集传统影像学、功能分子影像知识为一体,体现肿瘤多学科诊疗(MDT)特色的新版肿瘤影像诊断学专著。在中国科学技术大学生命科学与医学部成立五周年之际,中国科学技术大学出版社推出了"江淮名医临床精粹系列"丛书。由笔者主编、中国科学技术大学附属第一医院和省内外大型三甲医院80余位编者参与编写的《腹部肿瘤影像诊断学》出版了。本书力求体现与时俱进、适应学科发展,以满足广大医师更新知识和拓宽影像学思维之需要。

腹部包括消化、泌尿、生殖系统、腹腔、腹膜后和腹壁软组织,包含许多重要器官,解剖精细复杂,肿瘤种类繁多,以肝癌、卵巢癌为代表的腹部恶性肿瘤严重威胁着人们的健康。本书作为腹部肿瘤影像诊断学专著,涵盖腹部肿瘤15类近200个经典案例,每个案例分别从概述、病理学表现、影像学表现、鉴别诊断和关键要点等5个方面进行了详细描述。本书还体现了影像组学相关内容,阐述了人工智能技术在腹部肿瘤影像学中的临床和科研价值。

本书同以往已经出版的腹部影像学或肿瘤影像学专著相比,具有以下特点:

1. 本书中所有的病例都经手术病理证实,突出影像与病理结合,体现原创性、实用性和典型性。

2. 医学影像学是通过影像诊断疾病的科学。本书主要介绍腹部肿瘤CT、MRI影像表现,部分病例包括X线和超声等多模态影像。每个疾病的影像学配图体现了影像科医师真实工作场景下的阅片和思维过程。本书中影像学资料包括CT与MRI的平扫、多期增强、多平面重组及容积再现等三维重建图像,几乎所有MRI影像都有DWI及ADC图,部分病例还有IVIM-DWI和DCE-MRI定量参数图,这些功能和分子影像技术可以提供肿瘤细胞密度和微血管生成、微循环灌注等微观信息,提高了MRI对良恶性肿瘤的鉴别诊断效能,也有助于青年医师获取新知识、提升科研能力。

3. 本书中每个肿瘤病例的文后都有诊断关键要点。读者通过阅读本书中的临床、病理和影像知识点,再结合典型配图及文末的关键要点,可方便读者快速地获取腹部肿瘤影像学知识要点与分析思路,从而达到提高影像诊断水平之目的。

4. 本书在总论部分突出了腹部、盆腔脏器"空腹、喝水、低张、增强"CT与MRI检查的技术要点,清晰显示消化道的黏膜层、黏膜下层、肌层、外膜的层状结构,准确判断胃肠道肿瘤起源从而有利于鉴别诊断和TNM分期。

5. 肝细胞癌、肾细胞癌、膀胱癌、前列腺癌、宫颈癌、子宫内膜癌、卵巢癌、腹部软组织肿瘤均采用WHO最新版分类和分期标准,以期同国际接轨。例如,本书采用国际公认的2018版LI-RADS分类系统评估肝脏良恶性病变;本书将2022版肾肿瘤WHO新分类与2016版做了简要对比,标出了更新的内容;由于本书成稿前2022新版肾肿瘤WHO分类尚未发布,故仍依据2016版肾肿瘤WHO分类,分章节描述了不同组织学亚型的肾细胞癌影像学表现与鉴别诊断;介绍了肾脏囊性病变2019版Bosniak分型与解读,每种囊性病变均有典型CT、MRI图像且与病理对照;介绍了宫颈癌、子宫内膜癌2018版FIGO分期(在本书付印之前,子宫内膜癌2023版新的FIGO分期标准发布了,故在本书下册的正文相应段落增加了新旧版FIGO分期的异同点和更新要点)、膀胱癌2018版VI-RADS评分和2020版卵巢病变O-RADS分类解读;在叙述腹膜后、腹壁软组织肿瘤时,采用了2020版WHO软组织肿瘤分类标准和影像学表现。有利于读者掌握相关新知识。

6. 在妇科肿瘤部分,描述了经典型、富细胞型、富血供型子宫肌瘤不同的MRI影像学表现,详细介绍了转移性良性平滑肌瘤、分割性绒毛叶状平滑肌瘤、静脉内子宫平滑肌瘤病和子宫平滑肌脂肪瘤等少见的子宫平滑肌瘤的亚型的影像学和病理学表现。编者还结合妇科肿瘤影像学多年的研究成果,对宫颈癌、卵巢癌、子宫内膜癌不同亚型的影像学表现进行了全面的描述,配有典型经病理证实的影像学图像,便于读者掌握它们之间的细微差别。本书还运用多参数MRI及其影像组学在术前预测和鉴别三大妇科恶性肿瘤的亚型,弥补了诊刮活检取材的局限性和肿瘤异质性的不利影响,帮助临床医师做出个性化治疗决策,以期提高疗效并改善预后。

7. 腹腔、腹膜后、腹壁软组织起源的肿瘤少见,而本书所介绍病种较为齐全,影像征象典型,配图清晰。

8.本书突出以下两点:① 在MRI表现中详细描述MRI各序列的信号所代表的肿瘤组织成分,提高MRI对腹部肿瘤定性诊断能力。② 介绍多参数MRI与双能量CT定量参数,定量反映腹部肿瘤细胞密度、微血管生成、血流灌注等肿瘤微观特征,有助于鉴别诊断、早期疗效评估及预后评价。

本书编写过程中,所有参编研究生、各级医师和专家教授通力合作,花费了大量时间和精力,所有病例均由主编多次审阅,所遇难点和争议之处经反复讨论推敲以达成共识,力求表述准确完整,最后再由主编定稿。希望通过编写团队的努力能给所有致力于腹部肿瘤影像学临床和科研工作的读者提供一部内容全面、重点突出、可读性强的专业书籍。

部分国内同道为本书提供了珍贵图片和资料,丰富了本书的内容,我们已在书中相应章节和图片下方注明,在此不再一一赘述,对他们的无私支持谨致以由衷的感谢。由于编者水平所限以及病种选择的限度,本书难免存在错误与不当之处,敬请各位读者、同道及专家批评指正,以便再版时进一步修订。

掩卷搁笔,脑海里不断浮现母亲慈爱的面容和鼓励的场景,心中涌起无尽的感恩和怀念!感谢父母、家人、老师、同事和学生们,感谢领导和各界朋友的支持和帮助。谨盼这本凝结了编者临床经验与科研成果的《腹部肿瘤影像诊断学》能成为我们与广大读者及同行朋友交流的平台,共同提高我国腹部肿瘤影像诊断水平。

**董江宁**

中国科学技术大学附属第一医院

2023年12月

# 目　　录

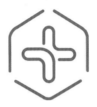

# CHAPTER NINE

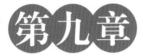

# 肾　脏

# 第一节 肾脏良性肿瘤

## 一、肾脏囊性病变（2019 版）Bosniak 分级及解读

### （一）概述

肾脏囊性病变指病灶内以液体成分为主，实性成分占比小于 25% 的肾脏病变。肾主要由肾单位组成，具有丰富的肾小管、集合管等结构，并且具有产生原尿的功能，因此在理论上任何能够导致肾小管结构堵塞的病变，都可以引起原尿的潴积，继而导致囊肿的形成，形成肾囊性病变，故而肾脏囊性病变覆盖范围广泛。

肾脏囊性病变分析的重点是如何区分良恶性，因为这类病变具有相近的影像学特征而大多无特异性临床表现，常常为影像及临床医师定性诊断带来挑战。肾囊性病变的 Bosniak 分级系统于 1986 年首次提出，经过 30 多年的不断更新完善，目的是对肾脏囊性病变的恶性风险进行分级，促进标准化的临床诊断流程管理；该系统的引入，提高了肾脏囊性病变诊断的准确性，改善了不同观察者之间的一致性。因此，基于 Bosniak 分级系统对肾脏囊性病变的定性诊断已逐渐被泌尿及影像科医师广泛认同与接受。

### （二）2019 版 Bosniak CT、MRI 分级标准及影像表现

Bosniak 分级系统主要根据囊内分隔数量、分隔及囊壁厚度、突起及结节与囊壁或分隔形成的角度、是否强化或含有钙化、是否均质来分型。具体标准如下：

**1. Bosniak Ⅰ 级**

（1）CT 表现：边界清晰，壁薄（≤2 mm）且光滑；均匀单纯液体密度（−9～20 HU）；无分隔、钙化；囊壁可强化。

（2）MRI 表现：边界清晰，壁薄（≤2 mm）且光滑；均匀单纯液体信号（与脑脊液相似）；无分隔、钙化；囊壁可强化。

示例如图 9-1-1 所示。

**2. Bosniak Ⅱ 级**

（1）CT 表现：边界清晰，壁薄（≤2 mm）且光滑，分为 6 种类型：① 囊性病变伴少（1～3 个）且薄的分隔；囊壁及分隔可强化；可伴任意类型的钙化（图 9-1-2）。② CT 平扫上呈均匀高密度（≥70 HU），增强后无强化。③ 病变均匀无强化，CT 值＞20 HU，可伴任意类型的钙化。④ 未行增强 CT 检查时，病变密度均匀，CT 值为 −9～20 HU。⑤ 增强扫描实质期 CT 值为 21～30 HU 的均匀密度病变。⑥ 太小而无法定性的均匀低密度病变。

（2）MRI 表现：边界清晰，壁薄（≤2 mm）且光滑，分为 3 种类型：① 囊性病变伴少（1～3 个）而薄且强化的分隔；任意未强化的分隔；可伴任意类型的钙化。② 未行增强 MRI 检查时，$T_2WI$ 序列上呈均匀显著高信号（与脑脊液相似）的病变。③ 未行增强 MRI 检查时，$T_1WI$ 序列上呈均匀显著高信号（约为正常肾实质信号的 2.5 倍）的病变。示例如图 9-1-2 所示。

**3. Bosniak Ⅱ F 级**

（1）CT 表现：囊壁光滑，略增厚（3 mm）且强化或略增厚的 1 个或多个强化分隔又或多个（≥4 个）强化的光滑、薄（≤2 mm）分隔。示例如图 9-1-3 所示。

（2）MRI 表现：2 种类型：① 囊壁光滑，略增厚（3 mm）且强化或者光滑、略增厚的 1 个或多个强化分隔，或者多个（≥4 个）光滑薄（≤2 mm）分隔，伴

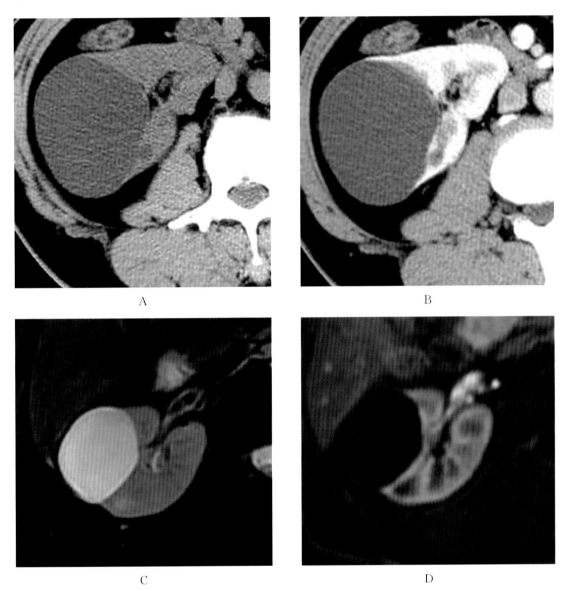

图 9-1-1 Bosniak Ⅰ级肾脏囊性病变 CT 及 MRI 表现

CT平扫(A)示右肾均匀水样密度囊性占位,CT增强(B)未见壁结节及分隔,囊壁无强化;MRI(T$_2$WI-FS及增强)(C、D)示右肾均匀水样信号囊状影,MRI增强后薄而光滑囊壁无强化,也未见明显强化分隔。

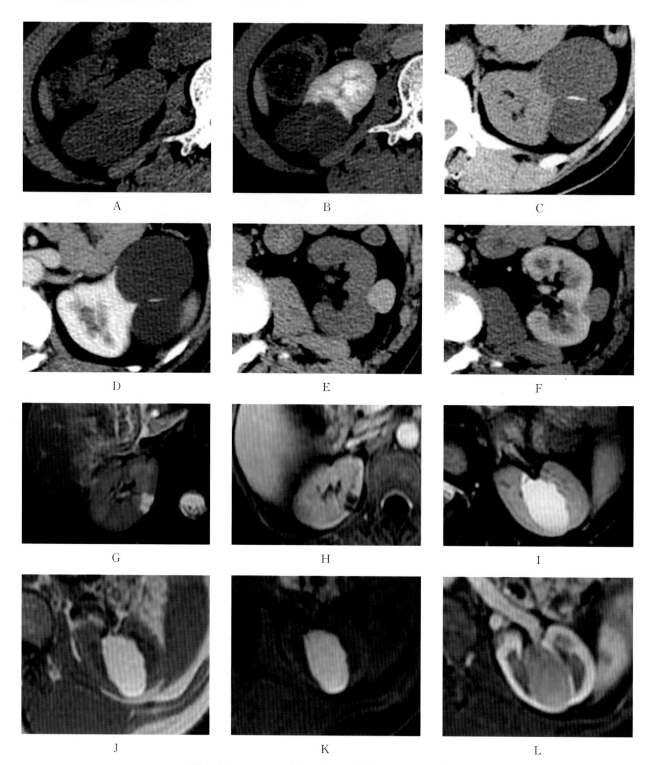

图9-1-2　Bosniak Ⅱ级肾脏囊性病变CT及MRI表现

CT平扫(A)示右肾分叶状囊性占位,CT增强(B)见少且薄(2~3条、厚度≤2 mm)的分隔;CT平扫(C)示左肾囊性占位,囊壁或分隔见条形钙化,CT增强(D)未见壁结节及分隔;CT平扫及增强(E、F)示左肾高密度结节,部分突出于肾轮廓之外,界清,CT值约70 HU,增强后未见强化。T₂WI-FS序列(G、H)显示右肾后段水样信号囊性灶,囊内信号不均,MRI增强内见少(2~3条)且薄(≤2 mm)的强化分隔;左肾(I~L)见不规则形囊性占位,凸向肾窦,T₂WI-FS序列(I)、T₁WI序列(J)及T₁WI-FS序列(K)均呈高信号,增强(L)未见强化,囊内未见分隔及壁结节。

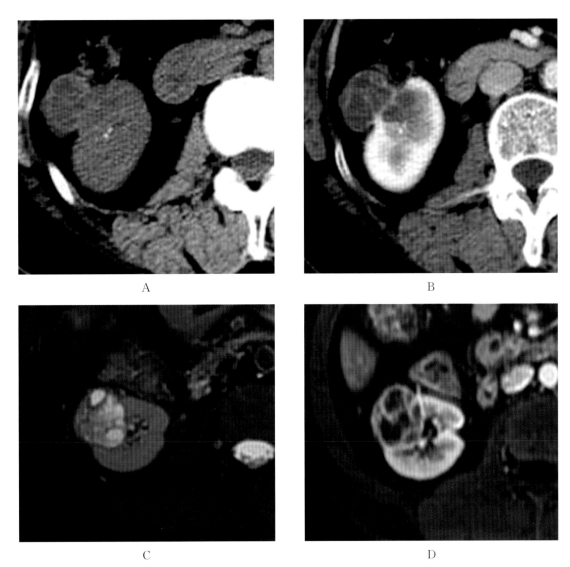

A      B

C      D

图 9-1-3 Bosniak Ⅱ F 级肾脏囊性病变 CT 及 MRI 表现

CT 平扫(A)示右肾囊性结节,密度不均,CT 增强(B)囊壁光滑略增厚(2~3 mm),并见多条(4 条以上)强化的薄(≤2 mm)分隔;右肾前段(C、D)见类圆形囊性占位,T₂WI-FS 信号不均并见多发低信号分隔,增强囊壁及分隔强化,分隔多(4 条以上),薄而光滑。

强化(图 9-1-3);② T₁WI 脂肪抑制序列上呈不均匀高信号的囊性病变。示例如图 9-1-3 所示。

**4. Bosniak Ⅲ 级**

(1)CT 表现:至少 1 个强化的厚壁或分隔(≥4 mm),或者壁或分隔强化且不规则(出现 ≤3 mm 与囊壁或分隔呈钝角的凸起)。

(2)MRI 表现:至少 1 个强化的厚壁或分隔(≥4 mm),或者强化的壁或分隔不规则增厚(出现 ≤3 mm 与囊壁呈钝角的凸起)。

示例如图 9-1-4 所示。

**5. Bosniak Ⅳ 级**

(1)CT 表现:至少 1 个强化结节(≥4 mm 与囊壁或分隔呈钝角的强化凸起,或者任意大小与囊壁或分隔呈锐角的强化凸起)。

(2)MRI 表现:至少 1 个强化的结节(≥4 mm 与囊壁或分隔呈钝角的强化凸起,或者任意大小的与囊壁或分隔呈锐角的强化凸起)。

示例如图 9-1-5 所示。

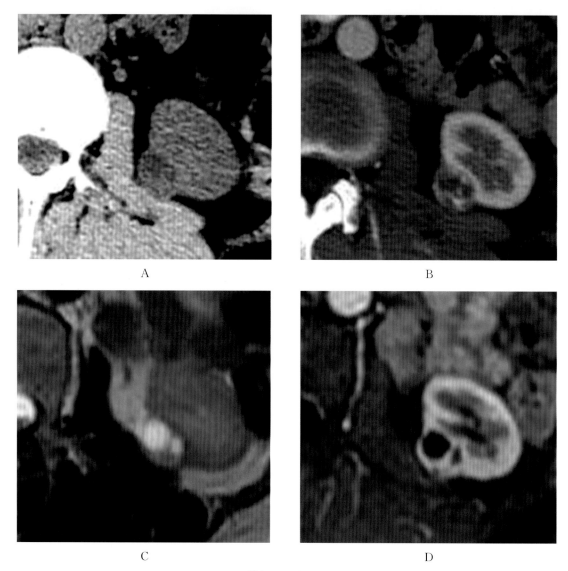

A

B

C

D

**图 9-1-4　Bosniak Ⅲ级肾脏囊性病变 CT 及 MRI 表现**

CT 平扫(A)示左肾囊性结节,密度不均,CT 增强(B)示壁欠光滑,局部略厚(2~3 mm),并见 1 条略增厚(3 mm)的分隔及 2 条薄(≤2 mm)的分隔;左肾后部(C、D)见小囊性结节,T₂WI 信号不均,增强囊壁不规则增厚(3.5 mm),内见略增厚(3 mm)分隔。

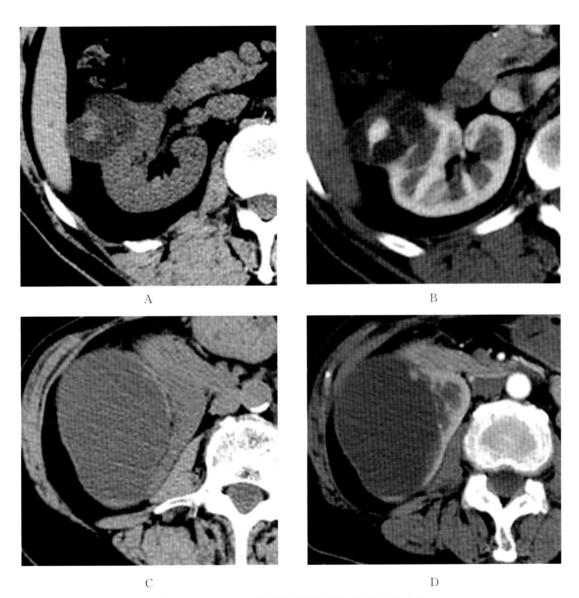

A

B

C

D

图 9-1-5 Bosniak Ⅳ级肾脏囊性病变 CT 及 MRI 表现

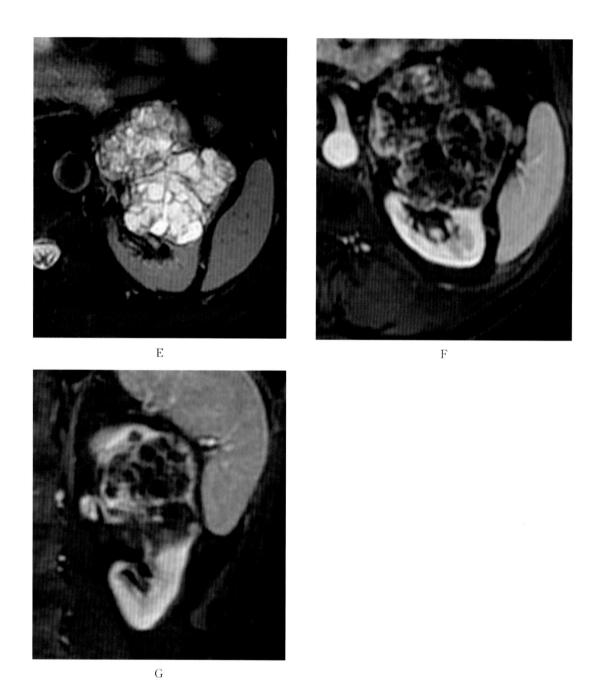

E

F

G

图 9-1-5　Bosniak Ⅳ 级肾脏囊性病变 CT 及 MRI 表现(续)

CT 平扫(A)示右肾囊性结节,囊内见分隔及实性结节,CT 增强(B)示结节及分隔明显强化;CT 平扫(C)右肾见梭形囊性占位,囊内密度均匀,囊壁稍欠规则,CT 增强(D)囊内见一条薄(<2 mm)分隔,左侧壁见一与囊壁呈锐角且明显强化小结节;MRI(E~G)示左肾巨大不规则分叶状囊性肿物,囊内多发不规则分隔样及斑片状低信号区,增强显示囊壁不规则增厚并强化,囊内见多发不规则分隔及斑片状实性区。

## (三)肾脏囊性病变Bosniak分级的临床意义、良恶性评估示例

### 1. Bosniak Ⅰ级病变

恶性率<2%,转换成更复杂的囊性病变或恶性病变比较罕见,只有极个别的病例报道,因此这类囊肿被视为良性病变,常不需要随访,即为"单纯囊肿"(病例1)。

【病例1】 男性,46岁,右肾单纯囊肿(图9-1-6)。

### 2. Bosniak Ⅱ级病变

大多表现为良性(病例2、3),极少数为恶性,但即使为恶性,大多数也表现出恶性度较低的生物学行为。因此这类病变不需要干预或随访,仅在出现症状时(如出血、感染、压迫性症状)才需干预。

【病例2】 女性,48岁,左肾单纯囊肿伴钙化(图9-1-7)。

【病例3】 女性,33岁,右肾化脓性炎症(图9-1-8)。

### 3. Bosniak Ⅱ F级病变

绝大部分为良性病变,但有一定比例恶性风险(病例4~6),并且约有15%病例将在复杂性方面可能发展为更高级(Bosniak Ⅲ~Ⅳ级),因此这类病变需要随访以明确其生物学行为,一般要求前2年随访时间要短(每6~12个月复查,需随访满5年),并根据影像学变化行进一步干预或终止随访。

【病例4】 男性,44岁,右肾乳头状肾细胞癌(图9-1-9)。

【病例5】 男性,57岁,右肾透明细胞癌(图9-1-10)。

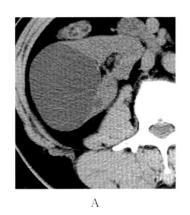
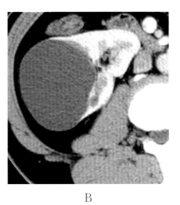
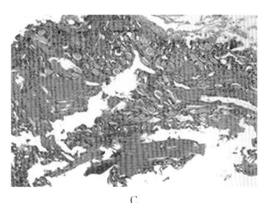

A　　　　　　　　　　B　　　　　　　　　　C

**图9-1-6 Bosniak Ⅰ级肾脏囊性病变**

右肾Bosniak Ⅰ级囊性病变,CT(A、B)示右肾低密度灶,增强无强化;病理检查(C):镜下见纤维囊壁组织,内衬单层立方上皮,囊壁内见肾小管成分,诊断右肾单纯囊肿。

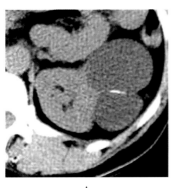

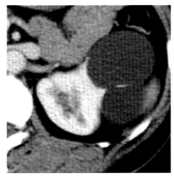

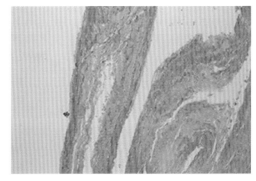

A　　　　　　　　　　B　　　　　　　　　　C

**图9-1-7 Bosniak Ⅱ级肾脏囊性病变**

左肾Bosniak Ⅱ级囊性病变(A、B),左肾分房状低密度灶,伴细线分隔及钙化;病理检查(C):镜下见纤维囊壁组织,内衬单层立方上皮,囊壁内见肾小管成分,未见肿瘤细胞衬覆,诊断左肾单纯囊肿。

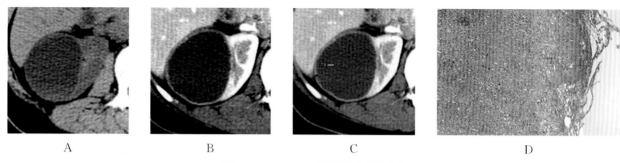

图 9-1-8　Bosniak Ⅱ级肾脏囊性病变

右肾 Bosniak Ⅱ级囊性病变,CT平扫(A)囊液密度不均,隐约见液液平面;CT增强(B、C)示囊壁薄而光滑,壁厚<2 mm,囊壁渐进性强化,囊液成分未见强化,也未见分隔及壁结节;病理检查(D):镜下为化脓性炎表现,肾脏实质内大量中性粒细胞浸润,局灶可见坏死。

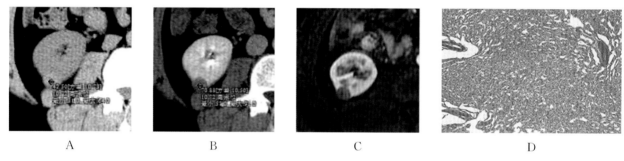

图 9-1-9　Bosniak Ⅱ F级肾脏囊性病变

右肾高密度囊性结节,平扫(A)CT值约42 HU;排泄期(B)CT值约70 HU(有强化),未见明确分隔及壁结节;MRI增强(C)囊性成分无强化,囊内4条光滑薄分隔;病理检查(D):镜下见肿瘤细胞小管状、乳头状、实性排列,肿瘤细胞呈单层立方状,诊断右肾乳头状肾细胞癌。

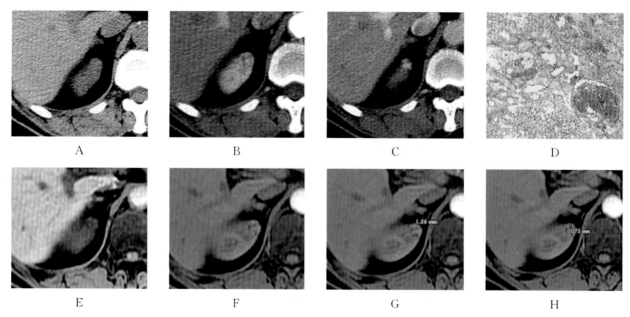

图 9-1-10　Bosniak Ⅱ F级肾脏囊性病变

CT平扫(A)示右肾上极等密度囊性病灶;CT增强(B、C)肾皮质期与髓质期见分隔状、条片状强化;MRI平扫(E~H)示囊内见等信号分隔,MRI多期增强囊壁及分隔(2~3条)强化,囊壁厚度约1.5 mm,壁欠光滑;病理检查(D):镜下大量透明细胞巢状排列伴间质内出血,诊断右肾透明细胞癌。

【病例6】　男性,56岁,右肾低度恶性潜能的多房囊性肾肿瘤(图9-1-11)。

**4. Bosniak Ⅲ级病变**

良性病变(病例7)、恶性病变(病例8~10)的概率各占50%,现阶段仍建议积极行手术治疗。

【病例7】　男性,58岁,右肾慢性脓肿(图9-1-12)。

【病例8】　男性,70岁,左肾上极透明细胞癌(图9-1-13)。

【病例9】　男性,63岁,左肾下极嫌色细胞癌

(图9-1-14)。

【病例10】　男性,41岁,右肾乳头状肾癌肉瘤样分化(图9-1-15)。

**5. Bosniak Ⅳ级囊性病变**

恶性病变占比>90%,其生物学行为与实性恶性肿瘤无异,病理类型以肾透明细胞癌为主(病例11、12),亦包括乳头状肾细胞癌、嫌色细胞癌(病例13)、MiT家族易位性肾细胞癌(病例14)等少见类型肾细胞癌,故该级别病变以手术切除为主。

【病例11】　男性,59岁,左肾透明细胞癌

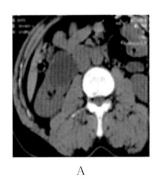
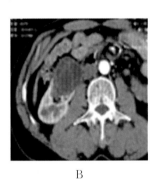
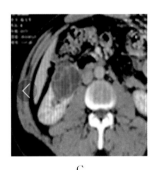
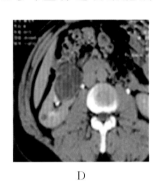

A　　　　　　　　B　　　　　　　　C　　　　　　　　D

**图9-1-11　Bosniak ⅡF级肾脏囊性病变**

CT平扫(A)示右肾多房囊性肿物,见2~3条不均匀厚度的分隔,厚度约2 mm,囊壁及分隔未见钙化;CT增强(B~D)扫描皮质期、髓质期与排泄期病变的囊壁及分隔强化,无明显结节状肿瘤实性成分;病理诊断右肾低度恶性潜能多房囊性肾肿瘤。

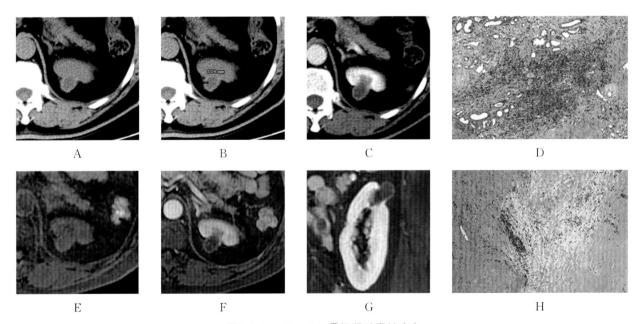

A　　　　　　　　B　　　　　　　　C　　　　　　　　D

E　　　　　　　　F　　　　　　　　G　　　　　　　　H

**图9-1-12　Bosniak Ⅲ级肾脏囊性病变**

CT(A~C)示左肾上极囊性病灶,囊壁较厚,边缘欠光滑,局部增厚约4.0 mm,囊液密度偏高,CT值约21 HU;CT增强示增厚的囊壁强化,未见明确分隔及壁结节;同一患者(E~G),MRI示囊壁T₁WI序列呈高信号,增强囊壁强化,囊壁不规则、欠光滑,囊内见点条形分隔样强化;术后病理检查(D、H)示纤维囊壁组织内急慢性炎细胞浸润伴灶区坏死,囊壁内衬上皮缺失。

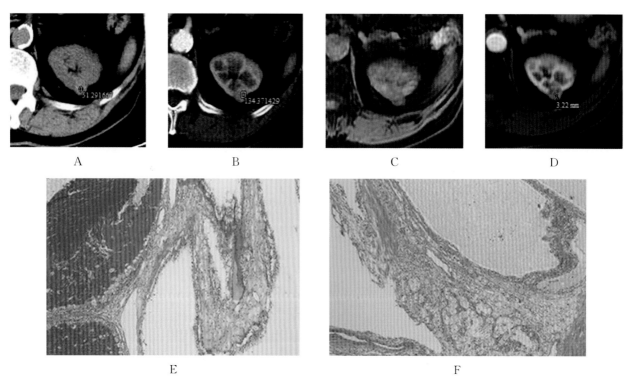

图9-1-13 Bosniak Ⅲ级肾脏囊性病变

左肾上极囊性病灶(A),囊液呈高密度,CT值约51 HU;增强皮质期(B)病灶明显强化,CT值约134 HU,内隐约见分隔样强化;MRI平扫(C)示病灶内分隔呈条形高信号影;MRI增强(D)示囊壁及分隔明显强化,见2～3条分隔,欠光滑,囊壁不规则增厚约3.8 mm;病理检查(E、F):镜下见癌细胞体积较大,呈立方形,呈实性巢索状排列,胞质内含有大量糖原和脂类物质,呈透明状,可见嗜酸性颗粒状胞质,间质有丰富的毛细血管,诊断左肾透明细胞癌。

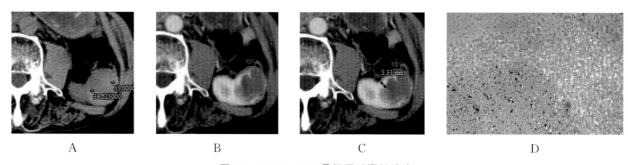

图9-1-14 Bosniak Ⅲ级肾脏囊性病变

CT平扫(A)示左肾下极高密度囊性占位伴囊内出血;CT增强(B、C)示囊壁及分隔不规则增厚伴强化,囊壁较厚处5.3 mm,分隔轻度强化,但未见明显壁结节;病理检查(D):镜下见癌细胞呈大圆形或多边形,呈实性巢索状排列,胞膜较厚,细胞界限清楚,有如植物细胞,见丰富的毛玻璃状的胞质,透明的核周晕明显,诊断左肾嫌色细胞癌。

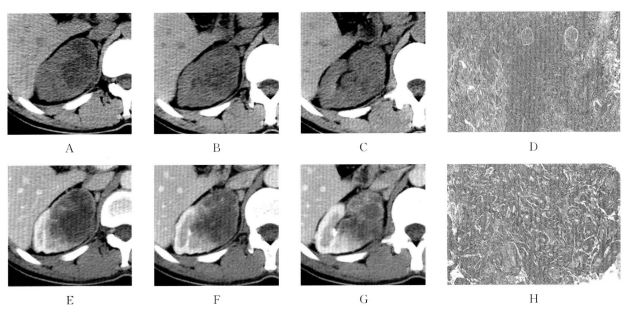

图 9-1-15　Bosniak Ⅲ级肾脏囊性病变

CT平扫(A～C)示右肾内不均匀低密度囊性肿块;CT增强(E～G)见多发分隔样强化,囊壁及分隔不规则增厚呈小结节,大小约4mm;病理检查(D、H):镜下见真乳头状结构,肿瘤复层/假复层排列,异型性明显,周围可见肿瘤去分化区域,细胞旋涡状、席纹状排列,异型性明显,核分裂易见,诊断右肾乳头状肾癌肉瘤样分化。

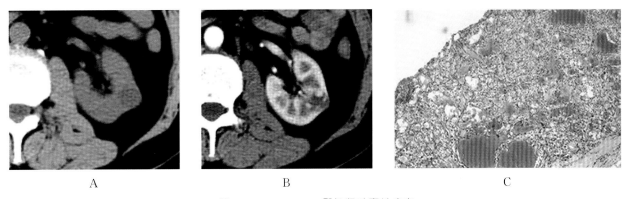

图 9-1-16　Bosniak Ⅳ级肾脏囊性病变

左肾上极(A、B)见一约1.5cm大小类圆形稍低密度囊病灶,边界清楚,密度欠均匀,增强见明显强化的2枚壁结节及少许分隔,囊性成分未见强化;病理诊断(C):左肾透明细胞癌。

（图9-1-16）。

【病例12】 女性，67岁，右肾透明细胞癌（图9-1-17）。

【病例13】 女性，57岁，右肾嫌色细胞癌（图9-1-18）。

【病例14】 女性，10岁，右肾t(6;11)(p21;q12)/TFEB基因融合相关性肾细胞癌［t(6;11)RCC］（图9-1-19）。

综上所述，肾脏囊性病变涉及的病变类型多、范围大，包括良性、低度恶性潜能及恶性肾脏病变，临床处理的关键是区别良恶性及是否需要外科干预。Bosniak分级系统的提出，目的是在术前对肾脏囊性病变的恶性风险进行分级，级别越高，恶性可能性越大，Ⅰ级和Ⅳ级病变观察者间一致性较好，而如何判断Bosniak ⅡF型和Ⅲ型囊性病变的良恶性仍然是一个临床难题，真正识别出具有侵袭性（恶性）的囊性病变对于影像和临床医生仍是一种挑战。

（汪 涛 刘啸峰 董江宁）

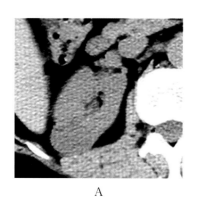 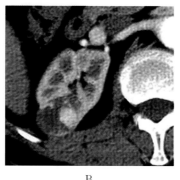 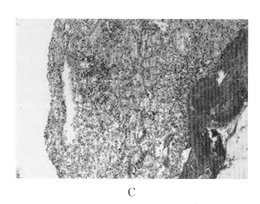

A　　　　　　　　B　　　　　　　　C

**图9-1-17 Bosniak Ⅳ级肾脏囊性病变**

右肾上极囊性病灶(A、B)，密度不均，增强后其内后壁见明显强化的实性结节，囊壁不均匀增厚；病理诊断(C)：右肾透明细胞癌。

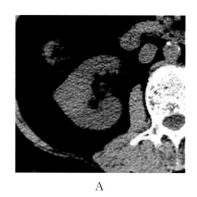 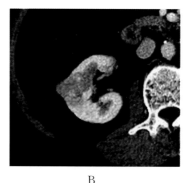 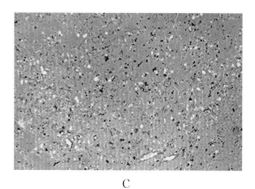

A　　　　　　　　B　　　　　　　　C

**图9-1-18 Bosniak Ⅳ级肾脏囊性病变**

CT平扫(A)见右肾高密度囊性病灶，平均CT值约35 HU；CT增强(B)见多发不规则分隔并见大小约10.7 mm×6.5 mm的结节，结节及分隔明显强化；平扫高密度囊液不强化，增强后呈相对低密度；病理诊断(C)：右肾嫌色细胞癌。

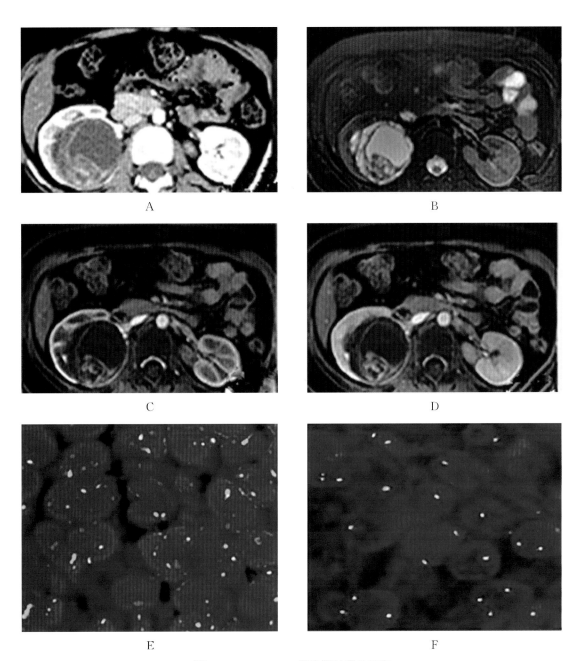

图9-1-19　Bosniak Ⅳ级肾脏囊性病变

CT增强(A)右肾囊性为主(囊性成分>75%)肿块伴多发分隔及结节,主体位于肾脏轮廓之内,皮质期肿块分隔与结节状实性成分呈中度强化,并可见强化假包膜。T$_2$WI序列(B)示肿块囊性成分为主伴低信号分隔和结节;增强扫描(C、D)示皮质期分隔和结节中度强化,并可见强化假包膜,MRI增强排泄期强化程度稍增加。荧光原位杂交法(FISH)基因检测结果(E、F):检测 TFEB(6q21)基因断裂,结果为阳性。检测 TFE3(Xp11.2)基因断裂,结果为阴性。病理诊断:右肾 t(6;11)(p21;q12)/TFEB基因融合相关性肾细胞癌。

## 二、肾血管平滑肌脂肪瘤

### (一)概述

肾血管平滑肌脂肪瘤(renal angiomyolipoma, AML)是起源于肾血管周围上皮样细胞的最常见的间叶性肿瘤,由血管、平滑肌及脂肪组织以不同比例构成,占被切除的肾脏肿瘤的2%~6%。女性发病率约为男性的4倍,高发年龄为40~60岁。早期无症状,肿瘤较大时,患者可出现腰痛、血尿、腹部包块等临床症状。本病是肾脏自发破裂的常见原因,并发出血时常导致腰腹部剧烈疼痛。

肾血管平滑肌脂肪瘤的临床分型:① 血管平滑肌脂肪瘤伴结节性硬化,约占20%,常见于青少年,为常染色体显性遗传病。多为双侧、较大、多发,临床可有癫痫、智力低下、面部红斑等表现,40%~80%的结节性硬化伴有血管平滑肌脂肪瘤。② 血管平滑肌脂肪瘤不伴结节性硬化,约占80%,多发生于中年女性,多为单侧,较少多发。影像学上根据CT或MRI上显示有无脂肪成分将肾血管平滑肌脂肪瘤分为经典型和乏脂肪型,乏脂肪型AML具有潜在恶性,有淋巴结转移、局部复发及远处转移

的可能,因此需提示临床引起重视。

### (二)病理表现

2016年WHO泌尿和男性生殖系统肿瘤分类:① 肾血管平滑肌脂肪瘤:良性间叶性肿瘤,由脂肪组织、梭形和上皮样平滑肌细胞和厚壁血管构成,脂肪组织含量占5%~80%;② 肾上皮样血管平滑肌脂肪瘤:肾血管平滑肌脂肪瘤结构基础上以上皮样细胞增生为主,且定义平滑肌成分至少达到80%,具有恶性潜能的间叶性肿瘤。新的分类将肾上皮样血管平滑肌脂肪瘤从属于肾血管平滑肌脂肪瘤的少见类型修订为并列关系。

大体病理:肿瘤大体标本为境界清楚的实质性肿瘤,无包膜,切面颜色取决于脂肪含量,富含脂肪主要呈现黄色,少脂肪肿瘤呈现棕褐色、白色、粉色,上皮样型呈灰白色,且质地韧。

镜下表现:畸形血管呈现管腔大小不等,管壁厚薄不一,无完整肌壁,常见管壁纤维化或透明化。发育成熟的脂肪组织呈灶性或分叶状分布。平滑肌组织一般形态较规则,呈短梭形或长梭形。

免疫组化:脂肪组织成分表达S-100,平滑肌和脂肪组织均表达波形蛋白(vimentin, Vim),梭形细胞和上皮样细胞为主的平滑肌成分均表达SMA、HMB45、CD117。HMB45、Melan A和Cathepsin K阳性为其标志性色素表达。示例如图9-1-20所示。

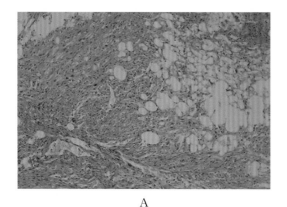

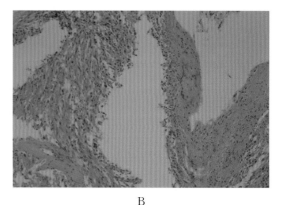

A           B

**图9-1-20 肾血管平滑肌脂肪瘤的病理学表现**

患者女性,67岁,左肾血管平滑肌脂肪瘤。镜下(HE,×200)显示平滑肌组织呈短梭形或长梭形,畸形血管呈现管腔大小不等,管壁厚薄不一,无完整肌壁,常见管壁纤维化或透明化,发育成熟的脂肪组织呈灶性或分叶状分布。免疫组化:Vim(+/−),HMB45(−/+),Melan-A(−/+),SMA(+),Desmin(+),S-100(−),Ki-67 DA(+,<3%)。

## （三）影像学表现

### 1. 超声表现

超声是肾脏血管平滑肌脂肪瘤的首选筛查手段，肿瘤呈混合回声及低回声为主肿块，形态规则，边界清楚，肿瘤内及周边可见丰富血流。超声造影模式表现为"快进慢退"征象。示例如图9-1-21所示。

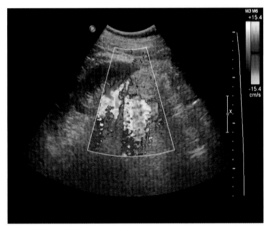

图9-1-21 肾血管平滑肌脂肪瘤的超声表现

与图9-1-20为同一患者，左肾血管平滑肌脂肪瘤。左肾下极见等回声肿块，内部回声欠均，边界尚清晰，局部突出肾脏轮廓外。CDFI：肿块内见丰富的血流信号。

### 2. CT表现

平扫示肿瘤呈圆形、类圆形或分叶状软组织密度肿块影，边界清楚，密度不均，平扫密度表现取决于其内脂肪成分的比例，经典型常表现为混杂等及低密度影，即血管平滑肌呈等密度影，而脂肪成分呈低密度影，如果脂肪成分较多，常可测量到负CT值的脂肪成分；如果脂肪成分少，双能量CT的能谱曲线呈反勺子征。CT增强后肿块呈不同程度强化，强化程度低于正常肾实质，肿块内脂肪成分无强化，而血管性结构明显强化。肿块常位于肾实质并突向肾外，常可出现"劈裂征"或"杯口征"。"劈裂征"指肿块在肾内的部分呈尖端指向肾门的楔形，双侧与肾实质的交界面平整；"杯口征"指肿块将正常肾实质推挤呈拱状突出于肾轮廓之外，病灶的一侧或双侧可见。并发出血时，肿块内或周边甚至肾外可见高密度出血灶。当肿块内密度明显不均或

边缘与肾脏分界不清，提示有恶变可能。AML无钙化征象，若肿块内出现钙化则提示为恶性，这种情况罕见。示例如图9-1-22所示。

### 3. MRI表现

肿块呈类圆形或楔形，常常突出于肾轮廓之外，也可出现相对特征性的"劈裂征"或"杯口征"。肿块呈镶嵌状插入肾实质或外生的肿块呈蘑菇状，称为"蘑菇征"，也为其相对特征性表现。大多数在$T_1WI$和$T_2WI$序列上均呈混杂信号肿块，其内可见脂肪性高信号，且在抑脂序列呈低信号，可显示病变内畸形血管呈流空低信号影。并发出血时，肿块信号随出血时间不同信号强度发生相应变化。增强后肿瘤实性成分皮质期呈明显强化，实质期及延迟期强化减弱，相对正常肾实质呈低信号影，对比剂往往廓清不明显，呈"快进慢出"表现，脂肪成分不强化。示例如图9-1-23所示。

## （四）鉴别诊断

（1）肾脂肪瘤：脂肪成分为主型的AML需要与其鉴别。肾脂肪瘤较罕见，肿瘤由脂肪组织构成，边界清楚，可见包膜，其内可见分隔，一般无实性成分，CT平扫呈低密度影，$T_1WI$和$T_2WI$序列呈高信号和中高信号，增强后无强化。

（2）肾透明细胞癌（ccRCC）：乏脂肪型血管平滑肌脂肪瘤需要与其鉴别。ccRCC常位于肾皮质区，也可出现病灶内脂质变性，其呈浸润性生长，较小时便易出现坏死囊变，强化不均，可有假包膜，增强后实性成分呈"快进快出"的强化。同反相位图像判断病灶内若为成熟脂肪，则诊断为肾AML。进展期肾透明细胞癌常有肾静脉癌栓、肾门或腹膜后等区域淋巴结转移。

（3）肾脏嗜酸细胞腺瘤：乏脂肪型血管平滑肌脂肪瘤需要与其鉴别。前者的病灶平扫密度或信号多不均匀，形态规则，境界清楚，增强后在皮质期或皮髓质交界期可见明显强化，呈"快进慢出"强化方式，当病灶中心出现延迟强化的星芒状瘢痕时常可提示诊断。通过影像学技术找到微量脂肪成分是鉴别二者的关键。

（4）肾嫌色细胞癌：肿瘤常位于肾髓质区，体积大时可向肾皮质或肾窦内膨胀性生长，增强后呈均

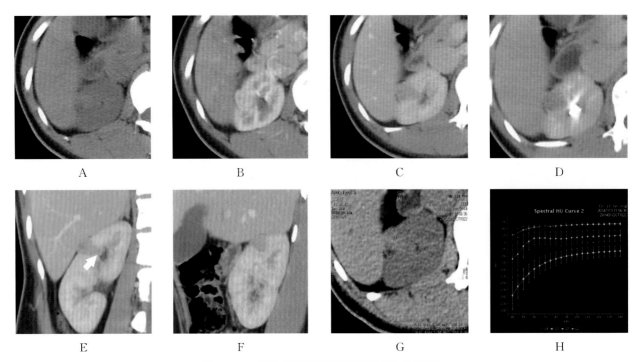

图9-1-22　肾血管平滑肌脂肪瘤双能量CT表现

患者女性,22岁,右肾上极血管平滑肌脂肪瘤。能谱(双能量)CT平扫(A)为楔形软组织密度影,边界清晰,内有脂肪密度灶和软组织密度区。增强(B~F)示病灶内软组织密度区明显强化,脂肪性低密度区未见强化。病灶在肾内的部分(E)呈尖端指向肾门的楔形,呈"杯口征"改变(白箭头)。能谱曲线(G、H)示低密度病灶的GSI曲线弓背向上,并见"反勺子"征,提示肿块内含少量脂肪。

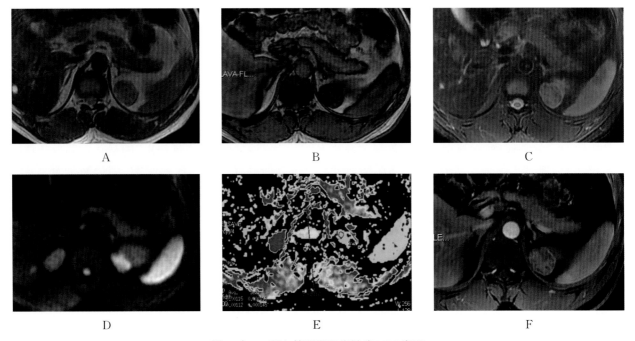

图9-1-23　肾血管平滑肌脂肪瘤MRI表现

患者男性,46岁,左肾血管平滑肌脂肪瘤。肿瘤呈类圆形,形态规则,边界清楚,$T_1WI$序列呈等及稍低混杂信号(A),$T_2WI$序列呈等及稍低混杂信号(C),DWI序列呈高信号(D),ADC值为$(1.12\sim1.15)\times10^{-3}$ mm$^2$/s(E),反相位病灶信号明显衰减(B),增强后欠均匀明显强化(F)。

匀或较均匀的轻中度强化,强化模式呈"缓慢升高"型,瘤内很少出现坏死、出血和囊变,超过1/3的肿瘤可见斑片状钙化,常见假包膜。当肿瘤体积大伴中心出现星芒状瘢痕和增强后轮辐状强化时则具有诊断价值。

### (五)诊断关键要点

(1) AML具有多中心起源特点,肿瘤可发生在单侧、双侧呈多发病灶。肾AML呈膨胀性生长,多向肾轮廓外突破皮质边缘将相邻皮质掀起,形成"劈裂征"或"杯口征"及"蘑菇征"。

(2) CT平扫、双能量CT的能谱曲线和MRI同反相位图、三点法mDixon技术上发现脂肪成分对本病的诊断意义大。

(3) AML在$T_2$WI序列上平滑肌纤维呈稍低信号;DWI序列呈中等均匀高信号,但ADC值无明显降低。

(4) 动态增强的肾皮质期可见条状弯曲成熟血管,皮质期强化不均匀而实质期逐渐均匀,AML强化程度较透明细胞癌低,但较肾乳头状癌、肾嫌色细胞癌高,表现为中度持续或渐进式强化,具有一定特征性。

(5) AML无包膜,瘤体多位于肾表面者,易发生破裂出血导致急腹症。

(朱浩雨　刘啸峰)

## 三、肾嗜酸细胞腺瘤

### (一)概述

肾嗜酸细胞腺瘤(renal oncocytoma, RO)是一种起源于肾远曲小管和集合管上皮细胞、由单一的嗜酸细胞及纤维瘢痕构成的良性肿瘤。RO有相对完整的包膜,占原发性肾脏肿瘤的3%～7%。发病年龄多在60岁以上,男性较女性多见。患者多数无临床症状,半数以上患者因体检或偶然发现就诊,

极少数患者可出现腰背部不适、腹部包块,有肉眼血尿或镜下血尿等临床症状。该病预后良好,术后5年生存率100%。

嗜酸细胞腺瘤大多数位于肾皮质,由皮质向外膨胀性生长,多使肾脏轮廓局部隆起,肿瘤较大时中心多位于肾脏轮廓外侧或向肾盂突出,与肾实质交界多为锐角;肿瘤较小时多位于正常肾实质内,与肾实质交界为钝角,且坏死及囊变相对少见。

### (二)病理表现

大体病理:肿瘤通常为单侧、单灶发生,呈圆形或卵圆形,常突出肾轮廓之外,瘤体与周围组织界限清楚,无包膜结构。切面呈褐色、灰色至灰白色,中央或偏心区呈灰白色条状或放射状及星芒状纤维瘢痕,少见出血、坏死囊变。

镜下表现:肿瘤主要由嗜酸细胞构成,排列呈巢状,周边紧密而中心松散,细胞质富含粗大嗜酸性颗粒和线粒体。

免疫组化:CK7、EMA阳性表达,CRCC、Ki-67、Vim阴性表达对该病诊断意义较大。当CK18、EMA、CD117阳性,Vim阴性表达有助于肾嗜酸细胞腺瘤与其他含有嗜酸性细胞肾脏肿瘤的鉴别。细胞膜表达Claudin7,而细胞质表达Claudin8,CK7低表达,Epcan为点灶状阳性表达,有助于肾嗜酸细胞腺瘤与肾嫌色细胞癌相鉴别。

示例如图9-1-24所示。

### (三)影像学表现

肾嗜酸细胞腺瘤大多数位于肾皮质,由皮质向外膨胀性生长,多使肾脏轮廓局部隆起,肿瘤较大时肿块多位于肾脏轮廓外侧或向肾盂突出,肿瘤与肾实质交界多为锐角;体积大的RO由于囊变与中央瘢痕成分,肿块质地不均匀;肿瘤较小时多位于正常肾实质内,与肾实质交界为钝角,且坏死及囊变相对少见,质地相对均匀。基于上述病理表现特点,RO的影像学表现分别描述如下:

**1. 超声表现**

常表现为形态规则、边界清楚的实性肿块,包膜完整,内部回声呈均匀等或稍高回声,血流较丰富,

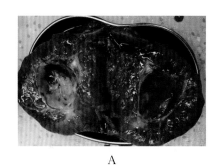
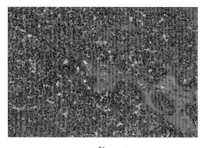
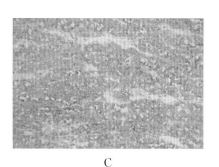

A                          B                          C

图9-1-24  肾嗜酸细胞腺瘤的病理学表现

患者男性,52岁,右肾嗜酸细胞腺瘤。大体病理(A):肿瘤切面呈红褐色、质地中等,中心见灰白色质韧的瘢痕组织;镜下表现(B):肿瘤细胞呈致密巢状排列,细胞形态一致,胞质内充满粗大的强嗜酸性颗粒,间质为微疏松水肿样、黏液样或玻璃样变,未见乳头状、囊管状及肉瘤样结构;免疫组化(C):Vim(-),CK(pan)(2+),CK7(-),PAX-8(2+),CD10(-/+),CD117(2+),EMA(1+),S-100(-),HMB45(-),Ki-67(+,约3%)。

部分肿瘤中心可见放射状低回声区向周边延伸。

**2. CT表现**

平扫大部分表现为等密度或稍高密度病灶,少数也可表现为稍低密度,肿块边缘清晰,无坏死和钙化,增强扫描肿瘤实质部分各期均匀强化且强化程度低于正常肾皮质,大多呈"快进慢出"强化方式;肿块的中央瘢痕早期无明显强化,但随着时间的延长而表现出延迟强化。中央瘢痕的出现与肿瘤大小无明显关系,可能与肿瘤生长缓慢并长期缺血有关。肿瘤内少见钙化,也不突破肾包膜向肾周间隙侵犯。

示例如图9-1-25所示。

**3. MRI表现**

RO肿瘤组织在$T_1WI$序列呈稍低信号,少部分呈等信号,$T_2WI$序列呈高信号,部分呈等低信号,中央星状瘢痕在$T_1WI$和$T_2WI$序列均呈低信号,瘢痕可以是中心性也可以是偏心性的,若新形成的瘢痕含有较多水分,则可呈现较高信号。大部分肿瘤可显示完整的假包膜。肿瘤信号较均匀,出血、坏死及囊变相对少见。MRI增强后呈中度以上的强化,其中央瘢痕成分反转强化——即肾皮质期强化轻微而呈低信号、延迟排泄期渐进性强化为高信号,对诊断嗜酸细胞腺瘤具有一定特征性,可能为肿瘤细胞内嵌入了玻璃样变性或黏液样变的间质成分,随着对比剂不断渗入和退出,皮质期瘤内不强化或低强化区域,排泄期出现反转强化。

示例如图9-1-26所示。

**(四)鉴别诊断**

(1)肾血管平滑肌脂肪瘤:最常见的肾脏良性肿瘤,由不同比例的成熟的脂肪组织、平滑肌及异常厚壁血管组成,一般呈类圆形,边界清楚,密度不均,平扫呈等及稍低密度影,CT平扫示脂肪组织呈低密度影,$T_1WI$及$T_2WI$序列呈高信号,抑脂序列呈低信号的脂肪组织,在反相位像上脂肪成分信号衰减,边缘可见更低信号的勾边征,可资鉴别。

(2)肾嫌色细胞癌:常位于肾髓质,肿瘤主体位于肾实质中央,向皮质及肾窦膨胀性生长,周围组织受压,中央星状瘢痕的概率低于RO。肿瘤实质密度较均匀,囊变坏死不常见,钙化多见,且大片状钙化具有一定特征性,脂肪少见。增强后皮质期轻度强化,呈乏血供强化的肿瘤,实质期及排泄期强化程度进一步增高,而RO为相对富血供肿瘤。

(3)肾透明细胞癌:单个病灶,多数信号不均,$T_1WI$序列以中低信号为主,$T_2WI$序列多呈混杂信号及高信号为主,容易出血、囊变及坏死,增强后肿瘤实性成分呈中至重度富血供强化,强化模式呈"速升速降"型。肾癌较大时易突向肾盂侵犯生长,也可出现肿瘤转移征象。

(4)肾淋巴瘤:发病年龄一般较小或较大,CT平扫密度高于肾实质,增强后肿块与肾实质分界模糊,呈非均匀性轻度强化,呈多结节融合或沿肾包膜爬行生长,坏死囊变少见,钙化罕见,内可见"血

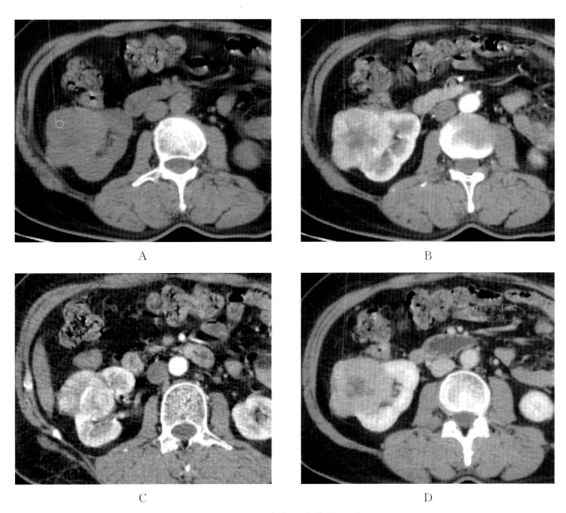

图 9-1-25  肾嗜酸细胞腺瘤 CT 表现

患者男性,55岁,右肾嗜酸细胞腺瘤。CT 平扫(A)示右肾类圆形软组织密度肿块影,边界清晰,密度欠均匀,中央有斑片状低密度瘢痕影。图 B~D 分别为增强肾皮质期、实质期和排泄期,肿瘤在肾皮质期明显强化,中央可见星芒状低密度区,实质期及排泄期中央瘢痕进一步强化。

管漂浮征",DWI 序列呈明显高信号,ADC 图呈低信号、ADC 值明显降低,肾门及腹膜后常可见肿大淋巴结。

(5)肾脏转移瘤:临床少见,多有原发肿瘤病史,呈等或稍低密度影,可单发或多发,增强后强化方式也与原发肿瘤相类似。

(五)诊断关键要点

(1)RO 是起源于肾远曲小管和集合管上皮细胞的良性肿瘤,肿瘤较大时可有中心星芒状瘢痕,瘢痕内可出现钙化,典型病例可出现"轮辐状"强化,是此病具有一定特征性的影像表现。

(2)RO 为富血供的实性肿瘤,其强化程度较透明细胞癌轻,但较肾乳头状癌、肾嫌色细胞癌明显,可表现为较明显不均匀强化或呈"速升慢降"强化方式,若中央瘢痕出现反转强化对诊断该病具有一定特征性。

(3)肿瘤实性成分在 $T_2WI$ 序列呈均匀稍高或稍低信号,DWI 序列呈等或高信号,ADC 值不低,呈现良性肿瘤的特征;中央瘢痕在 $T_2WI$ 序列呈低信号,增强早期强化轻微呈相对低信号、延迟期渐进性强化呈高信号,表现为反转强化特征,具有诊断价值。

(朱浩雨  刘啸峰  董江宁)

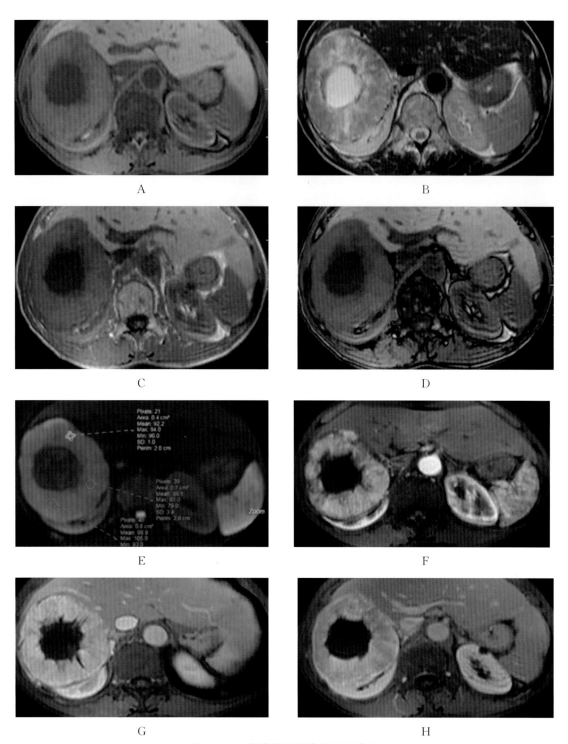

图 9-1-26　肾嗜酸细胞腺瘤 MRI 表现

与图 9-1-24 为同一患者,右肾嗜酸细胞腺瘤。右肾见类圆形软组织信号肿块影,突出肾脏轮廓以外,边界清晰,信号不均,肿块实性成分 $T_1$WI 序列呈等信号(A), $T_2$WI 序列呈以稍高为主混杂信号(B),肿块偏中心可见星芒状低信号瘢痕影。同/反相位肿块信号未见衰减(C、D);DWI 序列呈稍高信号,ADC 值约 $1.82 \times 10^{-3}$ $mm^2/s$(E);图 F~H 分别为 MRI 增强肾皮质期、实质期和排泄期,增强后肿块实性成分明显强化,星芒状低信号瘢痕呈延迟强化,与肾皮质期相比,中心瘢痕强化后呈高信号,表现为反转强化的特征。

# 四、后肾腺瘤

## （一）概述

后肾腺瘤（metanephric adenoma，MA）是一种罕见的肾脏上皮来源的原发性良性肿瘤，组织学上起源于胚胎时期的后肾胚芽成分，约占成人肾脏原发性上皮性肿瘤的0.2％。1979年被首次报道，1992年由Brisigotti命名，2016年世界卫生组织肾肿瘤病理组织学分型将后肾腺瘤与后肾腺纤维瘤和后肾间质瘤一起划分为后肾源性肿瘤。后肾腺瘤的病因目前仍然不明，可发生于任何年龄，发病年龄15个月至83岁，常见于50~60岁的成年女性，儿童患病相对较少，男女比例约为1:2.6。

绝大多数后肾腺瘤为单侧、单病灶，但也可单侧多灶或双肾发病。患者多无明显临床症状，常为体检发现，少数患者以腰痛或血尿就诊，部分可有真红细胞增多症。从组织学特性上讲，多认为后肾腺瘤是一种相对良性病变，预后较好，采取手术治疗即可，但也有恶性后肾腺瘤伴发区域性淋巴结或骨转移的报道。

## （二）病理表现

大体病理：肿瘤多为单侧病灶，肾皮质区外生性结节，常突出于肾轮廓之外，呈圆形或类圆形，可有或无包膜，与周围肾组织分界清楚；切面为灰白色至灰褐色不等，质软或韧，可伴有灶状出血、坏死、囊变及钙化等，偶见沙砾体。

镜下表现：肿瘤细胞体积小而一致、排列紧密，呈腺泡状、乳头状及肾小球样结构，核大浆少，核仁不明显，无明显异型性，核分裂象少见，其中肿瘤细胞排列呈"花蕾"状或肾小球样结构较具特征性，具有诊断及鉴别诊断价值。

免疫组化：PAX2、WT1、广谱CK、CD57、Vim多呈阳性，CK7、EMA多呈阴性。示例如图9-1-27所示。

## （三）影像学表现

### 1. 超声表现

大多数为高回声，这可能是由于肿瘤内含有沙粒钙化和许多管状结构所致，但也可为低回声或等回声。肿块内血流信号不明显，超声造影呈"慢进快出"低增强模式，这与肿瘤内少血管有关。

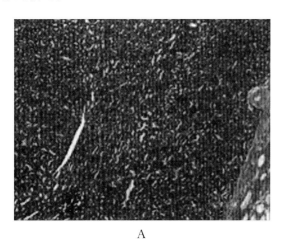

A

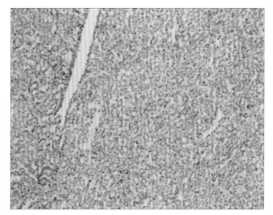

B

**图9-1-27　后肾腺瘤病理学表现**

患者女性，45岁，左肾后肾腺瘤。镜下表现（HE，×40）（A）：肿瘤组织边界清楚，肿瘤呈腺腔较小的腺泡组成，可见分支状或鹿角状腺管结构，间质不明显。免疫组化（B）：Vim（3＋），CK（pan）（＋），CD57（＋），WT1（＋），CD10（－），EMA（－），CD34（－），Ki-67（＋，约3％）。

**2. CT表现**

CT多表现为单侧肾脏单发软组织肿块,圆形或类圆形,边界清楚,肿块体积不大,平均最大径约为3.5 cm;由于起源于上皮细胞,肿瘤大多位于肾实质内,部分病灶可外生性生长突出于肾轮廓之外;密度均匀或不均匀,呈等或稍高密度,呈稍高密度的原因可能是由于肿瘤内含有钙化以及高核质比;可见出血、坏死、囊变及钙化,钙化是其较具特征性的影像表现,其发生率显著高于肾脏其他肿瘤。增强扫描为乏血供肿瘤,实性部分表现为持续性或渐进性轻中度强化,强化模式可能与其组织病理学显示肿瘤细胞呈腺泡状、乳头状及肾小球样排列,间质和血管成分较少有关;肿瘤的坏死囊变部分无强化。示例如图9-1-28所示。

**3. MRI表现**

大多表现为肾轮廓内的异常信号肿块,T$_1$WI序列呈等或稍低信号,T$_2$WI序列大多呈等低信号,少数呈稍高信号;有研究指出,后肾腺瘤在DWI序列呈边缘或环形明显高信号,ADC值低,表现为扩散受限为其影像学特征之一,这可能是肿瘤细胞排列紧密,核质比例高,肿瘤基质成分减少,限制了水分子的自由运动所致。增强后强化方式与CT相似,在增强早期轻度强化,随着时间延长,呈渐进性轻中度强化,强化程度低于正常肾实质;体积大的后肾腺瘤可囊变坏死,囊变区不强化;部分肿瘤可见强化的包膜征。

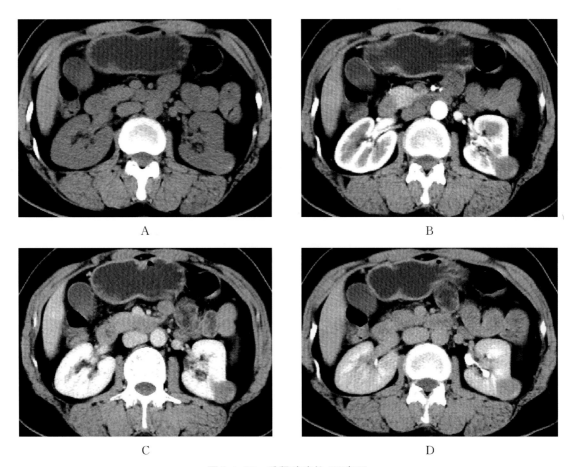

A

B

C

D

**图9-1-28 后肾腺瘤的CT表现**

与图9-1-27为同一患者,左肾后肾腺瘤。CT 平扫(A)示肿瘤呈类圆形等密度肿块影,边界清晰,基底较窄,呈嵌入样表现,肿块主体的密度均匀,其左后缘可见小片钙化影;CT增强肾皮质期、髓质期和排泄期(B~D)肿瘤呈轻度渐进性强化,边界清晰,未见包膜。

## （四）鉴别诊断

（1）乳头状肾细胞癌：也为乏血供肿瘤，CT平扫因比较容易出血常表现为等高密度，密度不均匀。Ⅱ型乳头状肾细胞癌血供较丰富，增强后较明显强化；Ⅰ型乳头状肾细胞癌的增强表现与后肾腺瘤相似，但其强化方式多为轻度延迟强化，出血区无强化。MRI上$T_2WI$序列常表现为低信号；DWI序列上Ⅰ型乳头状肾癌往往信号较为均匀，DWI扩散受限，以均匀高信号为主，而Ⅱ型乳头状肾癌侵袭性更强，出血更常见，信号不均匀，DWI序列以不均匀或结节样高信号为主，这些特点有助于两者的鉴别。

（2）乏脂肪肾血管平滑肌脂肪瘤：多呈类圆形或椭圆形，CT平扫呈稍高密度，乏脂肪肾血管平滑肌脂肪瘤肿块内无钙化是重要的鉴别要点。MRI反相位少量脂质信号衰减，双能量CT的能谱曲线检出微量脂肪有助于鉴别。$T_2WI$序列呈等或低信号，出血、囊变较少，乏脂肪且瘤内多数可见条索征、黑星征及皮质掀起征、镶嵌征等，增强后部分呈中度延迟强化，部分呈流出型的强化方式，强化峰值在皮髓质交界期，强化程度显著。

（3）肾母细胞瘤：儿童易发，肿瘤内易发生坏死、囊变，密度常不均匀，边界不清，CT表现为平扫呈密度不均匀的肿块，内见低密度坏死及囊变区，增强后实质部分较明显强化，囊变区不强化。MRI表现为$T_1WI$序列低或中等信号，$T_2WI$序列为高信号，内见出血、坏死信号，若为巨大囊实性肿块，其内可见分隔及厚壁结节，增强后实性部分较明显强化，肿瘤可向外侵犯，部分可伴转移。

（4）肾嫌色细胞癌：好发于肾髓质，密度或信号均匀，钙化多见，坏死及囊变少见，多有假包膜；肿瘤在MRI的$T_2WI$序列呈低信号，显示病灶中央可见星芒状瘢痕是关键鉴别要点，其瘢痕在$T_1WI$序列呈低信号、$T_2WI$序列呈高信号；后肾腺瘤的强化程度高于肾嫌色细胞癌。

（5）肾嗜酸细胞腺瘤：边界清晰的肿块，CT平扫呈等或稍低密度，$T_1WI$序列呈等低信号，$T_2WI$序列呈等高信号；增强时主要表现为明显富血供强化，强化程度在肾脏肿瘤中仅次于肾透明细胞癌，并呈轮辐状强化；当肿瘤出现中央星状瘢痕征，更有助于二者的鉴别。

## （五）诊断关键要点

（1）后肾腺瘤是起源于胚胎时期后肾胚芽的良性肾脏肿瘤，中青年女性好发，多数无临床症状，少数患者有真红细胞增多症。

（2）CT多表现为肾轮廓内的类圆形肿块，呈等或稍低密度，轮廓光整，边界清晰，呈良性肿瘤特征。

（3）后肾腺瘤钙化发生率高于其他肾肿瘤，是其较具特征性的CT表现。

（4）后肾腺瘤$T_1WI$序列呈低信号，$T_2WI$序列也呈低信号，DWI序列呈高信号，这可能是其MRI特征之一。

（5）CT与MRI增强后表现为实性少血供、随着时间延长而持续渐进性轻中度强化，强化程度在各期都低于肾实质。MRI增强可见后肾腺瘤的包膜延迟强化。

（徐杨飞　刘啸峰　董江宁）

# 五、肾平滑肌瘤

## （一）概述

肾平滑肌瘤（renal leiomyoma）是来源于肾脏间叶组织、由平滑肌细胞构成的肾脏良性肿瘤。肾平滑肌瘤可发生于肾脏任何有平滑肌细胞的部位，如肾包膜、肾盂的平滑肌细胞和肾血管的血管平滑肌细胞。本病临床罕见，约占全部肾肿瘤的0.31%，占肾良性肿瘤的1.6%。可发生于任何年龄，多见于20～50岁，平均年龄为42岁，女性常见。

肾平滑肌瘤发病机制及病因尚不明确，女性患者可能与雌激素、孕激素、围绝经期有关，此外还可能与基因突变、EB病毒感染、免疫缺陷或长期服用免疫抑制剂有关。

肾平滑肌瘤是良性肿瘤，其生长速度缓慢，临床表现常常缺乏特异性，部分患者因肿瘤压迫或牵拉邻近组织、器官而引起腰部疼痛不适，或肿瘤体积较大时可出现腰腹部肿块；少数患者因瘤内出血而发生血尿；极少数患者可出现肾细胞癌的经典三联征（腰痛、腹部肿块、血尿）。按肿瘤生长的位置可将其分为3类：肾包膜下型、肾包膜型和肾盂型。本病预后良好，治疗方式以手术切除为主，术后生存率高，目前的报道中，未见肿瘤复发和恶变。

## （二）病理表现

肾平滑肌瘤组织病理的镜下表现与其他部位的平滑肌瘤相似。

大体病理：肿瘤呈灰白色，圆形或卵圆形，包膜完整，质地坚韧有弹性，似鱼肉样。

镜下表现：肿瘤细胞呈梭形，胞质丰富，由成束纵横交错的平滑肌纤维组织组成，染色呈深粉色，胞核呈棒状，无核分裂象，瘤细胞聚集成束，呈"编织状"或"漩涡状"排列。

免疫组化：平滑肌肌动蛋白 SMA（＋）和 Desmin（＋），是其确诊依据。

## （三）影像学表现

### 1. 超声表现

超声检查见包膜完整的低回声肿块，与周围组织分界清晰，不易探及血流信号，超声造影呈向心性轮辐状"慢进快退"的低增强表现。

### 2. CT 表现

常为边界光整、有完整包膜的软组织密度影，多呈类圆形或椭圆形，肿瘤对周围肾实质无浸润性，多呈推挤改变。肿瘤囊变、出血、钙化少见。CT平扫密度与肌肉密度相似，并多高于肾实质，此征象是其较有特征性的表现。增强后强化特点与子宫肌瘤相似，并与肿瘤内血管、坏死、囊变的情况有关：一般呈明显的渐进性强化，且各期强化程度较肾皮质低，即增强早期便可见低于肾皮质的强化，随着时间延长，强化程度逐渐增加。当肿瘤出现囊变时，强化不均匀，但实性成分呈延迟明显强化。示例如图9-1-29所示。

### 3. MRI 表现

MRI平扫肿块边界清晰，$T_1WI$序列呈低信号；$T_2WI$序列上肿块呈明显低信号，有一定特征性；肿块变性后信号不均匀。DWI及ADC提示无明显扩散受限，当$b$值为$0 \, s/mm^2$时呈等信号，提示肿瘤内部含水量及出血较少。MRI动态增强扫描同CT相似，呈持续性均匀强化，强化程度低于肾实质。

## （四）鉴别诊断

（1）肾乳头状细胞癌：由于缺乏血供而在增强CT检查中表现为渐进性轻中度均匀强化，且强化峰值也低于肾平滑肌瘤。MRI上$T_2WI$序列常表现为低信号；DWI序列上Ⅰ型乳头状肾癌往往信号较为均匀，DWI扩散受限以均匀高信号为主，而Ⅱ型乳头状肾癌侵袭性更强，出血更常见，信号不均匀，DWI序列以不均匀或结节样高信号为主，这些特点有助于同肾平滑肌瘤鉴别。

（2）肾嫌色细胞癌：好发于肾髓质，CT密度均匀，钙化多见，坏死及囊变少见，多有假包膜；MRI肿瘤在$T_2WI$序列呈低信号，MRI检查多表现为DWI弥散受限，显示病灶中央可见星芒状瘢痕是关键鉴别要点，瘢痕在$T_1WI$序列上呈低信号、$T_2WI$序列上呈高信号。

（3）肾平滑肌肉瘤：CT平扫常见密度稍高、不均匀的巨大肿块，内部可见坏死及囊变，不均匀强化，DWI扩散受限；多伴有局部侵犯及远处转移征象。瘤体较小时表现与肾平滑肌瘤相似，单纯依靠影像学检查难以鉴别，确诊需进行病理学检查。

（4）肾血管平滑肌脂肪瘤：典型的由于存在脂肪成分而易与肾平滑肌瘤鉴别。乏脂肪肾血管平滑肌脂肪瘤与肾平滑肌瘤的鉴别则较困难，运用MRI化学位移成像技术检测出病灶中的少量脂质，双能量CT的能谱曲线检出微量脂肪有助于鉴别。乏脂肪肾血管平滑肌脂肪瘤可见条索征、黑星征及皮质掀起征、镶嵌征等，增强后强化峰值在皮髓质交界期，强化程度显著。

（5）后肾腺瘤：CT平扫见均匀高密度、边界清晰的肿块，增强后多表现为轻、中度强化；MRI平扫$T_1WI$图像呈低信号，$T_2WI$图像呈等或高信号，DWI序列呈高信号。

（6）肾嗜酸细胞腺瘤：CT平扫见等或稍低密度、边界清晰的肿块，增强时多表现为明显的不均匀强化；部分腺瘤内可出现瘢痕样改变及轮辐状强化。

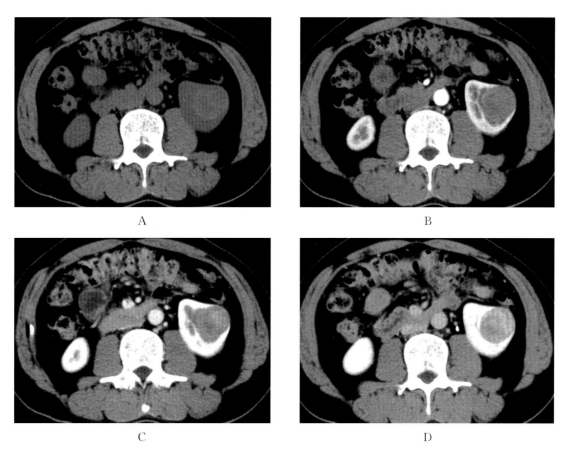

图9-1-29　左肾平滑肌瘤CT表现

患者男性,44岁,左肾平滑肌瘤。CT平扫(A)示左肾下极类圆形肿块,与肾实质相比呈稍高密度;肿块密度均匀,其内未见明显钙化、出血及囊变,并与肾实质分界清楚。CT增强肾皮质期、髓质期和排泄期(B~D)肿瘤呈中重度渐进性强化,边界清晰。

## （五）诊断关键要点

（1）肾平滑肌瘤好发于中青年女性,肿瘤好发于肾包膜及包膜下,轮廓光整,边界清晰,呈良性肿瘤特征。

（2）CT 密度接近于肌肉密度并高于肾实质,MRI的信号特征与子宫肌瘤相似,尤其在 $T_2WI$ 序列呈低信号,与经典型子宫肌瘤的信号相似,具有一定的特征性。

（3）DWI及ADC提示无明显弥散受限,当 $b$ 值为 $0 \, s/mm^2$ 时呈等信号有助于和含水量较多或伴出血的恶性肿瘤相鉴别。

（4）肾皮质期、髓质期和肾盂排泄期的多期增强后呈渐进性均匀强化。

（徐杨飞　刘啸峰　董江宁）

# 六、肾球旁细胞瘤

## （一）概述

肾球旁细胞瘤(juxtaglomerular cell tumor, JGCT),是一种起源于肾小球旁复合器中毛细血管外膜细胞的肾球旁细胞的良性肿瘤,因肿瘤细胞能分泌肾素故又被称为肾素瘤或肾素内分泌瘤。本病在临床上罕见,绝大多数发生于年轻人群中,以20~30岁年龄段多见,男女发病比例约为1:2,极少数情况下可发生于儿童和老年人群中。

肾球旁细胞瘤多位于肾脏包膜下,少数位于肾盂旁,常常单发,呈膨胀性生长并具有完整的包膜,直径常小于3 cm(平均直径约2.5 cm),少数情况下肿瘤体积可较大,目前文献中报道的最大一例瘤体直径达15 cm。

肾球旁细胞瘤典型的临床表现为"三高一低",即顽固性高血压、高肾素血症、继发性高醛固酮血症和低钾血症,但部分患者的临床症状可不典型。有学者依据患者的临床表现将肾球旁细胞瘤分为3种类型:① 典型:最为常见,以高血压、高肾素、高醛固酮和低血钾为主要临床表现;② 非典型:约占总数的1/3,临床上有不同程度的高血压,但血钾水平正常;③ 无功能型:最为少见,血压和血钾水平均正常。因该病发病率极低,特别是非典型和无功能型临床表现的患者,术前常难以明确诊断。尽管绝大多数肾球旁细胞瘤具有良性生物学行为,但极少数患者仍可能出现术后复发、侵犯血管及脏器转移等恶性或潜在恶性征象,因此规范的手术治疗和术后的定期随访具有重要的临床意义。

## (二) 病理表现

大体病理:肿瘤可见完整的纤维包膜,切面呈灰白色,局部灰红色,质软。

镜下表现:肿瘤与正常组织常分界清楚,肿瘤细胞呈实性片状或巢状排列,细胞大小形态一致,无异型性及核分裂象。肿瘤间质内含丰富的毛细血管和小血管,血管壁常厚薄不一,部分细胞围绕厚壁血管呈漩涡状排列。

免疫组化:肿瘤细胞以弥漫强阳性表达肾素(renin)、波形蛋白(Vim)和CD34为诊断该病的主要依据,另外部分还可见SMA、CD117、CK(pan)和Syn呈局灶阳性。

示例如图9-1-30所示。

## (三) 影像学表现

### 1. 超声表现

本病在超声检查中缺乏特征,主要表现为边界较清晰的低回声实性结节或肿块,内部回声多不均匀。超声造影表现为与肾皮质相比的低强化或等强化病变。

### 2. CT表现

CT平扫示肿瘤常位于肾实质内,表现为单发的稍低或等密度结节或肿块影,瘤内常可见出血、囊变及坏死,部分内见点状或斑片状钙化,而肿瘤包膜常显示不清。增强扫描皮质期肿瘤实性成分无明显强化或轻度强化,实质期及排泄期肿瘤呈渐进性延迟强化,边界常常显示较清楚,强化程度低于正常肾实质。示例如图9-1-31所示。

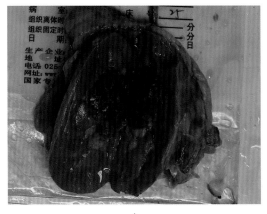

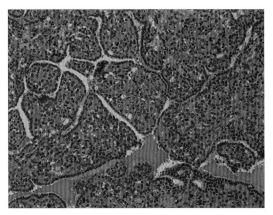

A B

**图9-1-30 肾球旁细胞瘤病理表现**

患者女性,40岁,左肾球旁细胞瘤。大体病理(A)示肿瘤大小3.5 cm×3 cm×3 cm,切面灰红、质嫩,边界尚清。镜下(B)见肿瘤细胞呈片状、实性或宽大乳头状结构,乳头中间为片状圆形细胞,细胞大小形态一致,无明显的异型性及核分裂象,输尿管切缘及血管切缘未见肿瘤累及。免疫组化:CD34(+),Vim(+),SMA(+),CK(−),Desmin(−),CK7(−),CD10(−),Ki-67(+5%)。

**3. MRI表现**

肿瘤常因出血和继发坏死导致内部信号混杂,在$T_1WI$上常以等或稍低信号为主,当合并出血时见点状及斑片状混杂高信号,$T_2WI$实性成分多表现为不均匀的等或稍低信号,边缘常见低信号包膜;DWI序列肿瘤实性成分呈高信号,增强后呈轻中度的渐进性强化。示例如图9-1-32所示。

**(四)鉴别诊断**

(1)原发性醛固酮增多症:是一种因肾上腺过量分泌醛固酮而引起的内分泌疾病,临床症状与肾球旁细胞瘤相似,但不同的是其肾素活性低于正常,当影像学检查发现肾上腺病变时有助于鉴别。

(2)乳头状肾细胞癌:肿瘤多位于肾皮质区,呈类圆形或分叶状,肿瘤可局部突出于肾轮廓外,边界清楚,肿瘤内部易坏死、出血及囊变,可出现钙

化,假包膜常见,DWI序列实性成分扩散受限呈高信号,增强后肿瘤实性成分呈渐进性轻度强化。

(3)肾嫌色细胞癌:肿瘤常位于肾髓质区,体积大时可向肾皮质或肾窦内膨胀性生长,增强后呈均匀或较均匀的轻中度强化,强化模式呈"缓慢升高"型,瘤内很少出现坏死、出血和囊变,超过1/3的肿瘤可见斑片状钙化,常见假包膜。当肿瘤体积大伴中心出现星芒状瘢痕和增强后轮辐状强化时则有助于同肾球旁细胞瘤鉴别。

(4)肾集合管癌:肿瘤以髓质为中心生长,形态多不规则,边界不清,并常侵犯肾皮质和肾盂肾盏,早期即可出现淋巴结转移和血行转移,增强扫描呈渐进性轻中度强化,肿瘤内部可见坏死、囊变以及钙化,一般无假包膜。

(5)肾嗜酸细胞腺瘤:平扫密度或信号与肾球旁细胞瘤相似,病灶形态规则,境界清楚,增强后在皮质期或皮髓质交界期可见明显强化,呈"快进慢

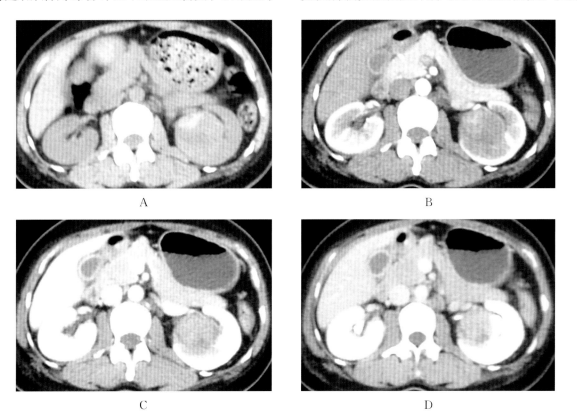

A

B

C

D

**图9-1-31 肾球旁细胞瘤CT表现**

与图9-1-30为同一患者,左肾球旁细胞瘤。CT平扫(A)示左肾髓质区类圆形等密度肿块,内见斑片状高密度出血;CT增强(B~D)示肿块呈中等程度的渐进性强化,内部密度欠均匀,排泄期示肿块边界较清楚,并凸向肾窦内生长,肾盂肾盏受压变形。

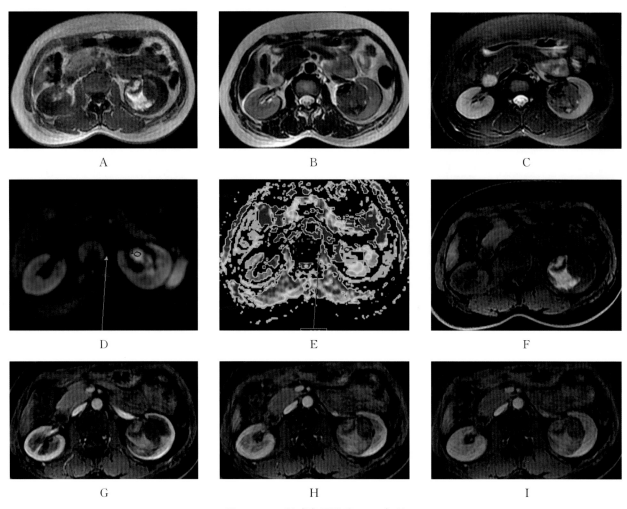

图 9-1-32　肾球旁细胞瘤MRI表现

与图9-1-30为同一患者。左肾髓质区见类圆形异常信号肿块影,并凸向肾窦生长。$T_1WI$序列(A)示肿块实性成分等信号,内见斑片状高信号出血,$T_2WI$及$T_2WI$抑脂序列(B、C)示肿块与肾实质相比呈不均匀低信号,内见斑片状更低信号及少许点片状高信号;DWI序列(D)实性成分呈稍高信号,ADC图(E)示ADC值为$(0.73\sim1.03)\times10^{-3}$ mm²/s;LAVA Mask序列示肿块内高信号出血。增强后(G~I)肿块实性部分呈轻中度延迟强化,高信号区未见明显强化,实质期肿瘤边界显示清楚。

出"强化方式,当病灶中心出现延迟强化的星芒状瘢痕时常可提示诊断。

(6)肾脏转移瘤:临床少见,多有原发肿瘤病史,可单发或多发,增强后强化方式也与原发肿瘤相类似。

## (五)诊断关键要点

(1)肾球旁细胞瘤多见于年轻人,特别是20~30岁女性患者。

(2)具有典型"三高一低"的临床表现,即高血

压、高肾素血症、继发性高醛固酮血症和低钾血症。

(3)肿瘤多位于肾实质内,直径常小于3 cm,且瘤内常见出血及坏死。

(4)$T_2WI$序列肿瘤实性成分与肾实质相比呈等或稍低信号,周围可见低信号包膜。

(5)DWI序列肿瘤实性部分呈高信号,ADC值较低。

(6)CT/MRI多期增强后肿瘤呈轻中度渐进性强化,边界清楚。

(董江宁　胡　磊)

# 第二节　肾脏恶性肿瘤

2022年第5版WHO肾脏肿瘤分类与2016年第4版肾脏肿瘤分类相比,第5版WHO肾脏肿瘤分类主要变化包括:更新了乳头状肾细胞癌、嗜酸性和嫌色性肾肿瘤等类型;重新命名透明细胞乳头状肾细胞癌为透明细胞乳头状肾细胞肿瘤;新增了嗜酸性实性和囊性肾细胞癌作为一种形态学定义的肾细胞癌类型;明确了7种分子分型的肾细胞癌(表9-2-1)。

表9-2-1　2022年版与2016年版世界卫生组织(WHO)
肾细胞性肿瘤分类比较

| 2022年版 | 2016年版 | 2022年版 | 2016年版 |
|---|---|---|---|
| 透明细胞肾肿瘤 | | 黏液小管样和梭形细胞癌 | 相同 |
| 　透明细胞性肾细胞癌 | 相同 | 管状囊性癌 | 相同 |
| 　低度恶性潜能的多房囊性肾肿瘤 | 相同 | 获得性肾囊肿病相关性肾细胞癌 | 相同 |
| 乳头状肾肿瘤 | | 嗜酸性实性和囊性肾细胞癌 | 新增 |
| 　乳头状腺瘤 | 相同 | 肾细胞癌,非特殊型 | 重命名及分类简化(2016版:肾细胞癌,未分类) |
| 　乳头状肾细胞癌 | 简化* | 分子类型肾细胞癌 | |
| 嗜酸性和嫌色性肾肿瘤 | | 　TFE3重排性肾细胞癌 | 重新分类(2016版:MiT家族易位性肾细胞癌) |
| 　嗜酸细胞瘤 | 相同 | 　TFEB重排性肾细胞癌 | 重新分类(2016版:MiT家族易位性肾细胞癌) |
| 　嫌色细胞癌 | 相同 | 　ELOC(之前的TCEB1)突变型肾细胞癌 | 新增 |
| 　其他嗜酸性肾肿瘤 | 新增 | 　延胡索酸水合酶缺陷性肾细胞癌 | 重命名(2016版:遗传性平滑肌瘤病和肾细胞癌综合征相关性肾细胞癌) |
| 集合管肿瘤 | | 　琥珀酸脱氢酶缺陷性肾细胞癌 | 相同 |
| 　集合管癌 | 相同 | 　ALK重排性肾细胞癌 | 新增 |
| 其他肾肿瘤 | | 　SMARCB1缺陷性肾髓质癌 | 重命名(2016版:肾髓质癌) |
| 　透明细胞乳头状肾细胞性肿瘤 | 重命名(2016版:透明细胞乳头状肾细胞癌) | | |

注:* 第5版分类中不再将乳头状肾细胞癌(PRCC)分为Ⅰ型和Ⅱ型,以前的PRCC Ⅰ型现在被视为"经典形态PRCC",Ⅱ型乳头状肾细胞癌不再视为独立病理类型。

由于本书成稿前2022新版肾肿瘤WHO分类尚未发布,故仍依据2016版肾肿瘤WHO病理学分类和命名,分章节地描述了不同组织学亚型的肾细胞癌影像学表现与鉴别诊断。

# 一、肾透明细胞癌

## (一)概述

透明细胞肾细胞癌(clear cell renal cell carcinoma,ccRCC)是起源于肾近曲小管上皮细胞的肾脏恶性肿瘤,为肾细胞癌中最常见病理类型,占肾癌的70%～80%。ccRCC好发于中老年患者,男女比例约为2:1。早期常无症状,可能有轻微发热、乏力等全身症状,临床典型表现为血尿、肾区疼痛和肿块的"三联征",但三者同时出现的概率较小,一旦出现典型的"三联征"多已达晚期,平均生存时间不超过5年。

## (二)病理表现

大体病理:ccRCC大小不等,肿瘤呈圆形或卵圆形,位于肾皮质,境界清楚,形成推压式边界和假包膜。肿瘤切面颜色表现多样,以金黄色或淡黄色表现最具特征性,可因为出血及坏死等继发性表现呈现多彩状。

镜下表现:ccRCC的细胞排列多呈实性,少数呈囊性排列,肿瘤细胞体积较大,呈圆形或多边形,有宽广的透明细胞质,含丰富糖原和类脂。肿瘤间质不多,含丰富的毛细血管和血窦,有的血管呈瘤样扩张。部分镜下可见瘤体内出血、囊变、钙化及厚薄不一的假包膜。示例如图9-2-1所示。

2016年WHO/国际泌尿病理学会(International Society of Urological Pathology,ISUP)分级系统根据核仁明显程度将肾细胞癌分为1～3级,而4级的瘤细胞显示为明显多形性的核、瘤巨细胞、肉瘤样或横纹肌样分化(表9-2-2)。

表9-2-2 透明细胞肾癌Fuhrman分级和2016WHO/ISUP分级的对比

| 分级 | Fuhrman | WHO/ISUP国际泌尿病理学会 |
|---|---|---|
| G1 | 瘤细胞直径10 μm,圆形,核仁不明显或无 | 400光镜下瘤细胞无核仁或核仁不明显 |
| G2 | 瘤细胞直径15 μm,不规则,400倍光镜下可见核仁 | 400光镜下瘤细胞可见清楚的核仁,但在100倍下核仁不明显或不清晰 |
| G3 | 瘤细胞直径20 μm,明显不规则,100倍光镜下可见有大核仁 | 100光镜下可见清晰的核仁 |
| G4 | 瘤细胞直径大于20 μm,怪异或分叶,大核仁,染色质凝块,梭形细胞 | 明显多形性的核、瘤巨细胞、肉瘤样或横纹肌样分化 |

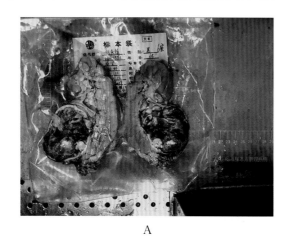

A

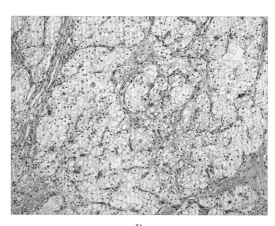

B

**图9-2-1 透明细胞肾癌(Fuhrman Ⅲ级)病理表现**

患者男性,65岁,透明细胞肾癌。大体病理(A):肿块切面呈灰红色,肿块切面呈点彩状,伴出血坏死,大小7.5 cm×7 cm×5 cm。镜下表现(B):肿瘤细胞呈卵圆形或不规则类四边形,胞质丰富、淡染,胞膜较清晰,核较小而圆,核分裂象罕见,异型性不明显。

## （三）影像学表现

**1. X线表现**

平片偶见点状或弧线状钙化和肾轮廓局限性外突。

**2. CT表现**

① 密度:平扫ccRCC多表现为低密度或混杂密度,肿瘤细胞内含有脂质是低密度的病理基础之一。② 钙化:10%的ccRRCC可出现钙化,以点状、条状或不规则钙化为主,其主要原因为随着肿瘤的增大,肿瘤内由于血供不足造成的坏死区域增多、扩大,这些坏死区域内可出现营养不良性钙化;也有可能是肿瘤体积的增大使其将生长过程中遇到的钙化的肉芽组织包裹进瘤体内。③ 包膜:由于肿瘤生长缓慢,对瘤周正常肾组织压迫刺激纤维组织增生,环绕瘤体形成假包膜。CT表现为皮髓质期和实质期环绕瘤周一层低密度环,排泄期及平扫显示不清;病灶越小,假包膜的发生率越高。④ 动态增强表现:肿瘤皮髓质期强化程度与同样富血供的肾皮质相近,甚至高于肾皮质;实质期由于肿瘤内对比剂的快速消退,相对于肾实质为低密度;排泄期密度更低,呈所谓"快进快出"的强化方式。此型强化方式可能与肿瘤血供丰富及间质内丰富的窦状血管有关。⑤ 转移:ccRCC早期很少出现转移,当肿瘤生长加快,突破包膜后,容易向肾盂内侵犯。肾静脉和下腔静脉发生瘤栓时,管径增粗,于增强检查皮质期瘤栓呈不规则点、线状强化,实质期则表现为充盈缺损;淋巴结转移常位于肾血管及腹主动脉周围,呈多个类圆形软组织密度结节。示例如图9-2-2所示。

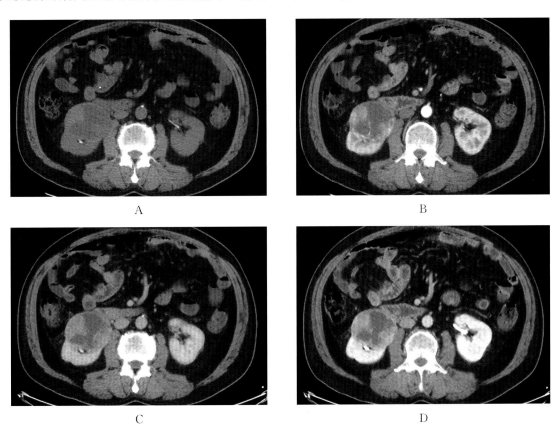

A

B

C

D

**图9-2-2 右肾透明细胞癌CT表现**

与图9-2-1为同一患者,右肾透明细胞癌。CT平扫(A)示右肾前下段类圆形混杂密度肿块伴囊变坏死,肿块边界清晰,并见假包膜,平扫肿块实性成分CT值:43.6 HU,囊变坏死区CT值:12.0 HU。增强肾皮质期(B)实性成分明显强化,CT值:140.2 HU;增强肾髓质期(C)实性成分强化程度明显减退,CT值:105.3 HU;增强排泄期(D)肿块假包膜呈弧线状环形强化。

**3. MRI 表现**

① ccRCC 实性成分在 $T_1WI$ 序列呈低信号，$T_2WI$ 序列呈高信号，少部分实性病灶在反相位的信号较同相位明显减低，是由于癌灶内含有脂质的缘故。② 肿瘤信号混杂，常有坏死、囊变区，表现为 $T_1WI$ 低信号、$T_2WI$ 明显高信号；肿瘤内出血在 $T_1WI$、$T_2WI$ 序列均以高低混杂信号为主，和肿瘤内存在陈旧性出血和含铁血黄素沉积有关。③ ccRCC 的假包膜在 $T_1WI$、$T_2WI$ 序列表现为环绕肿块的低信号弧线影，尤以 $T_2WI$ 像显示清晰，增强后假包膜呈弧线样强化。④ 肿块增强扫描皮质期明显强化，髓质期及排泄期强化迅速减退，呈"快进快出"型表现。⑤ DWI 序列多呈等低信号、ADC 值较高。这是 ccRCC 与其他组织学亚型肾细胞癌不同之处。示例如图9-2-3、图9-2-4所示。

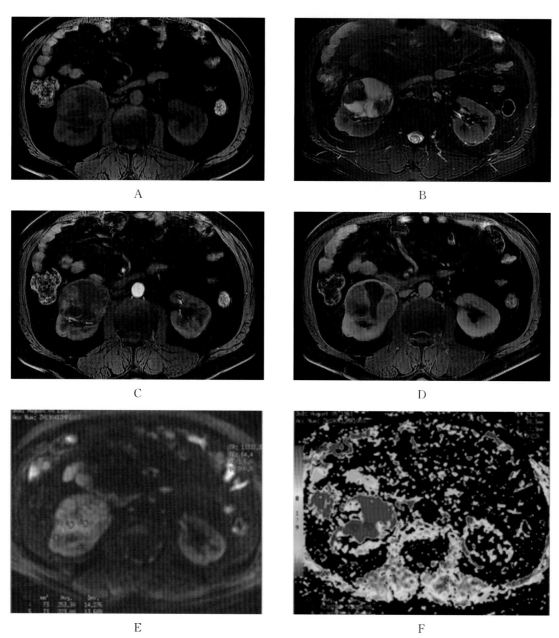

A

B

C

D

E

F

**图 9-2-3 右肾透明细胞肾癌 MRI 表现**

与图 9-2-1 为同一患者。$T_1WI$ 序列(A)示右肾前下段肿块伴坏死囊变，内见结节样稍高信号影。$T_2WI$ 序列(B)可见高信号囊变及片状短 T2 信号出血区。肾皮质期(C)实性成分明显强化，肾髓质期(D)强化明显减退，肿块边缘见假包膜弧线样强化。DWI 序列(E)示肿块呈稍高信号；ADC 值为 $(1.69\sim2.81)\times10^{-3}$ mm²/s(F)。

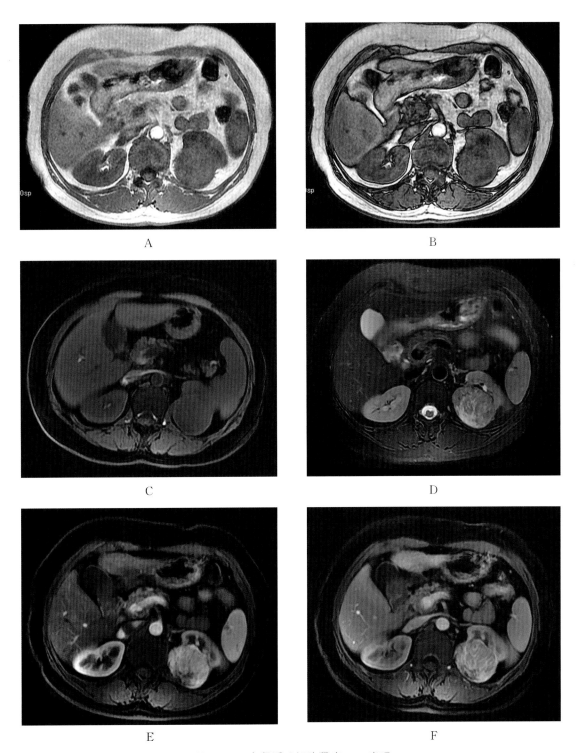

图 9-2-4 左肾透明细胞肾癌 MRI 表现

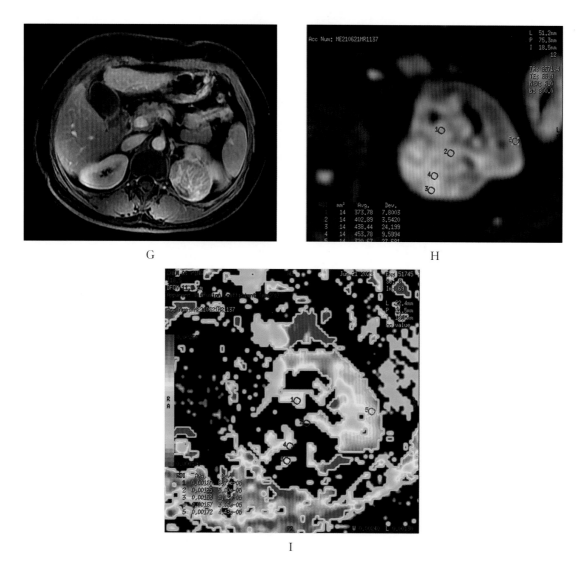

G                                    H

I

图9-2-4　左肾透明细胞肾癌MRI表现(续)

患者女性,58岁。左肾透明细胞肾癌,WHO/ISUP分级:Ⅱ级。同相位(A)左肾后段肿块呈不均匀稍高信号,同层反相位(B)肿块局部信号明显衰减呈低信号。$T_1WI$序列(C)示肿块呈等信号,$T_2WI$序列(D)示肿块呈不均匀稍高信号,肿块中心见星状瘢痕影。增强扫描皮质期(E)肿块呈中度不均匀强化,实质期(F)肿块强化程度轻度减退,廓清不明显;排泄期(G)肿块呈轮辐状、分隔样强化,边缘见假包膜弧线样强化;与皮质期相比,排泄期肿瘤内对比剂明显廓清而呈相对低信号。DWI序列示肿块呈稍高信号(H),ADC值为$(1.35 \sim 1.57) \times 10^{-3}$ mm²/s(I)。

研究表明，双能量CT多参数成像技术和基于CT、MRI影像组学特征在帮助ccRCC与其他肾癌亚型鉴别、预测Fuhrman及WHO/ISUP分级中有重要价值。

肾细胞癌CT与MRI的Robson系统分期见表9-2-3，TNM分期见表9-2-4。

表9-2-3 肾细胞癌Robson系统分期

| 分期 | 标准 |
| --- | --- |
| Ⅰ期 | 肿瘤局限于肾被膜内 |
| Ⅱ期 | 肿瘤突破肾被膜，但仍局限于肾前筋膜内 |
| Ⅲ期 | 血管和/或淋巴结受累 |
| ⅢA期 | 肾静脉或下腔静脉受累 |
| ⅢB期 | 区域淋巴结受累 |
| ⅢC期 | 静脉和淋巴结受累 |
| ⅣA期 | 肿瘤侵犯肾上腺以外的邻近器官 |
| ⅣB期 | 远处转移 |

表9-2-4 肾细胞癌TNM分期（2017 AJCC第八版）

| 分期 | 标准 |
| --- | --- |
| 原发瘤（T） | |
| Tx | 原发瘤无法评估 |
| T0 | 无原发瘤的证据 |
| T1 | 肿瘤局限于肾脏，最大直径≤7 cm |
| T1a | 肿瘤最大直径≤4 cm |
| T1b | 4 cm<肿瘤最大径≤7 cm |
| T2 | 肿瘤局限于肾脏，最大直径>7 cm |
| T2a | 7 cm<肿瘤最大径≤10 cm |
| T2b | 肿瘤最大直径>10 cm |
| T3 | 肿瘤侵及肾段静脉或肾静脉或下腔静脉，或侵及肾周围软组织，但未侵犯同侧肾上腺，未超出肾周筋膜 |
| T3a | 肿瘤侵及肾段静脉分支或肾静脉，或侵犯肾盂肾盏，或侵犯肾周围脂肪和（或）肾窦脂肪，但未超过肾周筋膜 |
| T3b | 肿瘤侵及横膈膜下的下腔静脉 |
| T3c | 肿瘤侵及横膈膜上的下腔静脉或侵犯下腔静脉壁 |
| T4 | 肿瘤侵透肾周筋膜，包括侵犯同侧肾上腺 |
| 区域淋巴结（N） | |
| Nx | 区域淋巴结无法评估 |
| N0 | 无区域淋巴结转移 |
| N1 | 有区域淋巴结转移 |
| 远处转移（M） | |
| M0 | 无远处转移 |
| M1 | 有远处转移 |

## （四）鉴别诊断

（1）乏脂肪型血管平滑肌脂肪瘤（angiomyolipoma with minimal fat，AMLmf）：AMLmf与ccRCC都是肾富血供、高强化的肿瘤，需要进行甄别。前者平扫多呈稍高或等密度；具有外向生长的特点，常表现为"劈裂征"，即呈楔形挤入肾实质，此为其特征性表现；而ccRCC多为低密度，也很少发生"劈裂征"。乏脂肪的AML一般不出现钙化，ccRCC钙化征象有助于同AMLmf鉴别。AML无假包膜，也无血管瘤栓形成及腹膜后淋巴结肿大等征象。

（2）乳头状肾细胞癌（papillary renal cell carcinoma，PRCC）：CT平扫呈等及稍高密度，小的pRCC密度均匀，体积较大的密度不均，可见出血、坏死，钙化约占30%；MRI的$T_1WI$序列上呈等、低信号，$T_2WI$序列呈低信号或极低信号（>50%）；DWI呈高信号，ADC值低；肿块强化程度比ccRCC轻，呈轻到中度渐进性强化。

（3）嫌色肾细胞癌（chromophobe renal cell carcinoma，ChRCC）：CT平扫等密度均质肿块，边界清楚，部分可见钙化。ChRCC为乏血供肿瘤，轻到中度持续性或渐进式强化，强化程度低于ccRCC。chRCC的中央瘢痕征：MRI的$T_1WI$序列上呈等或稍低信号，$T_2WI$序列呈稍低信号，近30%的肿瘤可出现星芒状或轮辐状改变。

（4）肾嗜酸细胞腺瘤（renal oncocytoma，RO）：为肾脏较少见的富血供良性肿瘤。CT平扫肿瘤密度相对较高，有时可见低密度中心星状瘢痕，CT增强时RO的强化程度低于ccRCC。$T_2WI$-FS序列中央瘢痕显示较佳，呈星芒状低信号影；MRI增强也表现为富血供强化肿块，但其强化程度较ccRCC稍低，峰值出现在肾皮质期，但无廓清征象，中央瘢痕轮辐状强化，少部分可见反转强化，具有一定的特征性。

## （五）诊断关键要点

（1）ccRCC瘤体密度、信号不均，常见坏死、出血、囊变，10%出现钙化。

（2）ccRCC为富血供肾肿瘤，CT、MRI增强皮质期明显强化,强化CT值与腹主动脉及肾动脉接近,髓质期、延迟期对比剂廓清,呈"快进快出"的强化方式。

（3）假包膜征:病灶越小,ccRCC假包膜的发生率越高,征象越典型。

（4）肿块内脂肪变性:在反相位部分病灶的信号较同相位像的信号明显衰减,但无勾边征是ccRCC的特征性表现。MRI的双回波或多回波Dixon技术有利于检出肾脏肿瘤内少量脂质成分,有利于术前定性诊断。

（5）CT、MRI可以清晰显示有无血管癌栓与淋巴结转移,影像学分期有助于临床决策和预后判断。

（贾好东　董江宁）

# 二、低度恶性潜能的多房囊性肾肿瘤

## （一）概述

低度恶性潜能的多房囊性肾肿瘤(multilocular cystic renal neoplasm of low malignant potential,MCRNLMP)是一种少见的肾脏肿瘤,发病率占肾肿瘤的1%～2%。2004版WHO分类中将其称为多房囊性肾细胞癌(multilocular cystic renal cell carcinoma,MCRCC),因其分级分期较低,完整切除肿瘤后几乎不出现复发或转移,预后良好。2016版WHO泌尿与男性生殖系统肿瘤分类将其重新命名为低度恶性潜能的多房囊性肾肿瘤,新分类用"肿瘤"取代"癌",避免了对其过度治疗及患者不必要的心理负担。肿瘤的ICD-O编码为8316/1,进一步明确肿瘤为交界性。

本病的病因尚不明确,74%的低度恶性潜能的多房囊性肾肿瘤中有染色体3p缺失,25%的低度恶性潜能的多房囊性肾肿瘤中可以检测到VHL基因突变。本病多发生于中老年人,男女发病比例约为3:1,多单侧发病。临床上大多数症状不明显,少数可出现腰背部不适、腹痛和血尿等症状,无典型肾癌的"三联征",无副肿瘤综合征等表现。大部分患者是体检或因其他原因行影像学检查时发现。

## （二）病理表现

大体病理:与正常肾实质分界清楚的囊性肿块,文献报道直径多为2.0～4.9 cm。肿瘤切面完全由大小不等的囊腔组成,囊腔之间为纤维分隔,囊壁厚薄不均。囊内容物大多是淡黄色或灰褐色的清亮液或胶冻样物,少数为血性液。肿瘤内无实性结节或坏死。

镜下表现:境界清楚,不侵犯肾被膜、周围肾组织。肿瘤由大小不等的囊组成,囊腔部分上皮脱落,其余区域大部分被覆单层肿瘤上皮,局部为双层或假复层上皮被覆。肿瘤细胞呈立方形或低柱状,有丰富的透明胞质,偶见颗粒状胞质。肿瘤细胞核圆形居中,100倍视野未见核仁,400倍视野未见核仁或仅有不清晰的小核仁。肿瘤细胞形态与WHO 1级或2级的肾透明细胞癌一致,42%～78%的肿瘤细胞核为WHO 1级,32%～58%为WHO 2级。分隔由胶原组织构成,分隔中单个散在或小簇状的肿瘤细胞是重要的诊断特征。肿瘤间质伴钙化、含铁血黄素沉积等继发性改变。

免疫组化:肿瘤细胞表达CK7、PAX-8、CAIX、EMA、Vim、CD10、PAX-2,CAIX在MCRNLMP的诊断中灵敏度可能更高。Ki-67增殖指数小于10%。

## （三）影像学表现

### 1. 超声表现

超声是筛查的首选检查,肿瘤呈边界清楚的囊性或囊实性不均质团状回声,大小不等,但与周围分界清楚,边缘较规则,少数为不规则形,可见囊内高回声分隔,分隔厚薄不均,彩色多普勒超声可见囊内高回声分隔上伴或不伴彩色血流信号。超声造影可见明显强化分隔。

### 2. CT表现

CT平扫表现为多房囊实性占位,边缘清楚,呈圆形、卵圆形或不规则形,囊壁及分隔厚薄不均,见点状、条状或弧形钙化,分隔数目不等;囊液密度不均,少数表现为高密度。增强扫描囊壁及分隔均可见不同程度强化,囊壁菲薄者强化可不明显,囊液无强化。Bosniak系统分级为ⅡF~Ⅳ级。示例如图9-2-5、图9-2-6所示。

**3. MRI表现**

MRI对囊壁及分隔的厚度、附壁小结节显示及囊液的成分分析均较CT具有一定优势。病变多呈膨胀性生长,囊壁及分隔以$T_1WI$序列等及稍低信号、$T_2WI$序列等及稍高信号、DWI序列等信号为主,当出现DWI序列高信号和ADC减低时,对病变恶性程度具有一定预测价值,增强囊壁及分隔多呈轻中度强化;囊液在$T_2WI$序列上多为高信号,$T_1WI$序列为低信号,部分含血性液体或高蛋白成分在$T_1WI$序列呈稍高信号,ADC值可降低。Bosniak系统分级为ⅡF~Ⅳ级。

## （四）鉴别诊断

（1）肾脏复杂性囊肿:常由单纯肾囊肿继发出血或钙化,CT平扫呈较高密度,MRI的$T_1WI$序列以高信号为主,囊内可见细小分隔,囊壁及分隔菲薄,内壁光整,增强后无强化,Bosniak分级主要为Ⅱ型或ⅡF型。

（2）混合性上皮和间质性肾肿瘤(mixed epithelial and stromal tumor of the kidney,MESTK):本病包含一系列囊性为主(如成人囊性肾瘤)或实性为主的肿瘤,以往成人的囊性肾瘤作为独立的亚型,现统一归入MESTK中。本病主要发生于女性,尤其是围绝经期妇女。CT表现为边界清楚的囊实性

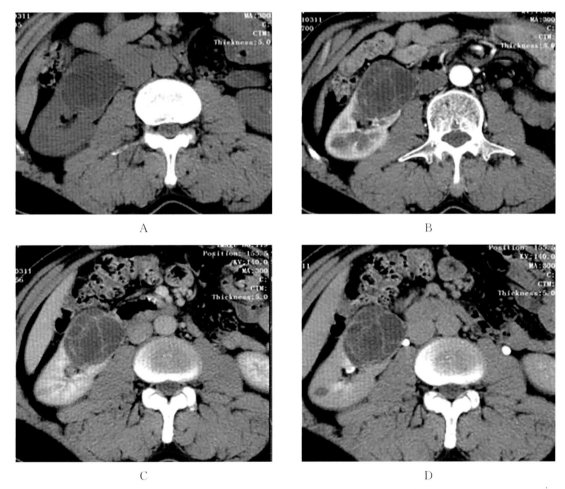

A          B

C          D

**图9-2-5 右肾低度恶性潜能的多房囊性肾肿瘤的CT表现**

患者男性,47岁,右肾低度恶性潜能的多房囊性肾肿瘤。CT平扫(A):右肾上极类圆形多房囊性肿块,界清,肿块内无明显结节状、斑片状肿瘤实质,增强(B~D)后病灶囊壁及分隔轻度强化。

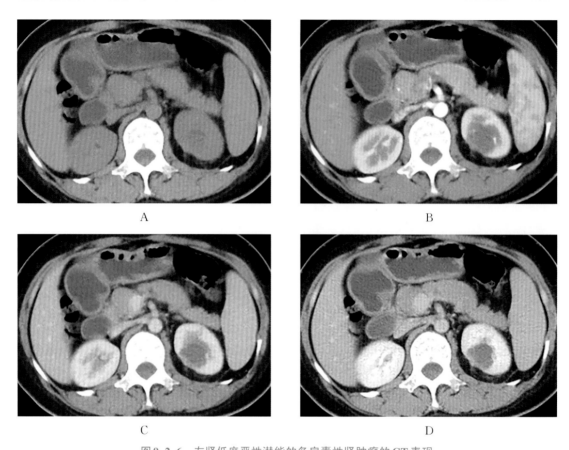

图9-2-6 左肾低度恶性潜能的多房囊性肾肿瘤的CT表现

患者女性,37岁,左肾低度恶性潜能的多房囊性肾肿瘤。CT平扫(A)示左肾上极类圆形囊性低密度影,边缘见菲薄囊壁,其内似见分隔影及小结节影;增强后(B~D)病灶囊壁及分隔轻度强化。

病灶,囊腔小而多,病灶可以疝入肾窦内,实性部分和间隔轻中度持续性强化;MRI表现为实性部分$T_1WI$序列呈高信号,$T_2WI$序列呈低信号,可见强化,囊性部分$T_1WI$序列呈低信号,$T_2WI$序列呈高信号。约2/3 MESTK表现为Bosniak Ⅳ型。

(3) 肾细胞癌囊变:肾细胞癌合并囊变坏死病理类型多为肾透明细胞癌,常合并出血而密度/信号不均匀,囊壁平均厚度大于5 mm,实性成分内可见结节或粗大钙化。增强后囊壁、分隔及实性成分呈不同程度强化,多数呈明显强化,部分呈"快进快出"的强化表现。

(4) 管状囊性肾细胞癌:超声多表现为强回声多囊性病灶,病灶后方回声增强,彩色多普勒不能探及肿瘤血管,对比增强可见细小分隔轻度强化。CT可表现为囊性、实性或囊实性,囊性病灶可以没有分隔,对比增强多为轻度强化,CT值增加常小于10 HU。MRI可以较好地区分囊性或实性病灶,多数表现为

囊性病灶,对比增强成像可以更好地显示囊壁及分隔。

(5) 获得性囊性肾疾病相关性肾细胞癌:本病发生于终末期肾病和获得性囊性肾病(acquired cystic kidney disease, ACKD)患者,长期透析的男性ACKD患者更易出现。无先天性肾囊性病变的终末期肾病患者双肾各出现3个及以上囊性病灶,定义为ACKD。ACKD继发肾癌患者多为男性,双侧多发,病理类型多为乳头状细胞癌,CT和MRI表现为明显的双肾萎缩并伴有多发囊肿,当有一个或多个不均匀强化实性病灶出现时提示继发恶性肿瘤,可以发生于囊肿内或囊肿外。

(五)诊断关键要点

(1) 低度恶性潜能的多房囊性肾肿瘤是一种少见的肾脏交界性肿瘤,好发于中老年男性,单侧发病,临床上大多数无症状。其分级分期较低,

WHO/ISUP细胞核分级标准多为1级,完整切除肿瘤后几乎不出现复发或转移,预后良好。

（2）肿瘤呈多房囊性或囊实性改变,囊壁及分隔可厚薄不均,分隔数目不等,无明显结节,可有点状、条状或弧形钙化,增强扫描囊壁及分隔均不同程度强化。

（3）当出现囊壁及分隔DWI高信号和ADC值降低时,对病变恶性程度具有一定预测价值。

（4）本病影像学Bosniak的分级为ⅡF～Ⅳ级。

（汪　飞　朱　娟　董江宁）

# 三、肾脏嫌色细胞癌

## （一）概述

嫌色肾细胞癌（chromophobe renal cell carcinoma,ChRCC）起源于肾集合小管的闰细胞,以血管纤维不完全分隔的实体结构为主,是肾细胞癌的一种较为少见亚型,发病率低于肾透明细胞癌、肾乳头状癌,占所有肾细胞癌亚型的4%～5%。本病好发年龄为50～60岁,男女发病率无明显差异。手术切除是本病主要治疗方法,虽然绝大多数预后良好,但是仍然有小部分会出现转移及死亡。

肿瘤好发于肾脏深部,瘤体生长缓慢,体积较小时无明显临床症状,常于体检或外伤时发现;当瘤体增大累及肾盂、肾盏时,常出现腰部肿块、腰胀、腰痛及肉眼血尿等临床症状。

## （二）病理表现

大体病理:切面呈浅棕黄色及棕色,质地均匀,边界清楚,可有假包膜、钙化、囊变和中央瘢痕等。

镜下表现:瘤细胞呈腺泡状、囊状、巢团状分布,其内可见纤细的纤维血管间隔,部分可见灶性钙化及厚纤维间隔,间质内血管多为厚壁血管。瘤细胞呈2种形态:圆形或多边形、胞质空亮呈细网状或透明气球状为Ⅰ型细胞（嫌色细胞）,淡嗜酸性、有核周空晕的细胞为Ⅱ型细胞（嗜酸细胞）,肿瘤以Ⅰ型、Ⅱ型细胞为主的,分别称为经典型、嗜酸细胞型。

免疫组化:CK（＋）,CK7（＋）,CD10（＋）,EMA（＋）,AMACR（＋）,E-Caderin（＋）,Vim（－）,S-100（－）。以上免疫标志物中KAⅡ及Claudin-7阳性,S-100A1阴性表现是诊断肾嫌色细胞癌亚型的敏感和特异性标记,且还预示着肾嫌色细胞癌预后可能较好。

示例如图9-2-7所示。

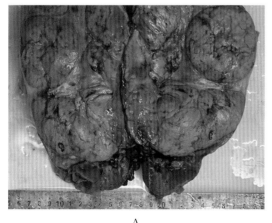

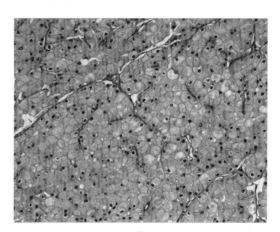

A

B

**图9-2-7　嫌色肾细胞癌病理学表现**

患者女性,26岁,左肾嫌色细胞癌。大体病理（A）:肿瘤体积较大,直径约9cm;分叶状,无包膜,切面均质黄棕色,部分有中心瘢痕、出血和坏死,囊性变罕见。HE染色病理图（B）:肿瘤细胞多呈实性巢索状排列,部分有灶状的管状、小梁状、微囊型排列;呈大圆形或多边形,细胞膜较厚,细胞界限清楚;胞质透明,略呈网状;细胞核不规则,有皱褶,核仁小,可见双核,有透明的核周空晕;免疫组化标记:CK8/18（＋）,CD10（－）,Vim（－）,CK7（＋）,CD117（＋）,PAX-8（弱＋）,P504S（－）,Ki-67（＋,约3%）。

## （三）影像学表现

### 1. 超声表现

超声作为实体瘤筛查和诊断的重要影像学方法，不仅具有安全、便捷的优势，还能实时动态显示病灶血流灌注情况，为临床诊断提供重要信息。ChRCC 主要表现为低回声、高或等回声光团，内部多不均匀，超声造影呈较均匀强化为主，多呈"慢进快退"强化方式，峰值强度以低增强多见，存在瘤周假包膜。

### 2. CT 表现

ChRCC 的病灶多为单发、孤立病灶，通常位置较深，表现为形态较规则软组织结节或肿块，体积较小时病灶呈等或稍高密度，边界欠清晰，体积较大时，病灶呈向外膨胀性生长。CT 平扫的密度不均匀，可出现出血、钙化，部分病灶边缘可见假包膜，分界较为清晰。CT 增强可表现为快进快出式、慢进慢出式、持续轻度强化 3 种强化方式，且强化程度多样，这可能与肿瘤内间质血管的数量和血管壁的厚薄情况有一定关系，当肿瘤间质内存在较丰富的薄壁血管时，强化方式多表现为快进快出式明显强化；当肿瘤间质内含有中等量厚壁血管时，强化方式多表现为慢进慢出式中度强化；当肿瘤间质内含有少许厚壁血管时，强化方式多表现为持续轻至中度强化。本病与肾透明细胞癌增强后明显强化及"快进快出"强化方式不同，后者强化峰值明显高于 ChRCC。

部分体积较大的肾脏嫌色细胞癌 CT 增强延迟期扫描病灶可见"中央星芒状瘢痕"样强化，具有相对特征。虽然肾嗜酸细胞腺瘤亦可出现类似的中央瘢痕征象，但后者为肾脏第二富血供肿瘤，强化程度高于 ChRCC。

示例如图 9-2-8 所示。

### 3. MRI 表现

$T_1WI$ 序列多呈略低信号，$T_2WI$ 序列呈等低信号，周围可见低信号包膜；部分肿瘤由于出血坏死，信号混杂。ChRCC 的细胞结构比大多数正常组织或良性病变致密，细胞外间隙变小，导致扩散受限，DWI 序列多呈高信号、ADC 值减低。MRI 增强后其强化方式同 CT 表现类似；ChRCC 可出现中央瘢痕，动态增强中央瘢痕在皮质期呈低信号，排泄期出现对比剂持续充填呈明显高信号，呈反转强化特征。

## （四）鉴别诊断

（1）肾透明细胞癌：肾脏最常见的恶性肿瘤，肿瘤生长较快，内部成分均质性较低，囊变坏死成分较多，在 $T_2WI$ 序列上多表现为混杂高信号。CT 与 MRI 增强扫描表现为富血供肿瘤强化方式，动脉期强化程度高于肾皮质强化程度，实质期迅速下降，强化曲线呈典型的"速升速降"型。

（2）肾嗜酸细胞腺瘤：肾嗜酸细胞腺瘤平扫 CT 值较高，增强扫描呈持续明显强化，其平扫密度及增强扫描病灶强化程度均高于肾脏嫌色细胞癌。部分病例可出现"中央星芒状瘢痕"征象，但较肾脏嫌色细胞癌更为常见，且瘤体越大越明显，边缘强化多不规则、不光滑，钙化常位于瘢痕内部。有研究指出肾嫌色细胞癌的 ADC 值低于嗜酸细胞腺瘤，而嫌色细胞癌的 $T_2WI$ 信号强度高于嗜酸细胞腺瘤，具有一定的鉴别诊断价值。

（3）乏脂肪血管平滑肌脂肪瘤：由于瘤体内缺乏脂肪组织，血管平滑肌组织成分较多，CT 平扫通常表现为较高密度，增强扫描呈持续渐进性强化，强化程度常较嫌色细胞癌高。对于体积较小、密度较均匀的肾脏嫌色细胞癌易误诊为乏脂肪血管平滑肌脂肪瘤，多参数 MRI 的同反相位成像、水脂分离技术及双能量 CT 的能谱曲线检出乏脂肪血管平滑肌脂肪瘤中的微量脂肪，有助于鉴别诊断。

## （五）诊断关键要点

（1）肾脏嫌色细胞癌好发于中老年人，早期无临床症状，肿瘤生长较大时出现腰部肿块、腰痛、腰胀、肉眼血尿等症状。

（2）ChRCC 多为单发、孤立病灶，形态较规则，多呈软组织密度，肿瘤较大时，呈膨胀性生长，密度/信号不均匀，可出现坏死、钙化，边缘可见假包膜。

（3）$T_1WI$ 序列多呈略低信号，$T_2WI$ 序列呈等低信号，周围可见低信号包膜；DWI 序列多数呈高信号、ADC 值减低。

（4）CT、MRI 增强扫描以"慢进慢出型"为主要特征，常表现为轻中度持续强化。

（5）部分ChRCC的病灶出现"中央星芒状瘢痕"，并伴有钙化，在$T_2WI$序列为低信号，CT、MRI增强后可有轮辐状、瘢痕样延迟强化。

（6）ChRCC可侵犯肾盂、肾盏，CTU可以清楚显示肾盏受侵征象；CT血管成像可见"抱球征"，腹膜后淋巴结转移较少见。

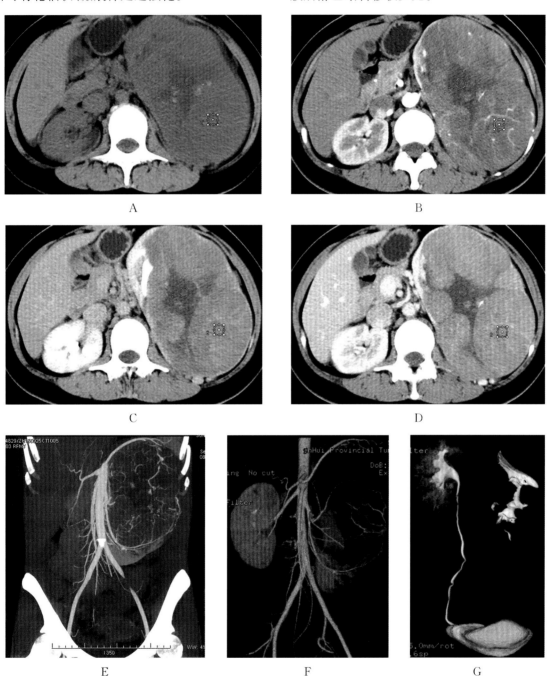

**图9-2-8　嫌色肾细胞癌CT表现**

与图9-2-7为同一患者，左肾嫌色细胞癌。平扫（A）示左侧肾脏巨大肿块，密度不均匀，可见坏死区和钙化；皮质期（B）肿块实质部分呈轻度强化，髓质期（C）、排泄期（D）呈渐近性强化；可见辐轮状中央瘢痕，增强后呈延迟强化。CT-VR/MIP（E、F）：肿块血管增粗紊乱，血管呈抱球样，血管内未见明显癌栓形成。CTU（G）示肾盂肾盏受压、推移、受侵改变。

（史恒峰　朱　娟　董江宁）

# 四、乳头状肾细胞癌

## （一）概述

乳头状肾细胞癌（papillary renal cell carcinoma，PRCC）是指起源于肾小管上皮细胞、具有乳头状或小管乳头状结构的肾脏恶性肿瘤，发病率仅次于肾透明细胞癌，占肾细胞癌的10%~15%，恶性程度较低，预后相对较好。PRCC多好发于50~70岁，临床表现以血尿和腰痛最为常见，也可无任何症状。

乳头状肾细胞癌组织学分型分为Ⅰ型（嗜碱性细胞）和Ⅱ型（嗜酸性细胞），Ⅰ型由小的立方细胞组成，细胞核均匀，覆盖薄壁乳头状突起；Ⅱ型为大的嗜酸性细胞，细胞核多形性；Ⅰ型形态较规则，边界清楚；Ⅱ型形态多不规则，边界不清，较易侵犯邻近组织结构及肾静脉。Ⅰ型较Ⅱ型预后好。肿瘤大部分呈乳头状结构，起源于肾近曲小管或远曲小管，瘤内出血、坏死、囊变多见，瘤周常可见纤维假包膜。PRCC的治疗通常采用根治性肾切除术。然而，对于老年患者或合并症患者，尤其是那些肿瘤较小倾向Ⅰ型的患者，可以进行器官保留治疗。

## （二）病理表现

大体病理：肿块多呈灰白色或棕黄色，肿瘤大部分呈乳头状结构，起源于肾近曲小管或远曲小管，瘤内出血、坏死、囊变多见，瘤周常可见纤维假包膜。

镜下表现：肿瘤可见乳头状结构生成的囊腔，有的呈大片囊变，部分还可见血性囊液。Ⅰ型PRCC为小而圆细胞核，核仁不明显，胞质淡染，可见乳头或小管状结构，瘤细胞单层排列，更易见到泡沫状巨噬细胞和砂粒体。Ⅱ型PRCC主要由乳头状结构组成，瘤细胞假复层排列，核分级高，胞质嗜酸丰富，泡沫状巨噬细胞和砂粒体罕见。镜下表现乳头状或小管乳头状结构为乳头状肾癌特征性表现。乳头状结构内有纤维血管，易出血、坏死、囊

变，乳头中心较多见泡沫巨噬细胞、含铁血黄素等病理特点。

免疫组化：CD10（＋），CD117（－），CK34βE12（＋），CK7（＋），HMB45（－），P504S（＋），Vim（＋），Ki-67（＋）。示例如图9-2-9、图9-2-10所示。

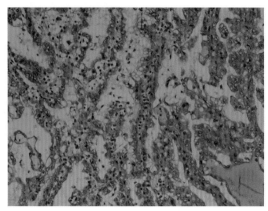

图9-2-9　乳头状肾细胞癌（Ⅰ型）病理学表现
患者男性，36岁，乳头状肾细胞癌Ⅰ型。免疫组化：CD10（＋），CD117（－），CK34βE12（＋），CK7（＋），HMB45（－），Melan-A（－），，P504S（＋），Vim（＋），Ki-67（约5%＋）。

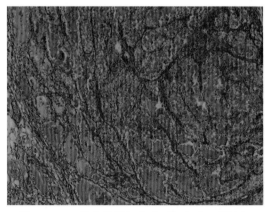

图9-2-10　乳头状肾细胞癌（Ⅱ型）病理学表现
患者男性，75岁，乳头状肾细胞癌Ⅱ型。免疫组化：CK34βE12（＋），CK7（＋），CA-IX（＋），E-cadherin（＋），CD10（＋），CD117（－），HMB45（－），P504S（＋），S-100（－），Vim（＋），Ki-67（＋10%）。

## （三）影像学表现

**1. 超声表现**

回声特点与病灶大小及囊变程度有关，病灶较小时多为密度均匀的低回声实性肿块，血流信号不

丰富,病灶较大伴囊变坏死时,回声不均匀,但绝大多数病灶边界清晰或较清晰。超声造影呈无强化或轻度强化,有包膜时可见环形包绕瘤体的强回声带。

**2. CT表现**

PRCC可发生于肾实质任何位置,平扫时病灶较小时密度较均匀,出现囊变、坏死则密度较低且不均匀,部分病灶可出现瘤内出血,表现为病灶内斑片状高密度影,边缘模糊。病灶是否出现囊变、坏死多与肿瘤大小有关,肿瘤较大者容易发生出血、坏死及囊变。部分病灶可出现钙化,钙化的出现比率要远高于肾透明细胞癌。PRCC为乏血供肿瘤,增强扫描多呈渐进性轻至中度延迟强化,皮质期肿瘤的实体部分可呈轻、中度强化,少数可呈明显强化,但强化程度一般均低于肾实质。示例如图9-2-11、图9-2-12所示。

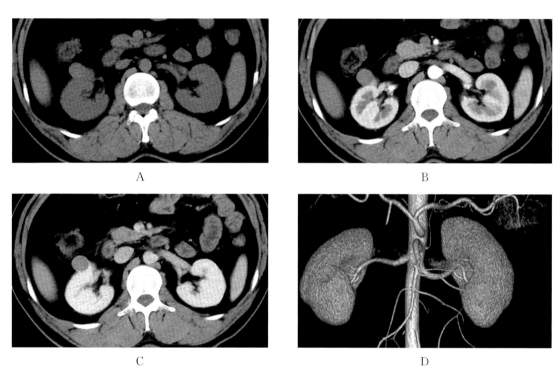

图9-2-11 乳头状肾细胞癌(Ⅰ型)CT表现

与图9-2-9为同一患者,乳头状肾细胞癌Ⅰ型。右肾中部腹侧卵圆形结节(A),大小约2.0 cm×2.0 cm×2.5 cm。平扫时边界清晰,密度均匀;动脉期增强(B)强化不明显,延迟期(C)见强化包膜。肾动脉CTA(D):病灶未见明显异常血管,提示为乏血供病变。

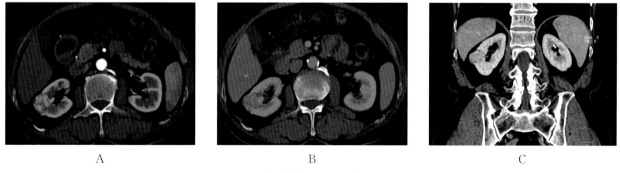

图9-2-12 乳头状肾细胞癌(Ⅱ型)CT表现

与图9-2-10为同一患者,右肾乳头状肾细胞癌Ⅱ型。右肾中部团状软组织密度肿块,大小约2.5 cm×2.0 cm×2.0 cm,CT增强后明显强化,但强化欠均匀,强化程度低于肾皮质,形态欠规则(A、B)。MPR冠状位重建(C)示病灶突出肾脏包膜,边界尚清晰。

**3. MRI 表现**

Ⅰ型与Ⅱ型 PRCC 磁共振表现略有不同；Ⅰ型平扫呈稍长 T1、等 T2 信号，囊变、坏死不明显，增强扫描呈渐进性轻度欠均匀强化，边界清楚。Ⅱ型 MRI 平扫 T₁WI、T₂WI 序列信号均稍低于肾皮质，增强扫描呈渐进性轻度强化，延迟期病灶与肾实质分界清楚，出现囊变、坏死、出血时，信号不均匀，增强呈轻度不均匀强化。乳头状肾细胞癌的两个亚型影像表现有一定重叠，准确区分这两个亚型最终需要依靠病理学检查。示例如图 9-2-13、图 9-2-14 所示。

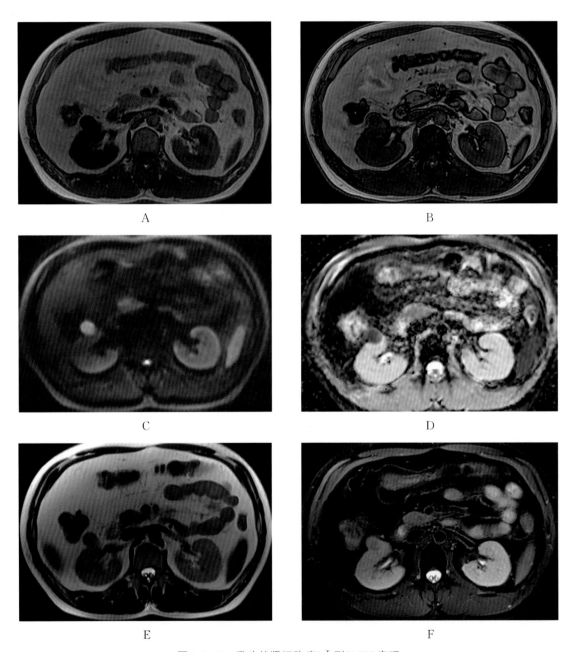

图 9-2-13　乳头状肾细胞癌（Ⅰ型）MRI 表现

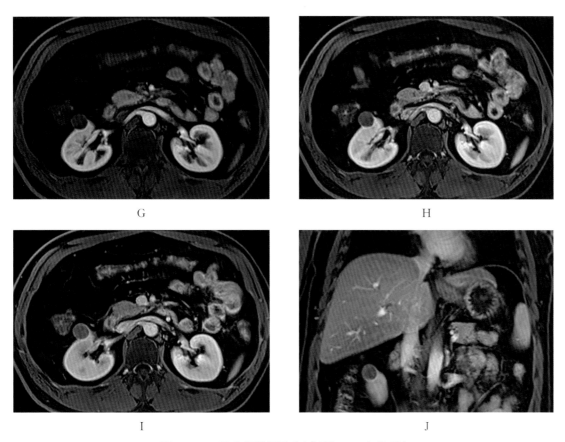

图 9-2-13 乳头状肾细胞癌（Ⅰ型）MRI 表现（续）

与图 9-2-9 为同一患者，右肾乳头状肾细胞癌Ⅰ型。病灶在 $T_1WI$ 序列呈稍低信号，反相位信号无衰减（A、B）；DWI 序列呈明显高信号，ADC 值约 $0.73 \times 10^{-3}$ mm²/s（C、D）；$T_2WI$ 及 $T_2WI$ 抑脂序列呈稍低信号，信号强度低于肾皮质（E、F）；增强扫描呈渐进性轻度强化，边界清楚，可见包膜（G~J）。

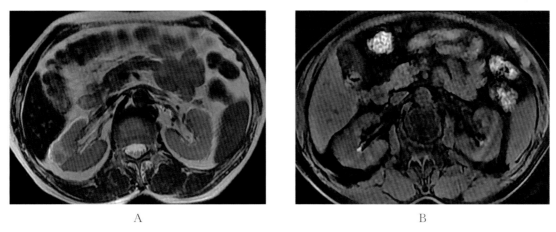

图 9-2-14 乳头状肾细胞癌（Ⅱ型）MRI 表现

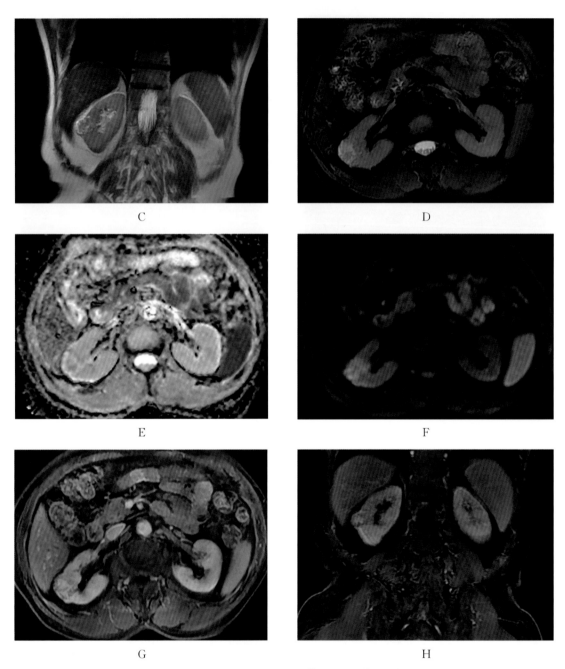

图 9-2-14　乳头状肾细胞癌（Ⅱ型）MRI 表现（续）

与图 9-2-10 为同一患者，右肾乳头状肾细胞癌 Ⅱ 型。MRI 平扫 $T_1WI$ 序列信号略低于肾皮质、$T_2WI$ 序列信号稍高于肾皮质，信号欠均匀，边界欠清晰（A~D）；DWI 序列呈稍高信号，ADC 值约 $1.55 \times 10^{-3}$ $mm^2/s$（E、F）。增强扫描呈进行性轻度强化，延迟期病灶与肾实质分界清楚（G、H）。

## （四）鉴别诊断

（1）肾透明细胞癌：肾脏最常见的恶性肿瘤，肿瘤生长较快，内部囊变坏死成分较多，在 $T_2WI$ 序列上多表现为混杂高信号。增强扫描表现为富血供肿瘤强化方式，CT 增强动脉期强化程度高于肾皮质强化程度，强化程度常大于 100 HU，在实质期 CT 值迅速下降，强化曲线呈典型的"速升速降"型。

（2）嫌色肾细胞癌：肿瘤密度多均匀，部分病变可以出现中央瘢痕，也属于少血供肿瘤，增强扫描轻中度强化，但强化程度高于 I 型乳头状肾细胞癌。

（3）肾嗜酸性细胞腺瘤（renal oncocytoma，RO）：RO 常位于肾皮质，平扫常呈均质性等或稍低密度，坏死、囊变及钙化少见；皮质期强化程度明显高于 PRCC，部分可出现特征性强化反转征，部分出现延迟强化的中央瘢痕。

（4）肾脏乏脂型血管平滑肌脂肪瘤（renal angiomyolipoma，AML）：女性多见，平扫呈等或稍高密度，小肿块合并坏死、出血、钙化少见，强化程度为中等或以上，AML 也可见中央瘢痕及假包膜，强化程度略高于 PRCC，且常见点、条状血管，$T_2WI$ 序列图像上 AML 多呈等或低信号，PRCC 多呈稍高信号。

（5）透明细胞乳头状肾细胞癌（ccPRCC）：多见于中老年男性，影像学表现为肿瘤多为实性，边界多不清晰，CT 平扫可呈稍低、等或稍高密度，密度不均匀；MRI 平扫 $T_1WI$ 序列为稍低或低信号，$T_2WI$ 序列以混杂高信号为主，周边有包膜，弥散无明显受限，增强扫描多数肿瘤呈"快进快出"强化，少数呈持续或渐进性强化。

## （五）诊断关键要点

（1）典型的乳头状肾细胞癌影像学表现为乏血供的均质肿瘤，PRCC 的 I 型常见。

（2）病灶较大的肿瘤由于出血、坏死及钙化而表现为不均质，钙化和出血均较透明细胞癌常见。CT 增强扫描时的强化程度与 ccPRCC 及肾嗜酸性细胞腺瘤的不同。乳头状肾细胞癌为相对乏血供肿瘤，CT 增强扫描其强化程度较轻，增强后 CT 值增加 10～20 HU。

（3）MRI 表现特征：乳头状肾细胞癌 $T_2WI$ 序列呈低信号；DWI 序列呈高信号、ADC 图呈低信号且 ADC 值较低；PRCC 一般没有脂质变性，反相位图肿块内没有信号衰减，以此可与透明细胞癌鉴别。

（4）MRI 增强表现为持续性轻度强化，边缘可见假包膜。

（杨 擎 朱 娟）

# 五、未分类肾细胞癌

## （一）概述

未分类肾细胞癌（unclassified renal cell carcinoma，URCC）是罕见的肾脏恶性肿瘤，指病理学上不能将其归类为任何已知病理类型的肾细胞癌。URCC 的概念在 1997 年提出，2004 年 WHO《泌尿系统和男性生殖器官肿瘤病理学和遗传学》对肾癌组织病理学进行的新分类，将肾细胞癌共分为 10 个病理类型，并正式将 URCC 定义为一种单独病理类型的肾细胞癌。2016 年版 WHO 泌尿与男性生殖系统肿瘤分类标准与 2004 版相比，纳入了 6 种新的肾细胞癌亚型，共 16 个亚型，但 URCC 仍为单独的病理类型。

URCC 是指无法归入现有的各种类型以及肉瘤样成分过度生长而无法辨认的肾细胞癌，而不包括各种已知类型肾细胞癌伴有肉瘤样成分者，其病理形态学及遗传学具有多样性。本病发病率低，其约占肾细胞癌的 1%；一般老年人多发，发病无明显性别差异。URCC 形态学多变，临床表现及影像学检查缺乏特异性，临床多以无痛性血尿或发热、肾区疼痛为始发症状，一般恶性程度高、治疗预后较差。

## （二）病理表现

大体病理：肿块位于肾实质内，现有病例绝大多数为单发，大体灰白、灰红色，多伴有出血及不同程度的坏死，平均直径 8 cm（6～12 cm），部分可侵犯肾包膜及邻近组织,可伴有肾门淋巴结及远处转移。

镜下表现:肿瘤细胞呈多形性特点,镜下见上皮区及梭形实体区域交替出现,呈片状、巢状排列,上皮细胞呈腺管状、滤泡状、条索状,部分区域呈实性片状。瘤细胞呈梭形肉瘤样特征,可见瘤巨细胞,瘤细胞与肾小管有移行趋势,边界不清;细胞胞质丰富,核仁明显,核级Ⅲ~Ⅳ级。

免疫组化:CK8(2+),CD10(灶+),PAX-8(-),HMB45(-),S-100(-),Melan-A(-),SMA(-),CK(pan)(+),Vim(-),P504S(-),E-cadherin(+),CK7(-),CD117(-),Ki-67(+,<3%)。

示例如图9-2-15所示。

### (三)影像学表现

(1)超声表现:因病灶缺乏特异性,超声无明显特征性表现,多与其他肾脏肿瘤表现相似,多表现为不均匀低回声肿块,出现坏死囊变时表现为无回声区。

(2)CT表现:平扫密度不均匀常伴有囊变坏死,实性部分呈稍低密度,病灶一般边界尚清;增强扫描肾皮质期病灶呈明显不均匀强化,边缘环状强化及实性成分的明显强化,实质期强化程度减低,排泄期强化程度进一步减低,明显低于肾实质。

CT表现与透明细胞癌有一定的相似性。

未分类肾细胞癌往往部分区域具有肉瘤样形态,或者完全由肉瘤样形态构成,肉瘤成分其免疫表型仍为上皮来源,因此认为是癌中分化差的部分,有时肿瘤中肉瘤样成分生长超过其原有的癌,表现为肉瘤样特征的肾癌。肉瘤样未分类肾癌CT平扫表现为等密度或略高密度,呈分叶状,见裂隙状坏死区,与肾实质分界不清;CT增强皮质期迅速强化,在实质期及延迟期强化程度及范围较皮质期明显。示例如图9-2-16所示。

(3)MRI表现:$T_1WI$序列表现为混杂低信号,在$T_2WI$序列上多表现为混杂高信号,伴有出血时可表现为不均匀高信号,囊变部分呈明显高信号,DWI序列表现为实性部分高信号,ADC值减低,ADC图呈低信号。动态增强表现方式与CT基本相同,动脉期明显不均匀强化,实性成分强化明显,囊变部分囊壁不均匀强化,静脉期及延迟期强化程度逐渐减低。

### (四)鉴别诊断

(1)肾透明细胞癌:肾脏最常见的恶性肿瘤,肿瘤生长较快,内部成分均质性较低,囊变坏死成分较多,在$T_2WI$序列上多表现为混杂高信号。增强扫描表现为富血供肿瘤强化方式,CT增强动脉期强化程度高于肾皮质强化程度,CT值常大于100 HU,

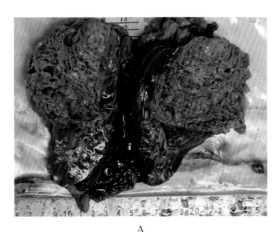

图9-2-15 未分类肾细胞癌的病理学表现

患者女性,44岁,左肾未分类肾细胞癌。大体病理(A):为灰黄、灰红色,部分伴坏死、出血,部分为烂鱼肉样改变。镜下表现(B):示瘤细胞分化低、片状、细胞圆形、梭性,胞质嗜酸或略淡染,可见多核瘤巨细胞。

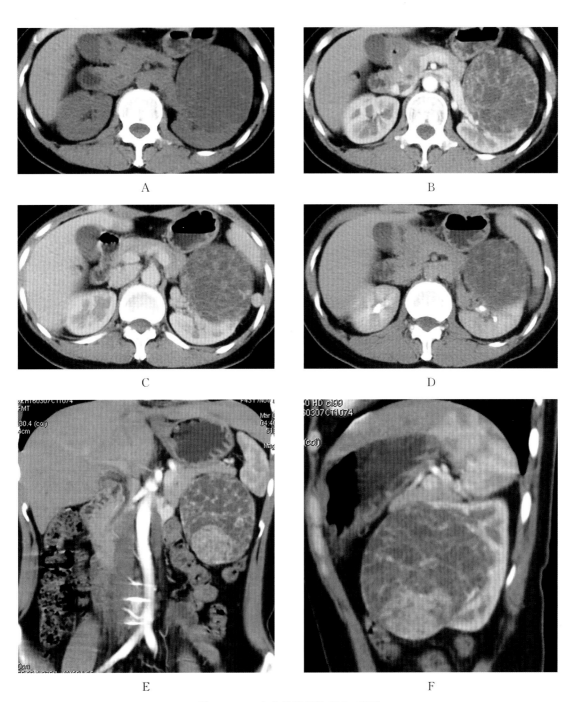

A

B

C

D

E

F

**图9-2-16 未分类肾细胞癌CT表现**

与图9-2-15为同一患者,左肾未分类肾细胞癌。左肾类圆形肿块,CT平扫(A)密度不均匀伴有囊变坏死,增强动脉期(B)明显强化,实质期(C)强化减低,排泄期(D)低于肾实质,MPR(E、F)示病灶实性成分明显强化,边缘呈环状强化。

在实质期 CT 值迅速下降,强化曲线呈典型的"速升速降"型。部分未分类肾细胞癌与之相似,需要依靠病理免疫组化与之鉴别。

(2)乏脂型血管平滑肌脂肪瘤(renal angiomyolipoma,AML):女性多见,平扫呈等或稍高密度,小肿块合并坏死、出血、钙化少见,强化程度为中等或以上,但 AML 无中央瘢痕及假包膜,强化程度高于 URCC,且常见点、条状血管,鉴别困难时可行 MRI 检查,$T_2$WI 图像上 AML 多呈等或低信号,URCC 多呈稍高信号。

(3)肾嫌色细胞癌:平扫呈等或稍高密度均质肿块,边界清楚,钙化约占 38%。乏血供肿瘤,轻到中度持续或渐进式强化,动脉期肿瘤内隐约可见条索状强化血管。若肾肿瘤直径大于 7 cm 可出现坏死区。肾脏肿瘤密度均匀、轻度强化,内有钙化,强烈提示嫌色细胞癌。

## (五)诊断关键要点

(1)未分类肾细胞癌发病率低,老年人多发,平均发病年龄 67 岁,男女发病比例约 1:1。

(2)病灶一般较大,平均直径为 6～8 cm。CT 平扫密度不均匀,实性部分呈稍低密度,病灶边界尚清;CT 增强扫描肾皮质期呈明显不均匀强化,边缘环状强化或实性成分明显强化,髓质期强化程度减低,排泄期强化程度进一步减低,强化程度明显低于肾实质。

(3)MRI 平扫肿块信号混杂,DWI 序列上实性成分呈明显高信号,ADC 图呈低信号。强化程度及模式与 CT 增强相似。

(4)CT 与 MRI 能够较好地显示部分未分类肾细胞癌侵犯肾包膜和邻近组织,并帮助判断有无肾门淋巴结及远处转移。

(卢慧敏　朱　娟　杨　擎　董江宁)

# 六、肾集合管癌

## (一)概述

肾集合管癌(renal collecting duct carcinoma,RCDC)又称 Bellini 导管癌,是一种起源于肾髓质并且具有高度侵袭性的上皮来源恶性肿瘤,属于肾细胞癌的一个特殊亚型,约占所有肾脏恶性肿瘤总数的 1% 左右。肿瘤发病年龄宽泛,以中年男性相对多见,男女发病比例约 2:1,临床平均发病年龄约为 55 岁。肾集合管癌的病因尚未明确,目前认为可能与遗传、吸烟、肥胖、高血压及药物等危险因素有关。

肾集合管癌的临床表现与其他常见类型的肾细胞癌相似,在发病早期常常缺乏特异性临床表现,当病情进展时可出现经典的肾癌三联征:无痛性肉眼血尿、腰背部疼痛和腹部肿块,其中血尿是其最常见的临床表现。肿瘤呈浸润性生长,形态一般不规则,界限不清,几乎无假包膜,根据肿瘤的浸润部位可分为 3 型:① 单纯髓质型:肿瘤位于髓质内,瘤体直径多小于 4.5 cm;② 皮质-髓质型:肿瘤向肾皮质浸润生长,可见肾周脂肪囊及肾筋膜受累;③ 皮质-髓质-肾盂型:此型临床最为常见,肿瘤体积大并同时累及肾皮质、髓质以及肾盂肾盏,甚至侵犯肾周筋膜,常伴有局部淋巴结转移和血行转移。肾集合管癌具有恶性程度高、病程短、进展快、内科治疗不敏感等特点,总体预后差,大约有 2/3 的患者在确诊后 2 年内死亡,手术治疗是目前唯一可能延长患者生存期的治疗手段。

## (二)病理表现

2016 版 WHO 肾脏肿瘤分类中,关于肾集合管癌的诊断标准需满足以下几点:① 病变累及肾髓质;② 可见明显的小管样结构;③ 间质促结缔组织增生;④ 高级别细胞学形态;⑤ 浸润性生长方式;⑥ 不伴有其他类型的肾细胞癌或尿路上皮癌。

大体病理:病理解剖上,肾集合管癌主要位于髓质中央,可向肾盂和肾皮质侵袭性生长,边界不清,切面呈灰白色或淡黄色,部分区域可见坏死及出血,无假包膜。

镜下表现:肿瘤的组织结构呈腺泡状、管状或管状乳头状,伴有浸润性导管结构及间质促结缔组织增生反应。肿瘤细胞形态呈立方形、柱状或靴钉样,并具有不同程度的异型性,核分裂象常见,部分还可见肉瘤样及横纹肌样分化。

免疫组化:肿瘤细胞弥漫表达 PAX8、Vim、FH,不同程度表达 CK34βE12、CK(AE1/AE3)、CK7、CK8、CK19、CD10。

示例如图9-2-17所示。

### (三)影像学表现

#### 1. 超声表现

常规超声检查肿瘤常呈不均匀低回声,边界多不清晰,肿瘤内部及周边可见线样或环形血流信号。而当肿瘤位于髓质内同时肾脏形态正常时,常规超声检查可能无法显示肿瘤的轮廓及回声特征,较易漏诊。

超声造影能明显提高肿瘤的检出率。肿瘤常表现为"慢进快退"的增强模式,即动脉期增强程度略低于或等于肾实质,而在静脉期呈不均匀的低强化。

#### 2. CT 表现

肿瘤多表现为以髓质为中心生长的实性肿块,形态常不规则,边界不清,平扫肿瘤实性成分与肾实质相比可呈等或稍高密度,少数呈稍低密度,肿瘤内部常见坏死,部分可见囊变以及钙化,出血则相对少见。CT增强皮质期时肿瘤呈轻中度强化,实质期肿瘤的边界则相对清楚,实性成分呈进一步强化;增强各期强化程度均低于肾实质。示例如图9-2-18所示。

肾集合管癌恶性程度高并且容易发生转移,因此除肾脏本身的病变以外,还需要观察以下几个方面:① 有无肾门或腹膜后等区域淋巴结转移;② 有无血行转移(肺脏、骨、肾上腺及肝脏等);③ 有无同侧输尿管及膀胱的种植转移;④ 有无肾静脉或下腔静脉癌栓。

#### 3. MRI 表现

肿瘤在 $T_1WI$ 序列上呈不均匀稍低、等或稍高信号,少数肿瘤内部可见代表出血的斑片状高信号,在 $T_2WI$ 序列上肿瘤呈稍低信号,无假包膜,内部出现囊变、坏死时信号常不均匀;DWI序列肿瘤实性成分呈不均匀的高信号、ADC图呈低信号,ADC值较低。MRI多期增强扫描强化方式与CT增强相仿,表现为不均匀的轻中度渐进性强化。示例如图9-2-19所示。

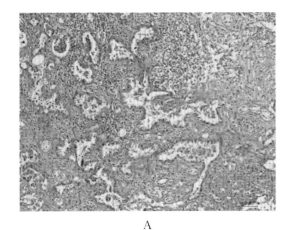

A

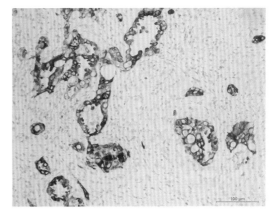

B

图9-2-17 肾集合管癌病理学表现

患者女性,70岁,肾集合管癌。镜下表现(A):立方形、柱状及鞋钉样的肿瘤细胞呈不规则管状、管乳头状或管囊状结构,并伴间质内多量中性粒细胞浸润及促结缔组织增生反应,细胞异型性明显;免疫组化(B):肿瘤细胞弥漫表达CK34βE12。

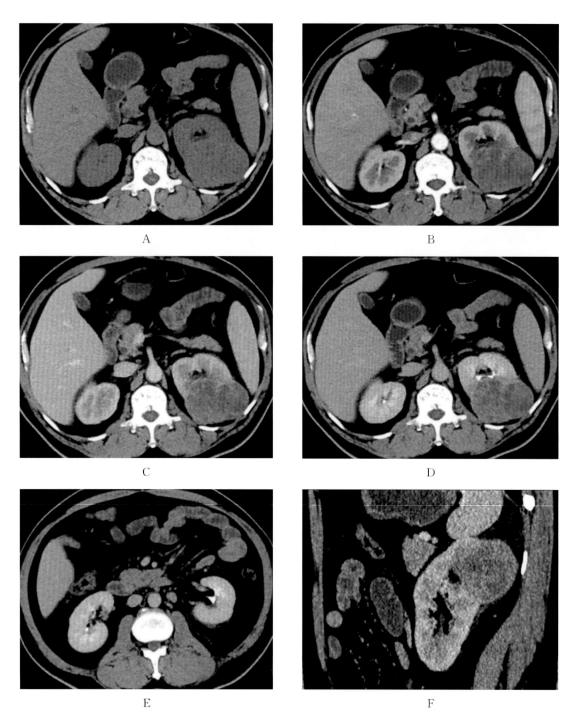

图 9-2-18　左肾集合管癌 CT 表现

患者男性,50岁,左肾集合管癌。CT平扫(A)示左肾见一枚类圆形稍高密度肿块影,密度欠均匀。CT增强皮质期(B)、实质期(C)、排泄期(D),肿块呈渐进性轻中度不均匀强化,内见多发点片状低强化区,肿瘤生长方式呈皮质-髓质型;腹膜后肾门水平(E)可见轻度肿大淋巴结影;实质期(F)矢状位MPR重建示肿瘤与肾实质部分交界面不清晰,内部密度不均匀。

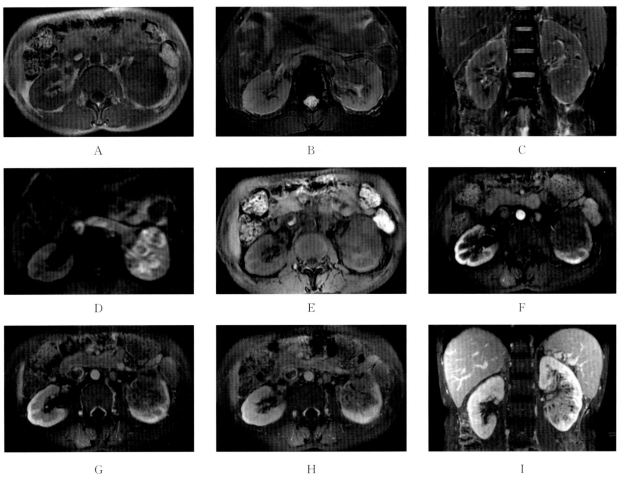

图 9-2-19　左肾集合管癌 MRI 表现

患者男性,58岁,左肾集合管癌。左肾髓质及肾窦内见边界不清的异常信号肿块影,T₁WI序列(A)以等信号为主,内见斑片状稍高信号,T₂WI抑脂序列(B、C)肿瘤呈不均匀稍低信号,边界不清,内见散在条状更低信号影,下腔静脉及左肾静脉明显增粗且流空信号消失;DWI序列(D)肿块及静脉癌栓均呈不均匀高信号;LAVA平扫及增强序列(E~H)肿瘤及静脉癌栓呈不均匀的轻中度渐进性强化,腹膜后腹主动脉旁见增大淋巴结影,下腔静脉癌栓的远端可见低信号充盈缺损(栓子);LAVA冠状位增强序列(I)示肿块无假包膜,并向肾窦内浸润生长。

## (四)鉴别诊断

(1)乳头状肾细胞癌:肿瘤多位于肾皮质区,呈类圆形或分叶状,边界清楚,并可局部突出于肾轮廓外,肿瘤内部易坏死、出血及囊变,可出现钙化,假包膜常见,DWI序列实性成分扩散受限呈高信号,增强后肿瘤实性成分呈渐进性轻度强化。

(2)肾盂癌:肿瘤主体位于肾盂内,常伴有肾盂、肾盏积水扩张,增强后强化程度较肾集合管癌略低,输尿管内常可见播散转移灶;当肿瘤体积大并同时累及肾皮质和髓质时,两者影像表现相似,此时鉴别困难。

(3)肾淋巴瘤:肿瘤可单侧多发或双侧发生,呈多结节融合或沿肾包膜爬行生长,肿块密度/信号均匀,坏死囊变少见,钙化罕见,并可见"血管漂浮征",DWI序列呈明显高信号,ADC图呈低信号、ADC值低,肾门及腹膜后常伴有肿大淋巴结。

(4)肾结核:青壮年男性多见,常继发于肺结核,表现为肾脏轮廓增大,内见斑片状或点状钙化,常伴肾盂肾盏以及输尿管壁的增厚、变形,肾盂肾盏积水积脓,呈梅花瓣状,增强后病变呈花环样强化是其特征性的表现。

(5)黄色肉芽肿性肾盂肾炎:与尿路结石、梗阻或感染有关,临床多有反复低热、腰痛,影像学表现为肾实质内局限或弥漫性的囊实性或囊性肿块影,肿块内可见脂肪密度/信号影,肾周间隙常可见明显的渗出,增强后实性部分及囊壁持续强化,患侧肾脏灌注减低,腹膜后增大淋巴结少见。

### (五)诊断关键要点

(1)肿瘤主体位于肾髓质区,依据肿瘤浸润的范围,可分为髓质型、皮质-髓质型和皮质-髓质-肾盂型。

(2)肿瘤多呈浸润性生长的实性肿块,边界不清,内部常见坏死,部分可见囊变及钙化,出血少见。

(3)$T_2WI$序列肿瘤实性成分呈不均匀稍低信号,无假包膜,DWI序列呈不均匀高信号,ADC值较低。

(4)超声造影/CT增强/MRI增强均表现为乏血供的轻中度渐进性强化,其中CT增强及血管成像对显示静脉内癌栓具有优势。

(5)病程早期即可出现区域淋巴结转移和血行转移。

(本节病理与影像配图由皖南医学院附属弋矶山医院影像科韦孟医师提供,特此致谢!)

(胡 磊 刘啸峰)

# 七、MiT家族易位性肾细胞癌

## (一)概述

WHO第四版(2016年)泌尿与男性生殖系统肿瘤最新分类中,纳入了几个具有特征性遗传畸变的肾细胞癌(renal cell carcinoma,RCC)亚型,MiT家族易位性肾细胞癌作为一个单独的亚型列入WHO肾细胞癌新分类中,是一种少见的肾脏恶性肿瘤。

MiT家族易位性肾细胞癌包括Xp11.2易位/TFE3基因融合相关性肾细胞癌和t(6;11)(p21;q12)/TFEB基因融合相关性肾细胞癌,并将两者归为小眼畸形转录因子(microphthalmia-associated transcription factor,MiT)家族易位性肾细胞癌,两者具有相似的临床特点、组织形态、免疫组化和分子遗传学特征,均以转录因子易位形成新的融合基因,导致转录因子TFE3或TFEB过度表达,进而诱发肿瘤形成为特征。其中t(6;11)(p21;q12)/TFEB基因融合相关性RCC罕见,目前国内外公开报道数不足百例。

MiT家族易位肾细胞癌发病率较低,好发于儿童和青少年,也可发生于成年人,在儿童肾细胞癌中占50%,而在成人肾癌中仅占1%~4%。肿瘤好发于女性,MiT家族易位肾细胞癌临床表现缺乏特异性,可表现为血尿、腹痛或腰痛及腹部包块等,然而更多的这种遗传疾病的病例是无症状的,在体检时偶然发现。既往文献报道Xp11.2易位RCC具有较强的侵袭性,早期即可出现转移;而t(6;11)易位RCC则多表现为惰性病程,预后较好,但因t(6;11)易位RCC罕见,目前全球报道的病例较少,相关的生物学行为及预后还有待进一步研究论证。

## (二)病理表现

肿瘤起源于肾小管上皮细胞,肿瘤虽起源于肾髓质,但常同时累及皮质、髓质,呈浸润性生长,病灶较小时局限于肾髓质,病灶较大时易累及肾盂,但肾积水少见。

示例如图9-2-20、图9-2-21所示。

## (三)影像学表现

CT平扫表现为混杂密度或均匀等低密度、稍高密度,当出血钙化较多时,$T_2WI$序列可呈等低信号,当肿块为囊实性时,$T_2WI$序列可呈稍高及高信号。肿块体积较大,髓质起源,肿瘤中心位于肾轮廓之内,易发生出血及坏死、囊变,易合并假包膜、钙化。可以表现为实性肿块伴囊变坏死,也可表现为囊性肿块伴多发分隔。肿瘤可表现为中度到明显强化,强化程度的差异可能与肿瘤细胞的成分、排列以及血供情况有关。肿瘤强化与肿瘤细胞的组成有关,若透明细胞的胞质少,或以嗜酸性细胞为主,细胞排列紧密,则肿瘤强化明显;相反,若透明细胞的胞质丰富,则强化较弱。其次,肿瘤血管的多少也影响强化程度。示例如图9-2-22、图9-2-23所示。

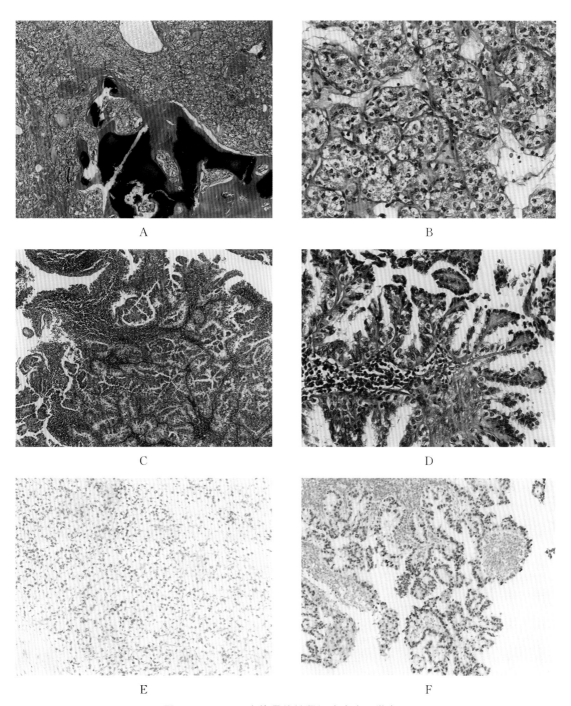

图 9-2-20　MiT 家族易位性肾细胞癌病理学表现

患者女性,29 岁,右肾 Xp11.2 易位/TFE3 基因融合相关性肾细胞癌(Xp11.2 RCC)。病理镜下表现:肿瘤同时存在多种形态学特征,部分区域类似肾透明细胞癌,癌细胞胞浆透亮,胞质内见嗜酸性颗粒,核仁可见,呈片状、巢团状分布,局部骨化,部分区域类似乳头状肾细胞癌,癌细胞呈乳头状排列,纤维脉管间质内见灶性淋巴细胞浸润,TFE-3(弥漫中-强+)。图 A~F 分别为 HE,×40;HE,×200;HE-2,×40;HE-2,×200;TFE3,×100;TFE3-2,×100。

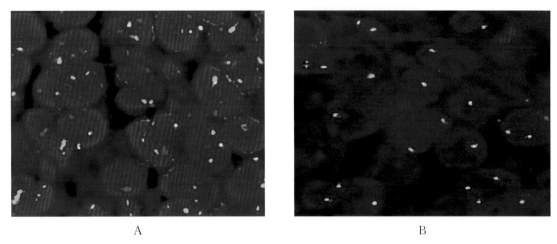

图9-2-21 MiT家族易位性肾细胞癌基因检测

患者女性,10岁,右肾t(6;11)(p21;q12)/TFEB基因融合相关性肾细胞癌[t(6;11)RCC]患者的基因检测结果。检测方法:荧光原位杂交法(FISH)。检测TFEB(6q21)基因断裂,结果为阳性;检测TFE3(Xp11.2)基因断裂,结果为阴性。

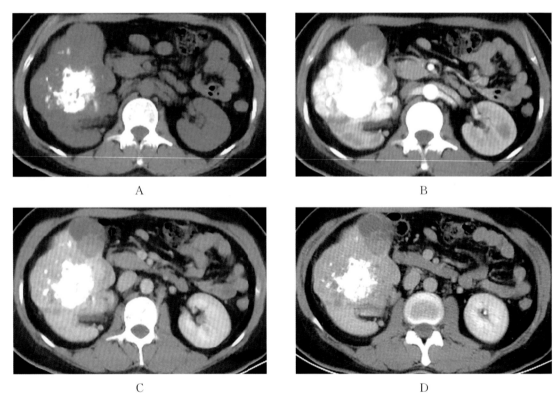

图9-2-22 MiT家族易位性肾细胞癌CT表现

与图9-2-20为同一患者,右肾Xp11.2易位/TFE3基因融合相关性肾细胞癌(Xp11.2 RCC)。CT平扫(A)示右肾实性为主(实性成分>75%)肿块伴大量钙化,肿块虽较大,主体位于肾轮廓之内;CT增强皮质期(B)肿块呈明显强化,强化程度高于肾皮质接近血管,并可见强化的不完整假包膜,髓质期(C)及排泄期(D)强化程度逐渐减退,肿块前缘见囊变坏死区。

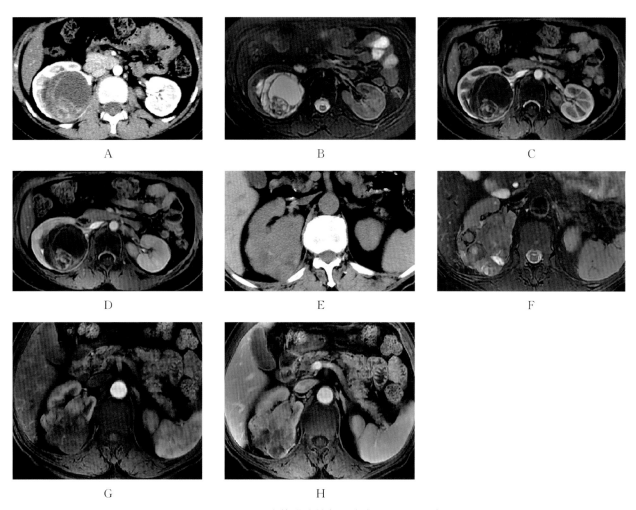

图 9-2-23　MiT 家族易位性肾细胞癌 CT 及 MRI 表现

A～D. 与图 9-2-21 为同一患者,右肾 t(6;11)(p21;q12)/TFEB 基因融合相关性肾细胞癌[t(6;11)RCC]。A、B 示右肾囊性为主(囊性成分＞75%)肿块伴多发分隔,主体位于肾脏轮廓之内;皮质期肿块分隔及囊壁中度强化,并可见强化完整假包膜,排泄期强化程度稍增加。

E～H. 患者男性,73 岁,右肾 Xp11.2 RCC。左肾实性为主(实性成分＞75%)(E)肿块伴少许点状及斑片状高密度出血,$T_2WI$(F)示低信号陈旧性出血区与图(E)高密度出血相对应;CT 增强皮质期肿块部分成分强化与肾皮质相仿呈明显强化(G、H),并可见强化的不完整假包膜,部分呈轻中度强化,髓质期持续强化且强化范围扩大。

肿瘤恶性程度较高,易侵犯肾被膜,发生淋巴结及远处转移;肿瘤易发生肾静脉及下腔静脉癌栓。说明此类肿瘤恶性程度较高且具有较高侵袭性,预后较差。

（四）鉴别诊断

（1）肾透明细胞癌（ccRCC）:MiT 家族易位性 RCC 和 ccRCC 两者均容易发生囊变坏死,合并假包膜、钙化,ccRCC 为富血供肿瘤,动脉期强化程度与肾皮质相仿或高于肾皮质,易生成肿瘤血管,快进快退强化,强化较 MiT 家族易位性 RCC 更为明显,且 ccRCC 好发于老年男性,肿瘤皮质起源,常呈偏心性生长,主体位于肾轮廓之外,而 MiT 家族易位肾细胞癌好发于年轻女性,髓质起源,肿瘤主体位于肾轮廓之内,与之鉴别。

（2）低度恶性潜能多房囊性肾肿瘤（mutilocular cystic renal neoplasm of low malignant potential）:部分 MiT 家族易位性 RCC 表现为多房囊性肿瘤,囊壁、分隔强化,部分可出现钙化,低度恶性潜能多房囊性肾肿瘤发病年龄较大,平均年龄为50岁,肿瘤多位于肾皮质,突出于肾轮廓之外,恶性程度低,侵袭性小,术后几乎不发生复发及转移,而MiT家族易位肾癌发病年龄较轻,好发于儿童及青少年,肿瘤多位于肾髓质,中心在肾轮廓之内,恶性程度相对较高,具有较高的侵袭性,易发生转移,总体来说影像鉴别较困难。

(3)Ⅱ型乳头状肾细胞癌(papillary renal cell carcinom,PRCC):部分轻中度强化的MiT家族易位RCC需要与Ⅱ型PRCC鉴别,而且两者都易发生坏死、囊变,合并钙化,Ⅱ型PRCC好发于50～70岁的老年男性,强化程度较MiT家族易位RCC更低,转移少见,预后较好,而MiT家族易位肾细胞癌好发于年轻女性,强化较PRCC更明显,也可表现为囊性肿块伴分隔,肿瘤恶性程度较高且具有较高侵袭性,好侵犯周围组织,发生淋巴结及远处转移,两者以资鉴别。

(4)肾母细胞瘤(nephroblastoma):又称Wilms瘤,虽肾母细胞瘤肿瘤通常亦较大,也常见出血、坏死,可合并钙化,但发病年龄较MiT家族易位肾细胞瘤更早,肿块更大,常发生于5岁以下儿童,发病高峰在2～3岁,在病理上可见原始肾胚芽、上皮及原始间叶成分,不表达TFE-3及TFE-B,以资鉴别。

### (五)诊断关键要点

(1)MiT家族易位肾细胞癌主要发生于儿童及青少年,尤其是女性;在儿童肾细胞癌中占50%,而在成人肾癌中仅占1%～4%。

(2)肿块体积较大,肾髓质起源,肿瘤大多位于肾轮廓之内,易发生出血、坏死及囊变,易合并假包膜和钙化。

(3)CT、MRI肿瘤实性成分和分隔轻中度强化、少数富血供强化,肿块的囊变坏死区不强化,假包膜延迟强化。

(4)肿瘤恶性程度较高,易侵犯肾被膜,发生淋巴结及远处转移。

(5)年龄小于30岁,特别是儿童及青少年患者,肾脏轮廓内多房囊性肿块伴分隔,要考虑MiT家族易位肾细胞癌的诊断。

(赵　娜　董江宁)

# 八、黏液样小管状及梭形细胞肾癌

### (一)概述

黏液样小管状及梭形细胞肾癌(mucinous tubular and spindle cell renal carcinoma,MTSCC)起源于肾髓质与亨利氏襻上皮细胞,为罕见的低度恶性肾上皮肿瘤。起初该肿瘤有多种名称,包括低级别黏液管状囊性肾癌、低级别管状黏液肾脏肿瘤等,2004年WHO泌尿系统和男性生殖器官肿瘤分类中将其统一命名为MTSCC,确认其为一种肾细胞癌的新亚型。绝大多数MTSCC为低级别肿瘤,少数为高级别或合并肉瘤样变,总体预后良好,很少发生远处转移。

MTSCC的病因尚不清楚。原位基因组杂交FISH检测证实存在染色体缺失(包括染色体1/4/6/8/13/14)及获得染色体7/11/16和17的联合改变特征性表现,最新研究显示全外显子组测序结果显示NF2、PTPN14基因存在较高突变率,提示MTSCC的发生发展可能与Hippo通道密切相关。Nathany等研究表明MTSCC具有特征性染色体,不论其形态学如何,其分子特征都是相同的;部分研究表明可能与肾结石有关,但未有大量病例证实。

MTSCC自1996年由Or-donez等首先报道以来,文献报道全球仅200余例,均为散发,其发病率约占肾癌的1%以下,男女性别比近1:4,发病年龄17～82岁,平均53岁。临床无明显症状,多为体检或因其他症状行腹部检查时偶然发现,少数患者偶有腰部疼痛、血尿和反复的泌尿系统感染等症状。

### (二)病理表现

大体标本:MTSCC瘤体呈实体性圆形或类圆形肿块伴完整包膜,大小不等;切面呈灰白色、黄褐色、黄色或粉红色,边缘光整,少数可伴灶性出血坏死;肿瘤多位于肾髓质,可累及皮质、突向肾表面,故大体观察时,易于在肾皮质表面发现肿块。

镜下表现:MTSCC由小管状排列的低级别立方上皮细胞、梭形细胞及含量不等的黏液成分构成。肿瘤细胞呈立方状、柱状,大小一致且常分化良好;核呈均一椭圆形、核仁明显;部分细胞呈梭形或短梭形,核异型性小、核分裂象罕见;可见黏液小管状区与梭形细胞过渡区。Fine等将其镜下分为

四型:经典型、小管结构为主型、黏液稀少型、梭形细胞为主型。极少部分肿瘤可呈单一组织学成分,与乳头状肾细胞癌存在交叉重叠。

免疫组化:细胞核强烈表达CK,CD10表达阴性,通常对PAX2,PAX8,CK8/18,CK19,CK7,E-cadherin及P504S呈阳性,而CD10、Villin等近端肾单位标记通常阴性。

示例如图9-2-24所示。

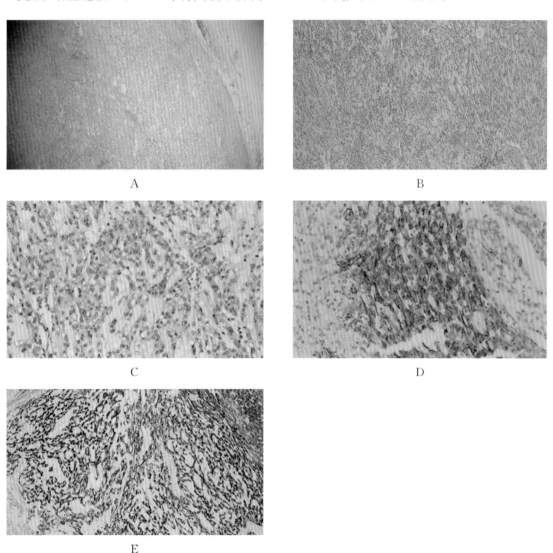

图9-2-24　黏液样小管状及梭形细胞肾癌病理学表现

患者女性,78岁,左肾黏液样小管状及梭形细胞肾癌。镜下表现(A. HE,×40;B. 2 HE,×100;C. HE,×400):肿瘤细胞边界清晰,可见厚纤维性假包膜,细胞中等大小,呈立方形及短梭形,胞质丰富淡染透明或淡嗜酸性,核呈圆形和卵圆形,空泡状,可见明显小核仁,瘤细胞异型性小,核分裂象罕见,立方细胞排列成小管状或相互吻合的梁状,梭形细胞呈实性编织状排列,两者之间可见移行,间质内可见明显的黏液样基质,局部区域可见凝固性坏死(A～E)。免疫组化(D、E):肿瘤细胞CK7(部分＋)、P504S(＋)、Vim(＋)、Pax-8(＋)、SDHB(＋)、CD10(－)、TFE(－)、Ki-67(＋,10％)。

## (三)影像学表现

### 1. 超声表现

肾内低回声结节或肿块,囊性或囊实性,边缘清晰伴包膜,CDFI伴或不伴有血流频谱信号,与乳头状肾癌交叉重叠,超声检查无特异性。

### 2. CT表现

MTSCC表现为肾脏外生性、部分外生性或肾实质内生长的类圆形肿块,呈膨胀性生长,边界清楚;CT平扫呈等低密度,略低于邻近的肾实质,偶有钙化、囊变和微出血灶。CT增强病灶呈轻度渐进性不均匀强化,皮质期强化程度明显低于肾实质期和延迟期,增强后肿块边界更清楚,可见因肿瘤挤压周围肾实质伴纤维化而形成的假包膜征。增强肾皮质期肿瘤CT值的增加幅度小于20 HU、病灶与肾皮质强化的比值小于25%、肿瘤强化峰值均位于实质期、其CT值增幅为10~21 HU、在皮质期病灶的强化幅度均低于肾髓质,被认为是MTSCC的特征性CT增强表现。部分MTSCC的假包膜呈轻度延迟强化。示例如图9-2-25所示。

### 3. MRI表现

与正常肾皮质比较,MTSCC在$T_1WI$序列呈等或稍低信号,在$T_2WI$序列呈中高信号;$T_2WI$序列的信号高低与其黏液成分的多少有关,肿瘤的细胞成分呈中等高信号,肿瘤的黏液基质则表现为高信号,$T_2WI$序列明显的低信号则代表肿瘤内部出血、钙化。在同/反相位像上肿块内无脂质信号。DWI序列上肿块呈高信号、ADC图呈等低信号,ADC值较低,平均ADC值为$1.06 \times 10^{-3}$ mm²/s,与瘤内梭形细胞致密排列有关。MRI多期增强后呈轻中度渐进性强化,随着时间的延长,肿瘤的强化程度增加、范围扩大,提示其黏液基质强化,具有一定的特点。

## (四)鉴别诊断

(1)乳头状肾细胞癌:好发于中老年男性,CT平扫呈稍高密度类圆形肿块,边界欠清,易伴囊变、出血、钙化。$T_1WI$序列呈等稍低信号,$T_2WI$序列呈明显低信号或呈混杂的低信号具有相对特征性,DWI序列呈高或明显高信号、ADC值更低。CT与

MRI增强呈乏血供持续性不均匀强化,部分伴假包膜。局限于肾内的以Ⅰ型多见,Ⅱ型在CT、MRI则表现为肿块较大、肾外侵犯、血供丰富、肿瘤血管生成等恶性征象。

(2)肾嫌色细胞癌:中老年发病,临床无症状,肾内缓慢膨胀生长伴边缘清晰,CT平扫多呈稍低密度且密度均匀。MRI的$T_1WI$序列呈等低信号,$T_2WI$较皮质呈等及稍高信号。肾嫌色细胞癌的细胞类型、增殖活跃度、血管数量和结构不同,其密度/信号也不同,该类型肾癌的增强表现为以下3种形式:① 轻度均匀性强化型,最多见;② 明显强化型;③ "幅轮状"或"瘢痕样"强化型;以第3种强化模式具有相对特征性及提示诊断的意义。

(3)XP11.2易位/TFE3基因融合相关性肾癌:多见儿童及青少年发病,多呈肾轮廓内的囊实性肿块,CT平扫实性成分等、稍高密度多见,可伴钙化、小片状出血;$T_1WI$序列呈等、稍高信号为主,$T_2WI$序列低信号背景伴稍高信号"瘤中结节"、长短T2信号相伴行的"条纹征",增强实性成分轻中度渐进性强化,囊实性内部呈结节样、分隔状强化。

(4)肾集合管癌:老年男性多发,高度恶性、进展快,以皮质-髓质-肾盂型多见。肿瘤在CT上以肾髓质为中心的等、稍高密度肿块,$T_1WI$序列呈等及稍高信号、$T_2WI$序列呈等稍低信号,边界不清无包膜。DWI扩散受限呈高信号,增强呈轻度不均匀强化,程度明显低于肾皮质,文献示肿瘤周围肾实质强化部位分布呈"犬牙交错"状具有一定特征;易累及肾盂、肾周间隙伴淋巴结转移,静脉癌栓常见。

(5)肾脏肌瘤型血管平滑肌脂肪瘤:好发于年轻女性,常小于40 mm,较大时常提示生长活跃、易合并结节性硬化症,CT平扫多呈等或稍高密度,MRI呈稍短T1信号,因平滑肌含量较多,相对皮质$T_2WI$抑脂序列呈特征性低信号,钙化及出血少见;DWI扩散无明显受限,对少量微观脂肪及脂质,同反相位序列局部信号强度减低对诊断有提示价值,增强呈"快进快出"强化特点伴"漏斗征""皮质掀起征"具有相对特征性。

## (五)诊断关键要点

(1)黏液样小管状及梭形细胞肾癌是一种罕见

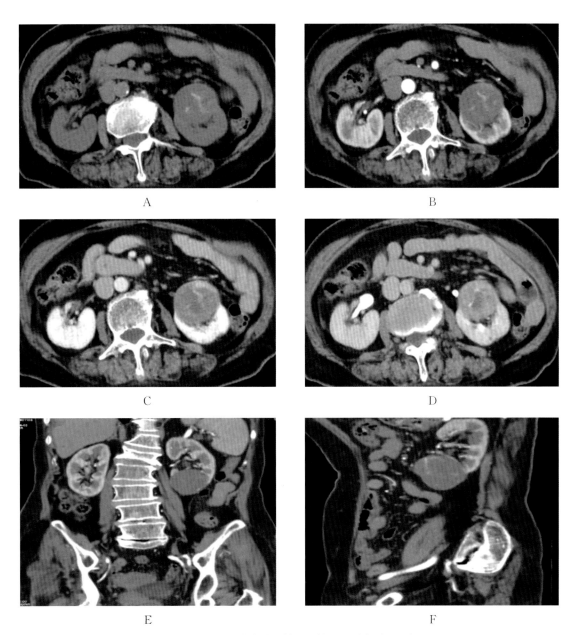

**图9-2-25 左肾黏液样小管状及梭形细胞肾癌CT表现**

与图9-2-24为同一患者,左肾黏液样小管状及梭形细胞肾癌。CT平扫(A)示左肾实质内类圆形实性肿块,大小约4.9 cm×4.2 cm×4.8 cm,呈膨胀性生长,局部外生,密度欠均,内见条索状钙化及片状低密度囊变区;增强皮、髓质期及排泄期(B~D)示肿块实性部分于皮质期轻度强化,髓质期及排泄期强化持续,但各期强化程度均低于正常肾皮质,排泄期肿块边缘见线样强化假包膜影,囊变区不强化。冠、矢状位重建(E、F)示肿块边界清晰,无肾周侵犯。

的低度恶性肾上皮肿瘤,好发于中老年女性。

(2)肾脏外生性或部分外生性及肾实质内膨胀性生长的类圆形肿块,边界清楚,伴有包膜征。

(3)CT平扫呈等低密度,略低于邻近的肾实质。CT增强呈轻度渐进性不均匀强化,皮质期强化程度明显低于肾实质期和延迟期,增强后见假包膜征。

(4)肿瘤的细胞成分$T_2WI$序列呈中等高信号,黏液基质则为高信号,整体呈高信号,为其特点之一。

(5)DWI序列呈高信号、ADC图呈稍低或低信号,平均 ADC 值约为 $1.06\times10^{-3}$ mm²/s,表现为轻度扩散受限,为其特点之二。

(6)CT、MRI 多期增强呈渐进性强化,为其特点之三。

(王雅琴　董江宁)

# 九、肾母细胞瘤

## (一)概述

肾母细胞瘤(nephroblastoma),是婴幼儿期常见的肾脏恶性肿瘤,临床上又将其称为肾胚胎瘤或 Wilms 瘤,是来源于肾脏胚基细胞的胚胎性恶性肿瘤,大多发生在肾实质内,罕见于肾外组织,周围有纤维组织和被压迫的肾实质组成的包膜。肾母细胞瘤占小儿实体瘤的 8%,占腹膜后肿瘤的 50%,占小儿肾脏肿瘤的 80% 以上,常见于 5 岁以前,发病高峰在 1～4 岁。以腹部肿块为首发症状,肿瘤生长迅速,恶性程度高,发生转移较早,可转移至肾静脉、下腔静脉,亦可转移至肺、肝及淋巴结。

## (二)病理表现

大体病理:肿瘤多数表现为肾脏内单发、境界清楚的肿块,体积通常较大(>10 cm),有假包膜形成。切面呈灰白、灰红色,鱼肉状或质韧、漩涡状,可见出血、坏死及囊性变。

镜下表现:肾母细胞瘤通常含有三种成分:未分化的胚芽组织、间胚叶性成分和上皮样成分。

免疫组化:化学染色为 WT1 的表达仅限于上皮成分和胚芽细胞,间叶成分不表达。示例如图 9-2-26 所示。

## (三)影像学表现

### 1. 超声表现

典型的表现为肿瘤巨大,超越肾轮廓,呈中低不均的混合回声,内可见大小及数量不等的囊腔,亦可完全实性,还可为囊性(较少见),肿瘤可位于双侧,或位于肾外。CDFI 示肿瘤有彩色血流信号。示例如图 9-2-27 所示。

### 2. CT 表现

肿瘤由实性成分或囊实性、囊性成分组成,CT 平扫时可表现为等、低或混杂密度病灶,呈类圆形或分叶状膨胀性生长,较大肿瘤常破坏包膜而不完整,肿瘤与残存肾实质间有清晰界限,交界处残肾呈"蟹足状"环抱肿瘤,形成"残肾征"。瘤体内常可见囊变坏死,也可出现出血灶,但钙化少见。增强扫描后肿瘤实性成分轻中度强化,由于瘤体内部组织液化坏死而缺乏供血,注射对比剂后液化坏死区由于无强化对比更加清晰,肿瘤边缘的假包膜呈不完整的条状强化。当肿瘤向外生长时,肾周间隙模糊,脂肪层变薄或消失。肿瘤可引起肾静脉、上腔静脉血栓,也可转移至肺部、肝脏内,肿瘤可引起腹膜后淋巴结的增大。示例如图 9-2-28、图 9-2-29 所示。

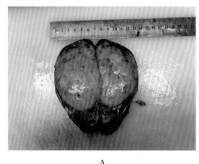

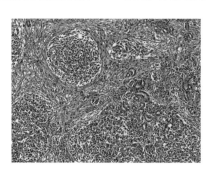

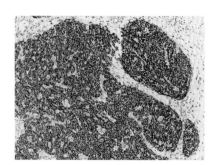

A　　　　　　　　　　B　　　　　　　　　　C

**图 9-2-26　肾母细胞瘤病理学表现**

患者女性,3 岁,右侧肾母细胞瘤。大体病理(A)示肿瘤切面呈灰白色。肿瘤三相分化(B),由原始胚芽、上皮和间叶构成。免疫组化(C):肿瘤内胚芽成分 WT1 强阳性。

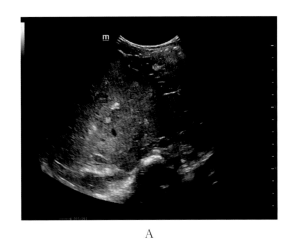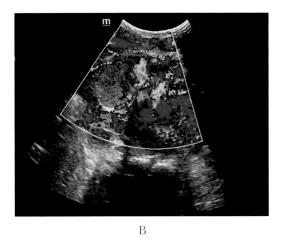

图 9-2-27 肾母细胞瘤超声影像表现

与图9-2-26为同一患者,右侧肾母细胞瘤。右肾区(A)扫及巨大混合性包块,周边可见正常的肾组织包绕,病变内可见不规则片状囊性坏死区。CDFI(B)示低回声包块内见多发彩色血流信号。

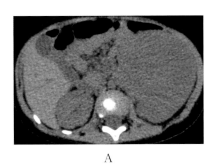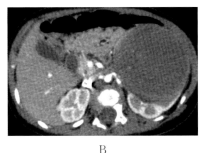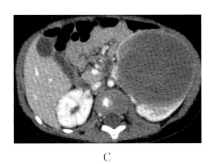

图 9-2-28 左侧肾母细胞瘤CT表现

患者男性,9个月,左侧肾母细胞瘤。左肾区(A)可见巨大的稍低密度肿块,肿块与正常左肾实质分界不清。CT增强肾皮质期(B)和髓质期(C)示左肾占位与左肾境界清晰,肿瘤呈轻度渐进性强化,残肾皮质强化显著,呈"残肾征"。肾髓质期(C)示残留的肾包膜呈线样强化。

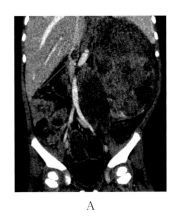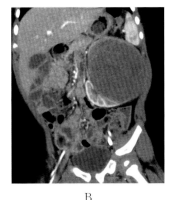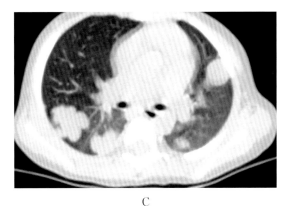

图 9-2-29 左侧肾母细胞瘤伴肺转移的CT表现

患者男性,2岁,左侧肾母细胞瘤。增强后静脉期(A)示左肾肿瘤密度不均匀,内可见多发片状低密度坏死未强化区,下腔静脉可见瘤栓。增强后动脉期(B)示左侧肾母细胞瘤,肿瘤由左肾动脉供血。肾母细胞瘤伴双肺多发转移,肺窗(C)示双肺可见多发团状病变,部分病变呈分叶状。

### 3. MRI表现

MRI对组织成分及含量的差异表现出不同的加权信号,即对肾母细胞瘤体内实性、囊实成分及出血分辨清晰,大部分$T_1WI$序列呈等低、$T_2WI$序列呈等高信号,信号不均匀;瘤体实性成分DWI序列呈明显高信号,ADC图呈明显低信号,而瘤体的坏死囊变成分无扩散受限;MRI增强后瘤体实性成分不均匀强化,囊变坏死区无强化。MRI在肿瘤部位、边界、包膜、瘤体内微出血及少量脂肪显示方面优于CT,但CT对钙化的显示优于MRI。示例如图9-2-30所示。

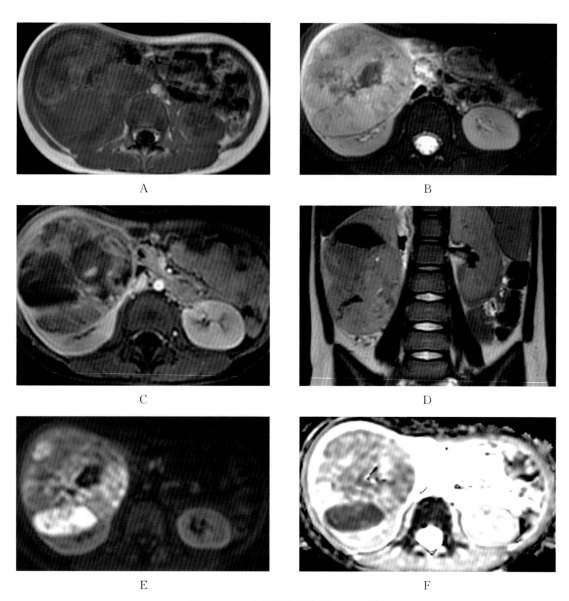

图9-2-30　右侧肾母细胞瘤MRI表现

患者女性,8岁,右侧肾母细胞瘤。$T_1WI$序列横断面(A)示右肾区正常肾实质显示不清,可见团状等信号肿块影。$T_2WI$序列抑脂像(B)示右肾区巨大占位呈稍高信号,灶内可见斑片状低信号(出血);正常右肾受压变扁,向后方移位,下腔静脉受压变扁。静脉注射对比剂增强后(C)示右肾区肿块呈明显不均匀强化,可见大片状未强化区,肿瘤包膜明显强化,残肾实质正常强化。$T_2WI$序列平扫冠状切面图(D)示右肾上极巨大混杂信号肿块,以稍高信号为主,其内可见梭状低信号(出血),正常右肾结构显示欠清。DWI图(E)示右肾肿块呈不均匀高信号,实性成分以高信号为主。ADC图(F)示右肾肿瘤呈等低信号,实性成分呈低信号、ADC值减低。

## （四）鉴别诊断

（1）神经母细胞瘤：是儿童最常见的腹膜后肿瘤之一，仅次于肾母细胞瘤，居第2位。多在5岁以内发病，但其与肾母细胞瘤的发生部位不同，神经母细胞瘤起源于交感神经节或肾上腺髓质的神经脊细胞，通过图像后处理可清晰显示肿块与周围器官的关系、肾脏与肾上腺分界。神经母细胞瘤多见钙化，而肾母细胞瘤钙化少见。神经母细胞瘤常伴肾动静脉包埋，具有腹主动脉和下腔静脉等腹膜后血管包裹、膈脚后淋巴结转移、肾周包绕侵犯等特征，而肾母细胞瘤多表现为向对侧推挤腹膜后血管，远处转移常见部位是骨骼、肝脏等。两者都可伴发淋巴结的转移，但是神经母细胞瘤相对更加常见。

（2）中胚层肾瘤：是起源于婴儿肾和肾窦的、较为罕见的、低度恶性的胚胎性肿瘤，也是出生后3个月以内最常见的肾脏肿瘤，甚至可在胎儿期发现。发病年龄与肾母细胞瘤不同。

（3）肾脏横纹肌样瘤：约占儿童肾脏肿瘤的2%，约80%发生在2岁以前，约60%发生在1岁以内，男孩多发，就诊时通常瘤体较大，异质性明显，多伴有明显囊变、出血，少数伴有钙化。不少病例伴有肾包膜下积血/积液，这一点是具有特征性的征象。

（4）透明细胞肉瘤：好发于6个月～5岁儿童，发病高峰期在2岁左右，年龄越大，预后越差，男孩较多见，易单侧发病，肿瘤通常病灶较大，但边界清楚，病灶内易囊变、坏死及斑点状钙化，发生肾外转移较早，转移灶多，尤其早期易发生骨转移是与肾母细胞瘤的重要鉴别点。

## （五）诊断关键要点

（1）肾母细胞瘤是婴幼儿最常见的肾脏肿瘤，发病年龄常见于5岁以前，发病高峰在1～4岁。

（2）影像表现特点：肾母细胞瘤由实性成分或囊实性、囊性成分组成，呈膨胀性生长。肿瘤与残存肾实质间有清晰界限，交界处残肾呈"蟹足状"环抱肿瘤，形成"残肾征"。

（3）超声影像特征：典型的表现为肾实质内巨大肿块，病变通常超越肾轮廓，呈中低不均的混合

回声，CDFI示肿瘤有彩色血流信号。

（4）CT影像特征：肿瘤由实性成分或囊实性、囊性成分组成，平扫时可表现为等、低或混杂密度病灶，呈类圆形或分叶状膨胀性生长，瘤体内常可见囊变坏死，也可出现出血灶，但钙化少见。增强扫描后肿瘤实性成分轻中度强化。

（5）MRI影像特征：大部分$T_1WI$序列呈等低信号、$T_2WI$序列呈等高信号，信号不均匀，DWI序列呈不均匀弥散受限，ADC图实性成分信号减低。增强扫描后瘤体实性成分不均匀强化，囊变坏死区无强化。

（6）有无转移：可转移至肾静脉、下腔静脉，亦可转移至肺、肝及淋巴结。

（李　旭　尹传高）

# 十、肾脏淋巴瘤

## （一）概述

原发性肾脏淋巴瘤（primary renal lymphoma, PRL）是原发于肾脏的恶性淋巴瘤，包括霍奇金淋巴瘤（Hodgkin's lymphoma, HL）与非霍奇金淋巴瘤（non-Hodgkin's lymphoma, NHL），为一种罕见的肾脏恶性肿瘤，临床上常被误认为肾细胞癌，其特征是病变定位于肾脏，没有其他器官受累的明显征象，占结外淋巴瘤的0.7%，恶性淋巴瘤的0.1%。PRL主要为非霍奇金淋巴瘤，其中B细胞淋巴瘤占大多数，主要为弥漫性大B细胞淋巴瘤（diffuse large B cell lymphoma, DLBCL）。

PRL被认为起源于肾窦淋巴结或肾包膜淋巴网络，表现为局灶性肿块（单发或多发），肾脏浸润性单侧肿大或弥漫性双肾肿大。PRL确切病理生理机制尚不完全清楚，因为肾脏缺乏淋巴通道。PRL的病因目前并不清楚，可能与以下因素有关：①肾包膜的淋巴组织侵入肾实质形成；②慢性炎症刺激引起肾实质内产生淋巴组织，进而发展为淋巴瘤；③自身免疫性疾病促进淋巴细胞聚集。

PRL在50~70岁的男性中更常见。患者临床表现多无特异性,可出现腰痛、发烧、盗汗或体重减轻,泌尿系统可出现血尿、蛋白尿和肾衰竭等症状,其中以腰痛最为常见,部分患者可出现急性或慢性肾衰竭。

## (二)病理表现

大体病理:肾脏原发性淋巴瘤的体积较大,界限不清,无包膜。切面呈灰黄色,棕褐色或灰白色,质地细腻。肿瘤最大直径可达22 cm(平均7.5 cm)。

镜下表现:肾脏原发性淋巴瘤大多数为B细胞性淋巴瘤,且以高度恶性的DLBCL最多见,也可为中心细胞/中心母细胞性淋巴瘤、淋巴母细胞性淋巴瘤、小裂细胞性淋巴瘤等类型,极少数为T细胞性淋巴瘤。DLBCL在临床表现、形态学、免疫表型、细胞遗传学、分子生物学、化疗反应及预后方面都有明显的异质性。根据基因表达谱分析,可将DLBCL分为生发中心B细胞样(GCB)和活化B细胞样(ABC)2个亚型。GCB亚型对化疗的反应性和患者的预后均好于ABC亚型。

免疫组化:Bcl-6和CD10是生发中心B细胞的标志物,MUMl主要表达于浆细胞和B细胞发育的晚期阶段,为non-GCB的标志物。根据免疫表型CD10、BCL-6和MUMl,可将DLBCL-NOS分为GCB型和非GCB型(non-GCB型),后者包括ABC亚型和少数未分类者,其与基因表达谱分型的符合率高达98%。有GCB型研究显示,2个亚型间在化疗反应性和患者预后上与基因表达谱分型相似。有以下情况者可诊断为GCB:① CD10(＋);② CD10(－),但Bcl-6(＋)且MUM1(－)。剩余的则为non-GCB来源。示例如图9-2-31所示。

## (三)影像学表现

### 1. 肾淋巴瘤影像学分型

肾淋巴瘤有许多影像表现形式,这主要取决于病灶的不同传播途径和增殖方式。分型:① 多结节型(30%~50%);② 单结节型(25%~30%);③ 腹膜后浸润型(25%~30%);④ 肾周型(少见);⑤ 弥漫型(少见)。

### 2. CT表现

(1)多结节型肾淋巴瘤:最常见,淋巴瘤细胞经血行播散到达肾实质后在肾间质内生长。一般双侧肾脏同时累及,也可只累及一侧肾脏,形成多

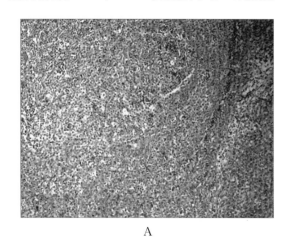

A

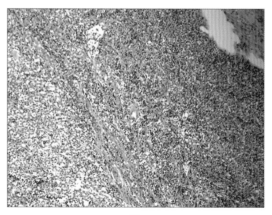

B

**图9-2-31 肾脏弥漫大B细胞淋巴瘤病理学表现**

患者女性,79岁,左肾弥漫大B细胞淋巴瘤。肉眼所见:(左肾)肾脏切除标本,大小11 cm×6.5 cm×6 cm,中上极见一灰白肿块,大小7 cm×5 cm×5 cm,切面灰白质韧,紧邻肾盂。镜下表现(HE,×100)(A、B):肾脏尿路上皮下及肾脏实质内中等大小淋巴细胞样细胞弥漫分布,局部区域呈腺样结构排列。免疫组化:LCA(＋),CD20(＋),PAX-5(＋),CD3(＋),CD79a(＋),Bcl-2(＋),CD10(－),MUM1(＋),Bcl-6(＋),CD30(部分＋),c-Myc(－),CD5(－),Vim(少数＋),CK(－),CD10(－),RCC(－),p53(部分＋),Cyclin D1(－),SOX11(－),Ki-67(＋80%);原位杂交:EBER(－)。

发结节,直径通常小于2 cm。CT平扫时,病灶与肾实质相比呈等或稍高密度;仅凭平扫常难以发现病灶,因此增强扫描显得尤为重要。增强扫描病灶的典型表现为轻度均匀强化,明显低于正常肾实质。

(2)单结节型肾淋巴瘤:占25%~30%,单侧发病。CT平扫为等、低、稍高密度肿块,密度较均匀,边界欠清。CT增强为轻度均匀强化。

(3)腹膜后浸润型肾淋巴瘤:为另一较常见类型,病灶起源于腹膜后,直接沿腹膜后间隙侵犯邻近肾脏。此型患者通常在腹膜后形成一个巨大的软组织肿块,包裹肾脏脉管系统并侵犯肾窦,CT平扫其肿块通常表现为相对均匀的稍低密度,其内偶可见小片囊变坏死区,增强扫描肿块轻中度强化。尽管肿块包绕肾动静脉生长,但血管通常无狭窄或闭塞征象,增强扫描显示血管"漂浮征"为其特异性

表现。腹膜后的侵犯可导致受累肾脏集合系统梗阻,引起肾积水。

(4)肾周型淋巴瘤:少见,肿瘤沿肾周筋膜生长,肾周筋膜增厚,通常为腹膜后淋巴瘤直接蔓延的结果,也可以为血行播散的淋巴瘤病灶穿透肾包膜形成肿块,CT表现包括肾包膜增厚和肾周肿块形成。CT增强扫描的髓质期有利于清晰显示肾脏的实质,从而与病变形成更好的对比。

(5)弥漫型肾淋巴瘤:是淋巴瘤病变播散至肾间质并浸润性生长的结果,通常累及双侧肾脏并引起肾脏的增大,CT增强扫描肾实质强化减弱,皮髓质分界不清。

示例如图9-2-32所示。

**3. MRI表现**

(1)肾淋巴瘤在T$_1$WI序列表现为等低信号,T$_2$WI序列呈低、等或稍高信号,信号均匀。肾淋巴

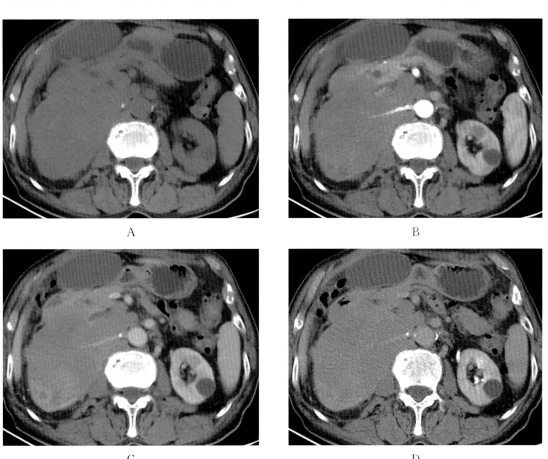

A

B

C

D

图9-2-32　肾淋巴瘤的CT表现

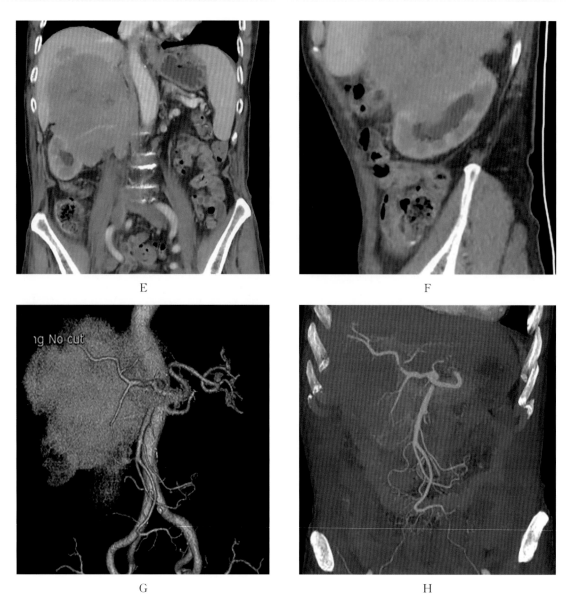

图 9-2-32 肾淋巴瘤的 CT 表现(续)

患者男性,80岁,右肾弥漫性大B细胞淋巴瘤(单结节型)。CT平扫(A)右肾前上段巨大软组织肿块呈稍高密度(CT值40.2 HU),大小约11.0 cm×14.0 cm,边缘分叶。皮质期(B)、髓质期(C)、延迟期(D):肿块呈轻度渐进性均匀强化,CT值分别为57.2 HU、65.0 HU、66.1 HU;肿块包绕右肾动脉,下腔静脉受压明显狭窄。静脉期冠矢状位重建图(E、F)示肿块呈轻度均匀强化,肾盂肾盏轻度扩张。VR和MIP像三维重建(G、H),可见胃十二指肠动脉分支及右肾动脉向肿瘤供血,并见右肾动脉抬高漂移——血管漂浮征阳性。

瘤由于肿瘤间质及血管成分较少,故一般不易发生坏死、囊变及钙化,肿块较大时中心有小片状坏死,可能与肿块较大中心血供不足有关。

(2)肾淋巴瘤肿瘤细胞成分多,间质成分少,质地较软,沿组织间隙浸润生长,故占位效应较轻,多包绕邻近血管、肾盂、输尿管,挤压推移不明显。肾动静脉穿行于肿块中,表现为特征性的血

管漂浮征,很少引起血管栓塞,也很少引起肾盂积水。

(3)肾脏淋巴瘤间质血管成分较少,属乏血供肿瘤,动脉期多呈轻度均匀强化,间质纤维成分相对多而导致造影剂滞留,静脉期呈典型延迟强化特征。

(4)DWI序列呈较均匀高信号,ADC值明显降

低,具有典型特征,这与肾脏淋巴瘤细胞核仁较大、富含液体的胞质较少,肿瘤细胞密实,同时瘤细胞间排列密集,肿瘤血管及间质成分相对较少密切相关,导致水分子扩散严重受限、ADC值显著降低。示例如图9-2-33所示。

## (四)鉴别诊断

(1)肾细胞癌:肾淋巴瘤为单发病灶时易被误诊为肾细胞癌,且主要与Ⅱ型乳头状肾癌(papillary renal cell carcinoma,PRCC)和肾嫌色细胞癌

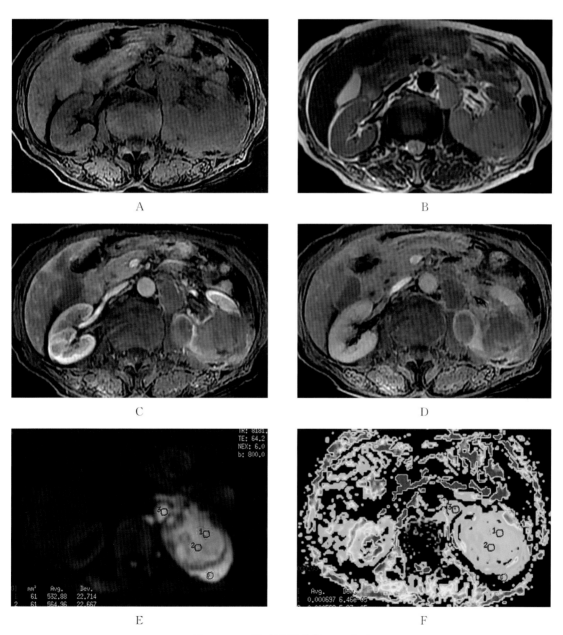

图9-2-33 肾脏淋巴瘤的MRI表现

与图9-2-31为同一患者,左肾弥漫性大B细胞淋巴瘤(多结节型)。横轴位梯度回波T₁WI序列(A)示左肾皮髓质多发类圆形等信号结节及肿块。横轴位T₂WI序列(B)示肿块为等及稍高信号,信号均匀,侵犯肾盂肾盏。横轴位增强动脉期(C)、延迟期(D)示肿块整体呈轻度均匀性延迟强化。DWI($b=800\ \text{s/mm}^2$)(E)示肿块在DWI序列上呈明显高信号,ADC伪彩图(F),ADC值$(0.559\sim0.753)\times10^{-3}\ \text{mm}^2/\text{s}$。

(chromophobe renal cell carcinoma，ChRCC)相鉴别。

① Ⅱ型PRCC：Ⅱ型PRCC核分级较高，具有丰富嗜酸性胞质的细胞。CT平扫较小者密度均匀，呈等或稍高密度；较大者密度不均，可见坏死、出血，部分呈囊性变。MRI：$T_1WI$序列呈等或低信号，$T_2WI$序列以低信号多见，DWI序列为高信号，扩散受限，增强扫描皮质期呈轻度强化，明显低于邻近肾皮质，髓质期强化程度有增高趋势，一般呈中度强化，持续时间较长，呈"缓慢升高型"表现。Ⅱ型PRCC密度/信号不均，坏死、出血囊变更常见，强化不均匀，而肾淋巴瘤的密度/信号均匀，增强扫描呈轻中度均匀强化。

② ChRCC：病灶呈等密度均质肿块，边界清楚，钙化较多见，坏死和囊变相对少见，部分病灶内可见中央瘢痕。ChRCC为乏血供肿瘤，增强扫描呈轻到中度渐进式强化，部分可见轮辐状强化。不同于ChRCC，肾淋巴瘤钙化罕见，虽和ChRCC均表现轻到中度渐进式强化，但肾淋巴瘤常包绕邻近血管呈特异性的"血管漂浮征"表现。

（2）肾集合管癌：起源于肾脏中心髓质的集合管上皮，肿瘤细胞在肾间质内沿集合管扩散，从髓质向皮质浸润。影像学表现为肾脏皮、髓质内边缘模糊的混杂密度或信号肿块，其内可有囊变坏死，也可有钙化；肾集合管癌为乏血供肿块，增强扫描呈轻度不均匀强化。不同于肾集合管癌，肾脏淋巴瘤密度/信号均匀，很少发生囊变、坏死，钙化罕见，肾门、腹膜后常伴有肿大淋巴结；另外肾脏淋巴瘤增强呈均匀强化，不同于肾集合管癌的明显不均匀强化。

（3）肾转移瘤：多发结节型肾淋巴瘤应与转移瘤相鉴别，肾淋巴瘤坏死囊变少见，与肾转移瘤容易坏死不同。肾转移瘤比淋巴瘤强化更明显，且强化不均。

（4）肾盂癌：肾盂癌常造成肾盂梗阻、肾盏扩张，临床易出现肉眼血尿等症状，向肾皮质侵犯引起肾脏形态改变，肾盂癌起源于肾盂黏膜，表现肾盂壁增厚、结节和肿块，$T_2WI$序列信号较肾淋巴瘤高，强化较肾淋巴瘤明显，并且肾盂癌有多发倾向，沿尿路播散向下种植，同时累及同侧输尿管和膀胱。

（5）局灶性肾盂肾炎：表现为从髓质乳头延伸到皮质表面的一个界限不清的楔形低密度区，可以是单灶性、双侧性或多灶性，增强扫描轻度强化，部分病灶还可能表现出肾脏条纹样或地图样改变，表现为高强化和低强化交替出现的区域，抗炎治疗后病灶缩小吸收，可资鉴别。

## （五）诊断关键要点

（1）肾淋巴瘤多发生于50～70岁的患者，男性略多于女性。

（2）肾淋巴瘤影像表现与其病理类型及不同播散和增殖方式有关。多结节型(30%～50%)、单结节型(25%～30%)、腹膜后浸润型(25%～30%)、肾周型(少见)、弥漫型(少见)具有相对特征的影像学表现。

（3）肾淋巴瘤CT平扫为等低或稍高密度，密度相对均匀，多数增强后呈轻中度渐进性强化。肿瘤内可见相对正常血管影穿行并抬高移位，形成特异性的"血管漂浮征"表现。

（4）肾淋巴瘤MRI平扫$T_1WI$序列多呈等或稍低信号，$T_2WI$序列呈低、等或稍高信号，DWI呈显著高信号，ADC值明显减低，一般ADC值在$0.60\times10^{-3}$ mm²/s左右，很少发生囊变、坏死，MRI增强可见肿块包绕邻近血管呈"血管漂浮征"，一般不引起血管栓塞或肾盂梗阻，增强扫描多呈轻度均匀延迟强化。

（贾好东　董江宁）

# 十一、肾转移瘤

## （一）概述

肾转移瘤(renal metastases)是由肾外器官转移至肾脏、较为常见的肾脏恶性肿瘤，尸检的阳性率为3%～15%，肾脏是继肺、肝脏、骨及肾上腺之外的第5位转移好发器官，肾转移瘤比原发肾癌更常见。肾转移瘤很少有临床症状，一般不会引起显著的实验室指标的改变,如血尿或氮质血症,肾衰竭更少见,因此常常被误诊,从而导致不必要的肾切除术。约不足20%的肾转移瘤患者会表现为镜下血尿,但只有5%会发展为肾衰,有的甚至在原发灶切除几年至数十年后出现肾转移的症状。总结分析肾转移瘤的影像学表现特点,提高对其诊断和鉴别诊断的水平对患者生存至关重要。

## (二)病理表现

肾转移瘤与原发瘤之间具有共同的组织病理学特征。

大体病理:尽管大体病理及影像学上常显示转移瘤边界清楚,但相当一部分切除的肾转移瘤呈浸润性生长。肾转移瘤较少发生肾静脉瘤栓。

镜下表现:转移至肾实质内的结肠腺癌、肺小细胞癌及宫颈鳞状细胞癌均有典型的病理组织形态学表现,结合原发瘤的病史,一般不难诊断,但有时肾转移瘤也可能与肾细胞癌或其他原发性肾肿瘤的组织结构上相混淆。如原发于甲状腺乳头状癌的肾转移瘤和乳头状肾细胞癌的病理组织形态学表现有时难以区分,这时免疫组织化学甚至分子检测是鉴别诊断以及确定原发肿瘤来源的有效补充手段。示例如图9-2-34所示。

## (三)影像学表现

### 1. CT表现

(1)平扫:肾转移瘤常为双侧发生,平扫时病灶为等低密度,形态多不规则,边界模糊不清。当肿块较小时,其生长部位主要位于肾皮髓质交界处,当肿块较大侵犯整个肾脏时,可有肾脏变形,病灶与正常肾实质分界不清,缺乏包膜结构,中心常出现坏死,这可能是因为肿瘤细胞破坏正常肾小球及肾小管结构直接侵犯至肾皮质及肾髓质造成。

(2)增强:病灶大多数表现为渐进性轻中度强化,强化程度低于正常肾实质,边界较CT平扫清楚。这可能是因为肾脏缺乏淋巴管结构,血行转移是肾转移瘤转移的主要方式,而肾脏为富血供器官,两个肾脏血流占心输出量的1/4,其主要结构为毛细血管包绕的血管团,因此转移瘤强化程度相对较低,而转移瘤组织内静脉系统回流速度低于正常肾脏回流速度,因此呈渐进性强化。

(3)伴随征象:肾转移瘤常常合并其他脏器或器官的转移,常伴发的转移部位为肝脏、肾上腺、骨及腹膜后淋巴结,通常不伴有肾静脉癌栓的形成。示例如图9-2-35所示。

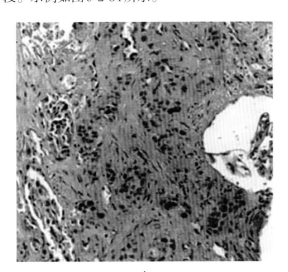

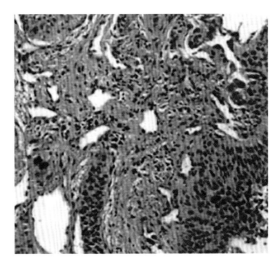

A           B

**图9-2-34 肺鳞状细胞癌伴肾转移瘤的病理学表现**

患者女性,64岁,肺鳞癌肾转移。浸润肾实质的转移性鳞状细胞癌(HE,×10)(A),肺原发性鳞状细胞癌(HE,×10)(B)。(引自 Patel TV, Cornell L, Wolf M. Renal metastases[J]. Kidney Int, 2008,73(3):370.)

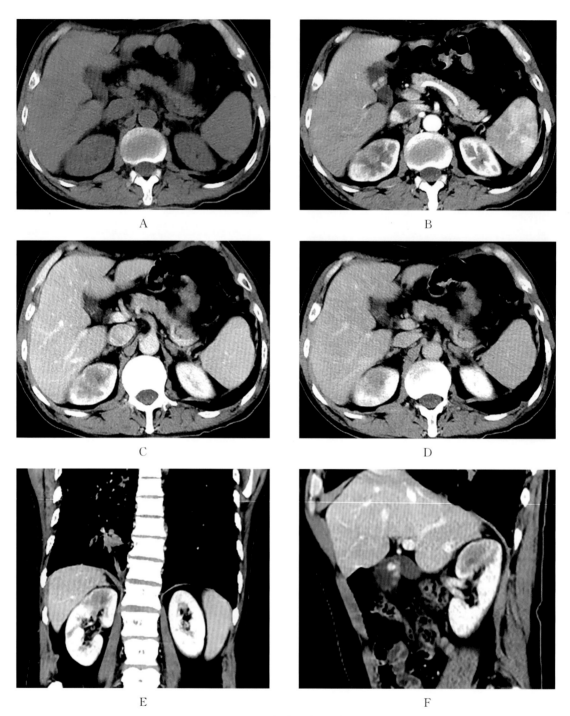

**图9-2-35　肾转移瘤CT表现**

患者男性,64岁,肺癌伴右肾转移瘤。CT平扫(A)右肾前上段髓质不规则肿块累及肾皮质,呈等密度,平扫肿块实性成分CT值40.1 HU。增强肾皮质期(B)实性成分轻中度强化,CT值64.2 HU;增强肾髓质期(C)实性成分进一步稍强化,CT值80.0 HU;增强延迟期(D)肿块实性成分强化稍减退,CT值72.1 HU。增强冠状位及矢状位(E、F):右肾前上段肿块呈轻中度强化。

**2. MRI表现**

① 平扫：肾转移瘤在 $T_1WI$ 序列及 $T_2WI$ 序列的信号因原发肿瘤的不同而表现多样化，转移瘤的信号与原发瘤的组织成分有关，可表现为长T1、长T2信号，长T1、短T2信号，或短T1、短T2信号，这也反映了肾转移瘤内组织成分与原发瘤有一定的相似性。如果肾转移瘤合并钙化或含纤维基质成分较多，则 $T_2WI$ 序列为低信号；如为黑色素瘤转移到肾脏，则呈短T1、短T2信号；如果转移瘤内合并出血，则为长T1、短T2信号或短T1、短T2信号（与瘤内出血的时间有关）。② 增强：动态增强序列可直观地反映肿瘤内血供情况，肾转移瘤表现为渐进性轻中度强化，在MRI动态增强序列，较CT增强更细致、敏感地反映肾转移瘤血流动力学信息，并可提供有关定量参数和TIC曲线。③ DWI序列：多数肾转移瘤在DWI序列表现为弥散受限，ADC值下降，有利于同其他良性的肾脏肿瘤相鉴别。

## （四）鉴别诊断

（1）透明细胞肾癌（clear cell renal cell carcinoma，ccRCC）：ccRCC瘤体密度、信号不均，常见坏死、出血、囊变，10%出现钙化。ccRCC为富血供肾肿瘤，具有"快进快出"的强化方式，强化较肾转移瘤明显。ccRCC常有薄的假包膜，不同于肾转移瘤较厚的强化环。

（2）乳头状肾细胞癌（papillary renal cell carcinoma，PRCC）：CT平扫呈等及稍高密度，小的PRCC密度均匀，体积较大的密度不均，可见出血、坏死，钙化约占30%；MRI $T_1WI$ 序列上呈等、低信号，$T_2WI$ 序列呈低信号或极低信号（>50%）；DWI序列呈高信号，ADC值低；PRCC呈轻度渐进性强化，强化程度比肾转移瘤轻。

（3）肾嫌色细胞癌（chromophobe renal cell carcinoma，ChRCC）：CT平扫呈等密度均质肿块，边界清楚，部分可见钙化。ChRCC为乏血供肿瘤，轻到中度持续强化，有文献报道肝癌肾转移瘤类似嫌色细胞癌的中度强化，但嫌色细胞癌强化多较均匀，而肾转移瘤强化不均匀。

（4）淋巴瘤：肾脏淋巴瘤形态多不规则，常累及肾脏包膜下或肾窦、肾门，而转移性肿瘤多呈类圆形；淋巴瘤坏死囊变少见，与肾转移瘤容易坏死不同。肾转移瘤比淋巴瘤强化更明显，且强化不均。

（5）肾梗死：表现为楔形病灶，尖端指向肾门，而转移瘤为结节状类圆形，肾梗死强化低于肾转移瘤。

（6）局灶性肾盂肾炎：从髓质乳头延伸到皮质表面的一个界限不清的楔形低密度区，可以是单灶性、双侧性或多灶性，增强扫描呈轻度强化。部分病灶还可能表现出肾脏条纹样或地图样改变，表现为高强化和低强化交替出现的区域。局灶性肾盂肾炎合并脓肿时囊壁较厚，DWI序列上脓液弥散受限而ADC值升高，不同于转移瘤的ADC值下降。

## （五）诊断关键要点

（1）有肾外原发恶性肿瘤病史的患者，肾脏新出现单发或多发结节或肿块时，应考虑到肾转移瘤的可能性。

（2）肾转移瘤灶多位于肾髓质内或同时累及肾皮髓质，呈楔形、圆形或类圆形。

（3）CT平扫多呈等低密度，部分病灶内可见出血，较大病灶中心常见坏死，CT增强后病灶轻中度强化，多伴有其他部位及脏器的转移。

（4）肾转移瘤在MRI平扫的 $T_1WI$ 及 $T_2WI$ 序列的信号因为原发肿瘤的不同而表现多样化，MRI增强表现为渐进性强化。DWI序列表现为扩散受限，ADC值较低。

（贾好东　董江宁）

# 十二、肾平滑肌肉瘤

## （一）概述

肾平滑肌肉瘤（renal leiomyosarcoma）是起源于肾包膜、肾盂或肾血管等处的平滑肌组织，或来源于具有向平滑肌细胞分化能力的间叶细胞的间叶源性恶性肿瘤。本病罕见，仅占肾脏原发恶性肿瘤的0.12%，但却是肾肉瘤最常见的病理亚型，占肾肉瘤的50%~60%。可发生于任何年龄,男女比例无明显差异,以40~60岁女性较常见。多为单侧发病,左、右肾的发病率无明显差异。发病机制可能与酪氨酸激酶受体易位和突变有关,还可能与p53基因突变、磷酸酶的失活或mTOR蛋白的激活有关。

临床表现早期无明显的特异性,主要表现为患侧腰、背部疼痛、不适,中晚期部分患者可触及包块,触诊时常有肾区压痛、叩击痛,少数可合并肉眼血尿。肾肉瘤比其他泌尿系统部位肉瘤致死率更高,预后很差,5年生存率仅29%~36%,肾根治术是其首选治疗,化疗和放疗的作用有限。

## (二)病理表现

肾脏平滑肌肉瘤与其他部位的平滑肌肉瘤组织学表现相似,其中发生在肾包膜下者最多。

大体病理:肿瘤体积常较大,呈灰白色,质细腻,鱼肉状,内常见坏死、出血灶,浸润肾实质。平滑肌肉瘤内出现明显的大片坏死区,是其区别于其他肉瘤的特点。

镜下表现:主要由梭形细胞成束状编织排列,瘤细胞核呈梭形,染色深,有异型性,可见核分裂和/或坏死。

免疫组化:间叶源性及平滑肌源性标记阳性,即 Vim、Desmin 及 SMA 阳性,Myosin、EMA 及 S-100 表达呈阴性。示例如图9-2-36所示。

## (三)影像学表现

**1. 超声表现**

多表现为肾区巨大不均质回声占位,内有高低混杂的回声。

**2. CT表现**

肿瘤大部分突破肾包膜呈外生性生长,常表现为类圆形、分叶状或不规则形巨大软组织肿块,直径多大于5 cm;平扫肿瘤密度多不均,与肾实质呈等密度或稍高密度,内常见大片状出血、坏死、囊性变及黏液样变,表现为高、低混杂密度影,但钙化极其罕见,此为肾脏平滑肌肉瘤的常见征象,但无特异性。增强扫描动脉期肿瘤实性部分呈轻至中度强化,强化程度低于肾皮质,部分病灶内可见增多、迂曲的肿瘤供血血管影;肾实质期、排泄期呈持续性强化,其内的囊变、坏死区无强化;对于部分体积较小的肿瘤可表现为中度均匀强化;部分肾平滑肌肉瘤可见下腔静脉癌栓。示例如图9-2-37所示。

**3. MRI表现**

MRI能进一步明确肿瘤内成分,反映不同时期的出血、坏死,主要表现为肾脏不规则肿块,边界不清,$T_1WI$序列呈等信号,$T_2WI$序列呈高、低不等的混杂信号,内见明显低信号的肌与纤维成分;DWI序列及ADC值提示肿瘤实性成分扩散受限。增强扫描与CT表现相似,实性成分呈明显强化,纤维成分呈轻中度渐进性延迟强化,瘤内坏死囊

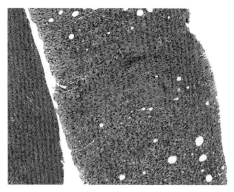

A

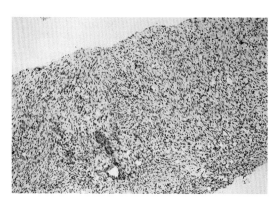

B

图9-2-36 肾平滑肌肉瘤病理学表现

患者男性,67岁,右肾平滑肌肉瘤。镜下表现(HE,×40)(A):肿瘤组织由平行或交织束状排列梭形细胞组成,高倍镜下肿瘤细胞胞质丰富,嗜酸性明显,核梭形,居中,两端平钝。免疫组化(B):Vim(+),SMA(+),Desmin(−),S-100(−),Syn(−)。

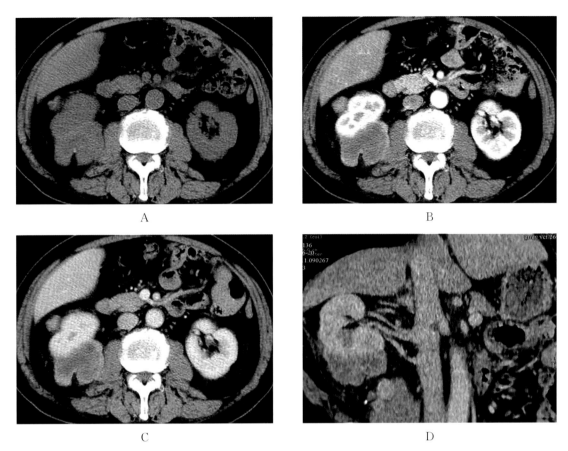

图 9-2-37 右肾平滑肌肉瘤CT表现

与图9-2-36为同一患者,右肾平滑肌肉瘤。CT平扫(A)示右肾下极分叶状肿块,与肾实质相比呈等高密度,最大径5.8 cm,肾周脂肪层密度增高,部分层面与右侧腰大肌分界不清。CT增强后(B~D)呈边缘环形、中度延迟强化,强化程度低于肾实质,肿瘤中心见大片低密度坏死区。

变区不强化。示例如图9-2-38所示。

（四）鉴别诊断

（1）肾透明细胞癌:中老年男性多见,常伴无痛性肉眼血尿,增强扫描典型表现为"快进快出",即皮质期明显强化,强化程度高于平滑肌肉瘤,髓质期及排泄期强化程度下降,而有别于平滑肌肉瘤的持续性强化。

（2）肾血管平滑肌脂肪瘤:含有脂肪成分者,鉴别较容易;对于乏脂肪血管平滑肌脂肪瘤,二者的部分影像学表现重叠,运用MRI化学位移成像技术检测出病灶中的少量脂质,双能量CT的能谱曲线检出微量脂肪有助于鉴别。乏脂肪肾血管平滑肌脂肪瘤可见条索征、黑星征及皮质掀起征、镶嵌征等,增强后部分呈中度延迟强化,部分呈流出型的

强化方式。

（3）肾平滑肌瘤:肾脏平滑肌瘤平扫呈均匀稍高密度,增强后呈均匀中等强化,平滑肌瘤较少出现出血、囊变。瘤体较小时表现与肾平滑肌瘤相似,影像学检查难以鉴别,DWI及ADC值提示无明显弥散受限可能为二者鉴别提供参考,确诊需进行病理学检查。

（4）肾孤立性纤维瘤:CT平扫表现为稍高于肾实质的密度,密度均匀,肿瘤的边缘锐利,可有轻度分叶,与正常肾实质分界清楚,无囊变坏死;MRI由于瘤体内含有较多胶原成分,$T_1WI$、$T_2WI$图像呈明显低信号;增强后动脉期明显强化,实质期呈中度强化。

（5）肾脏原发性淋巴瘤:CT、MRI显示肾内浸润性肿块,很少囊变、坏死,MRI上肿瘤信号均匀,肾脏形态基本保持,增强后呈轻度均匀延迟强化;肿瘤

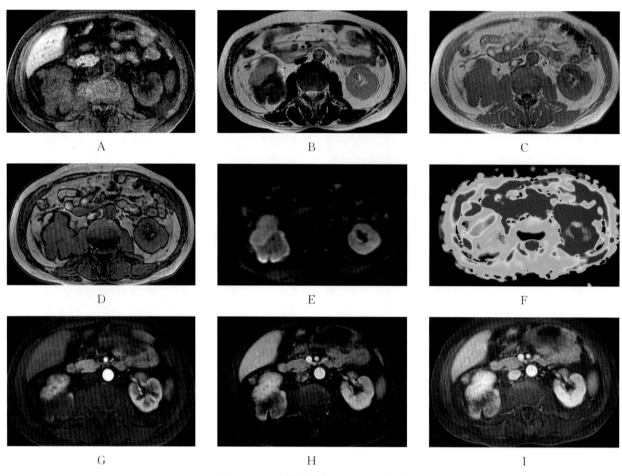

图9-2-38　右肾平滑肌肉瘤MRI表现

与图9-2-36为同一患者,右肾平滑肌肉瘤。肿瘤呈分叶状,与肾脏分界不清;$T_1WI$序列(A)与肾脏呈等信号,$T_2WI$序列(B)信号混杂,内见片状低信号肌与纤维成分(与腰大肌的肌肉信号接近),同/反相位(C、D)未见明显脂质成分,DWI序列(E)呈等高信号,ADC图(F)示ADC值约$1.12 \times 10^{-3}$ $mm^2/s$;增强后(G~I)呈边缘环形、中度延迟强化,各期强化程度低于肾实质,中心大片坏死区无强化。

包绕血管,呈"血管漂浮征"。DWI序列呈均匀高信号、ADC值明显减低。肾盂受累但不引起肾盂梗阻。

### (五)诊断关键要点

(1)肾平滑肌肉瘤好发于中老年女性。

(2)肾脏外生性较大肿块,呈类圆形、分叶状或不规则形,直径多数大于5 cm,边界不清,坏死囊变多见。

(3)CT平扫密度不均,与肾实质呈等密度或稍高密度的混杂密度,MRI呈长T1、短T2混杂信号。肿块实性成分在DWI序列呈高信号、ADC图呈低信号,ADC值较低,呈现恶性肿瘤特点。

(4)CT、MRI增强后呈轻至中度强化,强化程度低于肾皮质,部分病灶内可见增多、迂曲的肿瘤供血血管影;易发生下腔静脉癌栓和肝、肺远处转移。

(5)MRI与CT结合,有助于肾平滑肌肉瘤的诊断和分期,为临床决策提供影像学依据。

(徐杨飞　刘啸峰)

## 参考文献

[ 1 ]　Silverman S G, Pedrosa I, Ellis J H, et al. Bosniak

classification of cystic renal masses，version 2019：An update proposal and needs assessment［J］. Radiology，2019，292（2）：475-488.

［2］ Sigmon D F，Shikhman R，Nielson J L. Renal cyst［M］. Treasure Island（FL）：StatPearls Publishing，2022.

［3］ Yenice M G，Sam E，Arikan Y，et al. Comparison of computed tomography and magnetic resonance imaging in the assessment of complex renal cysts by using the Bosniak classification［J］. Actas Urol Esp（Engl Ed），2020，44（4）：207-214.

［4］ Tse J R，Shen L，Shen J，et al. Prevalence of malignancy and histopathological association of bosniak classification，version 2019 class Ⅲ and Ⅳ cystic renal masses［M］. J Urol，2021，205（4）：1031-1038.

［5］ 李世豪,刘宏伟,柳建军,等.基于2019版Bosniak分级系统的肾脏囊性病变的诊疗进展[J].现代泌尿外科杂志,2021,26(11):985-988,990.

［6］ 王永刚,陈圣杰,刘尚莹.基于Bosniak分级系统的复杂性肾脏囊性病变的诊疗进展[J].中国全科医学,2019,22(35):4288-4292.

［7］ 康欢欢,许伟,白旭,等.2019版BosniakⅡ、ⅡF及Ⅲ类肾脏囊性病变观察者间一致性评估中MR减影技术的价值[J].中华放射学杂志,2022,56(4):418-424.

［8］ 康欢欢,白旭,王海屹.2019版肾脏囊性病变Bosniak分级标准解读[J].中华放射学杂志,2020,54(8):729-736.

［9］ 顾文贤,王更芳,华芬,等.低度恶性潜能多房囊性肾脏肿瘤5例临床病理分析[J].临床与实验病理学杂志,2022,38(2):225-227.

［10］ 翟晓茜,吴开祥,张树鹏.Xp11.2易位/TFE3基因融合相关性肾癌3例临床病理学分析[J].泰山医学院学报,2021,42(3):217-220.

［11］ 翟晶晶,肖渤瀚,孙琳,等.MiT家族易位性肾细胞癌的影像学表现及临床病理对照[J].实用放射学杂志,2021,37(7):1131-1135.

［12］ 崔梦秋,王海屹,许伟,等.最大径≤4 cm肾脏肿瘤血管平滑肌脂肪瘤的MRI征象分析[J].中华放射学杂志,2022,5(56):7.

［13］ Moch H，Humphrey P A，Ulbright T M，et al. WHO classification of tumours of the urinary system and male genital organs［M］. Lyon，France：International Agency for Research on Cancer，2016.

［14］ Cong X，Zhang J，Xu X，et al. Renal epithelioid angiomyolipoma：magnetic resonance imaging characteristics［J］. Abdom Radiology，2018，43（10）：2756-2763.

［15］ 徐明哲,刘爱连,孙美玉,等.磁共振DWI及DTI在肾透明细胞癌与乏脂性肾血管平滑肌脂肪瘤鉴别中的价值[J].临床放射学杂志,2020,39(01):96-102.

［16］ 陈兴发,陈晓丹,王运韬,等.肾嗜酸性细胞腺瘤的MSCT表现与病理对照研究[J].中国CT和MRI杂志,2018,16(08):107-110.

［17］ 刘磊磊,曹斌,游涛,等.肾嗜酸细胞腺瘤的超声诊断[J].中国医药科学,2020,10(15):191-193.

［18］ 温玉光,孟辉强.多排螺旋CT对肾嗜酸细胞腺瘤诊断价值[J].中国药物与临床,2021,21(21):3541-3544.

［19］ 张志超,朱育婷,罗敏.肾嗜酸细胞腺瘤与嫌色细胞癌的MDCT表现及鉴别[J].中国临床医学影像杂志,2022,33(2):122-126.

［20］ 张钰,陈自谦,付丽媛,等.肾嗜酸细胞腺瘤CT及MRI特征分析[J].中华解剖与临床杂志,2018,23(6):473-477.

［21］ Moch H，Cubilla A L，Humphrey P A，et al. The 2016 WHO classification of tumours of the urinary system and male genital organs-Part A：Renal，penile，and testicular tumours［J］. Eur Urol，2016，70（1）：93-105.

［22］ Jiang T，Li W，Lin D，et al. Imaging features of metanephric adenoma and their pathological correlation［J］. Clin Radiol，2019，74（5）：408.e9-408.e17.

［23］ 罗敏,黄婷,陈少斌,等.后肾腺瘤的影像学表现与临床病理分析及文献复习[J].临床放射学杂志,2019,38(11):2139-2143.

［24］ 罗是是,王振平,陈集敏,等.后肾腺瘤的CT表现[J].中国医学影像学杂志,2019,27(3):221-222,224.

［25］ 游雪叶,钟山,陈细良,等.后肾腺瘤临床病理学特征观察[J].中国组织化学与细胞化学杂志,2021,30(05):467-471.

［26］ 石家源,许伟,袁静,等.后肾腺瘤临床特点及MR影像学表现[J].磁共振成像,2021,12(7):64-68.

［27］ 吴赤球,陈文军,余丹.后肾腺瘤超声表现1例[J].中华超声影像学杂志,2016,25(10):874-874,878.

［28］ 郑洪彦,陈英淮.后肾腺瘤临床病理特征及文献复习（附12例）[J].现代肿瘤医学,2022,30(14):2612-2615.

［29］ Sivrioglu A K，Tutar S，Kafadar C，et al. The diffusion-weighted imaging of renal leiomyoma［J］. Abdom Radiol（NY），2016，41（6）：1215-1216.

［30］ Kim Y，Sung D J，Sim K C，et al. Renal tumors with low signal intensities on T2-weighted MR image：

Radiologic - pathologic correlation [J]. Abdom Radiol (NY), 2017,42(8):2108-2118.

[31] Song M, Park S B, Lee T J, et al. Renal parenchymal leiomyoma mimicking renal cell carcinoma:A case report[J]. Curr Med Imaging, 2022,18(14):1540-1544.

[32] 王常明,王海波,孔垂泽.肾平滑肌瘤1例报告并文献复习[J].现代泌尿外科杂志,2019,24(12):1063-1064.

[33] 吴梅,王铮,刘慧.2例肾平滑肌肿瘤临床病理分析[J].临床与病理杂志,2022,42(3):767-770.

[34] 范晓青,叶琴,梁荣喜,等.肾脏平滑肌瘤的超声诊断与鉴别诊断[J].中国超声医学杂志,2021,37(2):181-183.

[35] 马骏杰,李超,万晓东,等.肾平滑肌瘤一例[J].上海医学,2021,44(12):877-880.

[36] 陈娇,胡秀华,战锟,等.肾平滑肌瘤的CT及MRI特征和鉴别诊断[J].临床放射学杂志,2020,39(10):2033-2036.

[37] 丛振杰,殷薇薇,姜茂竹,等.肾平滑肌瘤六例的影像学表现[J].中华解剖与临床杂志,2018,23(1):33-38.

[38] 岳振营,张波,郭晓红,等.肾脏球旁细胞瘤6例临床病理特征分析[J].临床与实验病理学杂志,2020,36(8):928-931.

[39] 徐海东,满凤媛,潘晶晶,等.八例肾球旁细胞瘤的CT、MRI表现及临床特征分析[J].中华放射学杂志,2016,50(9):672-676.

[40] Skarakis N S, Papadimitriou I, Papanastasiou L, et al. Juxtaglomerular cell tumour of the kidney:A rare cause of resistant hypertension[J]. Endocrinol Diabetes Metab Case Rep, 2022,2022:21-42.

[41] 余振球,王锦纹,马琳琳.肾球旁细胞瘤110例诊断资料汇总分析和典型病例介绍[J].中华高血压杂志,2018,26(7):693-697.

[42] 闵贤,陈悦,詹嘉,等.肾球旁细胞瘤超声表现一例[J].中华医学超声杂志(电子版),2018,15(1):75-76.

[43] 朱黎,李迎春,赵新湘,等.不同亚型肾细胞癌的MRI及CT表现[J].临床放射学杂志,2018,37(5):793-797.

[44] Zhu Y H, Wang X, Zhang J, et al. Low enhancement on multiphase contrast - enhanced CT images:An independent predictor of the presence of high tumor grade of clear cell renal cell carcinoma[J]. AJR Am J Roentgenol, 2014,203(3):W295-300.

[45] McInnes Q M, Matthew D F, et al. Comparison of contrast - Enhanced multiphase renal protocol CT versus MRI for diagnosis of papillary renal cell carcinoma[J]. AJR, 2016,206(2):319-325.

[46] 刘常青,邢伟,孙军,等.MRI增强检查对肾透明细胞癌与乳头状细胞癌的鉴别诊断价值[J].中国临床医学影像杂志,2014(6):426-428.

[47] 司安创,陈传.肾透明细胞癌的CT表现[J].中国社区医师,2019,35(34):117-118.

[48] 王旭,宋歌,庞佩佩,等.基于CT平扫纹理分析的影像组学预测肾透明细胞癌WHO/ISUP分级的初步研究[J].中华放射学杂志,2021,55(3):276-281.

[49] 梁小红,赵志勇,周青,等.能谱CT多参数在高级别肾透明细胞癌与Ⅱ型乳头状肾细胞癌鉴别诊断中的价值[J].临床放射学杂志,2020,39(7):1362-1366.

[50] 张钰,陈新元,许宁,等.基于MRI纹理分析预测肾透明细胞癌核分级[J].中华放射学杂志,2021,55(1):53-58.

[51] 李小虎,Cai W,裴子璐,等.肾脏CT容积纹理分析及机器学习相结合的影像组学评价肾透明细胞癌病理分级的价值初探[J].中华放射学杂志,2018,52(5):344-348.

[52] 王禹,董潇,孔垂泽,等.不同病理类型肾肿瘤的影像学特点和病理学特点分析[J].中华泌尿外科杂志,2019,40(5):374-379.

[53] 任庆国,姜慧峰,孟祥水.2016版WHO肾脏肿瘤分类简介[J].国际医学放射学杂志,2017,40(2):195-199.

[54] Tretiakova M, Mehta V, Kocherginsky M, et al. Predominantly cystic clear cell renal cell carcinoma and multilocular cystic renal neoplasm of low malignant potential form a low - grade spectrum [J]. Virchows Arch, 2018,473(1):85-93.

[55] Pitra T, Pivovarcikova K, Alaghehbandan R, et al. Comprehensive commentary on the multilocular cystic renal neoplasm of low malignant potential:A urologist's perspective[J]. Cancers (Basel), 2022,14(3):831.

[56] Kim S H, Park B, Joo J, et al. Retrospective analysis of 25 immunohistochemical tissue markers for differentiating multilocular cystic renal neoplasm of low malignant potential and multicystic renal cell carcinoma [J]. Histol Histopathol, 2018, 33 (6):589-596.

[57] 沈海云,黄备建,李翠仙,等.低度恶性潜能多房囊性肾瘤的超声造影表现[J].复旦学报(医学版),2018,45(5):703-707.

[58] 彭玉,林光武,李仕红,等.CT和MRI对肾脏囊性病

变的诊断与鉴别诊断[J].实用放射学杂志,2018,34(8):1401-1406.

[59] 陈捷,陈丹,王小宜,等.低度恶性潜能的多房囊性肾细胞肿瘤的影像学分析[J].中国医师杂志,2020,22(3):436-438.

[60] Hindman N M. Imaging of cystic renal masses[J]. Urol Clin North Am, 2018,45(3):331-349.

[61] 葛晓雪,韩婷婷,樊晓雪,等.MRI对多房囊性肾癌与囊性肾瘤的诊断价值[J].磁共振成像,2021,12(4):30-34.

[62] 杨建勋,付启忠,董圣芳,等.获得性肾囊性疾病合并肾癌11例临床分析[J].中华泌尿外科杂志,2011,32(2):99-101.

[63] Yin X, Wang J, Zhang J. Identification of biomarkers of chromophobe renal cell carcinoma byweighted gene co-expression network analysis[J]. Cancer Cell Int, 2018,26(18):206-219.

[64] Akın I B, Altay C, Güler E, et al. Discrimination of oncocytoma and chromophobe renal cell carcinoma using MRI[J]. Diagn Interv Radiol, 2019, 25(1):5-13.

[65] Rosenkrantz A B, Hindman N, Fitzgerald E F, et al. MRI features of renal oncocytoma and chromophobe renal cell carcinoma[J]. AJR Am J Roentgenol, 2010, 195(6):W421-427.

[66] Young J R, Coy H, Kim H J, et al. Performance of relative enhancement on multiphasic MRI for the differentiation of clear cell renal cell carcinoma (RCC) from papillary and chromophobe RCC subtypes and oncocytoma[J]. AJR Am J Roentgenol, 2017, 208(4):812-819.

[67] Wang W, Cao K, Jin S, et al. Differentiation of renal cell carcinoma subtypes through MRI-based radiomics analysis[J]. Eur Radiol, 2020,30(10):5738-5747.

[68] Wang X, Kong W, Wang Y, et al. MRI imaging features of renal cell carcinoma with different histopathological types[J]. J BUON, 2021,26(5):2053-2058.

[69] Serter A, Onur M R, Coban G, et al. The role of diffusion-weighted MRI and contrast-enhanced MRI for differentiation between solid renal masses and renal cell carcinoma subtypes[J]. Abdom Radiol (NY), 2021,46(3):1041-1052.

[70] 张枢书,龚明福,刘国芳.肾脏嫌色细胞癌的CT影像特征及误诊分析[J].医学影像学杂志,2021,31(8):1359-1362.

[71] 张志超,朱育婷,罗敏.肾嗜酸细胞腺瘤与嫌色细胞癌的MDCT表现及鉴别[J].中国临床医学影像杂志,2022,33(2):122-126.

[72] 余霞玉,张岳,程建波,等.肾嫌色细胞癌的CT表现与病理对照分析[J].医学影像学杂志,2015,25(11):1976-1980.

[73] 于双妮,肖雨,赵大春,等.86例肾嫌色细胞癌与33例嗜酸细胞腺瘤的临床病理特征的比较分析[J].诊断病理学杂志,2018,25(10):673-679.

[74] 李毅,贾占奎,罗彬杰,等.127例肾嫌色细胞癌免疫组化分析[J].河南外科学杂志,2018,24(2):22-25.

[75] 朱海滨,杜媚君,范义,等.超声造影联合多层螺旋CT鉴别诊断肾嫌色细胞癌与肾嗜酸细胞腺瘤的价值[J].临床超声医学杂志,2022,24(3):206-210.

[76] 高健,张中收,赵敏,等.MSCT动态增强扫描对肾嫌色细胞癌的诊断价值[J].中国CT和MRI杂志,2018,16(11):94-96.

[77] Kim J I, Cho J Y, Moon K C, et al. Segmental enhancement inversion at biphasic multidetector CT: Characteristic finding of smallrenal oncocytoma[J]. Radiology, 2009,252(2):441-448.

[78] 鲍远照,葛亚琼,程琦,等.基于增强CT影像组学在鉴别肾嫌色细胞癌与肾嗜酸细胞腺瘤中的应用价值[J].放射学实践,2021,36(2):211-215.

[79] 刘广宇,吴焕焕,白人驹.MRI平扫在肾脏嗜酸细胞瘤与嫌色细胞癌鉴别诊断中的价值[J].天津医科大学学报,2021,27(4):405-408.

[80] 张学勇,王明杰,李旭丹,等.肾脏嫌色细胞癌的影像学分析[J].医学影像学杂志,2018,28(5):791-793.

[81] 李世杰,陈小楠,吴斌.乳头状肾细胞癌60例临床特点及预后相关因素分析[J].中国肿瘤外科杂志,2019,11(1):41-44.

[82] Serter A, Onur M R, Coban G, et al. The role of diffusion-weighted MRI and contrast-enhanced MRI for differentiation between solid renal masses and renal cell carcinoma subtypes[J]. Abdom Radiol (NY), 2021,46(3):1041-1052.

[83] 饶秋,夏秋媛,周晓军,等.2016版WHO肾脏肿瘤新分类解读[J].中华病理学杂志,2016,45(7):435-441.

[84] Liang X, Xue C, Huang X, et al. Value of energy spectrum CT parameters in the differential diagnosis of high-grade clear cell renal cell carcinoma and type II papillary renal cell carcinoma[J]. Acta Radiologica, 2022,63(4):545-552.

[85] Kwon R, Argani P, Epstein J I, et al. Contemporary

characterization and recategorization of adult unclassified renal cell carcinoma[J]. The American Journal of Surgical Pathology, 2021,45(4):450-462.

[86] 麻丽英,刘丽红,许晓明,等.伴有髓质癌特征的未分类肾细胞癌一例[J].中华病理学杂志,2020,49(4):360-362.

[87] 张海勇,陈懿,陈建荣.伴BAP1突变的未分类肾细胞癌1例[J].浙江临床医学,2021,23(12):1832-1833.

[88] 张秀涛,张亚伟,李国灏.肾结石合并未分类肾细胞癌1例报告并文献复习[J].现代泌尿生殖肿瘤杂志,2018,10(6):328-331.

[89] 詹升华,康苏娅,邓敏,等.未分类肾细胞癌10例临床病理分析[J].中国血液流变学杂志,2011,21(1):168-170.

[90] 陈亚存,张佳威,米瑞,等.具有透明细胞和乳头状结构特征的未分类肾细胞癌一例报告[J].中华腔镜泌尿外科杂志(电子版),2020,14(6):477-480.

[91] 邓承,郝金钢,赵新湘,等.少见肾细胞癌亚型MRI表现[J].实用放射学杂志,2020,36(1):82-86.

[92] 陈颖,胡春洪,陈双庆,等.肾脏肉瘤样癌的MSCT表现(附4例报告)[J].临床放射学杂志,2017,36(10):1535-1538.

[93] 徐亮,王杜娟,王雪,等.肾集合管癌8例临床病理分析[J].临床与实验病理学杂志,2020,36(10):1235-1237.

[94] 周晋星,何晓蓉,宋国新,等.肾集合管癌十例临床病理分析[J].中华病理学杂志,2018,47(2):123-127.

[95] Pagani F, Colecchia M, Sepe P, et al. Collecting ducts carcinoma: An orphan disease. Literature overview and future perspectives[J]. Cancer Treat Rev, 2019,79:101891.

[96] 白云,李凡,林军,等.肾集合管癌的超声影像学表现及诊断价值[J].肿瘤影像学,2021,30(6):494-498.

[97] 邵兵,张永高,高剑波.肾集合管癌的CT和MRI诊断[J].放射学实践,2016,31(10):943-946.

[98] 钟燕,王海屹,陈鑫,等.肾集合管癌的磁共振影像特征分析[J].中国医学科学院学报,2016,38(5):579-582.

[99] Sano Y, Tanimoto R, Sasaki K, et al. 6p21 translocation renal cell carcinoma: A case report[J]. Urology Case Reports, 2020,34:101470.

[100] Cimadamore A, Liang C, Scarpelli M, et al. Towards a new WHO classification of renal cell tumor: What the clinician needs to know-a narrative review[J]. Translational andrology and urology, 2021,10(3):1506-1520.

[101] 晋龙,吴义娟,眭玉霞,等.MiT家族易位性肾细胞癌临床病理分析[J].临床与实验病理学杂志,2018,34(10):37-41.

[102] 卢伟光,彭洋,孙炎平,等.Xp11.2易位/TFE3基因融合相关性肾癌的CT和MRI表现[J].影像诊断与介入放射学,2018,27(3):199-204.

[103] Anna Caliò, Segala D, Munari E, et al. MiT family translocation renal cell carcinoma: From the early descriptions to the current knowledge[J]. Cancers, 2019,11(8):1110.

[104] Chen X, Zhu Q, Li B, et al. Renal cell carcinoma associated with Xp11.2 translocation/TFE gene fusion: Imaging findings in 21 patients[J]. Eur Radiol, 2017,27(2):543-552.

[105] Lu D, Yuan W, Zhu Q, et al. Comparative study of CT and MRI appearances in mucinous tubular and spindle cell carcinoma and papillary renal cell carcinoma[J]. Br J Radiol, 2021, 94(1126):20210548.

[106] 邹子归,王玉红,周晋星,等.肾黏液小管状和梭形细胞癌临床病理分析及全外显子组测序分析[J].中华放射学杂志,2021,50(7):762-767.

[107] Nathany S, Monappa V. mucinous tubular and apindle cell carcinoma: A review of hisopathology and clinical and prognostic implications[J]. Arch Pathol Lab Med, 2020,144(1):115-118.

[108] 张学舟,王永华,刘君香,等.肾黏液小管状和梭形细胞癌一例报告[J].中华泌尿外科杂志,2021,42(08):633-634.

[109] Fine S W, Argani P, DeMarzo A M, et al. Expanding the histologic spectrum of mucinous tubular and apindle cell carcinoma of the kidney[J]. Am J Sury Pathol, 2006,30(12):1554-1560.

[110] 孙超,殷凤翔,陈廷,等.7类不同病理亚型肾细胞癌MRI及MSCT影像学表现分析[J].中国CT和MRI杂志,2022,20(1):132-134.

[111] Xu X, Zhong J, Zhou X, et al. Mucinous tubular and spindle cell carcinoma of the kidney: A study of clinical, imaging features and treatment Outcomes[J]. Front Oncol, 2022,12:865263.

[112] 程瑾,陈皓,史景丽,等.Xp11.2易位/TFE3基因融合相关性肾癌的CT和MRI表现[J].放射学实践,2018,33(8):811-815.

[113] 王思齐.肾集合管癌的多模态成像的影像特征分析[C]//浙江医学会核医学与放射医学防护分会学术

大会论文汇编,2020.

[114] 勾振恒,王海乾,闫非,等.肾嗜酸细胞性腺瘤MRI征象[J].中华放射学杂志,2018,52(4):286-290.

[115] 张宪贺,吕哲昊,付莉伟,等.CT联合MRI诊断乏脂肪肾血管平滑肌脂肪瘤的研究进展[J].中国医学影像学杂志,2018,26(8):717-720.

[116] 王芳,杨桂芳,邵剑波,等.儿童肾母细胞瘤螺旋CT征象与病理、Ki-67表达对照研究[J].临床医学工程,2010,17(3):25-28.

[117] 贾立群,王晓曼.小儿肾母细胞瘤的超声表现[J].实用儿科临床杂志,2005,20(7):661-663.

[118] 邓方,邓明明,刘勇彬,等.儿童单发性肾母细胞瘤的CT及MRI表现[J].中国中西医结合影像学杂志,2016,14(3):348-350.

[119] 李红霞,李静,刘爱军,等.伴WAGR综合征的肾母细胞瘤临床病理观察[J].诊断病理学杂志,2022,29(7):640-642,647.

[120] 张冬冬,董佑红,袁晓军.先天性中胚层肾瘤5例临床特点并文献复习[J].临床儿科杂志,2022,40(6):450-455.

[121] Liu T, AI-Kzayer L F Y, Sarsam S N, et al. Cellular congenital mesoblasticnephroma detected by prenatal MRI: A case report and literature review [J]. Transl Pediatr, 2022,11(1):163-173.

[122] 温洋,彭芸.儿童恶性横纹肌样瘤的影像学特征[J].中国小儿血液与肿瘤杂志,2018,23(2):57-61.

[123] 郑英杰,刘铁军.儿童肾脏透明细胞肉瘤的影像学表现[J].影像研究与医学应用,2018,2(14):171-173.

[124] Zhu Q, Zhu W, Wu J, et al. Imaging features of primary renal lymphoma [J]. Acta Radiol. 2018,59(1):114-120.

[125] 鲁力,石泓哲,肖泽均,等.肾脏原发性淋巴瘤五例临床诊治分析[J].中华医学杂志,2018,98(18):1443-1445.

[126] 陈松,杨如武,杨守珍.原发性肾淋巴瘤的CT诊断及鉴别诊断[J].临床医学研究与实践,2020,5(19):124-126.

[127] Lopes Vendrami C, Parada Villavicencio C, DeJulio T J, et al. Differentiation of solid renal tumors with multiparametric MR imaging [J]. Radiographics,2017,37(7):2026-2042.

[128] Kim Y, Sung D J, Sim K C, et al. Renal tumors with low signal intensities on T2-weighted MR image: Radiologic-pathologic correlation [J]. Abdom Radiol (NY), 2017,42(8):2108-2118.

[129] 李明全,王岩,娄晓宇,等.原发性肾脏淋巴瘤的MRI特征[J].放射学实践,2016,31(3):258-261.

[130] 马洪宇,栗敏,顾志强,等.肾脏淋巴瘤的MRI表现[J].中国医学影像学杂志,2016,24(2):157-159.

[131] 高大林,周敏,贺慧颖.49例肾转移性肿瘤的临床病理分析[J].临床与病理杂志,2020,40(10):2517-2522.

[132] Patel T V, Cornell L, Wolf M. Renal metastases [J]. Kidney Int, 2008,73(3):370.

[133] 贺锋,葛宇曦,陈林,等.肾转移瘤19例CT及MR诊断[J].南通大学学报(医学版),2016,36(5):408-410,411.

[134] Vernuccio F, Patti D, Cannella R, et al. CT imaging of acute and chronic pyelonephritis: A practical guide for emergency radiologists[J]. Emerg Radiology, 2020,27(5):561-567.

[135] Konno M, Osawa T, Hotta K, Shimizu A, et al. Primary renal leiomyosarcoma with a tumor thrombus in the inferior vena cava [J]. IJU Case Rep, 2021,5(1):66-69.

[136] Garam N P, Zhang L, Lelorarer F, et al. Targeted exome Sequencing profiles genetic alterations inleiomyosarcoma [J]. Genes Chromosomes Cancer, 2016,55(2):124-130.

[137] 吴凌峰,黄金标,张道春.肾脏原发性平滑肌肉瘤的CT表现[J].中国临床医学影像杂志,2016,27(3):215-217.

[138] 邓硕,薛胜,李庆文,等.原发性肾平滑肌肉瘤1例[J].中国微创外科杂志,2021,21(11):1053-1056.

[139] 汪丹凤,文戈,张雪林,等.肾脏原发性平滑肌肉瘤的CT表现[J].临床放射学杂志,2012,31(12):1791-1794.

[140] 徐勋华,唐浩,王夏武,等.肾脏原发性平滑肌肉瘤的CT表现与病理特征[J].临床放射学杂志,2019,38(10):1909-1912.

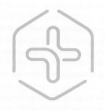

# CHAPTER TEN

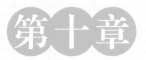

# 肾盂、输尿管

# 第一节　输尿管良性肿瘤

## 一、输尿管息肉

### （一）概述

输尿管息肉（ureteral polyp，UP）是源自中胚层的输尿管良性间质性病变，由一个松散水肿的纤维组织构成其厚核心，覆盖在输尿管周围的正常尿路上皮构成其延续部分，二者共同构成输尿管息肉。UP 纤维间质具有纤维成分和血管，通过细长的蒂附着在输尿管壁上，使息肉能够在输尿管腔内自由移动。

根据发病原因可分为单纯性输尿管息肉和输尿管结石合并息肉。

（1）单纯性输尿管息肉，又称原发性输尿管纤维上皮性息肉，临床少见，占输尿管肿瘤病变的 1% 左右，多见于新生儿及儿童，可发生于输尿管内任何部位，以上中段居多。大约有 62% 的原发性输尿管纤维上皮性息肉发生在肾盂输尿管连接处和输尿管上段。其病因尚未明确，可能与机体的激素失衡、发育缺陷、梗阻、感染和慢性刺激有关。

（2）输尿管结石合并息肉，又称继发性输尿管息肉，常见于 20～40 岁青壮年男性，男性与女性比例约为 3∶2，左侧多见，可发生于输尿管内任何部位，但以输尿管 3 个生理狭窄处多见。临床上，以输尿管结石合并息肉更为多见。

输尿管息肉的常见症状为腰痛，无痛性、间歇性全程肉眼血尿等，多伴有输尿管结石。腰痛多是由息肉引起的输尿管梗阻、扩张和肾积水所致。而息肉引起的输尿管壁的蠕动紊乱、套叠等，尤其输尿管息肉较长时，造成息肉远端的缺血、坏死和出血，这是引起血尿的主要原因。若息肉出现炎症、局部糜烂、肾积水和感染等，可出现肉眼或镜下血尿及泌尿系刺激症状。偶可见输尿管巨大息肉坠入膀胱，引起膀胱刺激症状，临床上遇到下列 3 种情况时，应考虑输尿管巨大息肉坠入膀胱可能：① 顽固性尿频，抗炎解痉治疗无效，平卧位减轻或消失，即昼重夜轻者；② 超声提示膀胱内肿物随体位有所改变；③ 膀胱镜见白色透明呈菊花瓣样，随喷尿呈周期性活动。

### （二）病理表现

单纯性输尿管息肉组织学上是由核心组分纤维和血管组织以及表面覆盖的正常输尿管变异上皮组织组成，没有肌肉成分，也非癌前病变。

输尿管结石合并息肉可能是结石长期嵌顿于输尿管，对局部黏膜产生损害和刺激，使输尿管产生局限性炎症增生所致。组织学上是巨噬细胞和异物巨细胞增生反应、周围纤维组织增生，形成结石肉芽肿。

大体病理：呈菊花瓣状，粉红色或灰白色，半透明状，单发或多发，分支呈丝状悬垂于输尿管腔内，分支长短不一，最长者可达 20 cm。

镜下表现：单纯性输尿管息肉以纤维和血管组织为核心，表面覆盖正常输尿管变异上皮细胞。继发性息肉则为结缔组织、炎症细胞、移行上皮细胞和血管等。示例如图 10-1-1 所示。

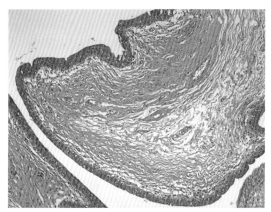

**图 10-1-1　输尿管息肉病理学表现**

患者男性,17 岁,左侧输尿管继发性息肉。镜下息肉组织内见结缔组织、炎症细胞、移行上皮细胞和血管等,细胞分化良好,未见核异性。

## (三)影像学表现

### 1. 超声表现

超声检查无创、易行,常为最初的检查方法,常仅能提示病变段以上的输尿管扩张,肾盂积水,由于输尿管息肉和输尿管周围软组织回声差异不明显,对于确定管腔内是否有占位性病变,尚有一定难度。

### 2. X 线表现

尿路平片(plain film of kidney ureter and bladder,KUB)与静脉尿路造影(intravenous urography,IVU):影像学表现为输尿管管腔内充盈缺损,可呈米粒状、长条状、蚯蚓状或不规则形状,边缘光滑,病变以上段输尿管、肾盂可扩张积水,病变段输尿管光滑,蠕动正常,无破坏、僵硬、增厚等改变。X 线透视下动态观察可见管腔内蚯蚓状充盈缺损随输尿管蠕动而发生变化,称之为"蚯蚓蠕动征"阳性,是输尿管息肉的典型表现。

IVU 关键是要显示肾盂、输尿管全长,当输尿管梗阻严重时,输尿管显影较差,不能达到检查的目的。KUB 可以排除阳性结石引起输尿管扩张,肾盂积水的可能。

### 3. CT 表现

在超声或静脉肾盂造影(intravenous pyelogram,IVP)定位后进行薄层扫描,平扫可表现为梗阻部位腔内软组织密度影,CT 值为 40.1～43.8 HU,梗阻部位以上输尿管及肾盂扩张积水。CT 增强可有轻微强化,延迟扫描 CT 尿路造影(CT urography,CTU)即管腔内充满对比剂时病变显示最清晰,在高密度对比剂的映衬下呈低密度结节影。

### 4. MRI 表现

息肉 $T_1WI$ 序列平扫为等信号,$T_2WI$ 序列输尿管内液体呈高信号,息肉呈低信号;DWI 序列呈等或稍高信号,ADC 图信号无明显衰减;增强扫描呈轻度强化。

MRI 尿路成像(MRI urography,MRU)对输尿管息肉具有重要诊断价值,无需对比剂就可以行输尿管三维重建,因此当患肾功能严重受损或输尿管梗阻严重对比剂不能排泄,肾盂和输尿管不显影时,MRU 就显示出其独特优势。MRU 可以清楚地显示输尿管梗阻的部位、病灶数目及性质,息肉的大小、形态,多角度观察还可显示息肉是广基的还是有蒂的。示例如图 10-1-2 所示。

## (四)鉴别诊断

输尿管息肉依据上述典型的临床表现及各种影像学检查可做出初步诊断,而最终明确诊断需依赖输尿管镜检及活组织检查结果,尚需与下列疾病相鉴别:

(1)输尿管癌:原发性输尿管癌约占泌尿系肿瘤的 1%～2%,多见于老年人,小儿少见,以无痛血尿多见,好发于输尿管下段,IVU 检查管壁为不规则的充盈缺损,管腔狭窄,管腔内肿物,多伴肾积水。边界不清、多呈杯口或虫蚀形,输尿管僵硬且进展迅速,短期内梗阻完全,这是影像学鉴别最重要的标志。CT 可显示突入腔内生长,沿管壁生长,管壁增厚浸润,并形成结节或肿块,CT 增强可见明显强化。输尿管癌输尿管镜下呈乳头状或菜花状生长、触之易出血、可见滋养血管长入,与输尿管息肉镜下观不难鉴别,活检可明确区别。

(2)输尿管内血凝块:血凝块与输尿管息肉信号不同,血凝块在 $T_1WI$ 序列高信号、多期增强后不强化、随访复查可吸收,基于以上 3 点可与输尿管息肉相鉴别。

(3)输尿管囊肿:为先天性疾病,好发于输尿管下段,突向膀胱,IVP 造影或 CTU 可见典型的眼镜蛇头样压迹影。多见于输尿管入膀胱口处。超声检

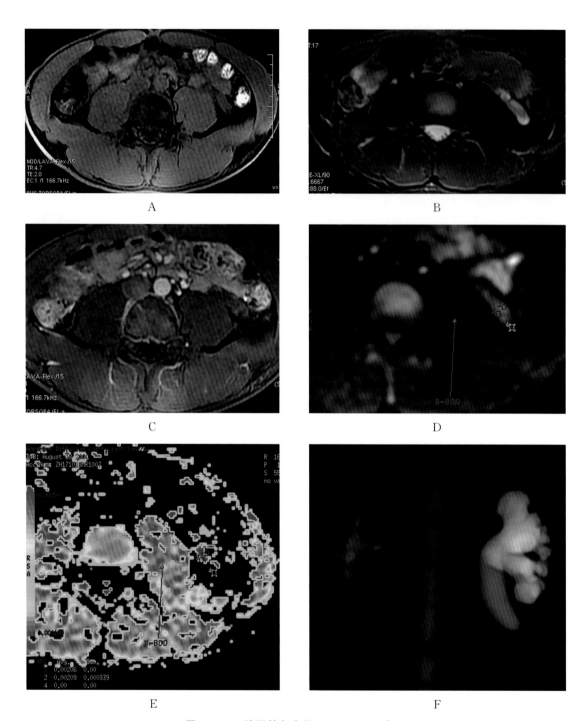

图 10-1-2　输尿管息肉的 MRI 及 MRU 表现

与图 10-1-1 为同一患者,左侧输尿管息肉。MRI 检查息肉位于左侧输尿管中段,$T_1$WI 序列(A)、$T_2$WI-FS 序列(B)均呈等信号,增强扫描(C)呈轻度强化,DWI 序列(D)呈稍高信号,ADC 图(E)未见明显信号衰减,ADC 值较高。MRU(F)示左侧输尿管中段管腔内见条片状低信号充盈缺损影,局部呈"杯口样"截断,相应上段输尿管、左肾肾盂及肾盏呈管状扩张,积水。

查示输尿管末端突向膀胱腔内的类圆形无回声区,大小及形态随喷尿周期性改变;增强扫描囊肿无强化。

（4）膀胱尿路上皮癌逆行转移到输尿管：老年人多见,常伴有无痛性肉眼血尿;影像学多表现为输尿管壁不规则增厚,黏膜表面形成结节,然后继发输尿管梗阻积水;DWI序列呈明显高信号,ADC值明显减低;增强后呈不均匀强化。结合膀胱壁原发灶不难鉴别。

### （五）诊断关键要点

（1）输尿管息肉发病年龄较轻,好发于青壮年男性;分为单纯性输尿管息肉和继发性输尿管息肉,后者与尿路结石有关。

（2）静脉尿路造影可显示输尿管腔内充盈缺损,X线下充盈缺损随输尿管蠕动而活动,称为"蚯蚓蠕动征",是诊断输尿管息肉特征性的X线征象。

（3）CT平扫呈等密度的软组织结节影,边缘光滑,增强后可轻度强化,排泄期病变显示最清晰,在高密度对比剂的衬托下呈相对低密度结节,附着于一侧管壁,不侵及周围组织。

（4）常规MRI平扫$T_1WI$病变为等或稍低信号,$T_2WI$由于输尿管内尿液呈高信号,输尿管息肉表现为扩张的输尿管内尿液相对低信号充盈缺损。DWI无明显扩散受限;增强扫描息肉呈轻到中度及延迟强化。

（5）CTU与MRU可以确定肾盂及输尿管是否扩张并评价扩张的程度,其对梗阻水平的定位及息肉的大小、形态也有很好的显示,多角度观察可以显示息肉蒂的存在。

（李翠平　董江宁）

# 第二节　肾盂、输尿管恶性肿瘤

## 一、肾盂尿路上皮癌

### （一）概述

肾盂尿路上皮癌（renal pelvic urothelial carcinoma, RPUC）是指发生在肾盂或肾盏尿路上皮组织的恶性肿瘤。RPUC在临床中相对少见,占所有尿路上皮癌的5%～10%,本病好发于40岁以上男性,其在我国发病的平均年龄是55岁,并且随着年龄的增长,其发病率逐渐增加。尿路上皮癌的独立危险因素包括吸烟、接触致癌物（苯胺、芳香胺、含氮染料、联苯胺等）、环磷酰胺治疗和巴尔干肾病等。RPUC多为乳头状变异的移行细胞癌,表现为乳头突起,往往级别较低,病变晚期可侵犯黏膜下;浸润性病变多呈结节状或宽基底状,多侵犯至黏膜下区域。随着病情进展,肾盂浸润性肿瘤常侵犯肾髓质,累及集合管系统。发病部位左右无明显差异,两侧可同时发生。肿瘤可向下种植至输尿管和膀胱。

本病早期的典型症状为无痛性肉眼血尿,偶有腰部酸胀或肾绞痛等症状,可能由于肿瘤增大引起梗阻,集合系统扩张导致;中晚期可出现消瘦、贫血、骨痛、腹部肿块等转移症状。

RPUC的Rubenstein分期：

Ⅰ期：为盂内期,肿瘤局限于肾盂内。

Ⅱ期：为肾内期,肿瘤突破肾盂侵犯肾实质,但局限于肾包膜内。

Ⅲ期：为肾周期,肿瘤侵犯肾盂外周和肾周组织。

Ⅳ期：为远处转移期,有区域淋巴结转移、输尿管、膀胱种植或远处转移。

## （二）病理表现

RPUC病理上主要分为浸润性和非浸润性，每种包含多个不同的变异亚型，部分非浸润性尿路上皮癌可以进展为浸润性。组织学变异型中常见的亚型依次为伴鳞状分化、伴腺样分化和肉瘤样变异型。临床中以伴鳞状分化亚型最为常见，其次为肉瘤样变异型和伴腺样分化。研究发现组织学变异型RPUC的生物学行为更具有侵袭性，但伴鳞状分化亚型与其他亚型之间无预后差异；伴鳞状和（或）腺样分化RPUC的预后差于经典型RPUC，但两种特殊亚型之间无预后差异。示例如图10-2-1所示。

RPUC的WHO病理分级：

Ⅰ级：肿瘤细胞轻度异型，类似于正常上皮组织（低度恶性）。

Ⅱ级：肿瘤仍显示为移行上皮源性，出现癌巢（中度恶性）。

Ⅲ级：不能显示移行上皮来源，局限或弥漫浸润生长（恶性程度最高）。

## （三）影像学表现

### 1. 超声表现

声像图表现为肾窦回声分离，出现异常回声团块，多为中等强度或稍低回声，形态大多数不规则，少数形态规则，呈圆形或类圆形。RPUC为乏血供肿瘤，故彩色多普勒超声表现多为少血流，肿瘤本身很少有血流信号，肿瘤周围可见有肾脏血管的分支绕行。

### 2. X线表现

静脉肾盂造影检查（IVP）通常表现为肾盂、肾盏内固定不变的充盈缺损影，形态欠规则；肿瘤侵犯肾实质后表现为肾盂肾盏受压、变形、分离或聚拢等异常形态；当肿瘤较大影响排尿时可引起阻塞，造成肾盂肾盏扩张、积水，肾轮廓增大。

### 3. CT表现

CT平扫见肾盂肾盏内软组织肿块，形态通常为椭圆形或分叶状，CT值22~45 HU，较大的肿瘤内可见低密度坏死区或高密度钙化灶；增强皮髓交界期呈轻至中度强化，较大的肿瘤呈不均匀强化；排泄期可以看到肾盂内肿块呈充盈缺损表现，患肾可延迟强化。部分病灶在肾周出现一些渗出表现，表现为周围肾窦内脂肪受压、模糊，甚至消失，这种渗出通常为肿瘤侵犯肾实质引起，可能还存在一些炎性的渗出表现。最后，由于RPUC具有多中心和易种植的特性，有时可见输尿管、膀胱种植、腹膜后淋巴结和远处脏器的转移。

### 4. MRI表现

肾盂内的瘤体通常表现为椭圆形或分叶状，边界欠清，$T_1WI$序列呈稍低或等信号，$T_2WI$序列呈稍低信号，少数为等信号，DWI序列呈高信号，ADC图可见明显信号衰减，扩散受限明显；增强后皮髓交界期通常为轻至中度的强化。

需要指出的是，DWI、IVIM-DWI与MRI动态增强技术结合，可以清楚地区分肾盂内小癌灶与血

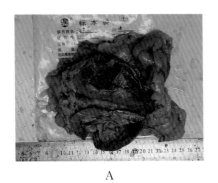
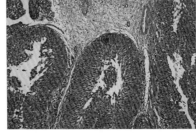
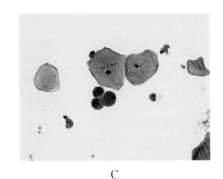

|   A   |   B   |   C   |

**图10-2-1　肾盂高级别非浸润性尿路上皮癌的病理表现**

患者女性，75岁，左肾盂非浸润型尿路上皮癌。大体病理（A）：见肾脏一枚，外周附脂肪囊，肾盂处见一大小3.0 cm×2.5 cm×2.0 cm的菜花样灰白肿块，表面呈乳头状，其旁肾皮质区呈囊性。镜下表现（HE，×100）（B）：肿瘤细胞细胞分化差，可见明显核异性。尿脱落细胞检查（C）：镜下见少量核异质细胞。

凝块,癌灶既有扩散受限又有强化,而血凝块可有扩散受限但不强化。MRU有利于显示肿瘤导致的肾盂(肾盏)内充盈缺损,并可显示输尿管壁种植转移灶。示例如图10-2-2所示。

根据RPUC的影像学表现,Baron等将其分为3种类型:

Ⅰ型:肾盂内肿块型(多为Ⅰ、Ⅱ期)。

Ⅱ型:肿块浸润肾实质型(多为Ⅲ或Ⅳ期)。

Ⅲ型:肾盂壁增厚型(多为Ⅰ、Ⅱ或Ⅲ期)。

(1)Ⅰ型肿瘤一般较小,表现为肾盂内软组织肿块,平扫与肾实质相比呈等或稍低密度,增强扫描多呈轻中度均匀强化,可伴轻度肾积水,肾轮廓正常,肾窦脂肪清晰。

(2)Ⅱ型肿瘤较大,肾实质受侵犯,周围肾窦脂肪消失,肾外形尚保持或稍外隆,增强扫描多呈轻中度不均匀强化。该型RPUC根据肾盂肾盏内是否有肿物又分为两型:A型为伴有肾盂(肾盏)内肿物,由肾盂内肿块型发展而来,为侵袭性较强的肿瘤同时向肾盂(肾盏)及肾实质浸润所致;B型为肾盂(肾盏)内无明显肿物,此型肿瘤起源于肾盂邻近实质侧,向肾实质浸润生长所致。

(3)Ⅲ型主要表现为局部或大部分肾盂壁不

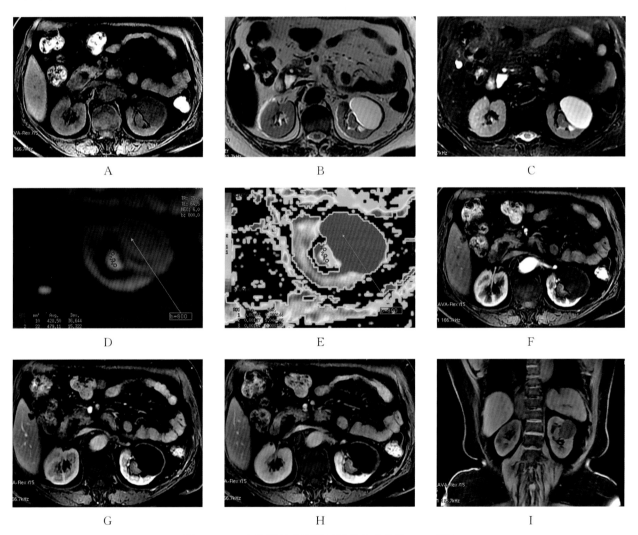

图10-2-2　左侧肾盂非浸润性尿路上皮癌的MRI表现

与图10-2-1为同一患者,左侧肾盂非浸润性尿路上皮癌。MRI检查左侧肾盂内见不规则异常信号灶,略呈铸型样改变,T₁WI序列呈等信号(A),T₂WI序列及抑脂像显示为等及稍低信号(B、C),DWI序列呈稍高信号(D),ADC图未见明显信号衰减(E),ADC值较高;增强扫描呈轻至中度较均匀强化(F~I),患肾亦可见延迟强化。左肾前段实质内另见长T1、长T2信号肾囊肿一枚,边界清,无强化。

规则增厚或呈扁平状肿块,增强后呈环形或不规则轻度强化,排泄期显示不规则充盈缺损;由于增厚的肾盂壁僵硬而造成肾盂的局部狭窄,肿瘤沿肾盂黏膜浸润蔓延至输尿管,可伴有明显肾积水。

### (四)鉴别诊断

(1)肾柱肥大:肾柱肥大突入肾窦时超声影像检查有时易误认为是肾盂肿瘤,但肾柱肥大具有以下特点:① 在声像图上出现低回声区,这种低回声区常见于上下肾盏之间,无球体感;② 在该处的肾轮廓并不突起;③ 低回声区与肾皮质无明显分界;④ 一般小于 3 cm;⑤ CDFI 显示弓形血管走行正常。

(2)肾盂内凝血块:体位改变时可移动,增强后无明显强化。多参数MRI有助于鉴别肾盂尿路上皮癌与血凝块,血凝块在 $T_1WI$ 序列呈高信号、在 $T_2WI$ 序列呈以低信号为主的混杂信号,增强后无强化。

(3)肾结核:肾结核脓肿壁增厚较均匀,范围更广,肾实质可见大小不一囊性病变,呈梅花瓣状排列,常伴有钙化,再结合临床表现及实验室检查可与RPUC鉴别。

(4)肾盂肾炎:是各种感染引起的肾盂肾盏及肾实质的炎症,CT表现为肾盂肾盏壁增厚,肾盂肾盏轻度扩张、肾窦脂肪间隙模糊,炎症伴肾盏结节时,结节多为血凝块,可以通过有无强化或复查进行鉴别;当累及肾实质时局部楔形肿胀、密度减低,增强呈"轮辐状"强化;合并脓肿时,脓肿壁及分隔呈持续性强化、延迟期强化,壁较光整;而本病肾盏壁增厚更明显或呈结节影,局部肾实质呈等或稍高密度,合并坏死时强化不均匀,内壁凹凸不平。

(5)肾淋巴瘤:多表现为肾体积增大、轮廓保持正常,密度相对均匀,增强轻中度持续强化,皮髓质可分辨,不易出现肾积水,但通常双肾受累,多发结节或弥漫性改变,肾动脉呈"血管漂浮征"而肾静脉可受压变窄,而肾实质浸润性尿路上皮癌多单侧,病灶相对较局限,增强呈扇形,可观察到肾盏壁增厚,肾动脉可受侵犯。

(6)肾集合管癌:病灶起源于肾髓质,也呈浸润

性生长,CT表现为以肾髓质为中心的实性或囊实性肿块,密度常不均匀,可累及肾皮质、肾盂肾盏,增强轻中度强化,部分病灶增强后皮髓质可分辨,病灶较小时肾脏轮廓常存在,而肾实质浸润性尿路上皮癌坏死发生率低,两者不易鉴别。

(7)肾髓质癌:年轻人多见,多伴有镰状红细胞病,髓质起源呈浸润性生长,易侵犯肾盂肾盏,常合并出血坏死,侵犯肾盂肾盏时两者CT表现类似,不易鉴别,需要结合临床资料。

### (五)诊断关键要点

(1)肾盂尿路上皮癌好发于40岁以上男性,有多发倾向;典型临床表现为无痛性肉眼血尿。

(2)影像学上分为3种类型:Ⅰ型,为肾盂内肿块型;Ⅱ型,为肿块浸润肾实质型;Ⅲ型,为肾盂壁增厚型。

(3)超声表现为患侧肾脏增大,肾盂不同程度地扩张并可见低回声的结节或肿块,CDFI可显示点线状的血流信号,频谱显示为动脉血供,周围可显示绕行的肾血管,肾窦受压变形,结构紊乱。

(4)IVP表现为肾盂、肾盏内固定不变的充盈缺损影,形态欠规则,肿瘤较大可继发患侧尿路积水。而肾盂阴性结石、血凝块位置可移动或随排泄消失。

(5)CT平扫为等或稍低密度,钙化或坏死较少见。CT增强呈轻中度持续性强化;CTU排泄期可以看到肿块呈充盈缺损,患侧肾脏局部或全肾不同程度肾功能减退。CT平扫结合增强和CTU在鉴别肾盂癌与肾结石或血凝块时具有实用价值。

(6)MRI平扫＋多期增强＋DWI有助于显示Ⅰ型早期肾盂尿路上皮癌。MRI表现为肾盂肾盏壁增厚、小结节,病灶DWI与中高 $b$ 值的 IVIM-DWI 呈高信号。DWI结合动态增强还帮助区分血凝块与原发灶;MRI与MRU结合可显示沿尿路上皮的种植转移灶,并显示全尿路解剖,为手术决策提供全面信息。

(李翠平　董江宁)

# 二、肾盂鳞状细胞癌

## （一）概述

肾盂鳞状细胞癌（renal pelvis squamous cell carcinoma，RPSCC）是一种发生在诱因刺激下肾盂黏膜移行上皮发生鳞状上皮化生继而发生的鳞状细胞癌。它是一种罕见的肾盂肿瘤，在所有肾肿瘤中发生率为0.5%~8%。由于RPSCC多呈低分化、恶性度高且肾盂壁薄，早期即可出现淋巴结转移和肿瘤扩散。多数患者确诊时已为晚期，预后极差，生存时间不超过8个月。该病文献报道的平均发病年龄为56岁，发病率无性别和侧别差异。

一般认为肾盂鳞状细胞癌的发生可能是长期或反复发作的尿路结石、肾盂积水、感染和慢性炎症等因素所致。尿路上皮所受的慢性刺激通过诱发鳞状上皮化生，最终可发展为癌。据报道，50%~80%的肾盂鳞状细胞癌合并结石、感染及炎症。文献报道的其他独立危险因素包括：内源性和外源性的化学物质、维生素A缺乏、吸烟、滥用镇痛药、激素分泌失衡、放疗、移植肾的慢性排异反应等。Mizusawa等报道马蹄肾的肾盂鳞状细胞癌发病率是正常结构肾脏发病率的3倍，因为前者罹患尿路结石或感染的风险显著增加。

肾盂鳞状细胞癌的临床表现缺乏特异性，多为肉眼血尿、腰背部胀痛、腹部不适或触及包块等。也有部分患者无明显症状，因体检发现异常而就诊。晚期可能出现包括贫血、恶病质、高钙血症等全身症状。

## （二）病理表现

病理学检查是确诊肾盂鳞状细胞癌的金标准。鳞状细胞癌的诊断应是具有鳞状上皮分化的癌组织是肿瘤的唯一组织病理学成分，若同时出现尿路上皮癌成分则应诊断为尿路上皮癌伴鳞状分化。

镜下表现：肾盂鳞状细胞癌组织在镜下可见具有丰富的嗜酸性胞质和细胞间桥的角化癌细胞，在肾实质中可以形成不规则的条索状浸润灶。

免疫组化：肿瘤表达CK5、34βE12和p63阳性支持鳞状细胞癌诊断，而且在尿路上皮癌中表达的CK20、GATA3和Uroplakins为阴性或仅局灶阳性。此外，应注意根据病史及相关检查鉴别转移性鳞状细胞癌。

肾盂鳞状细胞癌多为高级别、浸润性肿瘤，确诊时常处于pT3~pT4期，术后短期内肿瘤复发和转移风险高，合并肾静脉或下腔静脉癌栓往往提示预后不良。

## （三）影像学表现

### 1. 超声表现

声像图中肾盂黏膜表面不光滑，肿块形态不规则，回声可呈均匀分布。

### 2. X线表现

静脉肾盂造影（IVP）表现为肾盂、肾盏内充盈缺损，可确定肾盂形态、占位和积水，了解肾功能等。

### 3. CT表现

早期肿瘤局限于肾盂或肾盏内呈小圆形的软组织影，边缘光滑或不规则，很多小的肾盂鳞癌只有在对比剂的衬托下才能在CT图像上显示。晚期CT表现为肿块向肾盂腔外生长，患肾体积增大；肾窦及肾盂可见致密高密度铸型结石影伴少许放射状伪影，结石远端见多房囊性低密度影，部分囊腔内密度欠均，可见片絮状、乳头状实性密度影，边界不清；CT多期增强呈渐进性轻至中度不均匀强化，强化幅度低于肾实质，患肾实质受压变薄。肾周间隙渗出模糊，见少许片絮状低密度影，增强后无明显强化；当肿瘤较大时，邻近肝脏、肾上腺可呈明显受压、侵袭改变，当肿瘤侵及下腔静脉时，可见肾盂肿块侵犯下腔静脉管壁及血管腔内癌栓。示例如图10-2-3所示。

### 4. MRI表现

RPSCC的肿块呈椭圆形或分叶状，位置相对固定，边界不清，肿块$T_1WI$序列信号高于尿液，$T_2WI$序列信号则低于尿液，DWI序列呈明显高信号，ADC图呈明显低信号，提示存在扩散受限；增强后皮髓交界期呈轻至中度强化，MRU排泄期可见低

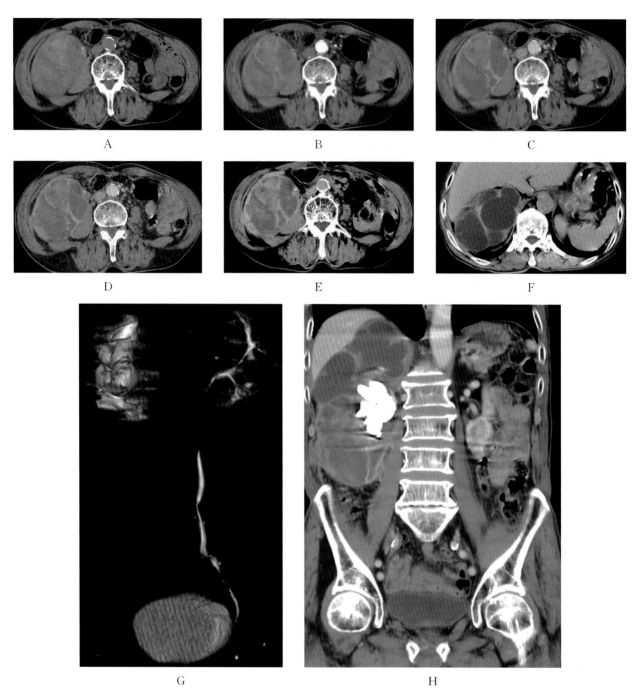

图10-2-3　右肾结石伴右肾盂浸润性高分化鳞状细胞癌的CT表现

患者男性,85岁,右侧肾盂浸润性高分化鳞癌。CT检查(A)示右肾体积增大,右肾窦及肾盂见铸型致密结石影,结石远端见多房囊性低密度影,部分囊腔内密度欠均匀,可见片絮状、乳头状实性密度影,边界不清;四期增强扫描(B～E)呈渐进性轻至中度强化,右肾实质受压变薄(F),邻近肝脏后缘、右侧肾上腺明显受压。CTU(G)示右肾盂肾盏积水,内见高密度的铸型结石影,肿瘤侵及右肾盂和输尿管的连接部,右侧输尿管未见显示(G)。冠状位重建(H)示右肾积水,体积增大,右肾盂内铸型结石。

信号充盈缺损。肾周可见渗出表现，这种渗出通常为肿瘤侵犯肾实质引起，可能还存在一些炎性的渗出表现。另外，肿瘤有时可见输尿管、膀胱种植、后腹膜淋巴结和远处脏器的转移。

### （四）鉴别诊断

（1）囊性肾癌：以肾实质受累为主，表现为肾实质内囊实性肿块，肿块分隔与实性成分强化，囊性成分不强化，且囊性成分呈蜂房状而非肾盂扩张后的形态，也无肾盂内强化的瘤结节，也不合并肾盂结石。

（2）肾盂尿路上皮癌：肿块通常为椭圆形或分叶状，边界欠清，$T_1WI$ 序列呈稍低或等信号，$T_2WI$ 序列呈稍低信号，少数为等信号，DWI 序列呈高信号，ADC 图可见明显信号衰减，扩散受限明显；增强后皮髓交界期通常为轻至中度的强化，MRU 能清楚显示肿瘤导致的肾盂肾盏内充盈缺损。二者主要通过临床表现及转移途径区分。肾盂鳞癌可形成腔静脉癌栓及广泛骨髓转移；而肾盂尿路上皮癌则沿尿路上皮种植转移到输尿管、膀胱。

（3）黄色肉芽肿性肾盂肾炎（xanthogranulomatous pyelonephritis，XGP）：弥漫型 XGP 表现为肾脏肿大，肾实质内形成以肾盂为中心的多发囊性病灶，增强后病灶囊壁明显强化，内部低密度坏死区无强化，坏死组织为黄色瘤样组织。当病变局限于肾内时，病变的坏死腔或扩张积水的肾盏形成彼此不相通的脓腔，同时常伴肾实质变薄、萎缩，故患肾表现为多分隔、多房的囊实性包块。因为分隔多为萎缩的肾实质，所以增强扫描通常为均匀、明显、持续强化。

### （五）诊断关键要点

（1）发病年龄多大于50岁，患肾结石时间较长（一般大于10年），且近期血尿症状明显。

（2）IVP 显示肾盂、肾盏内充盈缺损，多合并肾结石和肾盂肾盏积水。

（3）CT 示患肾体积增大，肾窦及肾盂可见致密铸型结石影；以肾盂为中心的多房囊性肿块，增强后实性成分呈渐进性轻至中度不均匀强化，强化幅度低于肾实质，患肾实质受压变薄伴肾实质受侵。当肿瘤较大时，邻近肝脏、肾上腺可呈明显受压、侵袭改变，侵及下腔静脉时，下腔静脉内可见癌栓。

（4）MRI 显示以肾盂为中心的混杂信号肿块，边界不清，肿瘤实性成分 $T_1WI$ 序列信号高于尿液，$T_2WI$ 序列信号低于尿液，DWI 序列明显扩散受限，增强后皮髓交界期为轻至中度强化，肾实质期和排泄期延迟强化；增强排泄期肾盂内充盈缺损，MRU 可以显示肾盂内肿块和患侧尿路梗阻信息。

（李翠平　董江宁）

## 三、输尿管癌

### （一）概述

输尿管癌（primary ureteral carcinoma）是起源于输尿管尿路上皮的恶性肿瘤，约90%为移行细胞癌，其余为少见鳞癌和腺癌。本病临床少见，好发于中老年，男性多于女性，高发年龄为60～70岁。输尿管位置深在，发生肿瘤时体征常不明显，故早期临床表现无明显特异性，最常见的症状为间歇性无痛肉眼血尿，其次是疼痛、腹部包块，晚期部分患者可出现体重下降、贫血等症状。

输尿管癌系细胞病理性增生形成，好发人群主要是长期饮用咖啡的人群、滥用镇痛剂的人群、有相关疾病家族史的人群，诱发因素目前尚不明确。

### （二）病理表现

输尿管上皮为移行细胞，与肾盂、膀胱上皮在胚胎来源和组织形态完全相似，因此，输尿管癌与肾盂癌一样，绝大多数为移行上皮癌，少数为鳞癌、腺癌和未分化癌。

输尿管下段为输尿管癌好发部位。由于输尿

管壁很薄,肿瘤常早期就侵犯管壁全层或周围结构,可多发或孤立存在。由于输尿管壁有丰富的淋巴管网和毛细血管网,早期易通过淋巴结转移或血行转移至肺、肝脏和骨骼。输尿管癌的另一特点是多发,或由肾盂肿瘤蔓延、种植形成,也可由膀胱肿瘤向上蔓延而来。

### (三)影像学表现

#### 1. 超声表现

患侧集合系统扩张,内见条形或"手套状"无回声。病变近端输尿管扩张,病变部位输尿管内可见团状低回声,与周围组织分界不清。CDFI:肿瘤内部及基底部可见点状和细条状动、静脉血流信号。

根据相应的大体病理特征,原发性输尿管癌超声可分为以下三型:

Ⅰ型:表现为输尿管管腔内低回声或等回声结节;

Ⅱ型:表现为输尿管管壁不均匀增厚,管腔变窄或消失;

Ⅲ型:表现为输尿管周围团块。

#### 2. X线表现

静脉尿路造影或逆行尿路造影表现为病变部位输尿管内见长圆形或圆形充盈缺损,充盈缺损的边缘不规则,呈"虫咬状",亦可表现为不规则溃疡和管腔狭窄。肾盂及病变近段输尿管不同程度扩张、积水。当肿瘤阻塞输尿管时,如同时做排泄性和逆行尿路造影,可显示肿瘤之上下缘及其范围。

#### 3. CT表现

输尿管内软组织密度病灶或管壁增厚,肿块较小时多呈圆形,边缘较光滑或有小棘状突起,肿块较大者(直径>5 cm)则多不规则,中央可见密度较低的坏死液化区,肿瘤向外可与周围的腹膜后组织粘连、浸润。平扫CT值在40 HU左右,增强后呈轻中度强化,CT值可提高20 HU及以上。增强排泄期及CTU可清楚显示癌肿区管腔狭窄,管壁不均匀增厚或管腔内的充盈缺损。病变上方输尿管、肾盂扩张积水。输尿管癌好发于输尿管下1/3段,可呈多中心性生长,向上可累及肾盂,向下可累及膀胱。肿瘤晚期病灶可向周围组织浸润,输尿管周围的腹膜后多个淋巴结转移。示例如图10-2-4所示。

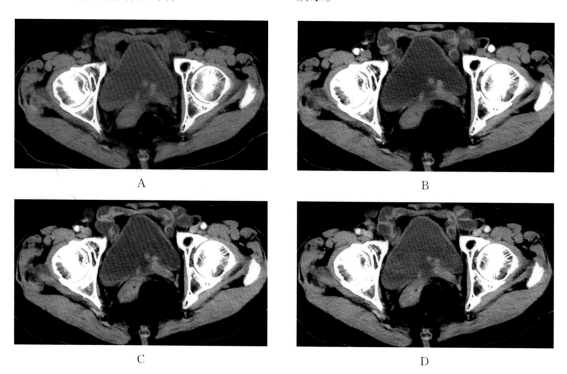

A

B

C

D

图10-2-4 左侧输尿管浸润性高级别尿路上皮癌CT表现

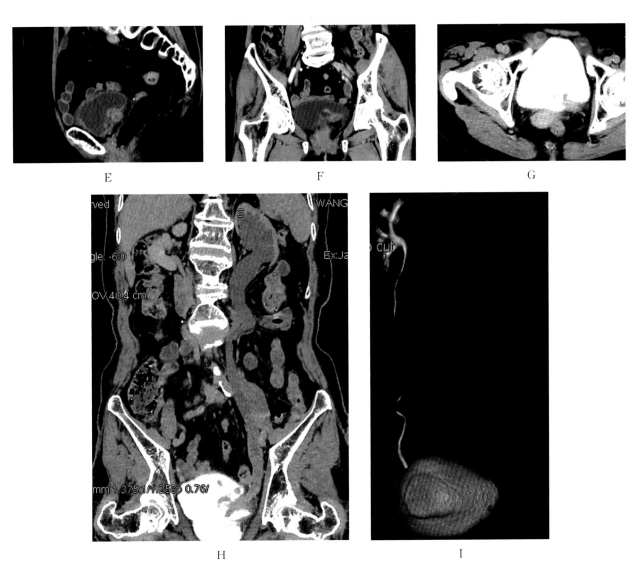

图 10-2-4 左侧输尿管浸润性高级别尿路上皮癌 CT 表现(续)

患者女性,86岁,左侧输尿管下段尿路上皮癌。CT 检查(A)示左侧输尿管下段管壁增厚,见铸型软组织影,增强后(B~G)呈较明显强化,近段输尿管及肾盂肾盏明显扩张积液,病变长度约5.9 cm,且左侧输尿管下端开口处及膀胱壁内见明显强化结节,上游的输尿管扩张,左肾皮髓质变薄,且灌注减低,CTU(H)从整体上更清晰地显示左输尿管下段管壁增厚的范围和腔内充盈缺损,容积再现三维重建的CTU图像(I),左侧尿路未显影,左肾功能严重减退。

**4. MRI表现**

MRI平扫可见病变段输尿管壁增厚、局部形成小的软组织肿块，$T_1WI$序列呈低或等信号，$T_2WI$序列以高信号为主，有时呈等信号，病灶DWI序列呈高信号，ADC图呈低信号，ADC值较低。MRI增强后病灶呈轻中度强化。MRU示病灶呈稍高信号灶，低于尿液信号，高于周围软组织信号，梗阻端输尿管突然截断、不规则或鸟嘴样改变，输尿管管壁增厚、僵硬，梗阻上段输尿管、肾盂、肾盏扩张积水。常规扩散加权成像与小视野的高清扩散加权成像技术结合，不仅有利于微小输尿管癌的检出，还可以发现沿尿路上皮播散的小转移灶。

## （四）鉴别诊断

（1）输尿管结石：绝大多数泌尿系结石为阳性结石，一般腹部平片即能明确诊断，少数阴性结石所致的输尿管腔内充盈缺损需与肿瘤鉴别。结石边缘多较光滑锐利，可见杯口状充盈缺损，即使是阴性结石，其CT值也远远高于肿瘤组织，MRI平扫在$T_1WI$及$T_2WI$序列上均呈低信号，且临床上结石患者多有较明确的腰腹部绞痛发作史。

（2）输尿管炎性狭窄：输尿管慢性炎症表现为管腔狭窄、管壁增厚、管壁周围组织纤维化，狭窄多为渐进性，狭窄段较长，程度较轻，而肿瘤所致狭窄多为截断性。

（3）输尿管结核：病变范围较炎症及肿瘤更广，输尿管呈串珠状改变，狭窄及扩张交替存在，结核所致输尿管管壁增厚更明显，多伴有同侧肾结核及膀胱结核。

（4）输尿管息肉：好发于输尿管上1/3段，年轻人多见，息肉多带蒂，表现为输尿管腔内长条状充盈缺损、边缘光滑，位置常可变化，梗阻积水较少见。

（5）输尿管内血凝块：平扫CT值较高，CT、MRI增强扫描血凝块不强化，而肿瘤则有强化，复查时血凝块常可溶解消失或变形，位置发生变化或密度减低，可与肿瘤相鉴别。

## （五）诊断关键要点

（1）输尿管癌多见于中老年男性，无痛性肉眼血尿常为首发症状。

（2）超声表现：肿瘤多为低回声，可以区别结石与软组织病变。X线静脉尿路造影或逆行尿路造影见病变部位输尿管内长圆形或圆形充盈缺损。

（3）CT表现：输尿管癌好发于输尿管下1/3段，呈多中心性生长。早期表现为管壁增厚，逐步形成软组织密度结节和小肿块，增强后呈轻中度强化。CTU可清楚显示癌肿区管壁增厚、管腔狭窄或管腔内充盈缺损。病变上方输尿管、肾盂扩张积水。晚期肿瘤组织向周围组织浸润伴淋巴结转移。

（4）MRI表现：病变段输尿管壁增厚、局部可见小肿块，DWI序列病灶呈高信号，ADC图呈低信号、ADC值较低。MRU示癌灶处输尿管狭窄，梗阻端输尿管突然截断或不规则或鸟嘴样改变，上游的输尿管、肾盂、肾盏扩张积水。DWI尤其是结合小视野的高清DWI技术，不仅有利于微小输尿管癌的检出，还可以发现沿尿路上皮播散的小转移灶。

（李翠平　董江宁）

# 参考文献

［1］ Banner M P, Pollack H M. Fibrous ureteral polyps[J]. Radiology, 1979, 130(1):73-76.

［2］ Bellin M F, Springer O, Mourey-Gerosa I, et al. CT diagnosis of ureteral fibroepithelial polyps [J]. Eur Radiol, 2002, 12(1):125-128.

［3］ 叶琴, 薛恩生, 梁荣喜, 等. 输尿管息肉的彩色多普勒超声诊断与鉴别诊断[J]. 中华超声影像学杂志, 2019(8):704-708.

［4］ 曹阿丹, 郭海燕, 翟曼丽, 等. 输尿管息肉双源CT泌尿系造影表现[J]. 临床放射学杂志, 2018, 37(8):1338-1341.

［5］ 朱玉春, 邢伟, 王建良, 等. 原发性输尿管息肉MSCT诊断[J]. 临床放射学杂志, 2014, 33(7):1048-1051.

［6］ 初占飞, 郎嘉兴, 白莉, 等. 原发性输尿管息肉多层螺

旋CT诊断价值分析[J].临床放射学杂志,2013,32(11):1619-1621.

[7] 张剑飞,杨为民,陈忠.输尿管息肉的诊断与治疗研究进展[J].现代泌尿生殖肿瘤杂志,2009,1(6):373-375.

[8] 蒋高民,赵绘萍,陈新哲.输尿管癌与输尿管息肉的螺旋CT诊断[J].临床放射学杂志,2009,28(6):834-836.

[9] 张和平,王长福,王斌杰,等.输尿管息肉的磁共振诊断价值[J].中国医学影像技术,2007(9):1352-1354.

[10] Gu J, Li D, Shang L, et al. Thulium laser in the management of ureteral fibroepithelial polyps: A multicenter retrospective study [J]. J Laparoendosc Adv Surg Tech A, 2021,31(11):1241-1246.

[11] Yamane H, Nishikawa R, Muraoka K. Ureteral fibro-epithelial polyp: A case report [J]. Urol Case Rep, 2021,39:101815.

[12] Matsuda T, Hori M. Five-year relative survival rate of kidney and renal pelvis cancer in the USA, Europe and Japan[J]. J Clin Oncol, 2015,45(1):136.

[13] Knox M, Colli J L. Characterizing changes in kidney and renal pelvis cancer incidence from 1998 to 2006 in the United States[J]. Int Urol Nephrol, 2011,43(2):359-363.

[14] Koh Y, Yumiba S, Okada T, et al. A subcutaneous metastasis from renal pelvic carcinoma growing rapidly after radical nephrectomy: A case report [J]. Hinyokika Kiyo, 2016,62(3):135-139.

[15] 李思江,蒲军,何云,等.肾盂癌的影像学特点及早期诊断报告[J].重庆医学,2017,46(31),69-70.

[16] 黄备建,季正标,袁海霞,等.超声造影诊断肾盂癌[J].中国医学影像技术,2010,26(3):553-556

[17] 姜露莹,杜联芳,李凡,等.肾盂癌超声造影的初步研究[J].中国超声医学杂志,2007,23(2):140-141

[18] 谢欢,刘四斌,刘静.肾实质浸润型尿路上皮癌CT表现[J].临床放射学杂志,2020,39(11):2253-2256.

[19] 王雅静,陈井亚,陈虎.肾盂尿路上皮癌的CT征象分析[J].中国中西医结合影像学,2020,18(5):493-495,507.

[20] 程山忠,石太峰,侯卓,等.多排螺旋CT尿路造影对尿路上皮癌的诊断价值[J].江苏医药,2015,41(24):3052-3053.

[21] 位志峰,徐晓峰,周文泉,等.上尿路浸润性尿路上皮癌的诊断分析[J].医学研究生学报,2012,25(4):392-394.

[22] 李浩杰,梁丽丽,李安琴,等.浸润性肾盂癌MRI诊断价值[J].实用放射学杂志,2017,33(2):236-239.

[23] 李殿秋,王延婷.上尿路肿瘤16例彩色多普勒超声声像图分析[J].中国实验诊断学,2018,22(3):482-483.

[24] 王龙胜.肾盂癌的CT诊断:2022年读片窗(1)[J].安徽医学,2022,43(1):124-125.

[25] 徐婷,乔英,李健丁,等.《请您诊断》病例83答案:左肾盂尿路上皮癌[J].放射学实践,2014,29(1):106-107.

[26] 黄吉炜,蔡兴锟,王早宇,等.肾盂鳞状细胞癌的诊治分析[J].中华泌尿外科杂志,2020,41(5):348-351.

[27] 王黎,姚启盛,陈从波,等.肾结石并肾盂鳞癌六例[J].临床外科杂志,2021,29(8):764-766.

[28] 房世保.肾盂鳞癌的超声诊断(附3例分析)[C]//中国超声医学工程学会第八届全国腹部超声学术会议论文汇编,2010:207-208.

[29] Musri F Y, Mutlu H, Eryilmaz M K, et al. Hypercalcemia associated with squamous cell carcinoma of renal pelvis: A case and review of the literature [J]. Journal of Cancer Research and Therapeutics, 2019, 15(Supplement):S170-S172.

[30] 刘春和,徐勇,杨建兵.肾盂铸形结石并发肾盂鳞状细胞癌五例报告[J].实用临床医学,2009,10(4):59.

[31] 王伟,曹一鸣,覃庆平.老年肾盂鳞癌6例临床分析[J].实用老年医学,2007(2):123.

[32] 张利朝,胡卫列,李清荣,等.肾盂铸形结石并发肾盂鳞状细胞癌6例报告[J].临床泌尿外科杂志,2006(10):790-791.

[33] Giannopoulos A, Mitropoulos D, Davaris P, et al. Squamous cell carcinoma of the renal pelvis presenting with a loin sinus[J]. European Urology, 1989,16(6):466-468.

[34] Narumi Y, Sato T, Hori S, et al. Squamous cell carcinoma of the uroepithelium: CT evaluation [J]. Radiology, 1989,173(3):853-856.

[35] 董志韬,杨金瑞,赵小昆,等.肾盂鳞状细胞癌的诊治[J].中国现代医学杂志,2003(13):61-62.

[36] 黄晶晶,袁阳光,韩丽莹,等.黄色肉芽肿性肾盂肾炎与囊实性肾盂鳞状细胞癌的CT鉴别诊断[J].临床放射学杂志,2018,37(11):1883-1887.

[37] 陈壮飞,郑少斌,张鹏,等.肾盂鳞状细胞癌临床特点分析[J].中华泌尿外科杂志,2011(6):373-375.

[38] 田序伟,马依迪丽·尼加提,孟令辉,等.肾盂鳞状细胞癌的影像表现及病理特点[J].实用放射学杂志,2020,36(10):1619-1621,1634.

［39］ Leder R A, Dunnick N R. Transitional cell carcinoma of the pelvicalices and ureter ［J］. AJR Am J Roentgenol, 1990,155:713-722.

［40］ Winalski C S, Lipman J C, Tumeh S S. Ureteral neoplasms［J］. Radiographics, 1990,10:271-283.

［41］ Caoili E M, Cohan R H, Korobkin M, et al. Urinary tract abnormalities：Initial experience with multi-detectorrow CT urography［J］. Radiology, 2002,222:353-360.

［42］ Caoili E M, Cohan R H, Inampudi P, et al. MDCT urography of upper tract urothelial neoplasms［J］. AJR Am J Roentgenol, 2005,184:1873-1881.

［43］ Silverman S G, Leyendecker J R, Amis Jr E S. What is the current role of CT urography and MR urography in theevaluation of the urinary tract?［J］. Radiology, 2009,250:309-323.

［44］ 王鹏远,尚义超,郑铎,等.肾盂癌与输尿管癌术后预后分析［J］.临床外科杂志,2022,30(4):368-371.

［45］ 孙权权,刘同欣,张娜,等.原发性输尿管癌术后辅助放疗效果分析［J］.中国现代医生,2020,58(6):86-89,93.

［46］ 兰秀玲,方晓,宗素英,等.原发性输尿管癌螺旋CT扫描及三维重建的影像特点和诊断价值分析［J］.中国医药指南,2020,18(5):50.

［47］ 宋继文.输尿管癌和输尿管息肉在临床上的表现和治疗［J］.世界最新医学信息文摘,2019,19(47):346,348.

［48］ 卢旺.螺旋CT泌尿系成像诊断输尿管癌的临床价值［J］.医疗装备,2019,32(2):38-39.

［49］ 田子农,徐仁芳,宋广来,等.原发性输尿管癌的诊治分析［J］.中国继续医学教育,2018,10(32):87-89.

［50］ 陈娟,李思江,蒲军,等.输尿管癌的早期诊断及影像学特点［J］.检验医学与临床,2018,15(1):73-76.

［51］ 尚中义,于昌连,曹俊峰,等.31例原发性输尿管癌诊治的临床观察［J］.中国实用医药,2017,12(35):21-22.

［52］ 肖东健,林玉琳,王勇,等.原发性输尿管癌的多层螺旋CT多期动态增强表现［J］.实用医学影像杂志,2016,17(6):525-527.

［53］ 何斌.MRI在原发性输尿管癌中的诊断价值［J］.安徽卫生职业技术学院学报,2016,15(6):35-36.

［54］ 刘晨,张旭辉,胡操阳,等.尿脱落细胞学检查改良对原发性输尿管癌的诊断价值［J］.中国中西医结合外科杂志,2016,22(6):555-557.

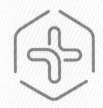

# CHAPTER ELEVEN

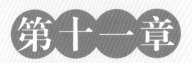

## 膀　胱

# 第一节　膀胱良性肿瘤

## 一、膀胱内翻性乳头状瘤

### (一) 概述

膀胱内翻性乳头状瘤(inverted papilloma of the bladder, IPB)是一种罕见的来源于膀胱尿路上皮的良性肿瘤,由于膀胱慢性炎症刺激和出口处梗阻引起膀胱黏膜上皮向下凹陷增生,形成上皮细胞巢并向腔内突起形成内翻性乳头状肿瘤。IPB占尿路上皮肿瘤的1.0%~2.2%、膀胱肿瘤的6.0%。最早于1927年由Paschkis等发现并将其描述为"息肉样腺瘤",后于1963年由Potts和Hirst等人首先将其命名为内翻性乳头状瘤。

本病的病因及发病机制不明,有研究认为与吸烟、Brunn上皮巢增生和尿路上皮慢性炎症有关,其生物学行为具有低度恶性潜能,有切除后复发的报道。组织学上以肿瘤组织内翻性生长为特征,表面被覆薄层移行上皮细胞,一般固定于固有层,不侵犯肌层。病理组织学分为小梁型、腺型和混合型。多发生于中老年男性,好发年龄20~88岁,平均年龄59.3岁,男女之比约为5.8:1。

IPB可发生于膀胱黏膜的任何部位,单发多见,以膀胱颈及三角区最为常见,其次为侧壁、顶壁。临床可表现为无痛性肉眼血尿、尿路刺激症状、尿路梗阻等,也可无任何临床症状。

### (二) 病理表现

大体病理:肿瘤大小为1.0~50 mm,平均12.8 mm,呈乳头状或息肉状,有蒂或广基,表面较光滑。

镜下表现:表面被覆形态正常的移行上皮细胞,增生的上皮细胞向下凹陷呈内生性生长,形成上皮巢状结构,巢中心为平行排列的上皮细胞,周围细胞呈栅栏状排列。瘤细胞呈卵圆形或梭形,形态规则,大小一致,无异型性,偶见核分裂象。

免疫组化:p53(+,野生型),CK7(+),CK20(-),CD10(-),Ki-67(+,约5%),Vim(-)。示例如图11-1-1所示。

### (三) 影像学表现

**1. 超声表现**

膀胱黏膜乳头状肿块,多有蒂,形态规则,表面光滑,多为高回声,少数为等回声,极少数为低回声。带蒂肿块可出现基底部的钟摆运动,即"钟摆征"。瘤体纵径大于最大横径,基底部小于最大横径。CDFI:病灶内无血流信号,少数病灶内见少许或丰富血流信号。超声造影:多为高增强,少数为中等或低增强,强化方式多为"快进快退",少数为"慢进快退"。膀胱壁肌层呈完整低增强。

**2. CT表现**

膀胱内不规则乳头状或菜花状软组织肿物,多数以窄基底与膀胱壁相连,多有蒂。CT平扫呈现与膀胱壁等密度,增强扫描呈均匀强化,动脉期、静脉期及延迟期强化程度逐渐升高。病变区邻近膀胱壁可增厚,但CT增强扫描后不强化。示例如图11-1-2所示。

**3. MRI表现**

膀胱内翻性乳头状瘤呈有蒂息肉状,表面光滑,无乳头状结构。与膀胱壁相比,瘤体$T_1WI$序列呈等信号,$T_2WI$序列呈稍高信号,DWI序列多呈高信号,少数呈等信号。在$T_1WI$及$T_2WI$序列上蒂与瘤体信号相同,DWI序列上蒂常常显示不清。ADC值范围为$(1.00 \sim 1.93) \times 10^{-3}$ mm²/s(平均为$(1.40 \pm$

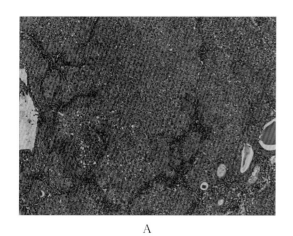 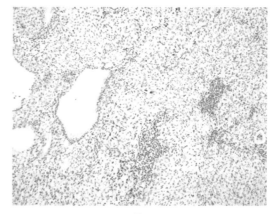

A        B

图11-1-1 膀胱内翻性乳头状瘤病理学表现

患者男性,43岁,膀胱内翻性乳头状瘤。肿瘤细胞呈巢状分布(HE,×100)(A),排列紧密,巢中心为平行排列的上皮细胞,无血管结构,周围细胞呈栅栏状排列,未见明显坏死及核分裂象。免疫组化(B):p53(+,野生型),其他:CK7(+),CK20(−),Ki-67(+,约5%)。

0.36)×10⁻³ mm²/s),有报道显示膀胱内翻性乳头状瘤与尿路上皮癌的 ADC 值有重叠,1.00×10⁻³ mm²/s 可作为鉴别两者的界值。MRI增强扫描早期明显强化,延迟期多为持续强化,少数强化减低。瘤蒂的强化与瘤体强化同步。

### (四)鉴别诊断

(1)膀胱尿路上皮癌:好发于老年人,呈菜花状或分叶状凸向膀胱腔内,活动性差,基底宽,纵径多小于基底部横径;肿瘤与膀胱壁分界不清,易向下浸润膀胱肌层甚至外膜。CT、MRI增强扫描动脉期明显强化,静脉期强化程度最高,延迟期逐渐减退。膀胱内翻性乳头状瘤多带蒂,活动性较好,纵径多大于基底部横径;增强扫描动脉期明显强化,静脉期、延迟期持续升高强化,升高幅度较弱,增厚膀胱壁无明显强化。膀胱尿路上皮癌DWI序列呈明显高信号,ADC值低,易发生淋巴结转移,有助于鉴别。

(2)腺性膀胱炎:又称囊性膀胱炎,腺性膀胱炎多呈局灶性隆起,或膀胱壁弥漫增厚,内部可见囊肿,病灶表面光滑。CT平扫多呈均匀等密度,增强后多为均匀轻度强化,少数可见表面线样明显强化,增厚的膀胱壁也有强化。MRI显示 T₁WI 序列呈均匀等信号,T₂WI 序列呈均匀稍高信号,增强均匀轻度强化。

(3)膀胱平滑肌瘤:CT呈类圆形软组织密度肿块影,边界清晰,膀胱充盈良好时肿块多突向腔内,以宽基底与膀胱壁相连。MRI呈等或稍长 T1、等或稍长 T2 信号,信号强度与邻近的子宫平滑肌相似,其信号不均,常常可见高信号变性区及低信号平滑肌纤维成分,呈"旋涡征";DWI序列以等低信号为主;增强后呈中等度渐进性强化。

### (五)诊断关键要点

(1)膀胱内翻性乳头状瘤多发生于中老年男性,儿童、青少年少见。

(2)以膀胱颈及三角区最为多见,乳头状或息肉状,表面光滑,多有蒂,窄基底,纵径多大于基底部横径,不侵犯肌层。

(3)超声多为高信号,有蒂者可见"钟摆征",CDFI多无血流,造影后多呈高增强,"快进快退"。

(4)CT平扫与膀胱壁呈等密度,增强早期明显强化,静脉期、延迟期呈持续强化。

(5)MRI平扫病灶呈等 T1、稍长 T2 信号,DWI序列呈高信号,一般 ADC 值也较高。T₁WI、T₂WI 序列上瘤蒂与瘤体信号相同。增强扫描早期明显强化,延迟期多为持续强化。

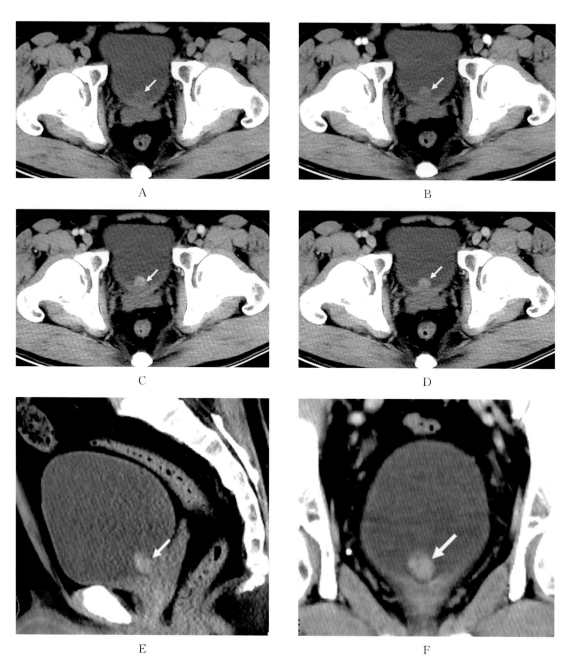

图 11-1-2　膀胱内翻性乳头状瘤 CT 表现

患者男性,50岁,膀胱三角区内翻性乳头状瘤。CT平扫(A)显示膀胱三角区单发乳头状等密度软组织肿块,密度均匀,边界清晰,与膀胱壁以窄基底相连。增强三期(B~D)扫描示肿块呈中度持续强化。静脉期矢状位图像(E)示软组织肿块与膀胱壁窄基底相连,见蒂状结构。静脉期冠状位图像(F)示软组织肿块持续均匀强化。

(孙明华　阚　宏)

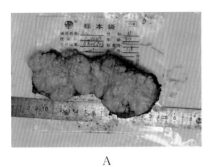
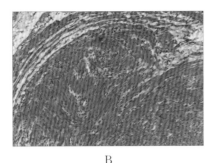
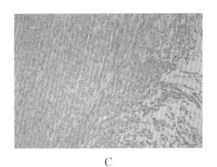

|  A  |  B  |  C  |
| --- | --- | --- |

图 11-1-3　膀胱平滑肌瘤的病理学表现

患者女性,37岁,膀胱平滑肌瘤。大体病理(A):肉眼观察肿瘤切面呈灰白色,似鱼肉样,伴水肿和局灶性红色变性,大小约 10 cm×8 cm×6 cm。镜下表现(B):肿瘤细胞及细胞核呈梭形、长杆状,两端钝缘,细胞呈束状、编织状排列,胞质嗜酸性,细胞分化良好,未见核异性。免疫组化(C):Vim(+/−),SMA(+),Desmin(+),S-100(−),CD34(−),Ki-67(+,<3%)。

## 二、膀胱平滑肌瘤

### (一)概述

膀胱平滑肌瘤(leiomyoma of bladder,LB),是起源于膀胱壁由成熟平滑肌细胞构成的良性间叶组织肿瘤。本病临床少见,分别占膀胱全部肿瘤的0.4%以及膀胱良性肿瘤的35%,是最常见的膀胱非上皮性良性肿瘤。病因尚不明确,有文献认为雌激素是导致膀胱平滑肌瘤发生的主要原因,因此约2/3的膀胱平滑肌瘤发生于30~50岁的女性。

肿瘤好发于膀胱三角区及两侧壁,呈膨胀性生长并有完整的包膜;常常单发,具有宽基底,大小从数毫米至数厘米不等(平均直径约6 cm)。根据肿瘤部位与膀胱壁的关系将其分为:① 膀胱黏膜下型,最为常见,约占63%;② 膀胱浆膜下型,为第二常见型,约占30%;③ 膀胱壁间型,最少见,约占7%。本病的临床表现与肿瘤分型及大小有关,如位于膀胱颈部时出现症状早,位于肌壁间容易出现血尿,较大时容易出现尿路梗阻及尿路刺激征等。

### (二)病理表现

膀胱平滑肌瘤在组织病理的镜下表现与子宫平滑肌瘤相似。

大体病理:肿瘤呈灰白色,圆形或卵圆形,包膜完整,质地坚韧有弹性,似鱼肉样。

镜下表现:肿瘤细胞呈梭形,胞质丰富,由成束纵横交错的平滑肌纤维组织组成,染色呈深粉色,胞核呈棒状,无核分裂象,瘤细胞聚集成束,呈“编织状”或“漩涡状”排列。

免疫组化:平滑肌肌动蛋白SMA(+)和Desmin(+),是其确诊依据。示例如图11-1-3所示。

### (三)影像学表现

**1. 超声表现**

超声是膀胱平滑肌瘤的首选检查手段,肿瘤呈低回声,肿瘤表面膀胱黏膜为强回声,边界清楚,形态规则,表面光滑,内部回声较均匀,基底宽,黏膜连续,肿瘤内部及周边可有丰富血流。示例如图11-1-4所示。

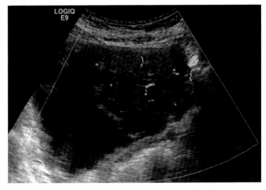

图 11-1-4　膀胱平滑肌瘤的超声表现

与图11-1-3为同一患者。膀胱左侧壁见低回声肿块,内部回声欠均匀,见点状及短条状高回声,肿瘤表面见连续的高回声黏膜线影。CDFI:周边及内部见条状血流信号。

**2. CT 表现**

CT 平扫示肿瘤呈类圆形软组织密度肿块影,边界清晰,膀胱充盈良好时肿块多突向腔内,以宽基底与膀胱壁相连,与膀胱壁交角呈锐角,膀胱壁无受侵表现。增强扫描示肿瘤呈中等度渐进性强化,排泄期肿瘤在膀胱内高密度造影剂的衬托下呈相对低密度的充盈缺损。示例如图 11-1-5 所示。

**3. MRI 表现**

形态学与 CT 表现相似;肿瘤在 $T_1WI$ 序列上呈等或略低信号,$T_2WI$ 序列上呈等至稍高信号,信号强度接近或略高于膀胱壁及盆壁肌肉,信号不均,常常可见高信号变性区及低信号平滑肌纤维成分,呈"旋涡征";DWI 序列以等至低信号为主,细胞密集度高时亦可表现为略高信号;增强后呈中等度渐进性强化,常于肿瘤表面见明显强化的膀胱黏膜

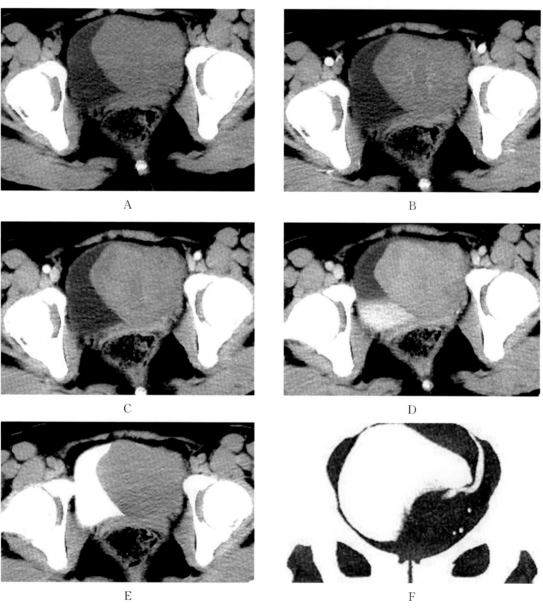

图 11-1-5 膀胱平滑肌瘤的 CT 表现

与图 11-1-3 为同一患者。CT 平扫(A)示膀胱左侧壁类圆形软组织密度肿块影,边界清晰,基底较宽,密度均匀;增强后(B~D)肿瘤呈中等度渐进性强化;排泄期及 MIP 重建图像(E、F)示肿瘤在膀胱内高密度造影剂的衬托下呈相对低密度的充盈缺损。

线,该征象是定位其起源的关键特征。示例如图11-1-6所示。

### (四)鉴别诊断

(1)膀胱尿路上皮癌:好发于老年人,常伴有无痛性肉眼血尿;影像学多表现为黏膜表面结节、肿块或不规则增厚;膀胱壁受侵、中断、僵硬;肿瘤易钙化,DWI序列呈明显高信号,ADC值明显减低;增强后明显不均匀强化,呈"快进快出"模式。

(2)副神经节瘤:$T_2WI$序列呈显著不均匀高信号,增强早期明显不均匀强化,延迟期减退,邻近结构无受侵,排尿时伴有阵发性高血压。

(3)乳头状瘤:多呈乳头状,可有蒂与膀胱壁相连,$T_1WI$序列呈低信号,$T_2WI$序列呈高信号,增强扫描部分肿瘤可呈中至高度强化。

(4)横纹肌肉瘤:恶性程度极高,大部分发生在5岁以前的幼儿,局部浸润明显,转移早而广泛,增强后明显不均匀强化。

### (五)诊断关键要点

(1)膀胱平滑肌瘤好发于中青年女性。

(2)膀胱壁非黏膜起源(黏膜下、肌壁间、浆膜下)的肿块,黏膜线完整。

(3)肿瘤膨胀性生长,轮廓光整,边界清晰,呈良性肿瘤特征。

(4)超声的回声/CT的密度/MRI的信号接近

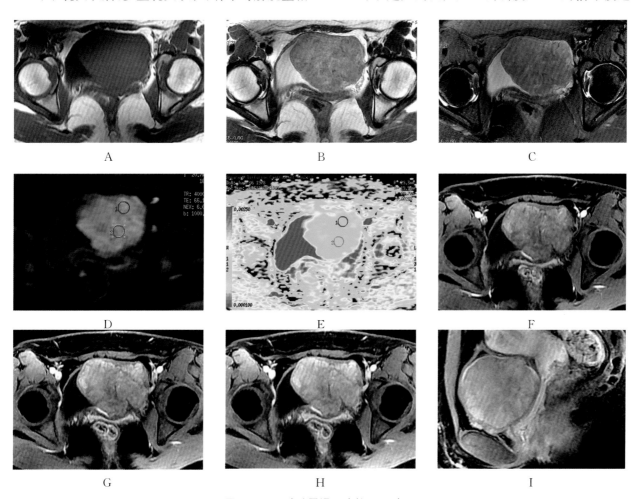

A          B          C

D          E          F

G          H          I

图 11-1-6 膀胱平滑肌瘤的 MRI 表现

与图11-1-3为同一患者。肿瘤呈类圆形,形态规则,边界清晰;$T_1WI$序列(A)呈略低信号,$T_2WI$及$T_2WI$抑脂序列(B、C)肿块主体呈稍高信号,信号不均,内见高信号变性区及低信号的"旋涡征";DWI序列(D)呈稍高信号,ADC图(E)示ADC值为$(1.12\sim1.16)\times10^{-3}\ \text{mm}^2/\text{s}$;增强后(F~H)呈中等度渐进性强化,矢状面增强(I)于肿瘤表面见明显强化的膀胱黏膜线。

或略高于盆壁肌肉。T$_2$WI序列与子宫平滑肌瘤信号相似,其内低信号平滑肌纤维构成的"旋涡征"是其特征性表现。

（5）DWI序列呈等或稍高信号,ADC值较高。

（6）MRI多期增强后呈中等度渐进性强化,强化特征与子宫平滑肌瘤相似。

（王传彬）

# 三、膀胱神经鞘瘤

## （一）概述

膀胱神经鞘瘤（bladder Schwannoma）,是一种起源于膀胱壁神经鞘雪旺细胞的间叶源性肿瘤。本病极为罕见,发病率不足膀胱全部肿瘤的0.1%,常常与神经纤维瘤病Ⅰ型（neurofibromatosis type 1,NF1）有关。肿瘤可发生于任何年龄,尤以40～60岁的中青年居多,无明显性别差异。肿瘤生长缓慢,超过90%为良性肿瘤,文献报道极少数可恶变为恶性周围神经鞘瘤（恶变率<5%）。

肿瘤好发于膀胱两侧壁及顶部,以单发为主,直径多小于10 cm,平均3～4 cm。临床上主要以无痛性肉眼血尿为首发症状,或伴有排尿困难,偶有尿频、尿急等尿路刺激表现。血尿的主要原因是肿瘤表面扩张的血管破裂,排尿困难则是由于肿瘤处于膀胱出口造成尿路梗阻。由于临床表现和影像学表现缺少特异性,因此极易误诊,术前影像检查的主要目的是发现肿瘤和明确范围,确诊和治疗依靠手术切除,且术后并发症较少,复发率较低。

## （二）病理表现

大体病理:肿瘤多呈球形或卵圆形,表面光滑,周围可见完整的纤维性包膜,切面呈浅黄色或灰白色,较大肿瘤切面可见脂质沉积、囊变、出血等退行性变。

镜下表现:肿瘤细胞成分较单一,可见2种组织结构:Antoni A区,即细胞密集区又称为束状区,由紧凑、交叉的梭形细胞排列组成,细胞边界不清,细胞核呈细长或椭圆形,细胞紧密排列呈束状或不完全螺旋状;Antoni B区,即细胞疏松区又称为网状区,由少且杂乱的梭形细胞排列在疏松的细胞间质中。

免疫组化:S-100蛋白是其特征性标志物,通常在细胞核和细胞质中呈阳性表达,Vim亦常呈阳性表达。示例如图11-1-7所示。

## （三）影像学表现

### 1. CT表现

肿瘤多为膀胱壁内边缘光滑的圆形或类圆形肿块,突向腔内生长,呈囊性或囊实性,CT平扫示

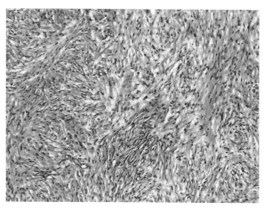

A

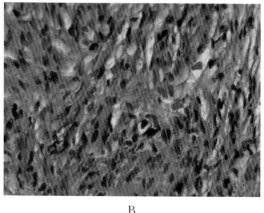

B

图11-1-7　膀胱神经鞘瘤病理学表现

患者女性,31岁,膀胱神经鞘瘤。显微镜下瘤细胞由紧凑、交叉的梭形细胞排列组成,细胞边界不清,细胞核呈细长或椭圆形,细胞呈束状、编织状紧密排列,有完整包膜（A. HE,×100;B. HE,×400）。

肿瘤相对于膀胱壁及骨盆肌肉呈等至稍低密度,相对于尿液呈稍高密度,部分病灶较小时于CT平扫不易被发现;肿瘤体积较小时密度较均匀,体积较大时密度不均匀,可伴多发囊变坏死区,钙化极少见。CT增强扫描示肿瘤常呈中度至明显渐进性强化,表现为随着时间延迟病灶内部强化范围的持续扩大以及强化程度的持续增加,体积较小时于延迟期可呈均匀强化;膀胱神经鞘瘤增强动脉期肿块内面的膀胱黏膜线可见强化,而且强化的黏膜线完整,提示肿瘤起源于膀胱壁的黏膜下层或肌层;邻近的膀胱壁无受侵,外膜面光滑,膀胱壁的柔韧度良好。示例如图11-1-8所示。

**2. MRI表现**

MRI可较CT提供更多的信号特征及定位信息。与膀胱壁和骨盆肌肉相比,肿瘤在$T_1$WI序列呈等信号,$T_2$WI序列呈等或稍高信号。肿瘤表面可见隆起的膀胱黏膜结构,增强后黏膜明显强化呈连续的弧线状,提示肿瘤起源于膀胱壁黏膜下层或肌层。肿瘤体积较小时信号较均匀,体积较大时信号不均匀,可伴有囊变坏死区,实性成分中心也可见囊变。MRI增强肿瘤实性成分呈轻中度渐进性强化;实性成分中心囊变区不强化,周边的Antoni B区可不强化或轻微强化,构成典型的"靶环征";膀胱神经鞘瘤与其他部位的外周神经鞘瘤一样,也表现为随着时间延迟病灶内部强化范围的持续扩大以及强化程度

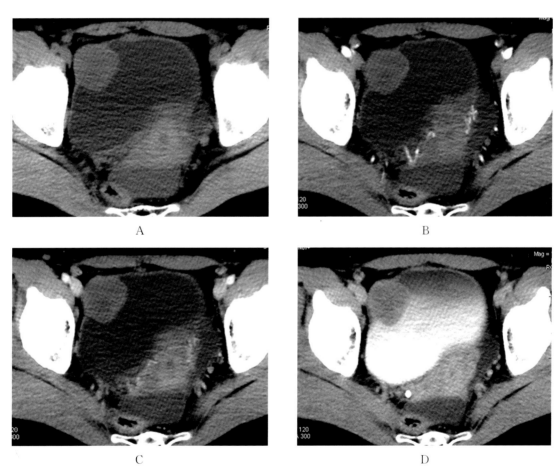

A　　　　　　　　　　　B

C　　　　　　　　　　　D

图 11-1-8　膀胱神经鞘瘤的CT表现

与图11-1-7为同一患者,膀胱神经鞘瘤。CT平扫(A)示右侧膀胱壁见一类圆形等至稍低密度肿块影(CT值22~33 HU),密度高于膀胱尿液,形态规则,边界清晰,跨膀胱壁向腔内、外生长,邻近膀胱壁无增厚,盆腔内无肿大淋巴结,大小约3 cm×3 cm;CT增强扫描动脉期、静脉期及排泄期(B~D),肿瘤呈轻度渐进性强化,三期增强CT值分别为28.18 HU、32.13 HU 和36.15 HU。增强动脉期肿块内面的膀胱黏膜线连续强化,强化的黏膜线完整,提示肿瘤起源于膀胱壁的黏膜下层,延迟期膀胱右前壁的肿块中心区表现为不强化的囊性区。

的持续增加,体积较小时于延迟期可呈均匀强化;邻近膀胱壁无受侵征象,内外膜光滑,柔韧度存在。

### (四)鉴别诊断

(1)膀胱尿路上皮癌:好发于老年人,常伴有无痛性肉眼血尿;影像学多表现为黏膜表面结节、肿块或不规则增厚;膀胱壁受侵、中断、僵硬;肿瘤易钙化,DWI序列呈明显高信号,ADC值明显减低;增强后明显不均匀强化,呈"快进快出"模式。

(2)膀胱平滑肌瘤:好发于中青年女性;膀胱壁非黏膜起源(黏膜下、肌壁间、浆膜下),黏膜线完整;肿瘤膨胀性生长,轮廓光整,边界清晰,呈良性肿瘤特征;CT密度/MRI信号接近或略高于盆壁肌肉;DWI序列呈等或稍高信号,ADC值较高,呈现良性肿瘤特征;$T_2WI$序列与子宫平滑肌瘤信号相似,其内低信号平滑肌纤维构成的"旋涡征"是其特征性表现;多期增强后呈中等度渐进性强化,强化特征与子宫平滑肌瘤相似。

(3)膀胱副神经节瘤:好发于中青年女性;起源于膀胱壁黏膜下层或肌层;$T_1WI$序列呈稍高信号是其特征性表现;$T_2WI$序列呈中等高信号;$T_2WI$-FS及DWI序列呈明显高信号,ADC图呈低信号;增强扫描呈明显不均匀富血供强化,强化模式呈"快进慢退"模式;具有典型的临床"三联征"表现。

### (五)诊断关键要点

(1)膀胱神经鞘瘤好发于中青年,无明显性别差异。

(2)起源于膀胱黏膜下层,MRI高分辨$T_2WI$与动态增强技术有助于其精准定位。

(3)肿瘤多呈圆形或类圆形,边界清晰,体积较小时密度/信号均匀;体积较大时容易出现囊变、坏死,高分辨$T_2WI$有助于显示"靶环征",为其特征性表现。

(4)CT、MRI多期增强扫描呈轻中度渐进性强化,实性成分中心囊变区不强化,周边的Antoni B区的不强化或轻微强化,构成典型的"靶环征"。

(5)由于NF1是膀胱神经鞘瘤的高危因素,因此当患者患有NF1疾病背景时发现膀胱占位,应首先考虑膀胱神经鞘瘤的可能。

(王传彬)

## 四、膀胱副神经节瘤

### (一)概述

膀胱副神经节瘤(bladder paraganglioma,BPG),是一种起源于膀胱壁黏膜下层或肌层内副交感神经节细胞的异位嗜铬细胞瘤,发病率极低,约占膀胱肿瘤的0.06%,嗜铬细胞瘤的1%,以及肾上腺外嗜铬细胞瘤的10%。发病机制尚不完全明确,研究认为可能与致病基因的种系突变有关,部分BPG可表现为家族遗传性并作为某些遗传性综合征的表现之一,因此临床若怀疑为BPG,需警惕有无合并其他综合征,如多发性内分泌腺瘤综合征2型(multiple endocrine neoplasia Ⅱ, MEN 2)、Von Hippel-Lindau综合征、遗传性副神经节瘤综合征以及神经纤维瘤病Ⅰ型等。

BPG可发生于任何年龄段,以20~40岁多见,女性多于男性;主要发生于膀胱前、后壁及顶部,膀胱三角区少见,这与副神经节在膀胱内的分布位置有关;瘤体通常位于黏膜下层和肌层,以单发为主。根据肿瘤分泌儿茶酚胺代谢产物的活跃程度和24小时定量含量值,可将其分为无功能性BPG(约65%)和功能性BPG(约35%),后者常表现为典型的临床"三联征":① 与排尿有关的血压短暂性或持续性升高;② 与排尿有关的头痛、心悸、晕厥等;③ 间歇性肉眼血尿。

BPG以良性居多,恶性较少见(15%~17%),仅凭肿瘤的组织学形态很难判断其良恶性,需要密切结合肿瘤的临床生物学行为,当出现邻近结构侵犯、淋巴结或远隔脏器转移时需考虑为恶性BPG。

### (二)病理表现

大体病理:肿瘤质地坚硬,与正常膀胱壁分界清楚,切面呈黄色、灰黄色或多彩状,较大肿瘤切面可见多结节状改变。

镜下表现:肿瘤细胞呈圆形或多边形,大小不一,排列成条索状、片状或巢团状(特征性的Zellballen样细胞巢),瘤巢周边见散在梭形细胞,肿瘤间质内富含丰富而窦状扩张的纤维血管网;大部分肿瘤细胞较一致,核居中或偏位,核分裂象罕见,胞质呈嗜酸性或嗜双色性,部分胞质略呈嗜碱性;约20%

的病例可见弥漫性增生区域,部分病例可见假菊形团和假乳头状结构;部分肿瘤可见出血、坏死以及纤维化等退变;肿瘤无包膜,在膀胱壁内呈浸润性生长,可侵犯深肌层和血管。

免疫组化:肿瘤细胞CgA、Syn均呈阳性,瘤巢周边梭形支持细胞S-100表达阳性;瘤细胞AE1/AE3一般表达阴性;肿瘤增殖指数Ki-67常阳性(1%～10%不等)。示例如图11-1-9所示。

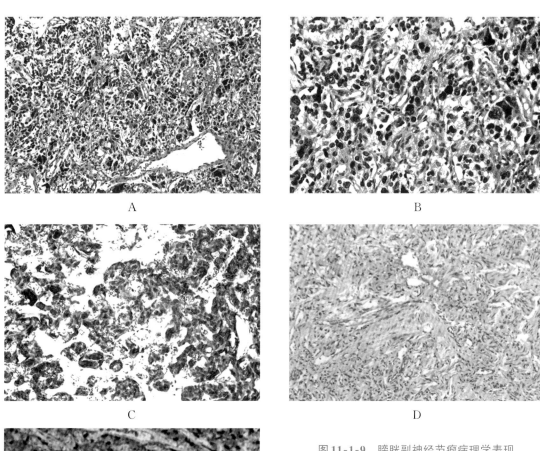

图11-1-9 膀胱副神经节瘤病理学表现

患者男性,75岁,膀胱副神经节瘤。因脑出血入院治疗,腹部CT检查发现膀胱占位,有高血压病史。肿瘤实质排列呈器官样或细胞球结构,之间为纤维血管性间质(A,HE,×200);肿瘤细胞胞质嗜酸性,颗粒状,部分细胞胞质透亮,细胞核染色质较均匀,瘤细胞多形性明显(B,HE,×400);免疫组化示Syn表达阳性(C)、AE1/AE3表达阴性(D)、瘤巢周边梭形支持细胞S-100表达阳性(E)。

## (三)影像学表现

### 1. CT表现

CT平扫示肿瘤多为单发、类圆形结节或分叶状肿块,边界清晰,以宽基底与膀胱壁相贴,突向膀胱腔内,部分可跨膀胱壁呈内外生长;肿瘤呈软组织密度或略低密度,密度均匀或不均匀,体积较大的肿瘤中心常见低密度囊变、坏死区,少数可见出血及钙化;增强扫描动脉期多呈中度至明显强化,肿瘤内或边缘可见增粗的供血动脉影,门脉期持续强化或稍减退,延迟期强化程度缓慢减退,呈"快进慢出"模式。示例如图11-1-10所示。

### 2. MRI表现

形态学与CT表现相似。$T_1WI$序列呈稍高信号是其较特征性表现;$T_2WI$序列呈中高信号,$T_2WI$-FS序列及DWI序列呈明显高信号,ADC图呈低信号;肿瘤信号常较均匀,较大病灶内常见囊变、坏死区;增强扫描动脉期多呈中度至明显强化,肿瘤内

或边缘可见增粗的供血动脉影,门脉期持续强化或稍减退,延迟期强化程度缓慢减退,呈"快进慢出"模式。高分辨$T_2WI$联合动态增强显示病灶位于膀胱的黏膜下层,并呈富血供快速强化,为其特征性MRI表现。示例如图11-1-11所示。

## (四)鉴别诊断

(1)膀胱尿路上皮癌:好发于老年人,常伴有无痛性肉眼血尿;影像学多表现为黏膜表面结节、肿块或不规则增厚;膀胱壁受侵、中断、僵硬;肿瘤易钙化,DWI序列呈明显高信号,ADC值明显减低;增强后明显不均匀强化,呈"快进快出"模式。

(2)膀胱小细胞癌:与BPG同为膀胱神经内分泌肿瘤。前者恶性程度高,常常伴发尿路上皮癌;肿瘤通常表现为体积较大的软组织肿块,密度多不均匀,常见囊变及坏死区,增强扫描明显不均匀强化;肿瘤侵袭性强,容易向膀胱腔外浸润并累及邻近结构;早期即可见淋巴结或远处转移。

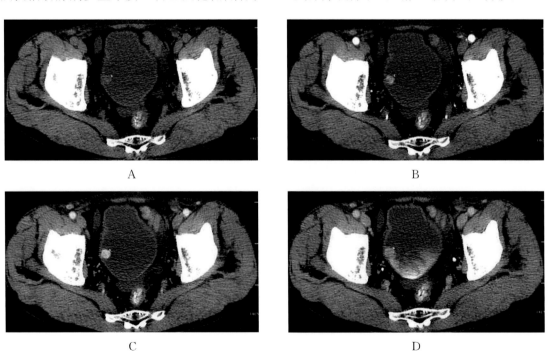

A

B

C

D

**图11-1-10　膀胱副神经节瘤CT表现**

与图11-1-9为同一患者,膀胱副神经节瘤。CT平扫(A)示右侧膀胱壁见稍低密度结节影,突向膀胱腔内,界清,边缘光整,大小约1.3 cm×1.1 cm,边缘见点状钙化,平扫CT值约35 HU;多期增强扫描动脉期(B)示病灶明显富血供强化,CT值约98 HU,门脉期(C)持续强化,CT值约122 HU,延迟期(D)强化程度缓慢减退,CT值约71 HU,呈"快进慢出"强化模式。

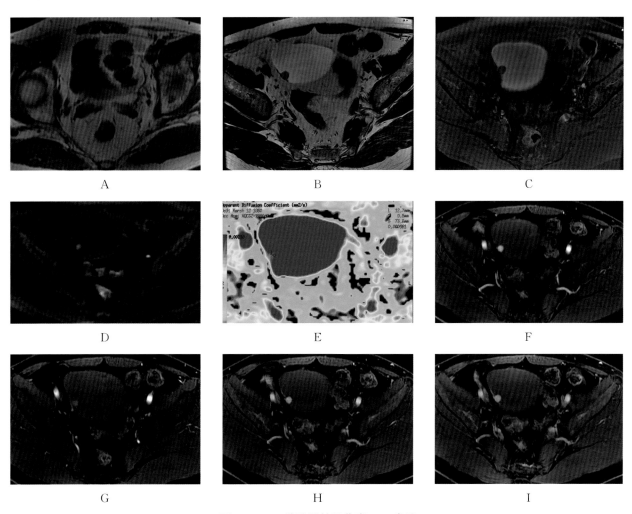

**图 11-1-11　膀胱副神经节瘤 MRI 表现**

患者男性,62岁,高血压病史,膀胱副神经节瘤。$T_1WI$序列(A)示右侧膀胱壁见稍高信号结节影,突向膀胱腔内,界清,边缘光整,大小约 0.9 cm×0.9 cm;$T_2WI$ 及 $T_2WI$-FS 序列病灶呈等至稍高信号(B、C);DWI序列呈中高信号(D),ADC值(E)约 $1.51×10^{-3}$ $mm^2/s$;三维扰相梯度回波 $T_1WI$ 动态增强序列的动脉期(F)示病灶明显富血供强化,病灶右下缘见增粗的血管影并与之相连(G),增强扫描门脉期及延迟期(H、I)病灶强化程度缓慢减退,仍呈较高信号。

(3)膀胱平滑肌瘤:好发于中青年女性;膀胱壁非黏膜起源(黏膜下、肌壁间、浆膜下),黏膜线完整;肿瘤膨胀性生长,轮廓光整,边界清晰,呈良性肿瘤特征;CT密度/MRI信号接近或略高于盆壁肌肉;DWI序列呈等或稍高信号,ADC值较高,呈现良性肿瘤特征;$T_2WI$序列与子宫平滑肌瘤信号相似,其内低信号平滑肌纤维构成的"旋涡征"是其特征性表现;多期增强后呈中等度渐进性强化,强化特征与子宫平滑肌瘤相似。

## (五)诊断关键要点

(1)膀胱副神经节瘤好发于中青年女性;膀胱壁黏膜下层或肌层内副交感神经节细胞的异位嗜铬细胞瘤;可具有排尿性血压升高等典型临床"三联征"。

(2)CT、MRI显示起源于膀胱黏膜下层的类圆形或分叶状肿块,边界清晰,密度/信号较均匀;体积较大时容易出现囊变、坏死,少数可见出血或钙化。

(3)$T_1WI$序列呈稍高信号是其特征性表现;

$T_2WI$序列呈中等高信号；$T_2WI$-FS及DWI序列呈明显高信号，ADC图呈低信号；高分辨率$T_2WI$和增强扫描提示肿块起源于黏膜下，有助于同膀胱尿路上皮肿瘤相鉴别。

（4）CT、MRI多期增强扫描动脉期呈中度至明显强化，门脉期持续强化或稍减退，延迟期缓慢减退，呈"快进慢出"模式。

（本例病理与CT图片由安徽省池州市人民医院影像科章锦伟主任提供，特此致谢。）

（王传彬）

# 第二节　膀胱恶性肿瘤

## 一、膀胱癌

### （一）概述

膀胱癌（bladder cancer，BC）是指起源于膀胱黏膜上皮和膀胱壁神经内分泌组织的恶性肿瘤，最常见的组织学类型为膀胱尿路上皮癌，此外还有腺癌、鳞状细胞癌和小细胞癌等组织学亚型。膀胱癌是泌尿系统最常见的恶性肿瘤，也是全球十大常见癌症之一。

膀胱癌好发于老年男性，男女发病率约为4:1，在男性中，它是第六大最常见的癌症，也是第九大癌症死亡原因。我国膀胱癌发病率存在地区差异，城市地区高于农村地区，东部地区高于中西部地区。

膀胱癌常见病因包括长期接触芳香类物质、吸烟、膀胱黏膜局部长期刺激、药物等。最常见的临床症状是无痛性血尿，多为间歇性出现的全程血尿，另外还可有下尿路症状，包括尿频、尿急、排尿困难，尿路梗阻和骨盆疼痛常限于晚期患者。

膀胱癌好发于膀胱侧壁及三角区，顶前壁少见，其发生可为多灶性，亦可同时或先后伴发肾盂、输尿管及尿道肿瘤。膀胱镜检查及活检是确诊膀胱癌的方法。肿瘤浸润深度和转移的范围是决定膀胱癌患者临床处理和预后最重要的病理因素，对于T1期及以下的非肌层浸润性膀胱癌（non-muscle-invasive bladder cancer，NMIBC）主要采用经尿道膀胱肿瘤切除术（transurethral resection of bladder tumor，TURBT）联合术后膀胱灌注化疗；而T2期及以上的肌层浸润性膀胱癌（muscle-invasive bladder cancer，MIBC）多采用根治性全膀胱切除术加辅助治疗。因此，术前准确区分T1期与T2期及以上肿瘤对于制定最佳治疗方案、改善患者的预后至关重要，多参数MRI术前区分T1期与T2期膀胱癌具有重要临床价值。

### （二）膀胱癌病理学表现和分期

#### 1.组织学类型

膀胱尿路上皮癌占膀胱癌的90%以上，鳞状细胞癌占3%~7%，腺癌比例小于2%，膀胱小细胞癌等神经内分泌肿瘤更为少见。

目前，膀胱肿瘤组织学分类推荐采用2016年《WHO泌尿系统及男性生殖器官肿瘤分类》标准，将膀胱尿路上皮肿瘤主要分为非浸润性尿路上皮肿瘤和浸润性尿路上皮癌，浸润性尿路上皮癌又分不同亚型，不同亚型的预后不同（表11-2-1）。

表 11-2-1　2016 版 WHO 尿路上皮肿瘤病理类型
及变异型比较

| 非浸润性尿路上皮肿瘤 | 浸润性尿路上皮癌 |
| --- | --- |
| 尿路上皮原位癌 | 伴多向分化尿路上皮癌（urothelial carcinoma） |
| 非浸润性尿路上皮癌，低级别 | 巢状亚型尿路上皮癌 |
| 非浸润性尿路上皮癌，高级别 | 微乳头亚型尿路上皮癌 |
| 尿路上皮乳头状瘤 | 浆细胞亚型尿路上皮癌 |
| 低度恶性潜能乳头状尿路上皮肿瘤 | 淋巴上皮瘤样癌（LELC） |
| 内翻性尿路上皮乳头状瘤 | 微囊性尿路上皮癌 |
| 恶性潜能未定的尿路上皮增生 | 富于脂质的尿路上皮癌 |
| 尿路上皮异型增生 | 肉瘤样尿路上皮癌 |
|  | 巨细胞尿路上皮癌 |
|  | 透明细胞（富于糖原）尿路上皮癌 |

2016 版 WHO 泌尿与男性生殖系统肿瘤分类中将膀胱浸润性尿路上皮癌分成了上述 10 种亚型，但近年来文献报道了一些新的组织学亚型，如伴内翻性生长方式的尿路上皮癌、假血管肉瘤亚型尿路上皮癌、伴黏液样间质的尿路上皮癌、伴横纹肌样特征的尿路上皮癌等。但由于对这些亚型的临床病理学特征尤其是分子病理学特征还缺乏充分的认识，需要进一步研究，以便能充分认识这些少见组织学亚型尿路上皮癌的临床病理学特征，更好地阐明膀胱尿路上皮癌的分子生物学特性，今后有可能纳入新版分类中，进而能更好地评估膀胱癌的临床生物学行为和指导临床治疗。

**2. 组织学分级**

膀胱癌的分级与膀胱癌的复发和侵袭行为密切相关，目前仍沿用 WHO 2004 年分级标准，将尿路上皮肿瘤分为乳头状瘤、低度恶性潜能乳头状尿路上皮肿瘤、低级别乳头状尿路上皮肿瘤和高级别乳头状尿路上皮癌。

**3. 膀胱癌分期**

膀胱壁由尿路上皮、黏膜下层、肌层及浆膜组成。膀胱癌的分期主要根据原发肿瘤侵犯范围、区域淋巴结是否受累及其他部位是否转移等进行评估，是判断膀胱肿瘤预后的最有价值的指标。采用最广泛的是美国癌症分期联合委员会（AJCC）制定的 TNM 分期系统，推荐应用 2017 年第 8 版，见表 11-2-2、表 11-2-3。

表 11-2-2　第 8 版 AJCC 原发性膀胱肿瘤（pT）
病理分期系统（2017）

原发肿瘤（T）分期

　Tx 原发肿瘤无法评估

　T0 无原发肿瘤

　Ta 非浸润性乳头状瘤

　Tis 原位癌（平坦型肿瘤）

　T1 肿瘤侵犯固有膜（尿路上皮下结缔组织）

　T2 肿瘤侵犯固有肌层

　　pT2a 肿瘤侵犯浅肌层（内半肌层）

　　pT2b 肿瘤侵犯深肌层（外半肌层）

　T3 肿瘤侵犯膀胱周围软组织

　　pT3a 显微镜下可见侵犯

　　pT3b 大体检查可见（膀胱外肿块）

　T4 肿瘤超出膀胱侵犯以下任何部位，前列腺间质、精囊腺、子宫、阴道、盆壁、腹壁

　　T4a 肿瘤超出膀胱直接侵犯前列腺间质、子宫、阴道

　　T4b 肿瘤侵犯盆壁、腹壁组织

区域淋巴结（N）

　Nx 未评估淋巴结

　N0 无淋巴结转移

　N1 膀胱周围淋巴结或真骨盆区（髂内、髂外、闭孔、骶前）单个淋巴结转移

　N2 真骨盆区多个淋巴结转移

　N3 髂总淋巴结转移

远处转移（M）

　M0 无远处转移

　M1 远处转移

　　M1a 超出髂总组外的淋巴结转移

　　M1b 非淋巴结的远处转移

表11-2-3　2017年版AJCC膀胱癌分期组合

| 分期 | T | N | M |
| --- | --- | --- | --- |
| 0a | Ta | N0 | M0 |
| 0is期 | Tis | N0 | M0 |
| Ⅰ期 | T1 | N0 | M0 |
| Ⅱ期 | T2a | N0 | M0 |
| | T2b | N0 | M0 |
| Ⅲ期A | T3a | N0 | M0 |
| | T3b | N0 | M0 |
| | T4a | N0 | M0 |
| | T1~T4a | N1 | M0 |
| Ⅲ期B | T1~T4a | N2~N3 | M0 |
| Ⅳ期A | T4b | N0 | M0 |
| | 任何T | 任何N | M1a |
| Ⅳ期B | 任何T | 任何N | M1b |

**4. 免疫组化**

免疫组化对膀胱癌诊断、分期及预后判断有价值,但需进一步研究和验证。如免疫标志物CD44、CK20、p53等有助于鉴别反应性增生及原位癌;半乳凝素-9、程序性死亡-配体1(PD-L1)、尿素转运蛋白B(UT-B)等是膀胱癌诊断和预后生物标志物;Ki-67、Tp53、Cyclin D1、HER-2等对膀胱癌分期和分级有帮助;ALK1、SMA、Desmin、p63、HMWCK及CK5/6有助于明确膀胱肿瘤鉴别诊断等。

示例如图11-2-1、图11-2-2所示。

## (三)影像学表现

**1. 超声表现**

超声检查是膀胱癌最常用、最基础的检查方法。彩色多普勒超声可以显示肿瘤基底部血流信号,但血流信号对肿瘤分期、分级价值有限。超声声像图表现:膀胱壁异常突出于膀胱腔内的结节或肿块,不随体位移动;膀胱壁表面不规整,膀胱壁层次结构中断或消失;腔内强回声或混合回声结节或肿块,呈乳头状或结节状,有蒂或无蒂;肿块可单发或多发。

**2. CT表现**

CT平扫及增强在诊断和评估膀胱肿瘤侵犯范围方面有一定价值,并可评估邻近脏器侵犯和远处转移。CT图像表现为膀胱壁局部增厚或是凸向腔内肿块;肿块形态多样,呈乳头状、菜花状或不规则形;肿瘤基底部多较宽,部分可见点状或弧形钙化;肿瘤向壁外侵犯显示膀胱外缘不光整、膀胱周围脂肪间隙消失,并可累及邻近器官,如腹壁、盆腔、肠道、输尿管、精囊腺、前列腺或宫旁组织;较大肿块内缘可见钙化影;增强扫描早期肿块可有均一强化,延迟扫描造影剂充盈膀胱时可见充盈缺损。但CT对原位癌的显示不佳,对非肌层浸润(Ta、T1)

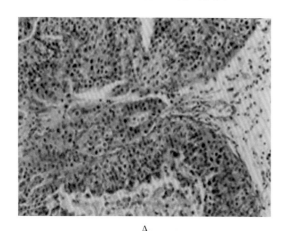
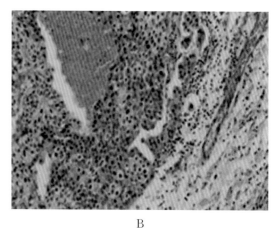

A　　　　　　　　　　　　　　B

图11-2-1　膀胱尿路上皮癌的病理学表现

患者男性,65岁,膀胱浸润性高级别乳头状尿路上皮癌。镜下观察肿瘤组织呈实体巢状,部分呈乳头状结构,瘤细胞体积大小不等,异型明显,可见瘤巨细胞,排列密集紊乱,极向消失,胞质少,胞核浓染,核分裂象可见(HE,×100)。

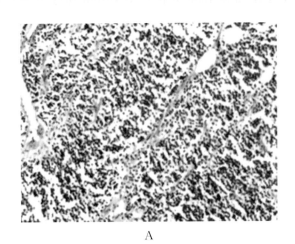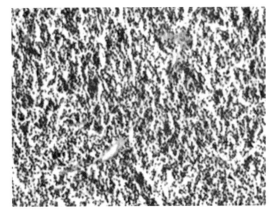

A　　　　　　　　　　　　　　　　　B

图 11-2-2　膀胱小细胞癌的病理学表现

患者男性,78岁,膀胱小细胞癌。镜下表现:衬覆细胞异型明显、核大深染、极性消失,可见核分裂象,部分瘤细胞有神经内分泌表型特征。前列腺尖端切缘、右侧精囊腺见小圆细胞累及,左侧精囊腺未见肿瘤累及(HE,×100)。免疫组化:(IHC20-11788):Syn(＋)、CgA(－)、CD20(－)、CD3(－)、CK(pan)(－)、CK7(－)、CK20(－)、Vim(－)、CD10(－)、Cyclin D1(－)、SOX11(－)、Bcl-2(－)、Bcl-6(－)、MUM1(－)、c-Myc(＋,约20%)、CD5(－)、CD21(－)、CD4(－)、CD163(－)、CD117(－)、CD30(－)、CD43(－)、MPO(－)、Ki-67(＋,约80%)。

和 T2、T3a 鉴别能力有限,对盆腔肿大淋巴结定性也有局限性。示例如图 11-2-3 所示。

**3. MRI 表现**

MRI 技术以其无辐射、软组织分辨率高、多参数、多方位的成像优势已经广泛应用于膀胱肿瘤评估。

双参数 MRI(biparametric MRI,bpMRI)、多参数 MRI(multiparametric MRI,mpMRI)诊断膀胱癌肌层浸润的研究不断出现,一般包括常规平扫 $T_1WI$、$T_2WI$ 及功能成像,后者包括弥散加权成像(diffusion weighted imaging,DWI)、动态对比增强(dynamic contrast enhanced,DCE)MRI、嗜淋巴纳米颗粒增强 MRI、体素内不相干运动扩散加权成像(intravoxel incoherent motion diffusion weighted imaging,IVIM-DWI)等,对术前无创性评估膀胱癌肌层浸润具有重要临床价值。示例如图 11-2-4、图 11-2-5 所示。

2018 年欧洲泌尿外科协会等联合推出膀胱影像报告和数据系统(vesical imaging reporting and data system,VI-RADS),以标准化膀胱癌 MRI 影像报告,VI-RADS 对膀胱 MRI 评估分类标准、技术规范及扫描参数等内容制定了规范。该系统基于 mp-MRI 检查提出标准化的检查和报告方法,首先根据 $T_2WI$ 检查结果评价固有肌的完整性,然后根据 DCE-MRI 和 DWI 结果判断是否存在肌层侵犯,采用 5 分制评分系统,用于评估膀胱癌肌层浸润的风险,总得分为 1～2 分意味着 MIBC 不太可能,而得分为 4～5 分则表明 MIBC 的可能性很大。

(1)检查前准备

检查时机:VI-RADS 评分系统建议在经尿道膀胱肿瘤切除术、膀胱内灌注化疗、放疗之前或之后至少 2 周进行 MRI 检查,以避免以上操作导致的炎症、出血、水肿影响诊断结果;建议膀胱镜或尿管留置操作与 MRI 检查至少相隔 2～3 天,以排除空气所致伪影影响诊断;检查前患者在排除禁忌证情况下,建议肌注解痉剂以减少肠蠕动所致伪影;须适度充盈膀胱,检查时与上次排尿须间隔 1～2 小时,或检查前 30 分钟口服 500～1000 mL 水,过度充盈者须部分排尿后检查。

(2)mp-MRI 扫描方案

建议使用 1.5T 或 3.0T 磁共振扫描仪,以实现较高的空间分辨率和信噪比。同时,还推荐采用多通道相控阵外表面线圈。$T_2WI$、DWI 和 DCE 是 mp-MRI 检查的关键序列。如果患者为男性,所有的图像都应包括整个膀胱、近端尿道、盆腔淋巴结和前列腺。在女性中,邻近的盆腔脏器(子宫、卵巢、输

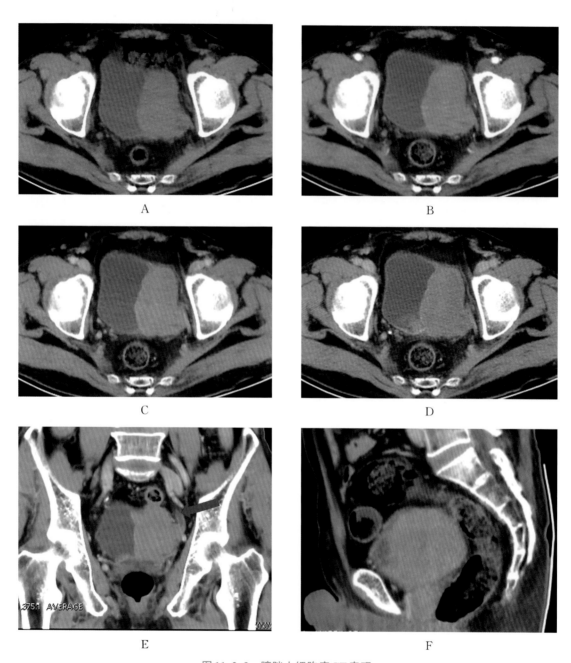

A

B

C

D

E

F

图 11-2-3　膀胱小细胞癌 CT 表现

与图 11-2-2 为同一患者,膀胱左侧壁小细胞癌。CT 平扫(A)示膀胱左侧壁软组织肿块,边界欠清,病灶主体位于膀胱腔内;增强后(B~D)肿块动脉期明显强化。静脉期强化稍减退;冠矢状位重建(E、F)示肿块累及侵犯左侧输尿管下段伴轻度积水。

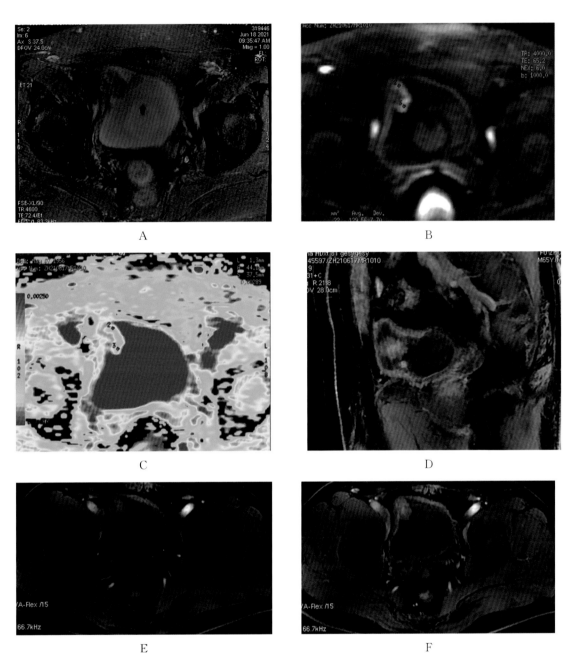

图 11-2-4 膀胱尿路上皮癌 MRI 表现

与图 11-2-1 为同一患者,膀胱右侧壁尿路上皮癌。T$_2$WI 抑脂像(A)示膀胱体部右侧壁丘状或菜花状结节,突向膀胱腔内,黏膜面凹凸不平;DWI 序列(B)示肿瘤沿膀胱黏膜生长,呈拱桥状或马蹄状的明显高信号,表现为拱桥征/马蹄征/尺蠖征(+),肿瘤下方的膀胱壁的黏膜下层和肌层未见受累,分期为 T1 期;ADC 值(C)为 1.25×10$^{-3}$ mm$^2$/s;横断面增强扫描及矢状面重建(D~F)示肿瘤明显强化,向腔内隆起。

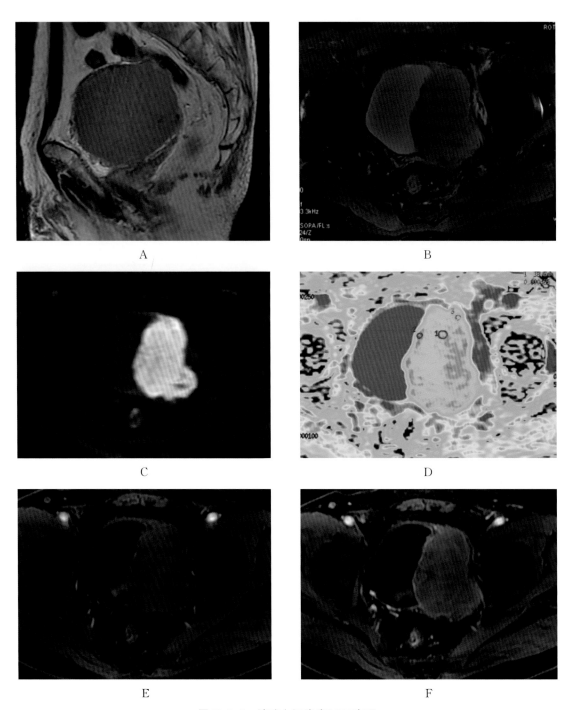

图 11-2-5　膀胱小细胞癌 MRI 表现

与图 11-2-2 为同一患者,膀胱左侧壁小细胞癌。矢状位 $T_2WI$ 及 $T_2WI$ 抑脂像(A、B)示膀胱左侧壁软组织块影,信号较均匀,形态不规则,局部累及膀胱黏膜层,黏膜层见结节状突起;DWI(C)示肿瘤呈明显高信号,ADC值(D)为 $0.477×10^{-3}$ $mm^2/s$;增强后(E、F)肿瘤呈轻度不均匀强化,延迟期呈渐进性强化。

卵管和阴道)也应该包括在内。自旋回波T1加权图像($T_1$WI)用于识别膀胱出血和血凝块,以及骨转移。

$T_2$WI:非脂肪抑制,横断位、冠状位、矢状位其中的至少2种方位断面图像,黏膜层线状显示,黏膜下层呈稍高信号,肌层呈低信号。

DWI:推荐$b$值为$800\sim1000$ $s/mm^2$,过高$b$值会导致信噪比下降。膀胱恶性肿瘤细胞外间隙排列更紧密,水分子扩散受限,在高$b$值DWI上呈高信号,相应ADC图上呈低信号,而其周围尿液及膀胱壁内层DWI呈低信号,ADC图呈高信号;正常膀胱壁肌层在高$b$值DWI及ADC图上呈等信号,因此癌组织与周围结构(包括尿液、膀胱壁内层和肌层)之间形成明显信号对比。T1期膀胱癌表现为仅侵及膀胱黏膜层的癌组织在DWI呈拱桥形、马蹄形的高信号,而肿瘤组织未侵及的黏膜下层呈低信号的"蒂"状结构,这种低信号肿瘤蒂由水肿的黏膜下层、纤维组织及毛细血管组成,影像学中形象地称之为"尺蠖(chǐ huò)征""拱桥征"或"马蹄征"。"尺蠖征"或"拱桥征"可以作为评估膀胱癌肌层浸润的重要指标,即存在低信号肿瘤蒂的肿瘤分期通常为T1期及以下,而缺乏低信号肿瘤蒂的肿瘤分期通常为T2期及以上,缺乏"尺蠖征"的膀胱癌患者进展率明显升高;肿瘤边缘不规则并突向膀胱周围脂肪组织生长提示T3期;浸润到邻近器官提示T4期。

DCE-MRI:注射对比剂后每30秒扫描一次,共$5\sim7$次($2.5\sim3.5$分钟),黏膜层早期即强化,呈线状强化;肌层轻度强化,呈相对低信号;当肌层信号中断,DCE-MRI呈早期强化时,提示肿瘤侵犯肌层。

(3)VI-RADS(vesical imaging-reporting and data system)评分

$T_2$WI是评估结构的首过序列,称为"结构分类"(structural category,SC);DCE为"对比增强"分类(contrast-enhanced(CE)category);DWI的应用进一步改善了膀胱癌的局部分期。若$T_2$WI怀疑膀胱肌层不连续或信号增高,则DWI可进一步验证;若DWI上可疑区域呈高/稍高信号、ADC上呈低信号,则更加肯定膀胱壁肌层受累。因DWI图像空间分辨率低于$T_2$WI,因此需结合$T_2$WI进行评价。具体评分见表11-1-4。

**表11-1-4　2018年欧洲泌尿外科协会VI-RADS评分标准**

| 序列 | 分类 | 影像表现 |
| --- | --- | --- |
| $T_2$WI | | 固有肌层表现为线样低信号,如中断则提示肌层浸润 |
| | SC1 | 固有肌层线样低信号连续(病灶≤1 cm;有蒂或无蒂的外生性肿瘤伴或不伴内层增厚) |
| | SC2 | 固有肌层线样低信号连续(病灶>1 cm;有蒂的外生性肿瘤伴或不伴高信号内层增厚,或者无柄/扁平性肿瘤伴高信号内层增厚) |
| | SC3 | 缺少2类表现,无蒂的外生性肿瘤,或无柄/扁平性肿瘤不伴高信号内层增厚,但固有肌层低信号无明确中断 |
| | SC4 | 固有肌层低信号连续性中断 |
| | SC5 | 肿瘤组织侵犯膀胱周围脂肪组织 |
| DWI | | 肿瘤DWI呈高信号,ADC值减低,未受侵的固有肌层呈等信号 |
| | DW1 | 固有肌层等信号连续(病灶≤1 cm,肿瘤DWI呈高信号,ADC值减低,伴或不伴瘤蒂和/或DWI低信号内层增厚) |
| | DW2 | 固有肌层等信号连续(病灶>1 cm,有DWI低信号瘤蒂的外生性肿瘤伴或不伴DWI低信号内层增厚,或者无蒂/扁平性肿瘤伴DWI低/等信号内层增厚) |
| | DW3 | 缺少2类表现(病变对应SC3类),但固有肌层低信号无明确中断 |
| | DW4 | 肿瘤DWI呈高信号,ADC值减低,并延伸至局部固有肌层 |
| | DW5 | 肿瘤DWI呈高信号,ADC值减低,并延伸至膀胱壁全层及周围脂肪组织 |
| DCE | | 肿瘤与内层均早期强化,而固有肌层早期无强化,表现为肿瘤下线样低信号 |
| | CE1 | 增强早期固有肌层无强化(病变对应SC1类) |
| | CE2 | 增强早期固有肌层无强化,伴内层早期强化(病变对应SC2类) |
| | CE3 | 缺少2类表现(病变对应SC3类),但固有肌层低信号无明确中断 |
| | CE4 | 肿瘤早期强化并延伸至局部固有肌层 |
| | CE5 | 肿瘤早期强化并延伸至膀胱壁全层及周围脂肪组织 |

MRI最终总评分如图11-2-6所示。

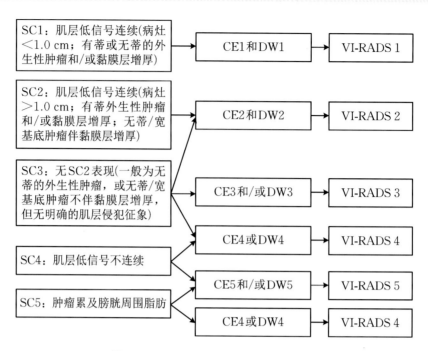

图11-2-6　VI-RADS总评分总结示意图

评分解释:对于1~3类,应首先考虑$T_2WI$序列;对于4类和5类,主要序列是DWI(第一,当图像质量最佳时)和DCE(第二)。

图11-2-7为VI-RADS评分的典型图像。

### (四)鉴别诊断

泌尿及男性生殖系统疾病中,血尿是常见的临床症状之一;膀胱癌引起的血尿需要与泌尿系统结石、炎症、结核、畸形、外伤、前列腺增生、肾小球疾病等相鉴别;肿瘤性病变需要与其他肿瘤如脐尿管癌、前列腺癌及盆腔肿瘤、宫颈癌、结直肠癌侵犯膀胱、膀胱良性病变如腺性膀胱炎等相鉴别。

(1)脐尿管癌:膀胱顶部区域的肿瘤需与脐尿管癌鉴别。脐尿管癌源自脐尿管残迹,肿瘤主体位于膀胱壁外或膀胱壁内,若肿瘤向内侵透膀胱壁至膀胱腔内,会分泌黏液,导致尿液中出现黏液样物质。CT、MRI影像学检查提示肿瘤的主体位于膀胱壁外侧,沿脐尿管向腹腔及前腹壁生长,MRI不仅可以显示膀胱外壁受侵征象,而且高分辨$T_2WI$显示膀胱黏膜线完整。

(2)前列腺增生或前列腺癌侵犯膀胱:患者多有排尿困难症状,超声检查或CT扫描时可能误认为膀胱三角区肿瘤。MRI多平面成像清晰显示肿块起自前列腺突入膀胱颈部与三角区,结合血清前列腺特异抗原PSA升高,有助于明确诊断。

(3)腺性膀胱炎:患者多以尿频、尿急或无痛性血尿就诊,影像学检查显示近膀胱颈部膀胱壁增厚及平缓的丘状肿物,而膀胱癌在MRI图像上常呈乳头状、菜花状肿块,病变处膀胱黏膜线破坏中断,癌组织在DWI序列呈高信号,ADC值较低,有助于同腺性膀胱炎相鉴别。

(4)膀胱内翻性乳头状瘤:多为三角区及其周边的单发肿瘤,多有细长蒂,表面黏膜光整。MRI鉴别困难时需要活检进行鉴别。

(5)膀胱结核:膀胱多明显缩小,轮廓毛糙,一般合并有肾脏、输尿管的相应病变,MRI表现结合临床的表现不难鉴别。

### (五)诊断关键点

(1)膀胱癌好发于老年男性,以尿路上皮癌最为常见,常见的临床症状为无痛性血尿。

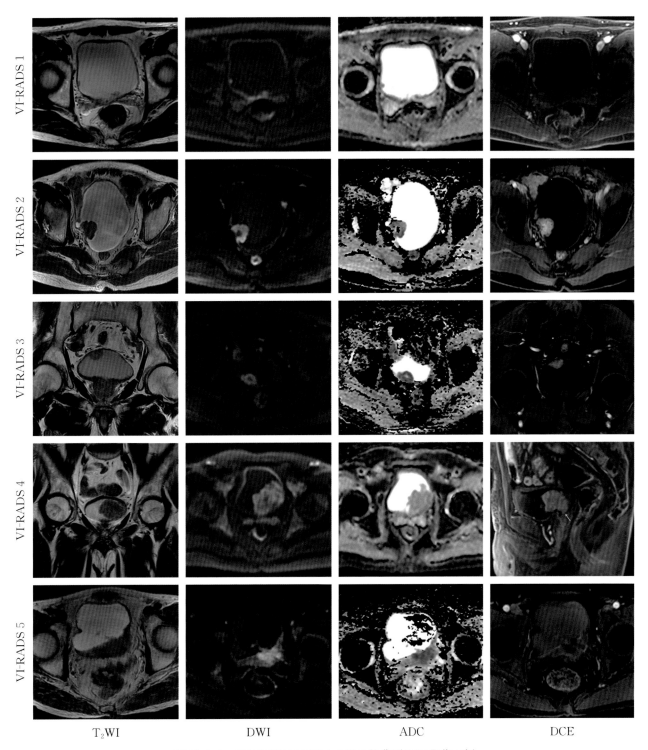

图 11-2-7　2018 版 VI-RADS 1~5 评分的典型 MRI 图像示例

VI-RADS:膀胱成像报告和数据系统;T₂WI:T2 加权成像;DWI:弥散加权成像;ADC:表观扩散系数;DCE:动态对比度增强;
1~3 分经病理证实为非肌层浸润,4、5 分为肌层浸润。

(2) 膀胱癌大多数起源于膀胱壁黏膜层,以突向膀胱腔内的乳头状、菜花状结节或肿块为主要影像学表现,肿瘤处黏膜线连续性中断,伴或不伴有邻近膀胱壁增厚。

(3) CT平扫表现为菜花状或珊瑚状等密度结节或肿块,CT增强后多数呈明显强化;CT显示瘤内钙化具有优势。CT扫描范围大,有助于判断有无淋巴结转移和远处转移,CTU可以观察有无尿路梗阻积水和肾功能受损等信息。

(4) 多参数MRI在膀胱癌检出、诊断、组织学亚型判断、TN分期和VI-RADS分类等方面具有明显优势。

(5) 膀胱癌在MRI的$T_1$WI序列呈等或稍高信号,$T_2$WI肿瘤信号高于肌肉信号,DWI病灶呈高信号。动态增强扫描早期显著强化,延迟扫描强化减低,也具有延迟期廓清的特点。

(6) DWI序列显示的"尺蠖征""拱桥征"或"马蹄征"可以作为评估膀胱癌是否肌层浸润的重要指标,即DWI存在低信号肿瘤蒂的肿瘤分期通常为T1期及以下,而缺乏低信号肿瘤蒂的分期通常为T2期及以上。术前准确区分T1、T2期膀胱癌对选择个性化的治疗方案具有重要价值。

(朱　娟　刘　骏　董江宁)

## 二、膀胱炎性肌纤维母细胞瘤

### (一)概述

炎性肌纤维母细胞性肿瘤(inflammatory myofibroblastic tumor, IMT)是一种纤维母细胞/肌纤维母细胞增生的间叶性肿瘤,由梭形肌纤维母细胞、纤维母细胞伴浆细胞、淋巴细胞、嗜酸性粒细胞等炎性细胞构成的一种独特的、少见的软组织肿瘤,生物学行为呈交界性,可有复发,转移罕见。好发于儿童、青少年,无明显性别差异。最常发生于肠系膜、网膜、腹膜后、盆腔和腹部软组织,其次为肺、纵隔、头颈部、胃肠道和泌尿生殖道(包括膀胱和子宫),少数发生于软组织、肝脏、胰腺和中枢神经系统。原发性膀胱炎性肌纤维母细胞瘤(inflammatory myofibroblastic tumor of the urinary bladder, IM-TUB)是起源于膀胱肌层的纤维母细胞/肌纤维母细胞增生的间叶性肿瘤,多发生于膀胱侧壁及顶壁,三角区少见。

膀胱IMT的病因和发病机制尚未完全明确,可能与慢性感染、膀胱创伤、手术、遗传、梗阻等多因素有关,亦可能是多因素共同作用的结果。IM-TUB起病较隐匿,患者多以间歇性或持续性全程无痛性肉眼血尿为首发症状,部分患者因下尿路刺激症状或下腹痛就诊,老年患者可因排尿困难或尿痛就诊,少数患者有乏力、发热等全身症状。

通常情况下,外科手术是治疗的主要手段,完全切除、切缘阴性是关键,可分为保留膀胱手术和不保留膀胱手术,保留膀胱手术包括经尿道膀胱肿瘤电切术和膀胱部分切除术。化疗的作用有限,几乎只用于治疗不能切除的肿瘤、不完全切除的肿瘤,或者切除会导致严重的并发症的患者。由于膀胱IMT术后仍有复发及转移可能性,术后需定期复诊,根据情况适时地进行影像或内窥镜检查,以明确有无疾病复发或转移。

### (二)病理表现

大体病理及镜下表现:组织学上膀胱IMT由分化的肌纤维母细胞性梭形细胞、浆细胞、淋巴细胞及嗜酸性粒细胞等炎性细胞组成,病理形态存在3种结构:黏液样背景内疏松的星状细胞伴炎性细胞浸润、束状排列的梭形细胞和散在的富于细胞的胶原化区域。大体病理肿瘤切面多呈灰白色,少数为鱼肉状改变,坏死少见,镜下可见大量梭形细胞,伴有多种炎性细胞浸润,肿瘤内可见较多核分裂象,但异常核分裂象少见。

免疫组化:免疫组化染色检查的意义在于证实膀胱IMT的免疫表型并帮助鉴别诊断,可有间变性淋巴瘤激酶(ALK)、瘤细胞胞质波形蛋白(Vim)、平滑肌特异性机动蛋白(SMA)、肌特异性肌动蛋白(MSA)、细胞角蛋白(CK)、Desmin阳性,而S-100等则为阴性;其中ALK不表达于恶性梭形细胞瘤,是膀胱恶性肿瘤鉴别诊断的关键点。示例如图

11-2-8所示。

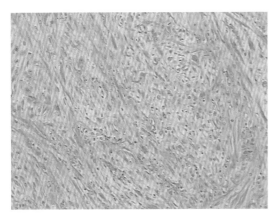

**图 11-2-8　膀胱炎性肌纤维母细胞瘤病理学表现**
患者女性，52岁，膀胱炎性肌纤维母细胞瘤。镜下见瘤细胞呈梭性，排列松散，大小较一致，核呈长杆形或卵圆形，染色质细腻，胞质淡红色，间质黏液丰富，部分区域出血、坏死。

## （三）影像学表现

### 1. 超声表现

超声检查表现为膀胱壁局限性肿块，呈低回声、中低回声实性包块，边界欠清，形态欠规则，回声不均匀，不随体位改变而移动；彩色多普勒血流可见肿瘤内部血管分布，但对肿瘤定性价值有限。

### 2. CT表现

① 典型的膀胱 IMT 表现为膀胱肌层与黏膜下层内的类圆形软组织密度结节，平扫密度较均匀，CT 增强动脉期肿块从外周开始呈明显富血供强化，静脉期进一步强化，强化范围扩大，呈"快进慢出"表现；不典型膀胱 IMT 病灶边缘欠光整，与周围组织间境界不清，密度不均匀，部分中央可见不规则坏死区，周围的黏膜下层的脂肪间隙模糊和低密度渗出影，合并坏死囊变的 IMT 可呈环形强化。② 邻近膀胱壁增厚，周围增厚的膀胱壁轻度强化。③ IMT 发生于膀胱肌层、黏膜下层，膀胱黏膜线完整，不同于膀胱癌。④ 膀胱 IMT 盆腔内一般无淋巴结转移，病灶内可出现钙化。示例如图 11-2-9所示。

### 3. MRI表现

膀胱 IMT 位于膀胱黏膜下层和肌层，平扫在 $T_1WI$ 序列呈等低信号，在 $T_2WI$ 序列上呈略高信号，当肿块坏死、囊变时信号不均匀，坏死、囊变区呈更长 T1 及更长 T2 信号。薄层高分辨 $T_2WI$ 及薄层增强图像上，膀胱黏膜线完整是 IMT 与膀胱癌主要鉴别点。膀胱 IMT 病灶周围的黏膜下层在 $T_2WI$ 抑脂序列见高信号水肿影，与 IMT 周围的炎症反应有关。DWI 病灶实性部分呈高信号，ADC 图呈等低信号。MRI 增强扫描动脉期病灶呈结节状或花环状不均匀强化，静脉期与延迟期强化范围扩大，为膀胱 IMT 相对特征的 MRI 表现。

## （四）鉴别诊断

膀胱 IMT 是一种中间型并具恶性潜能的肿瘤，临床罕见，病理结合免疫组化是本病确诊的标准，临床表现和影像学检查往往倾向提示恶性病变，易误诊为膀胱恶性肿瘤，因此需与以下膀胱肿瘤进行鉴别。

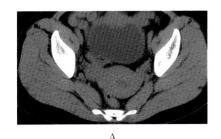
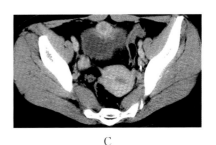

A　　　　　　　　　　B　　　　　　　　　　C

**图 11-2-9　膀胱炎性肌纤维母细胞瘤 CT 表现**
与图11-2-8为同一患者，膀胱炎性肌纤维母细胞瘤。平扫（A）见膀胱前壁一类圆形软组织密度肿块影，边界清楚，肿块位于膀胱前壁黏膜下层与肌层，跨膀胱内外生长，表面欠光整，邻近膀胱壁增厚，肿块两侧的黏膜下层可见等低密度水肿带。动脉期及静脉期（B）呈明显环形强化，周围膀胱壁黏膜水肿；延迟期（C）肿块呈渐进性明显强化，内可见少许斑片状低密度坏死区。

(1) 膀胱癌:膀胱尿路上皮癌占膀胱癌的90%以上,起源于膀胱黏膜上皮,CT扫描常呈密度不均匀、边缘不光整的菜花状肿物,基底宽,局部腔壁增厚、僵硬,增强扫描多数呈中等不均匀强化,可见邻近组织侵犯及淋巴结转移。膀胱癌病理组织学分为非肌层受侵癌和肌层受侵癌,非肌层受侵癌通常具有非侵袭性的特征,肌层受侵性膀胱癌具有预后不良的特点。包括高分辨的$T_2WI$、DWI 及 DCE-MRI 在内的多参数磁共振成像(multiparametric MRI,mp-MRI),具有最佳的软组织分辨率和无辐射安全性,对于膀胱癌分期包括有无肌层受侵有重要价值:膀胱癌在高分辨$T_2WI$呈中等信号强度(相对于尿液和肌肉的信号强度),固有肌层呈现低信号,低信号肌层线的中断表明肌层受侵;膀胱癌在DWI上呈高信号,在ADC图上呈低信号,固有肌层在DWI上可呈现中等信号,而蒂和膀胱黏膜层在DWI上为低信号;不能在DWI(包括ADC)上显示的膀胱黏膜层,在DCE-MRI上呈现早期增强,为高信号线,因此膀胱癌患者在DCE-MRI上呈现黏膜线的中断,膀胱癌亦表现为早期增强,可同时和同等程度增强,固有肌层在早期不强化,在肿瘤下方呈现低信号线;同时对于膀胱周围受侵和盆腔淋巴结转移方面磁共振亦能很好地显示;因此mp-MRI对膀胱癌的肌层受侵和肿瘤分期均能做出很好的评估。

(2) 膀胱平滑肌瘤:常呈边缘光滑、密度均匀的类圆形肿物,边界清晰,以宽基底与膀胱壁相连,与膀胱壁交角呈锐角,膀胱壁无受侵,膀胱充盈良好时肿块多突向腔内,对周围器官仅表现为压迫改变;肿瘤在$T_1WI$序列上呈等或略低信号,$T_2WI$序列上呈等至稍高信号,信号强度接近或略高于膀胱壁及盆壁肌肉,信号不均,常常可见高信号变性区及低信号平滑肌纤维成分,呈"旋涡征";DWI序列以等至低信号为主,细胞密集度高时亦可表现为略高信号;增强扫描时呈轻、中等强化或无强化,强化程度较低,MRI检查常于肿瘤表面见明显强化的膀胱黏膜线。

(3) 膀胱肉瘤:膀胱肉瘤以横纹肌肉瘤和平滑肌肉瘤相对多见,多发生于儿童,恶性程度高,密度/信号不均匀,形态略不规则,一般病灶较大,可伴较大比例范围的坏死区,易浸润或转移到周围其他器官,增强扫描肿块明显强化,延迟期病变强化程度快速降低。

(4) 膀胱副神经节瘤:可同时多部位、多灶生长,肿瘤血供丰富,强化明显,但无动态特异性;膀胱副神经节瘤可出现排尿时、膀胱充盈或按压下腹部时血压增高、头痛、心悸等三联征,也可伴反复或间歇性肉眼血尿,并可通过检测儿茶酚胺代谢产物获得定性诊断。

## (五)诊断关键要点

(1) 膀胱 IMT 为纤维母细胞和肌纤维母细胞分化方向的间叶源性软组织肿瘤,是一种少见的间叶源性肿瘤,好发于儿童及青少年,生物学行为属中间型,但具有恶性潜能,少数可复发和转移。

(2) 膀胱 IMT 影像学多表现为膀胱壁内黏膜下层和肌层内单发类圆形肿块,$T_2WI$、CT 与 MRI 薄层增强显示病变处膀胱黏膜线完整,是其区别于膀胱癌的主要影像学特征。

(3) CT 与 MRI 多期增强扫描时,肿块多为富血供强化,延迟期肿块强化范围扩大,具有提示诊断价值。

(4) 膀胱 IMT 邻近膀胱壁常有增厚,黏膜下层水肿渗出,增强后轻度强化,与IMT周围的炎症反应有关。

(5) 膀胱 IMT 一般无膀胱周围脂肪浸润,一般也无盆腔及远处淋巴结转移。

(本例病理与CT图像由安徽省宣城市人民医院张敏主任提供,特此致谢。)

(刘　骏　朱　娟　董江宁)

# 参考文献

[1] Picozzi S, Casellato S, Bozzini G, et al. Inverted papilloma of the bladder:A review and an analysis of the recent literature of 365 patients [J]. Urol Oncol, 2013, 31(8):1584-1590.

[2] Humphrey P A, Moch H, Cubilla A L, et al. The

2016 WHO classification of tumours of the urinary system and male genital organs‐Part B：Prostate and bladder tumours[J]. Eur Urol, 2016, 70(1)：106-119.

[3] 张悦，张天义，乔辰，等.超声对膀胱内翻性乳头状瘤与尿路上皮癌的鉴别诊断价值[J].临床超声医学杂志,2020,22(5):397-399.

[4] 张莉,薛林,何建春.膀胱内翻性乳头状瘤28例临床病理分析[J].中国冶金工业医学杂志,2014,31(5):505-506.

[5] 郭素萍,周爱云,徐盼,等.膀胱内翻性乳头状瘤的常规超声CEUS表现[J].中国介入影像与治疗学,2016,13(11):710-712.

[6] 余新堂,肖琴容,龚化,等.膀胱内翻性乳头状瘤与膀胱移行细胞癌的超声特征研究[J].中国医学装备,2021,18(11):81-84.

[7] 王新光,王少刚,杜广辉,等.膀胱内翻型乳头状瘤69例诊疗分析[J].临床外科杂志,2017,25(11):864-866.

[8] 李洋,范国华,张彩元,等.膀胱内翻性乳头状瘤的MSCT表现及与尿路上皮乳头状瘤的鉴别[J].临床放射学杂志,2015,34(4):586-590.

[9] Takeuchi M, Sasaguri K, Naiki T, et al. MRI findings of inverted urothelial papilloma of the Bladder [J]. AJR Am J Roentgenol, 2015,205(2):311-316.

[10] 黄厚锋,张玉石,范欣荣.膀胱平滑肌瘤临床特点分析[J].北京大学学报(医学版),2019,51(2):372-373.

[11] 杨书石,任明星,乔保平.膀胱平滑肌瘤临床诊治分析[J].肿瘤基础与临床,2021,34(1):60-62.

[12] 张宇,吴雪晶,叶琴,等.膀胱平滑肌瘤的超声表现[J].临床超声医学杂志,2019,21(12):954-955.

[13] 马艳,朱跃强,王凤奎,等.膀胱平滑肌瘤的影像表现与病理对照分析[J].实用放射学杂志,2020,36(2):243-246.

[14] Kölükçü E, Parlaktaş B S, Deresoy F A, et al. Bladder leiomyoma: A case report and brief review of literature[J]. Journal of Surgery and Medicine, 2019, 3(5):411-413.

[15] Ritchie D, Megan W, Aqsa K. Bladder leiomyoma [J]. Journal of Minimally Invasive Gynecology, 2021, 28(6):1123-1124.

[16] Xu Y, Liu J, Kong C, et al. Primary bladder schwannoma: A case report and literature review [J]. Transl Cancer Res, 2021,10(6):3067-3073.

[17] 陈馨,李新德,白志强.巨大膀胱神经鞘瘤1例报告[J].中华泌尿外科杂志,2009,30(1):69.

[18] Jindal T, Mukherjee S, Kamal M R, et al. Cystic schwannoma of the pelvis[J]. Ann R Coll Surg Engl, 2013, 95(1):e1-e2.

[19] 王传彬,董江宁,韦树华,等.囊性膀胱神经鞘瘤一例[J].中华放射学杂志,2016,50(1):71-72.

[20] 王红琴,杨光钊.腹膜后完全囊性神经鞘瘤CT征象及病理对照分析[J].中华放射学杂志,2011,45(8):789-790.

[21] Mosier A D, Leitman D A, Keylock J, et al. Bladder Schwannoma: A case presentation [J]. J Radiol Case Rep, 2012, 6(12):26-31.

[22] Nasrollahi H, Ariafar A, Ahmed F, et al. Isolated schwannoma of the urinary bladder: A case report and review of the literature [J]. Pan Afr Med J, 2020, 35:108.

[23] 田忠伟,侯四川,赵海军,等.原发性膀胱神经鞘瘤一例报告并文献复习[J].中华泌尿外科杂志,2018,39(3):183-186.

[24] 黄厚锋,张玉石,范欣荣,等.膀胱平滑肌瘤临床特点分析[J].北京大学学报(医学版),2019,51(2):372-373.

[25] 葛均波,徐永健,王辰.内科学[M].9版.北京:人民卫生出版社,2018:710-711.

[26] Qin J, Zhou G, Chen X. Imaging manifestations of bladder paraganglioma[J]. Ann Palliat Med 2020(9):346-351.

[27] Jain A, Baracco R, Kapur G. Pheochromocytoma and paraganglioma — An update on diagnosis, evaluation, and management [J]. Pediatr Nephrol, 2020, 35:581-594.

[28] Fan D G, Wu C L, Huang H J, et al. Paraganglioma of urinary bladder: A clinicopathological features analysis of 23 cases [J]. Zhonghua Bing Li Xue Za Zhi, 2020,49:311-316.

[29] Aygun N, Uludag M. Pheochromocytoma and paraganglioma:From clinical findings to diagnosis[J]. Sisli Etfal Hastan Tip Bul, 2020,54:271-280.

[30] 马艳,朱跃强,王凤奎,等.膀胱平滑肌瘤的影像表现与病理对照分析[J].实用放射学杂志,2020,36(2):243-246.

[31] 雷建园,李真真,李文生,等.膀胱副神经节瘤16例临床病理分析[J].临床与实验病理学杂志,2022,38(8):958-962.

[32] 王成,孟婕,祝丽,等.膀胱副神经节瘤多期增强CT特征分析[J].山东第一医科大学(山东省医学科学

院)学报,2022,43(6):439-441.

［33］ 罗俊华,陶令之,陈泽波.膀胱副神经节瘤的临床特点分析与治疗[J].罕少疾病杂志,2022,29(7):81-84.

［34］ Sung H, Ferlay J, Siegel R L, et al. Global cancer statistics 2020: GLOBOCAN estimates of incidence and mortality worldwide for 36 Cancers in 185 Countries [J]. CA Cancer J Clin, 2021, 71 (3): 209-249.

［35］ Takeuchi M, Sasaki S, Ito M, et al. Urinary bladder cancer: diffusion-weighted MR imaging: Accuracy for diagnosing T stage and estimating histologic grade[J]. Radiology, 2009, 251(1):112-121.

［36］ Montironi R, Cheng L, Scarpelli M, et al. Pathology and genetics: Tumours of the urinary system and male genital system: Clinical implications of the 4th edition of the WHO classification and beyond [J]. Eur Urol, 2016, 70(1):120-123.

［37］ Panebianco V, Narumi Y, Altun E, et al. Multiparametric magnetic resonance imaging for bladder cancer: Development of VI-RADS (Vesical Imaging-Reporting And Data System) [J]. Eur Urol, 2018, 74 (3):294-306.

［38］ 张添辉,程凤燕,罗润标,等.基于VI-RADS评分比较不同MRI序列组合诊断肌层浸润型膀胱癌的效能[J].临床放射学杂志,2020,39(4):725-729.

［39］ 李辉章,郑荣寿,杜灵彬,等.中国膀胱癌流行现状与趋势分析[J].中华肿瘤杂志,2021,43(3):293-298.

［40］ 黄文斌,程亮.膀胱浸润性尿路上皮癌组织学亚型及其分子病理学研究进展[J].中华病理学杂志,2021,50(2):155-158.

［41］ 占新民,黄文勇,徐晓.解读WHO(2016)膀胱肿瘤分类尿路上皮增生病变的新概念[J].临床与实验病理学杂志,2018,34(5):473-475.

［42］ Surabhi V R, Chua S, Patel R P, et al. Inflammatory myofibro blastic tumors: Current update [J]. Radiol Clin North Am, 2016, 54(3):553-563.

［43］ Furukawa Y, Kitajima K, Komoto H, et al. CT and MRI findings of inflammatory myofibroblastic tumor in the bladder [J]. Case Rep Oncol, 2022, 15 (1): 120-125.

［44］ 车锦连,黄仲奎,龙莉玲,等.常见和非常见部位炎性肌纤维母细胞瘤的CT和MRI表现[J].临床放射学杂志,2015,34(8):1444-1447.

［45］ 许奇俊,邢振,游瑞雄,等.腹盆腔内炎性肌纤维母细胞瘤CT/MRI表现(附8例报告并文献复习)[J].临床放射学杂志,2016,35(4):565-569.

［46］ 田向永,宋金桐,邢会武,等.膀胱炎性肌纤维母细胞瘤六例报告并文献复习[J].中华泌尿外科杂志,2017,38(3):178-181.

［47］ 龙昉,胡茂清,龙晚生,等.膀胱炎性肌纤维母细胞瘤CT表现4例报道[J].现代医用影像学,2021,30(3):584-587.

［48］ 侯宗宾,梁盼,李莉明,等.增强CT鉴别膀胱炎性肌纤维母细胞瘤与膀胱尿路上皮癌[J].实用放射学杂志,2021,37(5):809-812.

［49］ 邹飞,赵锦洪,杨建新.膀胱炎性肌纤维母细胞瘤2例CT影像报告并文献复习[J].实用癌症杂志,2021,36(1):159-161.

［50］ 程强,高剑波,杨学华,等.膀胱炎性肌纤维母细胞瘤的CT表现[J].实用放射学杂志,2015,31(12):1992-1995.

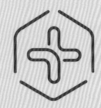

CHAPTER TWELVE

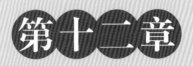

肾 上 腺

# 第一节　肾上腺良性肿瘤

## 一、肾上腺 Cushing 腺瘤

### （一）概述

肾上腺皮质腺瘤（adrenal cortical adenoma）是起源于肾上腺皮质的最常见的肾上腺良性肿瘤，包括功能性肾上腺腺瘤和无功能性肾上腺腺瘤。功能性皮质腺瘤通常较小，一般直径小于 4 cm，包括 Conn 腺瘤（醛固酮腺瘤）及 Cushing 腺瘤（皮质醇腺瘤）。无功能性皮质腺瘤多为体检或做其他检查时偶然发现。

Cushing 腺瘤（Cushing adenoma）又称皮质醇腺瘤（cortisol-producing adenoma），起源于肾上腺皮质束状带，分泌过多的肾上腺糖皮质激素，可引起蛋白质、脂肪、糖、电解质代谢紊乱而导致的一系列临床综合征，约占 Cushing 综合征的 15%～20%。

Cushing 腺瘤导致皮质醇激素分泌过多而导致 Cushing 综合征，典型的临床表现有：(1) 向心性肥胖：脸部及躯干部胖，但四肢（包括臀部）不胖，且体重常在正常范围之内。(2) 糖尿病和糖耐量减低：高皮质醇血症使糖原异生作用加强，还可对抗胰岛素的作用，使细胞对葡萄糖的利用减少，引起血糖上升，糖耐量减低，导致糖尿病。(3) 负氮平衡及相关临床表现：蛋白质分解加速，合成减少，因而机体长期处于负氮平衡状态，临床上表现为全身肌肉萎缩，以四肢肌肉萎缩更为明显，可伴有对称性皮肤紫纹。(4) 高血压：皮质醇分泌过多可使肾素-血管紧张素系统激活，分泌过多的血管活性物质，使血压升高，从而产生一系列心脑血管损伤。(5) 骨质疏松：Cushing 腺瘤分泌过多皮质醇后，通过影响各种骨组织细胞功能、炎性因子活性、内分泌系统、钙代谢等多种途径导致骨量丢失、骨微结构破坏，从而加速成骨细胞凋亡，间接刺激骨吸收而引起骨质疏松甚至病理性骨折的发生。(6) 性腺功能紊乱：Cushing 腺瘤导致高皮质醇血症不仅直接影响性腺，还可抑制下丘脑-腺垂体的促性腺激素的分泌，引起性功能紊乱，引起女性患者月经紊乱、继发闭经及排卵异常。

### （二）病理表现

大体病理：Cushing 腺瘤呈类圆形，直径通常 2～3 cm，有包膜，切面黄红色，内含丰富脂类物质，残余肾上腺组织萎缩（图 12-1-1A）。

镜下表现：瘤内含透明细胞和颗粒细胞，以颗粒细胞为主，部分细胞核深染（图 12-1-1B）。

### （三）影像学表现

**1. 形态、大小、密度与信号**

（1）大小：Cushing 腺瘤单发常见，表现为肾上腺体或肢部圆形或卵圆形的结节或肿块，边缘光滑。瘤体大小以 2～3 cm 居多，少数可达 4～5 cm。

（2）密度：多数 Cushing 腺瘤内含有丰富的脂质成分，平扫 CT 值较低，多数在 10 HU 及以下。钙化、出血和坏死少见，为其不典型表现。

（3）信号：MRI 平扫的 $T_1WI$ 及 $T_2WI$ 的信号强度与肝脏相似或略高；在梯度回波 $T_1WI$ 反相位像（out-phase）较同相位像（in-phase）瘤体信号明显衰减，但无更低信号的"勾边征"，为其相对特征性的 MRI 表现。

**2. CT、MRI 增强表现**

CT 及 MRI 动态增强在动脉期轻度快速强化，

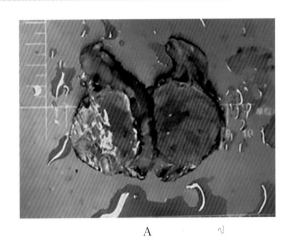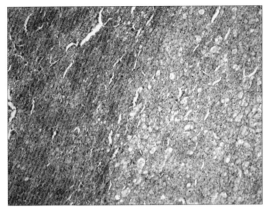

A              B

图 12-1-1 肾上腺 Cushing 腺瘤病理学表现

患者女性,29 岁,右肾上腺 Cushing 腺瘤。大体病理(A):右肾上腺类圆形肿块,约 3.8 cm×3.0 cm 大小,有完整包膜,切面呈褐黄色。镜下表现(B):显微镜下(HE,×100)见腺瘤内含透明细胞和颗粒细胞,以颗粒细胞为主,部分细胞核深染。

延迟期(延迟 10～15 分钟)对比剂廓清,对比剂廓清速度高于其他肾上腺肿瘤性病变。当绝对廓清率 >60%、相对廓清率 >40%,提示肾上腺 Cushing 腺瘤可能性较大。

动态 CT 增强绝对廓清率(absolutely percentage wash out, APW)计算公式:

$$APW = (E-D)/(E-U) \times 100\%$$

相对廓清率(relatively percentage wash out, RPW)计算公式如下:

$$RPW = (E-D)/E \times 100\%$$

其中,$E$ 为增强扫描静脉期(60～70 秒)病灶 CT 值;$D$ 为增强扫描延迟期(10～15 分钟)病灶 CT 值;$U$ 为平扫病灶 CT 值。示例如图 12-1-2 所示。

**3. 伴随征象**

(1)同侧残余肾上腺腺体及对侧腺体萎缩。主要机制为:皮质醇腺瘤能自主分泌过量的糖皮质激素,一方面反馈性抑制垂体 ACTH 分泌,造成非肿瘤部位的肾上腺萎缩;另一方面反馈抑制肿瘤周边和对侧肾上腺腺体,促使其发生萎缩改变。

(2)继发骨质疏松影像学表现:全身弥漫性骨质密度减低,骨小梁稀疏,骨皮质变薄,常伴病理性骨折,骨折多见于肋骨及胸腰椎。

(3)胸腹部皮下及腹腔脂肪增多。

## (四)鉴别诊断

(1)Conn 腺瘤:Conn 腺瘤临床上有周期性瘫痪和低血钾,血尿中醛固酮值升高。① 大小:Conn 腺瘤直径小于 2 cm,多数在 1.0 cm 左右,而 Cushing 腺瘤大小大多数在 2～3 cm 之间。② 密度:Conn 腺瘤因富含脂质,CT 上常表现为水样密度的结节,其平均 CT 值低于 Cushing 腺瘤。③ 增强:Conn 腺瘤表现为轻中度渐进性强化,而 Cushing 腺瘤动脉期轻度快速强化,延迟期造影剂可见廓清。④ 伴随征象:Conn 腺瘤无同侧残余肾上腺腺体及对侧腺体萎缩改变。基于 CT、MRI 的影像组学参数有助于二者的鉴别。

(2)嗜铬细胞瘤:典型表现为阵发性高血压、头痛、心悸、多汗,发作数分钟后症状缓解。肿瘤多为单侧发生,偶为双侧,体积较大时常因坏死、出血、囊变而密度不均,瘤内多不含脂质,增强扫描肿瘤实性成分明显强化,强化程度高于肾上腺腺瘤。

(3)肾上腺皮质癌:肿瘤体积较大,形态不规则,易坏死、出血或钙化,增强扫描肿瘤整体呈渐进性强化,瘤内见大量血管影,MPR、VR 可以显示肿瘤供血动脉,并伴有邻近组织侵犯及其他部位的转移灶。

(4)肾上腺髓脂瘤:表现为肾上腺混杂密度肿块,

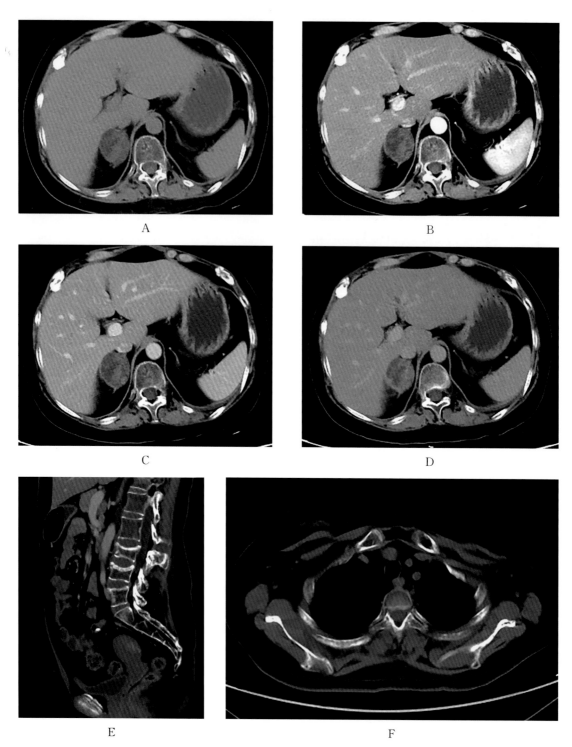

图 12-1-2　肾上腺 Cushing 腺瘤的 CT 表现

与图 12-1-1 为同一患者,右肾上腺 Cushing 腺瘤。右侧肾上腺内支见类椭圆形软组织肿块影(A),大小约 4.1 cm×3.4 cm,内见脂质密度(最低 CT 值为−50 HU),增强后(B~D)不均匀渐进性强化;双侧肋骨、胸腰骶椎骨质疏松伴腰椎压缩性骨折;胸腹部皮下及腹腔脂肪增厚、增多(E、F)。

边界清晰,肿块内可见成熟脂肪,CT值在－50 HU以下;瘤内成熟脂肪组织在MRI的反相位像上有明确的"勾边"效应,不难鉴别。

(5) Cushing腺瘤继发骨质疏松和病理性骨折的鉴别诊断:① 甲状旁腺腺瘤、甲旁亢继发骨质疏松和病理性骨折:实验室检查显示高钙血症、高尿钙、低磷血症、甲状旁腺素增高,血碱性磷酸酶升高。颈部CT或MRI检查时多可发现甲状旁腺区占位。X线或CT提示全身弥漫性骨质疏松及骨质破坏(包括骨膜下、皮质内及软骨下骨质破坏),其特征性改变为纤维囊性骨炎及棕色瘤。② 骨质疏松症继发的病理性骨折:好发于绝经后的妇女和老年男性,X线和CT多表现为多发骨质密度减低,骨小梁稀疏,骨皮质变薄。

基于CT影像的纹理分析等影像组学技术有助于肾上腺Cushing腺瘤与Conn腺瘤的鉴别。能谱CT等双能量CT和新一代3.0T MRI的多参数成像有利于肾上腺乏脂Cushing腺瘤、结节性增生与转移癌的鉴别诊断。

## (五)诊断关键要点

(1) Cushing腺瘤起源于肾上腺皮质束状带,分泌过多的皮质醇激素,占Cushing综合征病因的15%～20%。

(2) Cushing腺瘤常单侧单发,表现为肾上腺体或肢部圆形或卵圆形的结节或肿块,边缘光滑,瘤体大小以2～3 cm居多。

(3) 多数Cushing腺瘤内含有丰富的脂质成分,平扫CT值较低,多数小于等于10 HU。

(4) 信号:MRI的$T_1WI$及$T_2WI$像上信号强度与肝脏相似或略高;在梯度回波$T_1WI$反相位较同相位瘤体信号明显衰减。

(5) CT及MRI动态增强在动脉期轻度快速强化,延迟期对比剂廓清,对比剂廓清速度高于其他肾上腺肿瘤性病变。

(6) Cushing腺瘤同侧残余肾上腺腺体及对侧腺体萎缩。

(董江宁 王裴培)

# 二、肾上腺Conn腺瘤

## (一)概述

Conn腺瘤(Conn adenoma),又名肾上腺醛固酮腺瘤(adrenal aldosterone adenoma),为起源于肾上腺皮质球状带的良性肾上腺肿瘤。它是Conn综合征最常见的病因,占65%～80%,而肾上腺皮质球状带增生即特发性醛固酮增多症(idiopathic hyperaldosteronism)则占20%～30%。由于Conn腺瘤产生过多的醛固酮,导致水钠潴留、血钾丢失、血容量增加,从而导致高醛固酮血症、高血钠、高血压、低血钾症的"三高一低"为主要表现的临床综合征。

Conn腺瘤好发于青中年女性,男女比约为1:3,发病峰值年龄为30～50岁,常引起原发性醛固酮增多症。临床表现为高血压、肌肉无力和夜尿增多。实验室检查:血和尿中醛固酮水平增高、血钠升高、血钾减低、肾素水平下降。

## (二)病理表现

大体病理:Conn腺瘤大多数为单发,偶尔为多发或双侧性。瘤体较小,直径1～2 cm。肿瘤包膜完整,切面呈橘黄色,瘤内含丰富的脂质成分。

镜下表现:肿瘤细胞排列成腺泡状、巢状,胞质内可见大量空泡,间质为纤细的纤维血管分隔。示例如图12-1-3所示。

## (三)影像学表现

### 1. CT表现

单侧肾上腺孤立性小结节或肿块,呈圆形或类圆形,与肾上腺肢体相连或位于内外肢之间,边界清晰。瘤体较小,多数直径小于2 cm,偶尔可达3 cm。肿瘤密度均匀,因瘤内富含脂质,平扫CT值接近水样密度甚至测量到脂质密度;能谱CT等双能量CT的能谱曲线(gemstone spectral imaging

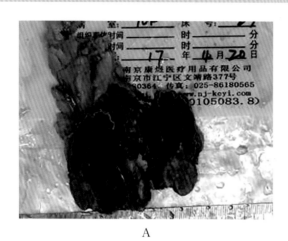

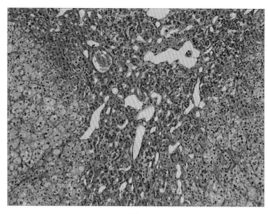

A                                    B

**图12-1-3  肾上腺Conn腺瘤病理学表现**

患者女性,51岁,肾上腺Conn腺瘤。大体病理(A):(左肾上腺肿瘤)灰黄脂肪样组织一堆,切面见肾上腺组织,大小5.8 cm×3.5 cm×1.5 cm,肾上腺切面见一金黄色结节,大小2.1 cm×2.1 cm×1.5 cm。镜下表现(B):肿瘤细胞排列成腺泡状、巢状或短条索状,胞质内可见大量空泡,间质为纤细的纤维血管分隔。

curve,GSI曲线)在低能级时可见"反勺子征",提示瘤内富含脂质,具有特征性。患侧肾上腺的肢体可有受压变形,但无萎缩。CT增强表现为轻度渐进性强化,三期动态增强则表现为瘤结节快速强化和迅速廓清。示例如图12-1-4所示。

**2. MRI表现**

Conn腺瘤的瘤体在$T_1WI$和$T_2WI$的信号强度与邻近的肝脏组织相似或略高于肝实质;梯度回波同、反相位$T_1WI$像具有特征性表现:瘤体在同相位上呈等或稍高信号(与肝脏比较),在同层反相位上信号明显衰减而呈低信号。MRI常规增强表现为轻度渐进性强化,动态增强在延迟期廓清,与CT动态增强表现相似。示例如图12-1-5所示。

**(四)鉴别诊断**

(1)肾上腺囊肿:Conn腺瘤因富含脂质,CT平扫与肾上腺囊肿相似,二者需要进行鉴别。Conn腺瘤在CT增强后有强化,而囊肿不强化;囊肿壁菲薄光滑而Conn腺瘤的壁则不光滑;双能量CT的能谱曲线与MRI的同/反相位技术能准确识别瘤体内含有脂质,可以提供可靠的鉴别诊断依据。

(2)肾上腺Cushing腺瘤:Cushing腺瘤的瘤体内也含有脂质成分,也能测量出水样密度的或负的CT值,与Conn腺瘤相似。前者瘤体较大,瘤体实性成分更多,密度也相对更高;前者常伴有周围腺体和对侧腺体的萎缩;前者临床常表现为Cushing综合征,以向心性肥胖与血液中皮质醇升高为特征。

(3)肾上腺髓样脂肪瘤:体积较小的髓脂瘤有时需要与Conn腺瘤鉴别。髓脂瘤常含成熟脂肪、软组织和钙化成分,密度显著不均。CT在肾上腺肿块内发现与腹膜后脂肪相似的CT负值是髓脂瘤的特征,MRI的反相位相肿瘤信号衰减伴有"勾边征"——提示肿块内的脂质为成熟脂肪,是Conn腺瘤与髓脂瘤的主要鉴别要点。

**(五)诊断关键要点**

(1)Conn腺瘤分泌过多醛固酮激素,导致高醛固酮血症、高血压、高血钠和低血钾症,临床常表现为高血压、肌无力。

(2)实验室检查:血钠升高,血钾降低,血、尿醛固酮升高。

(3)肾上腺圆形、类圆形低密度结节,CT值呈水样密度甚至负的CT值,双能量CT的能谱曲线可见"反勺子征"。

(4)瘤体在MRI同相位像上呈等或稍高信号(与肝脏比较),在反相位像上信号明显衰减,且信号衰减后的结节无"勾边征"。

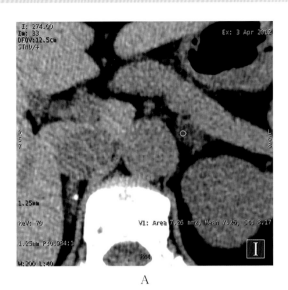
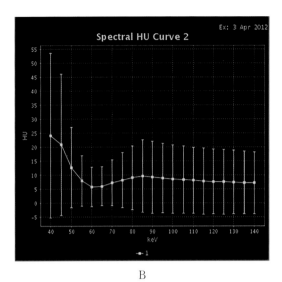

A                                    B

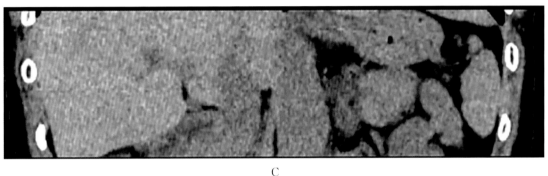

C

图 12-1-4 肾上腺 Conn 腺瘤的 CT 表现

患者女性,59 岁,左肾上腺 Conn 腺瘤。能谱 CT 平扫横断位(A):左肾上腺体部类圆形低密度小结节,呈水样密度(平均 CT 值=7.25 HU),大小约 10.0 mm×8.0 mm,左肾上腺内外肢未见萎缩。右侧肾上腺未见萎缩,其内肢见小圆点状钙化灶。双能量 CT 能谱曲线(spectral HU curve)(B):在低能级时 GSI 曲线见"反勺子征",提示瘤结节内富含脂质。左肾上腺斜冠状位 MPR 重建图(C)示左肾上腺体部类圆形低密度结节,内外肢呈人字形、无萎缩。

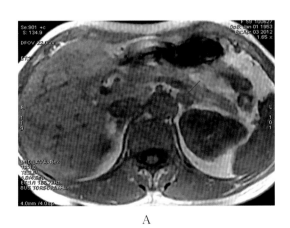
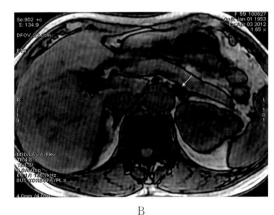

A                                    B

图 12-1-5 肾上腺 Conn 腺瘤的 MRI 表现

与图 12-1-4 为同一患者。同相位 $T_1$WI 序列(A)示左肾上腺体部类圆形结节,呈稍高信号(与同层肝脏比较)。同层反相位 $T_1$WI 序列(B)示左肾上腺体部结节信号明显衰减呈低信号,残余体部呈稍高信号。

(5) 同侧肾上腺其余部分和对侧肾上腺无萎缩。

(董江宁)

# 三、肾上腺髓样脂肪瘤

## (一) 概述

肾上腺髓样脂肪瘤 (adrenal myelolipomas, AMLP),又名髓质脂肪瘤,是由不同比例的成熟脂肪组织和骨髓造血组织构成的良性肾上腺肿瘤,为一种少见的肾上腺肿瘤。

髓样脂肪瘤常见于肾上腺,在其他部位较少发生。肾上腺髓样脂肪瘤常单发,双侧发病极少见。多发生于40~60岁中老年人,无明显性别差异,AMLP主要由脂肪构成,故肥胖人群多见。本病的发病机制尚不清楚,目前主流假说为肾上腺细胞化生,即肾上腺毛细血管网状内皮细胞或肾上腺髓质细胞在长期内分泌异常等因素刺激下产生化生,致使髓样脂肪组织发生改变。

AMLP为无功能性肿瘤,可发生于肾上腺皮质和髓质。内分泌检查无明显异常,多数患者无临床症状,最常见的症状是腹部或腰背部疼痛,可能是因为肿瘤组织对邻近周围组织器官的机械性压迫或肿瘤内部出血及坏死所致。

根据肿瘤中脂肪组织的含量,可以分为3种类型:

(1) 脂肪型:此类肿瘤的构成多为成熟脂肪组织,髓样软组织量非常少。

(2) 软组织型:此类肿瘤的构成多为髓样软组织,其中的成熟脂肪非常少,表现为实性软组织,较为罕见。

(3) 混合型:此类肿瘤中分布着不均匀的软组织和脂肪,表现为瘤内结节、云絮、弥漫性的软组织影相间于脂肪密度影。

## (二) 病理表现

大体病理:典型者呈类圆形,包膜完整,切面深红,周围肾上腺受压变薄,部分呈斑点状外观,由明亮的黄色脂肪区域、深红色骨髓造血组织区域及其混合区域形成。

镜下表现:由成熟脂肪组织和骨髓造血组织两部分组成。造血组织包含红系、粒系、巨核细胞及淋巴细胞,巨核细胞数目增多,没有成熟的网状和窦状骨髓组织。

免疫组化:CgA(−),Syn(−),XOS10(−),S-100(+),MPO(部分+),Ki-67(+)。

示例如图12-1-6所示。

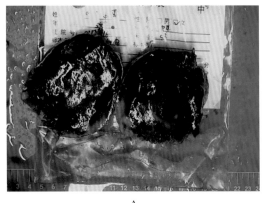
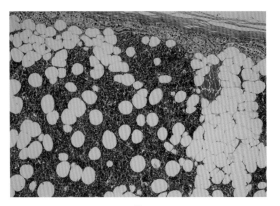

A        B

图 12-1-6 · 肾上腺髓样脂肪瘤病理学表现

患者女性,55岁,左肾上腺髓样脂肪瘤。大体病理(A):标本为灰黄结节一枚,大小为8 cm×8 cm×6 cm,切面灰红色;镜下表现(B):以脂肪细胞为主,含有骨髓造血细胞。

## （三）影像学表现

**1. CT表现**

平扫示肾上腺区肿块呈类圆形混杂脂肪密度影，测CT值为明显负值，边界清晰，包膜完整；内见散在细网状、团片状稍高密度软组织影，未见出血及钙化；增强扫描示实性区域呈轻度渐进性强化。示例如图12-1-7所示。

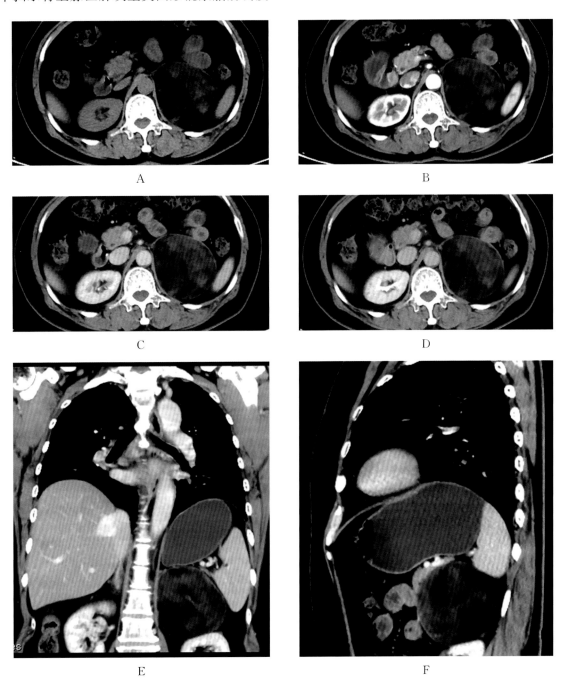

A

B

C

D

E

F

**图 12-1-7 肾上腺髓样脂肪瘤CT表现**

与图12-1-6为同一患者，左肾上腺髓样脂肪瘤。CT平扫(A)肿瘤呈类圆形混杂脂肪密度肿块，CT值−85HU，边界清晰，内见团片状软组织密度影；动态增强(B~D)肿瘤实性成分轻度渐进性强化，脂肪成分未见强化；冠状及矢状面(E、F)显示肿瘤位于左侧肾上腺，左肾受压下移。

**2. MRI表现**

肾上腺区类圆形混杂信号肿块影,$T_1$WI序列呈等至长T1信号,同反相位肿块未见明显信号衰减,可见明显"勾边征",$T_2$WI序列呈等至长T2信号,病灶$T_2$WI-FS序列部分信号减低,DWI序列呈不均匀稍高信号,ADC值无明显减低。示例如图12-1-8所示。

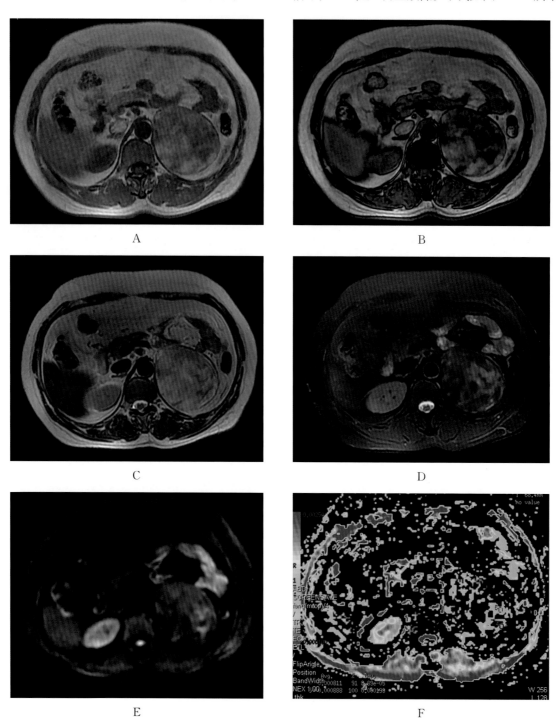

图12-1-8　肾上腺髓样脂肪瘤的MRI表现

与图12-1-6为同一患者,左肾上腺髓样脂肪瘤。MRI平扫肿块呈类圆形混杂信号,边界清晰,$T_1$WI序列呈等、高信号,反相位未见明显信号衰减(A、B);$T_2$WI序列呈稍高、高信号(C),$T_2$WI-FS序列病灶内部分信号衰减(D);DWI序列呈不均匀稍高信号,ADC值为$(1.22\sim1.36)\times10^{-3}$ mm²/s(E、F)。

## （四）鉴别诊断

（1）肾上腺腺瘤：最常见的肾上腺良性肿瘤，圆形或椭圆形，边界清晰，有完整包膜，多以软组织成分为主，密度均匀，少有出血、坏死及钙化。腺瘤因富含脂质，在MRI反相位上信号较同相位显著降低，但无勾边效应；而髓样脂肪瘤为成熟脂肪，CT负值更低，反相位信号衰减同时具有勾边效应；腺瘤增强动脉期强化，延迟期消退快，而髓样脂肪瘤呈轻度渐进性强化。联合上述三方面不难鉴别。

（2）肾上腺畸胎瘤：肾上腺畸胎瘤较为罕见，是来源于生殖细胞的肿瘤，具有不同体细胞分化的潜能。常以"偶发瘤"形式在健康体检中发现，约95%为成熟畸胎瘤，可呈囊性或囊实性。肿块含多种成分，但钙化明显，可见脂肪成分及极高密度骨组织，且囊腔、囊壁上存在实性结节或囊内出现脂液平面，则有提示意义。

（3）肾上腺脂肪瘤：罕见，好发于中老年男性，以右侧多见。成分多单一，表现为均匀的脂肪密度/信号，有包膜，边界清楚锐利，CT值为−120～−60HU，少数病灶内可合并点状钙化及出血，增强后无强化，可资鉴别。

（4）肾上腺血管平滑肌脂肪瘤：血管平滑肌脂肪瘤主要发生在肾脏，发生于肾上腺极为罕见，为良性间叶源性多血管肿瘤。肿瘤表现为圆形，边缘光滑，由血管、平滑肌和脂肪组织构成，有出血倾向，增强强化明显。而肾上腺髓样脂肪瘤血管较少，强化不明显。

（5）肾上腺节细胞神经瘤：起自于肾上腺髓质的交感神经节细胞，多见于青年和成年人（10～40岁），边界清楚，完整包膜，密度/信号均匀（低于肌肉）；动脉期多无明显强化，静脉期和延迟期（≥3～5分钟）可有渐进性轻或中度不均匀强化，可囊变、脂肪变。肿瘤可沿周围脏器呈"铸型"生长，为其特征。而肾上腺髓样脂肪瘤多呈类圆形，脂肪成分明显，几乎不出现囊变、坏死。

（6）腹膜后脂肪肉瘤：腹膜后高分化脂肪肉瘤与肾上腺分界不清时，需加以鉴别。本病为恶性肿瘤，以不成熟脂肪组织为主，形态多不规则，边缘不清晰，密度不均匀，可合并出血、坏死等改变，常浸润周围结构。增强扫描内部明显不均匀强化，腹膜后结构受侵。

## （五）诊断关键要点

（1）髓样脂肪瘤表现为单侧肾上腺类圆形肿块，边界清楚，具有膨胀性生长和假包膜征。

（2）CT平扫肿块密度混杂不均，内见成熟脂肪，CT值为−30HU以下。

（3）髓样脂肪瘤内的成熟脂肪在$T_1WI$序列信号与皮下和腹膜后脂肪一样呈明显高信号，脂肪抑制序列信号明显下降和反相位图像上边缘的"勾边征"是本病的特征性表现。

（4）CT、MRI增强肿块内软组织成分轻度渐进性强化，脂肪成分无强化。

（张　萍　董江宁）

# 四、肾上腺神经鞘瘤

## （一）概述

肾上腺神经鞘瘤（adrenal schwannoma）是一种起源于外周神经的鞘膜施万细胞的罕见神经源肿瘤。多数学者认为本病起源于肾上腺髓质交感神经，也有学者认为部分是肾上腺区的神经鞘瘤压迫肾上腺所致，源于腹膜后神经组织的肾上腺神经鞘瘤，若与肾上腺组织并无关联，则称为肾上腺旁神经鞘瘤（juxtadrenal schwannoma）。肾上腺旁神经鞘瘤发生于肾上腺区，在影像学上难以与肾上腺原发性神经鞘瘤区分，习惯称为肾上腺神经鞘瘤。

肾上腺神经鞘瘤好发于20～50岁女性，大多为良性肿瘤，但亦有恶性和转移的报道。恶性神经鞘瘤为周围神经来源的低分化梭形细胞肉瘤，极少数由神经鞘瘤恶变而来。

因肾上腺神经鞘瘤并非真正的肾上腺来源，无内分泌功能，不分泌儿茶酚胺、醛固酮和皮质醇等激素，实验室检查多无特殊。临床上大多患者无症状,少数表现为腰背部、上腹部不适或隐痛,极少数合并头痛、高血压、发热以及恶心、呕吐等;肿瘤较大时可以在腹部触及肿块。

## (二)病理表现

大体病理:肾上腺神经鞘瘤的瘤体切面质韧,灰褐或灰白,组织病理学分为 Antoni A(束状型)和 Antoni B(网状型)两型。

镜下表现:施万细胞增生形成致密区(Antoni A区)和疏松区(Antoni B区)交替相间,肿瘤若以致密区为主则称为 Antoni A型。瘤细胞呈长梭形,核卵圆形,胞质嗜酸性,胞界不清,呈束状排列。有的细胞核排列成栅栏状,或栅状漩涡,称为 Verocay 小体。B区瘤细胞少,排列疏松,间质明显黏液样变。瘤体较小时以 Antoni A型多见,较大时出现出血和退行性变则以 Antoni B型为主。

免疫组化:大多肿瘤细胞核和细胞质都表达S-100、神经胶质酸性蛋白、弹性蛋白,在小于3%的细胞中表达增殖相关抗原。这些改变被认为是确诊的依据。标本中多无肾上腺组织,提示为肾上腺旁病变。富于细胞型施万细胞瘤典型表现是 Antoni A型、少见的栅栏状核型和 Verocay 小体,还有常见的淋巴样组织和泡沫样巨噬细胞,均是该瘤的特征性表现。示例如图12-1-9所示。

## (三)影像学表现

肾上腺神经鞘瘤具有完整包膜,在 CT 和 MRI 影像上表现为肾上腺区域单发边界清晰的实性、囊实性或囊性肿块,边界清楚,肿瘤常发生退行性变,如囊变、钙化、出血及玻璃样变。

由于神经鞘瘤常存在 Antoni A 区和 B 区,B 区存在丰富的黏液和基质水肿,CT 平扫表现为均匀低密度,而 MRI 平扫 $T_1WI$ 序列表现为均匀低信号,$T_2WI$ 序列表现为不均匀高信号。$T_2WI$ 序列不均匀高信号是由于肿瘤细胞分布不同引起的,Antoni A 区肿瘤细胞密集,$T_2WI$ 序列上呈稍高信号;Antoni B 区由于肿瘤细胞稀疏,肿瘤内黏液丰富所致,$T_2WI$ 序列上较 A 区信号更高;肿瘤在 DWI 序列上表现为高信号,但 ADC 值较高,多大于 $1.2 \times 10^{-3}$ mm²/s,呈现良性肿瘤特征。

60%的肾上腺神经鞘瘤有囊变,囊变被认为是其特征性改变。肿瘤较小时密度或信号多较均匀,坏死、囊变少见;较大者呈囊实性改变,实性成分密度或信号较均匀,囊变由中心向边缘扩展。肿块中央实性成分内的囊变区+外周的 Antoni B 区+包膜征,在 $T_2WI$ 与增强后表现共同构成典型的靶环征,为其特征性 MRI 表现。

虽然钙化发生率不高,但也是肾上腺神经鞘瘤

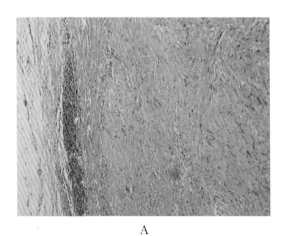

A

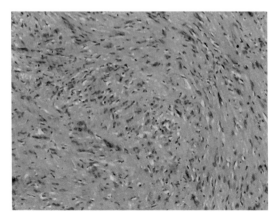

B

**图12-1-9　肾上腺神经鞘瘤病理学表现**

患者男性,70岁,右肾上腺富于细胞性神经鞘瘤。镜下表现:瘤细胞丰富,梭形,呈束状、栅栏状排列,局部伴有变性,灶性出血、坏死,可见个别核分裂象。免疫组化(IHC19-05297):Vim(+)、S-100(+)、SOX10(+)、CD56(+/-)、CD34(血管+)、p16(+)、MDM2(-)、CDK4(-)、SMA(-)、CK(-)、p53(-)、Ki-67(+,约3%)。

的重要表现,CT上表现为点状、曲线状钙化。该肿瘤也可伴发出血,CT呈高密度,MRI根据出血时间不同而信号不同。

包膜征是肾上腺神经鞘瘤的重要表现。纤维包膜在$T_1WI$及$T_2WI$呈低信号,增强后呈延迟强化,CT上表现为等或稍高密度的包膜。

肾上腺神经鞘瘤动态增强表现为轻度渐进性强化,即动脉期为轻度或云絮状强化,门脉期及平衡期进一步强化。因其组织学成分(肿瘤细胞的密集/疏松)不同而表现为均匀或不均匀强化。若为体积较大的囊实性肿块,实性成分增强后呈虹吸样强化,这可能由于囊变周围细胞生长活跃,血供丰富,进而对Antoni B区囊变部位产生虹吸效应。

当肿瘤直径>5.5 cm,出现不规则分叶、肿瘤实质区和黏液区交界面不规则、中心出现大面积不规则囊变;边界不清、包膜不完整,侵及周边脂肪间隙或脏器;增强扫描肿瘤实质部分呈斑块状、网格状、岛屿状不同程度、不同方式强化时,提示有恶变的可能。示例如图12-1-10所示。

## (四)鉴别诊断

(1)肾上腺腺瘤:① 因腺瘤内含有脂质,密度较低,CT值在0~10 HU之间;MRI的同反相位有助于鉴别——脂质成分在反相位上衰减。② 肾上腺腺瘤动态增强表现多为"快进快出",与神经鞘瘤的缓慢渐进性强化不同。③ 肾上腺形态改变:腺瘤体积较小时多为肾上腺局部的结节样肿块,较大时瘤体占据整个肾上腺区,均无肾上腺结构受压改变。

(2)嗜铬细胞瘤:血供丰富,多呈明显强化,边缘强化更明显,中心常坏死、囊变,钙化较常见,临床常伴波动性高血压,易与神经鞘瘤相鉴别。

(3)肾上腺节细胞神经瘤:由于肿块质地较软,形态多为泪滴状或圆锥形,常沿血管间隙钻缝样生长,呈伪足样改变,增强呈缓慢、轻度逐渐强化。

(4)肾上腺囊肿:少见,肿块密度更低呈水样密度,增强后囊液无强化,囊壁环形强化,可厚薄不均匀,但肿块内无渐进性强化的实性成分。

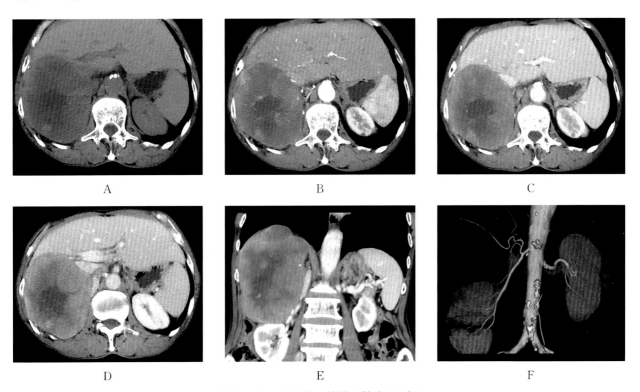

图 12-1-10　右侧肾上腺神经鞘瘤 CT 表现

与图12-1-9为同一患者,右侧肾上腺神经鞘瘤。平扫(A)见右侧肾上腺区类圆形等低密度肿块,其内见稍高密度出血及低密度囊变区,增强扫描后动脉期(B)轻中度不均一强化,囊变位于病灶中央,门脉期(C、D)及延迟期(E)呈渐进性强化。CTA(F)示右肾动脉发出右侧肾上腺下动脉参与供血,右肾动脉受压。

### (五) 诊断关键要点

(1) 肾上腺神经鞘瘤好发于中青年女性,临床症状轻微,多无内分泌症状。

(2) 肾上腺区域单发囊实性或囊性肿块,边界清晰,部分可见受压残留的肾上腺。

(3) CT平扫Antoni A区的实性成分呈等密度、Antoni B区则呈低密度;Antoni A区的实性成分在$T_2WI$序列呈稍高信号,而Antoni B区的囊变成分呈更高信号,肿瘤内出血、囊变可导致密度或信号不均。

(4) 肿瘤具有完整包膜,易囊变和钙化,并可出现较为特征性的点状及曲线状钙化。

(5) 中央实性成分内的囊变区+外周的Antoni B区+包膜征,在$T_2WI$与增强后共同构成典型的靶环征,为其特征性MRI表现。

(6) CT、MRI增强后实性成分呈轻中度渐进性强化,包膜延迟强化是其特征性征象。

(吴瑶媛　陈玉兰)

## 五、肾上腺节细胞神经瘤

### (一) 概述

肾上腺节细胞神经瘤(adrenal ganglioneuroma,

AGN)又称为肾上腺节细胞神经纤维瘤、神经节细胞瘤,为肾上腺神经嵴细胞起源的一种罕见肿瘤,瘤体由神经节细胞、神经突、施万细胞、神经纤维组织组成,具有完整包膜。AGN不具有内分泌功能,可发生在任何年龄,女性比男性更常见,好发年龄中位数为40岁。ANG多为单发,右侧比左侧多见。

一般认为节细胞瘤是良性乏血供肿瘤,但有2种恶性转化倾向:一种是向节细胞神经母细胞瘤转变,另一种转化为恶性神经鞘瘤。节细胞神经瘤发病缓慢,发病早期临床症状缺乏特异性,多数患者在体检和其他疾病检查时偶然发现。

### (二) 病理表现

大体病理:大体呈卵圆形或不规则形,包膜薄且完整。切面呈灰白或淡黄,质地较软,局部有黏液感,表面光滑。

镜下表现:肿瘤由分化成熟的、呈散在分布的神经节细胞及弥漫分布的神经纤维组成。节细胞分化良好,细胞呈多角形,核大圆形,有明显的核仁,细胞间见大量黏液基质,瘤内缺乏血管。神经纤维束排列成编织状或波浪状,部分瘤细胞可发生空泡变性及黏液变性。

免疫组化:S-100(＋),NSE(＋,或散在＋),CD34(部分＋),Syn(＋),CgA(＋),SMA(－),NF(＋),CK(＋),Vim(＋),DOG-1(－),CD117(－),EMA(－)。示例如图12-1-11所示。

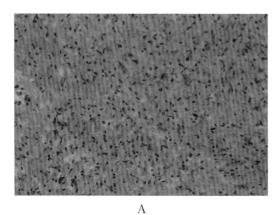

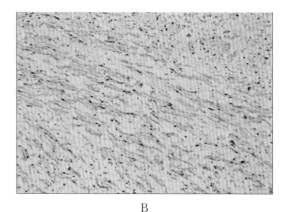

A      B

图12-1-11　肾上腺节细胞神经瘤病理学表现

患者女性,17岁,右肾上腺节细胞神经瘤。镜下表现(A):光镜下HE染色可见神经纤维及散在分化成熟的节细胞。细胞间见大量黏液基质,神经纤维束排列成编织状或波浪状。免疫组化(B):Vim(3＋),SMA(－),Desmin(－/＋),S-100(3＋),NSE(－),CD34(2＋),Syn(部分＋),CgA(部分＋),CD57(＋),Ki-67(＋,约3%)。

## （三）影像学表现

### 1. CT表现

肾上腺神经节细胞瘤好发于单侧,有完整的纤维包膜。CT平扫多呈边界清楚的等低密度肿块,CT值为15~30 HU,平均25 HU;肿块内的实性成分呈条片状或飘带状等密度影。病灶呈类圆形、水滴状或分叶状生长,偶见囊变及钙化。病灶可跨过中线沿组织间隙塑形生长,包绕周围血管但不侵犯血管;肿块推压腹膜后器官但无侵犯。增强动脉期强化不明显,静脉期及延迟期肿瘤的实性成分呈条片状和飘带状轻度强化,并表现为延迟强化特点。示例如图12-1-12所示。

### 2. MRI表现

肾上腺神经节细胞瘤常单发,边界清晰,可囊变。较小结节多呈圆形或椭圆形,较大肿块呈类圆形或水滴状,病灶可跨中线沿组织间隙生长,包绕周围血管但不侵犯血管。MRI平扫实性成分多呈等T1、长T2信号,囊性部分表现为长T1、长T2信号,尤其在T$_2$WI及其抑脂序列肿块内可见等低信号的飘带影为其相对特征。ANG在DWI序列呈稍高信号、但ADC值不低。动态增强动脉期强化不明显,静脉期和延迟期出现轻度渐进性条片状强化,而增强后"飘带状""旋涡状"强化在MRI表现上更具有特征性。示例如图12-1-13所示。

## （四）鉴别诊断

（1）肾上腺囊肿:常为类圆形,平扫为均匀水样低密度,囊壁光滑,可见钙化,部分囊肿内可见出血、感染导致囊液内蛋白、含铁血黄素及钙盐含量增多,而出现高密度囊肿,但三期CT与MRI增强均无强化,也无沿组织间隙塑形生长的特点,以资鉴别。

（2）肾上腺无功能皮质腺瘤:富脂型无功能性皮质腺瘤,边界光整,与周围组织分界清晰,钙化及

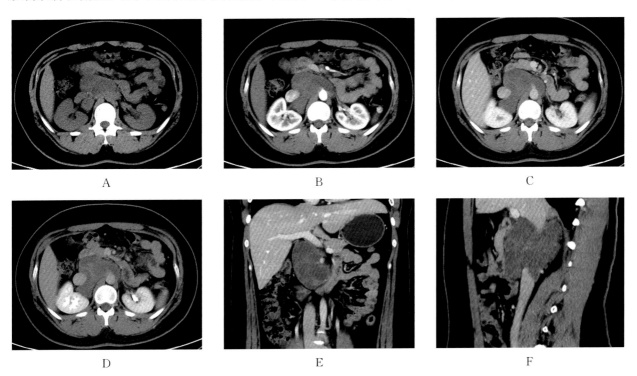

A            B            C

D            E            F

**图 12-1-12　肾上腺节细胞神经瘤的CT表现**

与图12-1-11为同一患者,右肾上腺节细胞神经瘤。CT平扫(A)示右侧肾上腺区不规则团块状等密度影,界尚清,内见点状钙化,病灶沿腹膜后脂肪间隙塑形生长,包绕周围血管,胰头及十二指肠受推前移,未见受侵征象,肿块大小约7.2 cm×5.5 cm。CT增强动脉期(B)病灶强化不明显,静脉期及延迟期(C、D)渐进性强化,内见条带状明显强化影。静脉期冠状位及矢状位重建(E、F)病灶显示清晰。

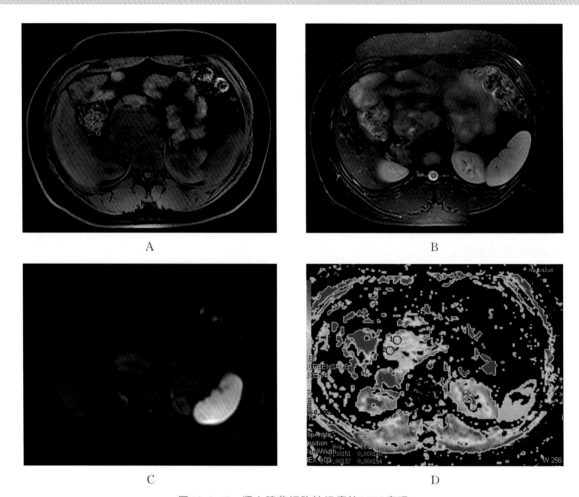

A                                       B

C                                       D

**图 12-1-13　肾上腺节细胞神经瘤的 MRI 表现**

与图 12-1-11 为同一患者,右肾上腺节细胞神经瘤。右侧肾上腺区(A、B)见不规则等长 T1、混杂长 T2 信号占位灶,内见长 T2 囊性信号及低信号分隔影,边界清晰,肿块大小约 8.0 cm×6.8 cm。肿块包绕腹膜后大血管,胰头钩突轻度受压移位,但未见侵犯。腹膜后未见肿大淋巴结影。DWI 序列(C)呈不均匀稍高信号影;ADC 值 1.5×10⁻³ mm²/s(D)。

坏死少见,密度较低,CT 值常小于 10 HU,且在 $T_1WI$ 反相位图像上信号强度较同相位明显下降,增强扫描病灶明显强化,呈"快进快出"表现,与节细胞神经瘤渐进性强化较易鉴别。

(3)肾上腺神经鞘瘤:好发于中青年女性,单发囊实性或囊性肿块,临床无内分泌症状,边界清晰,有完整包膜,需要与肾上腺节细胞神经瘤鉴别。肾上腺神经鞘瘤在 MRI 的 $T_2WI$ 序列出现"靶环征"是其特征性 MRI 表现。增强肿块实性成分强化程度高于后者,包膜延迟强化也是神经鞘瘤特征性征象。

(4)肾上腺嗜铬细胞瘤:CT 平扫多为混杂密度,包膜完整,不含脂类成分,血管丰富,增强扫描呈显著强化,CT 值可高于 150 HU。肿瘤易发生出血、坏死或囊变。多数为功能性,临床典型表现为阵发性高血压,血浆及尿液中儿茶酚胺浓度在发作时明显高于正常值。节细胞神经瘤为无功能性肿瘤,坏死囊变少见,增强轻度渐进性强化,内见明显强化飘带征较有特征性。

(5)肾上腺神经母细胞瘤:好发于婴幼儿及儿童,为 5 岁以下儿童肾上腺肿瘤中发病率最高的,单发多,生长迅速,早期易发生转移,临床很少表现出激素活性。肿块体积常较大,钙化发生率较高,多为无定形的粗糙钙化,可见出血、囊变及坏死。肿块跨中线向周围浸润生长,包绕腹膜后大血管,常累及邻近血管及周围组织器官。增强扫描呈不均匀中重度强化。节细胞神经瘤为良性肿瘤,密度均匀、出血、囊变及坏死少见,有完整包膜,跨中线生长,包绕周围血管,无侵犯征象。

## (五)诊断关键要点

(1)肾上腺节细胞神经瘤好发于单侧肾上腺,影像学表现为体积较大的水滴状肿块,包膜完整,塑形生长。肿块还可跨中线沿腹膜后间隙生长,包绕大血管但并不侵犯血管,也可推挤邻近腹膜后脏器,但无侵犯,呈现良性肿瘤的特征。

(2)CT平扫肾上腺节细胞神经瘤呈泪滴状低密度肿块,边界清晰。MRI平扫实性成分多呈等T1、长T2信号,囊性部分表现为长T1、显著长T2信号,DWI序列可呈稍高信号,但ADC值高,呈现良性肿瘤特征。

(3)CT、MRI增强肿块的实性成分在动脉期强化不明显或轻度强化,静脉期及延迟期肿块呈片絮状或飘带状强化,"飘带状""漩涡征"强化在MRI上更易显示并更具有特征性。

(张 萍 董江宁)

# 六、肾上腺嗜铬细胞瘤

## (一)概述

肾上腺嗜铬细胞瘤(adrenal pheochromocytoma,APCC)是起源于肾上腺髓质、交感神经节或其他部位的嗜铬组织的内分泌肿瘤,80%~90%起源于肾上腺髓质。嗜铬细胞瘤持续或间断地释放儿茶酚胺类激素,包括去甲肾上腺素和肾上腺素,以及收缩和舒张血管的肽类物质,引起持续性或阵发性高血压和多个器官功能及代谢紊乱。肾上腺外嗜铬细胞瘤又名副神经节瘤,主要位于腹部,多数起源于腹主动脉旁的交感神经链,少数位于肾门、肝门区、肝与下腔静脉间、胰头旁、髂血管周围、膀胱和直肠后方等处,极少数位于胸腔后纵隔脊柱旁。肾上腺嗜铬细胞瘤与肾上腺外嗜铬细胞瘤分泌儿茶酚胺类激素,后者主要分泌去甲肾上腺素,引起血

压显著升高等一系列临床症候群,使心、脑、肾等器官出现严重并发症。

APCC分为遗传性及散发性,遗传性多发生于MEN Ⅱ型、VHL综合征、NF1及家族性副节瘤。发病年龄多小于40岁,儿童极少发生,70%的儿童患者存在胚系基因突变,具有很强的遗传易感性。散发病例可发生于任何年龄,中位年龄40~50岁,男女比例无差异。

嗜铬细胞瘤又称"10%肿瘤",约10%发生于肾上腺外,10%发生于双侧,10%为恶性,10%发生于儿童,10%具有家族遗传性,10%与高血压无关,10%可发生钙化。

2017年美国抗癌联合会(AJCC)发布第8版TNM分期系统,AJCC将APCC的T1期定义为最大径<5 cm,且无肾上腺外侵犯;最大径≥5 cm定义为T2期,且无肾上腺外侵犯;T3期定义为侵犯周围组织,包括肝脏、胰腺、脾脏及肾脏等。肿瘤需要定期随访,即使发生转移,生存率依然很高,对于年轻及儿童患者,需行基因突变的检测。

## (二)病理表现

肾上腺嗜铬细胞瘤大多数位于单侧肾上腺(单发),少数为双侧性,或者一侧肾上腺瘤与另一个肾上腺外嗜铬细胞瘤并存。

大体病理:典型者瘤体呈圆形,可见明显的纤维包膜,质软细腻,切面实性,灰粉、灰红、灰褐,可见出血及囊性变。

镜下表现:肿瘤大部分由被称作"Zellballen"的实性小细胞巢组成,肿瘤细胞圆形、卵圆形或梭形,胞质丰富,不含脂肪;细胞团间有丰富毛细血管网和血窦,周围可见支持细胞,细胞核可见异型性,可见奇异核细胞,偶见包膜侵犯及核分裂象及坏死。

免疫组化:CgA弥漫强阳性表达,Syn和S-100(支持细胞)阳性表达,Melan-A弥漫阴性表达,CK和Inhibin阴性表达,其中CgA和Melan-A特异性最强。

示例如图12-1-14所示。

## (三)影像学表现

**1. CT表现**

CT平扫示肾上腺区肿瘤呈类圆形软组织肿

块,边界清晰,密度不均,内见多发囊变及弧形钙化影;CT增强扫描瘤体实性成分动脉期明显强化,内见多发迂曲扩张细小肿瘤血管影,静脉期肿瘤实质进一步强化,延迟期强化程度减退,囊变区无强化。示例如图12-1-15所示。

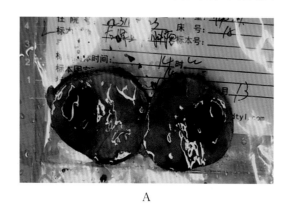

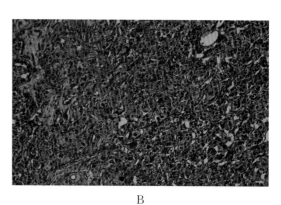

图 12-1-14　肾上腺嗜铬细胞瘤的病理学表现

患者男性,60岁,左肾上腺嗜铬细胞瘤。大体病理(A):示灰红结节一枚,大小为14 cm×10 cm×9 cm,切面见直径6 cm的囊腔,内含灰红灰黄坏死物,囊壁尚光滑,其余呈灰黄、灰红色,质嫩。镜下表现(B):瘤细胞多角形,胞质丰富、嗜碱性,呈腺泡样、器官样排列,间质富于薄壁血管,可见少量多形性、异型深染大细胞散在分布。

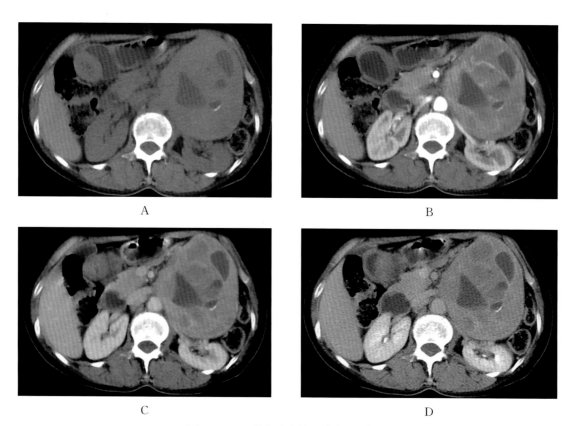

图 12-1-15　肾上腺嗜铬细胞瘤 CT 表现

患者女性,57岁,左肾上腺 APCC。CT平扫(A)示肿瘤呈类圆形软组织肿块,边界清晰,密度不均,内见囊变及弧形钙化影;CT增强动脉期(B)肿瘤实性成分明显强化,CT值119 HU,内见迂曲扩张血管影;静脉期(C)CT值95 HU,强化范围扩大;延迟期(D)CT值81 HU;三期动态强化程度逐渐减退,呈延迟廓清改变,囊变区未见强化。邻近的腹主动脉、左肾和腹腔肠管受压移位。

**2. MRI表现**

肾上腺见类圆形混杂信号肿块影，$T_1WI$序列呈等至低信号，内见小片状出血高信号，$T_2WI$序列呈稍高信号，内见高信号囊变及含铁血黄素低信号影，同反相位未见信号衰减区，DWI序列呈混杂稍高信号，测ADC值稍降低；增强肿瘤实性成分明显强化，囊壁及出血区未见强化。示例如图12-1-16所示。

## （四）鉴别诊断

（1）肾上腺腺瘤：最常见的肾上腺良性肿瘤，好发于40～50岁女性；多为单侧，圆形或类圆形，有包膜，边缘清晰，绝大多数密度均匀，少数有出血、坏死和钙化；增强呈轻至中度强化，延迟期消退快，具有"廓清"表现。腺瘤内富含脂质，在MRI反相位上信号较同相位显著降低，具有诊断意义。

（2）肾上腺节细胞神经瘤：可发生于任何年龄，多见于青年和成年人；圆形或类圆形，边界清楚，有完整包膜，密度均匀；肿瘤多呈囊性泪滴状，"铸型"生长；可发生钙化、囊变、脂肪变，但很少发生出血或坏死；增强扫描动脉期多无明显强化，静脉期和延迟期（3～5分钟及以上）瘤体的实性成分与囊壁呈轻度强化。

（3）肾上腺转移瘤：有肺癌、乳腺癌等原发肿瘤病史，双侧多见；肾上腺转移瘤易于沿肾上腺浸润生长，可见保留肾上腺形态的肿块，颇具特征性；随着肿块的增大，转移瘤形态不规则，密度不均匀，易于侵犯周围腹膜后结构；CT与MRI三期增强后呈不均匀强化，强化程度与原发瘤的肿瘤血管生成密度有关，瘤体的实性成分延迟强化，与PCC不同。双能量CT的能谱曲线与原发瘤的曲线拟合良好，有助于判断转移瘤的起源。

（4）原发肾上腺皮质腺癌：为肾上腺最常见原发恶性肿瘤，40～50岁多见，女性多于男性；肿块通常较大，包膜不完整，易出血、坏死及囊变；多呈中度进行性强化，可直接侵犯周围结构、淋巴结转移或血行转移。

## （五）诊断关键要点

（1）APCC发生于肾上腺髓质，有包膜，边界清晰。

（2）瘤体以实性成分为主，密度/信号不均，常伴有坏死、出血、囊变和钙化；瘤体在$T_2WI$序列上呈明显高信号，具有相对特征性。

（3）肿瘤内不含脂质，反相位信号强度无下降，双能量CT的能谱曲线无"反勺子征"。

（4）增强动脉期实体部分显著强化，多与腹主动脉同步，静脉期及延迟期逐渐减退，病灶内可见强化的肿瘤血管影，这种肿瘤血管影在肾上腺原发肿瘤中少见，为其特征性表现。

（5）APCC血尿中儿茶酚胺及其代谢物升高，诱发顽固性高血压，对于年轻、阵发性以及持续性高血压患者，具有提示诊断的价值，及时规范的CT、MRI检查具有重要意义。

（张　萍　董江宁）

# 七、肾上腺血管瘤

## （一）概述

血管瘤是一种主要发生于皮肤和肝脏的良性肿瘤。涉及肾上腺等内分泌器官是罕见的。肾上腺血管瘤（adrenal hemangioma，AH）多起源于肾上腺皮质，因血管组织增生而形成的，以血管内皮细胞异常增生为特点的一种无功能良性肿瘤，主要由充满血液的血窦构成。其约占肾上腺肿瘤的2.3%，通常在手术或尸检后诊断。1955年，Johnson和Jeppesen医师描述了第一次通过手术切除的肾上腺海绵状血管瘤。

肾上腺血管瘤的患者一般不会出现激素功能异常，在大多数病例中，患者无症状而在做影像学检查时偶然发现。肿瘤长大后偶有非特异性症状，

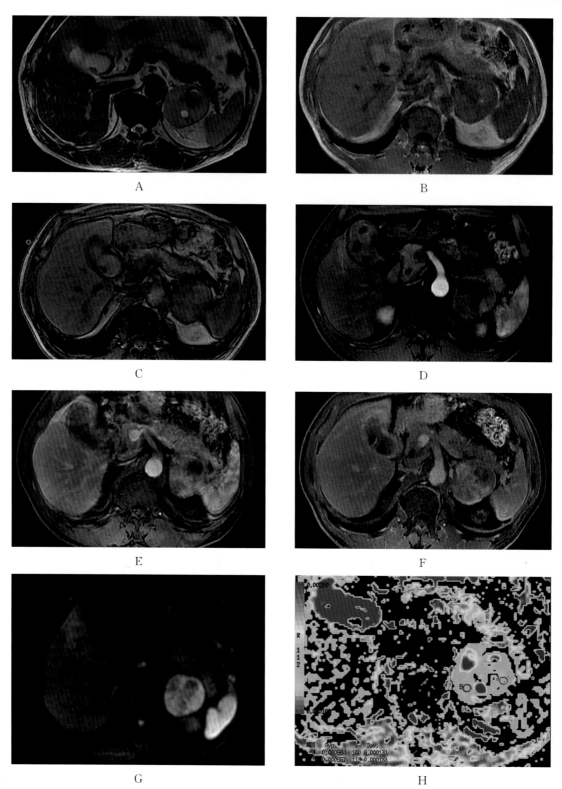

图 12-1-16　肾上腺嗜铬细胞瘤 MRI 表现

与图 12-1-14 为同一患者,左肾上腺嗜铬细胞瘤。T$_2$WI序列(A)示左侧肾上腺一类圆形混杂信号肿块,瘤内见短 T2 信号区及长 T2 信号的囊变影。同/反相位像(B、C):反相位图瘤体信号未见衰减。增强动脉期、门脉期和延迟期(D~F)示 MRI 动态增强后实性成分明显强化,延迟期强化程度有所减退。DWI序列(G)示瘤体实性成分呈高信号,ADC值约0.95×10$^{-3}$ mm$^2$/s(H)。

如上腹背部无痛性肿块。由于肾上腺血管瘤没有明显的临床症状,患者首次就诊时通常肿块体积较大,甚至直径大于10 cm,加上肿块成分混杂,容易被误诊为肾上腺腺瘤或恶性肿瘤。

肾上腺血管瘤常为单侧发生,多发生于50～70岁,女性多见,男女之比约为1:2。肿瘤巨大时可引起上腹部饱胀感或后背疼痛等非特异性症状,也可出现自发性腹膜后大出血、伴发肾上腺恶性肿瘤、血栓形成等症状。极少数肾上腺血管瘤患者可表现为高血压,而促肾上腺皮质激素、血浆醛固酮、血浆肾素及血清皮质醇等相关实验室检查均为阴性,称为"激素隐匿性肾上腺海绵状血管瘤",可能与非典型类固醇(醛固酮和儿茶酚胺)隐匿分泌有关,有学者认为此现象是由于球状带区域动静脉畸形可能导致内分泌细胞过量产生活性代谢物进入血液循环。

## (二)病理表现

肾上腺血管瘤分为海绵状、毛细血管型、静脉性、上皮样、肉芽肿型及其他少见类型,最常见的类型为海绵状血管瘤。

大体病理:多为囊实性肿物,肿瘤椭圆形,表面光滑,包膜完整,肿瘤切面呈囊实性,中央为红褐色囊实相间改变,伴血性囊液和暗红色胶冻样成分,边缘呈黄色,质地中等,切面上常为多彩状。

镜下表现:肾上腺组织被增殖的薄壁海绵状血窦所取代,血管腔迂曲扩张,由单层内皮细胞构成,内可见广泛的中央坏死、出血和囊变区,扩张的血管腔隙内常可见多发静脉石,囊壁可见残留的条索状、片状分布的肾上腺皮质。

免疫组化:ERG、CD34、CD31、D2-40等血管源性标志物阳性。目前对于肾上腺血管瘤的发病机制尚不清晰,可能与胚胎时期残留的具有单向分化潜能的成血管细胞异常增生有关。

示例如图12-1-17所示。

## (三)影像学表现

### 1. CT表现

平扫示左侧肾上腺区类圆形软组织肿块影,轮廓不规则,边界尚清晰,其内密度不均匀,中央区域呈大片状低密度影及点状钙化影,与周围组织分界尚清晰。CT增强后动脉期肿块边缘呈结节状明显强化,随时间延长呈渐进性向内充填但强化程度逐渐减低,与同层腹主动脉相近,可能因为肿瘤边缘的实性成分是由充满血液的血窦构成,而肿瘤无强化或差强化的中央区域可能是血窦内血栓形成或动脉炎、供血不足所致的出血、囊变、坏死及纤维化

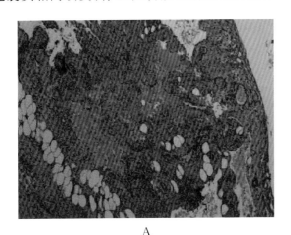
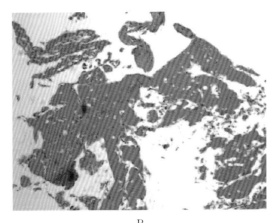

A  B

图12-1-17 肾上腺海绵状血管瘤病理学表现

患者男性,76岁,左侧肾上腺海绵状血管瘤。镜下表现(A、B):肿瘤细胞及细胞核呈梭形、长杆状,两端钝缘,细胞呈束状、编织状排列,胞质嗜酸性,细胞分化良好,未见核异性,考虑肾上腺血管瘤,伴重度出血、坏死及钙化。

等改变。由于血窦的分布位置不同,部分肿瘤的中央区域也能出现结节状强化;肿瘤内钙化为扩张的血管腔隙内形成静脉石,有文献报道出现率约为66%,提示之前有过出血、血栓或坏死等表现。示例如图12-1-18所示。

**2. MRI表现**

左肾上腺内异常信号肿块,信号混杂,$T_1WI$序列呈不均匀低信号,$T_2WI$序列呈高低混杂信号,内

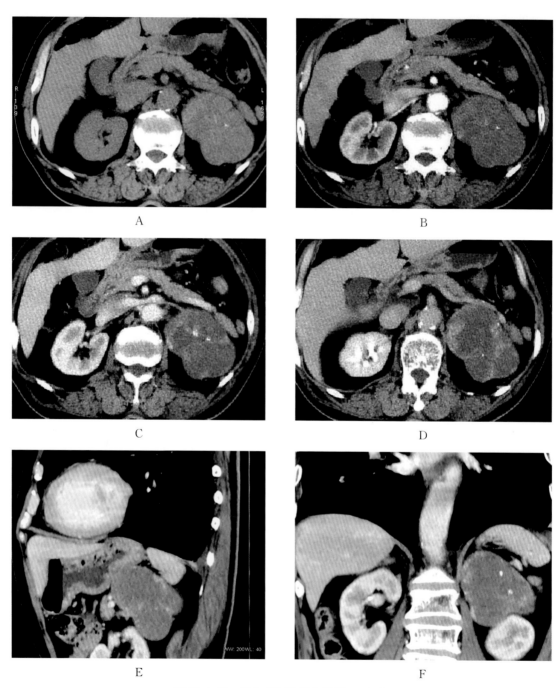

A

B

C

D

E

F

**图12-1-18 肾上腺海绵状血管瘤CT表现**

与图12-1-17为同一患者,左肾上腺海绵状血管瘤。CT平扫(A)示左侧肾上腺区见类圆形软组织密度肿块影,轮廓不规则,边界尚清晰,密度不均匀,见点状及分支状钙化灶;增强后(B~D)肿瘤呈明显渐进性强化,造影剂从边缘向中央充填;MIP重建图像(E、F)示正常左侧肾上腺形态消失,肿瘤向下挤压左侧肾脏。

可见裂隙样或小灶状 $T_2WI$ 序列低信号影,呈"马赛克样"改变,$T_2WI$ 序列高信号区域可能是血窦、出血、囊变或坏死,$T_2WI$ 序列低信号区域可能是出血或纤维化。海绵状血管瘤囊变多见,机制尚不清楚,可能与自发慢性出血导致瘤体内部结构逐渐消失有关,易与其他囊性病变混淆。部分文献提及肾上腺海绵状血管瘤边缘可出现成熟脂肪,MRI 同相位像表现为高信号,反相位上信号较同相位无衰减,但有"勾边征"。研究证实位于肿瘤边缘区域的成熟脂肪不是肿瘤本身的脂肪,可能是肾上腺海绵状血管瘤质地较软,肿瘤较大时受周围组织挤压、变形,从而将肿瘤外脂肪卷入肿瘤的边缘,称为"肿瘤外脂肪卷入征"。DWI 序列表现高低混杂信号,高信号

主要以周边分布为主,ADC 值不低,提示为血窦腔的 T2 穿透效应。MRI 增强呈渐进性明显强化,以周边实性成分强化为主,中央见大片状无强化坏死区。示例如图 12-1-19 所示。

（四）鉴别诊断

（1）肾上腺节细胞神经瘤:起源于肾上腺髓质的交感神经细胞,具有良性肿瘤病灶边界光整且与周围组织分界清楚的特点,常可发生细小状、分散样的钙化,肿瘤内富含黏液成分,质地较软,常表现为 $T_1WI$ 序列低信号、$T_2WI$ 序列混杂信号且有渐进性强化特点,需要与海绵状血管瘤鉴别。但该肿瘤

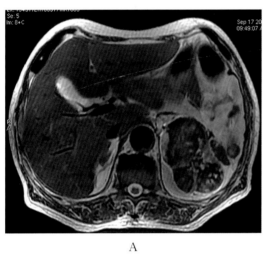

A

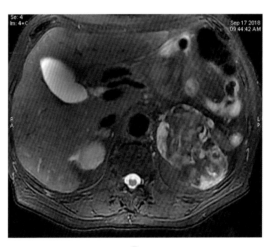

B

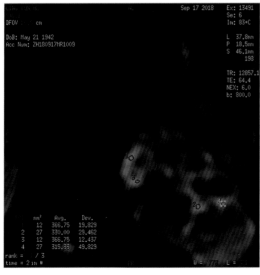

C

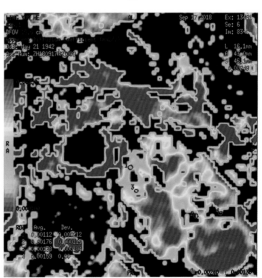

D

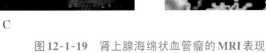

图 12-1-19　肾上腺海绵状血管瘤的 MRI 表现

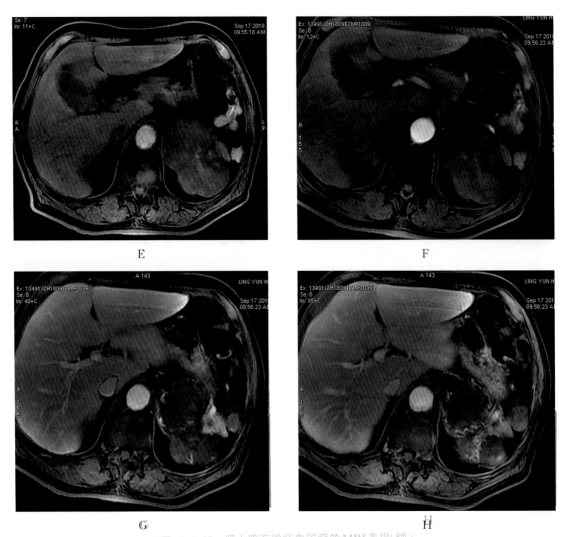

图 12-1-19　肾上腺海绵状血管瘤的 MRI 表现(续)

与图 12-1-17 为同一患者,左肾上腺海绵状血管瘤。左侧肾上腺区巨大混杂信号肿块;$T_2$WI 及 $T_2$WI 抑脂序列(A、B)肿块实性成分呈中等偏低信号,肿块中心区大片状较短及长 T2 混杂信号影提示囊变、坏死及出血,呈"马赛克征";DWI 序列(C)实性成分呈稍高信号,ADC 图(D)示 ADC 值约($1.12\sim1.76$)$\times10^{-3}$ mm$^2$/s;$T_1$WI 脂肪抑制平扫(E)以等低信号为主,其内夹杂少许斑片状高信号,$T_2$WI 序列对应为低信号或略低信号,提示为亚急性出血;增强后(F~H)呈渐进性明显强化,中央见大片无强化坏死区;延迟期病灶内见多发迂曲强化小血管影。

常沿着血管周围阻力低的间隙延伸,呈钻孔样生长而表现为"伪足征";有时在 $T_1$WI 和/或 $T_2$WI 图像上可表现特征性的"漩涡征",特别在 $T_2$WI 图像上更明显,肿瘤虽然呈渐进性强化但强化程度不高,这些特点可以与海绵状血管瘤相鉴别。

(2)肾上腺神经母细胞瘤:肿瘤常常体积较大,多见坏死、囊变,增强后明显不均匀强化,肿瘤内可见无定性粗大钙化。但肾上腺神经母细胞瘤为恶性肿瘤,多见于 3 岁以下儿童,成人极少见,肿瘤易

侵犯周围组织、血管,可较早发生全身骨转移。

(3)肾上腺嗜铬细胞瘤:好发于 20~50 岁人群;最常见的症状是持续或阵发性高血压;10% 患者无症状。肿瘤较小者密度均匀,类似肾脏密度;较大者见囊变、坏死及出血;中心或边缘可见钙化;增强实性成分明显强化;$T_1$WI 序列呈等或略低信号;其内水分和血窦含量丰富从而导致 $T_2$WI 序列呈明显高信号。

(4)肾上腺皮质癌:也常表现为较大肿块伴有

坏死、囊变，CT 表现密度不均，MRI 上呈稍长 T1、较长 T2 高信号，信号混杂，相对于嗜铬细胞瘤，肾上腺皮质癌的坏死更显著；部分同时含有脂质成分，因此在化学位移成像反相位可有信号下降，增强后呈进行性延迟强化，易侵犯周围器官、血管及出现转移。

（5）肾上腺神经鞘瘤：在肾上腺原发肿瘤中发病罕见，CT 表现为类圆形不均匀低密度肿块，边界清晰，易合并囊变，实性部分增强表现为不均匀轻度至明显强化，延迟期强化明显且趋于均匀。以富细胞（Antoni A）区为主的神经鞘瘤虽然可以明显强化，但是强化程度不均匀，明显强化区较为分散，与血管瘤的渐进性强化方式不同。神经鞘瘤的靶环征和包膜征可帮助做出鉴别诊断。

（五）诊断关键要点

（1）肾上腺血管瘤为发生于肾上腺皮质的良性肿瘤，瘤体内主要由充满血液的血窦腔构成。

（2）CT 表现常表现为肾上腺区体积较大的混杂密度肿块，可见钙化，肿瘤与周围结构分界清晰，密度不均，CT 三期增强扫描呈"早出晚归"或渐进性充填式强化。

（3）瘤体在 $T_2WI$ 序列呈高、低混杂信号，内可见裂隙样或小灶状 $T_2WI$ 序列低信号影，呈"马赛克样"改变。

（4）肾上腺血管瘤可反复出血，瘤体内可见短 T1、短 T2 信号的新鲜出血；及所有序列上均呈明显的条片状低信号的陈旧性出血。

（5）肿瘤动脉期先呈小灶性强化，门脉期、延迟期为渐进性强化、范围扩大，与嗜铬细胞瘤的动脉期快速而显著的强化、延迟期廓清的特征明显不同。

（6）与肝脏海绵状血管瘤不同的是，肾上腺海绵状血管瘤发现时通常比较大，内部易发生变性、纤维化和陈旧性出血，因此肝脏海绵状血管瘤向心填充至整体强化的模式很少发生于肾上腺海绵状血管瘤。

（陈　东　董江宁）

# 第二节　肾上腺恶性肿瘤

## 一、肾上腺皮质癌

### （一）概述

肾上腺皮质癌（adrenocortical carcinoma，ACC）也称为肾上腺皮质腺癌，是一种起源于肾上腺皮质的罕见的恶性肿瘤。ACC 为仅次于甲状腺癌的内分泌器官第二常见恶性肿瘤。其恶性程度高，侵袭性强，预后差，5 年生存率小于 35%。

ACC 有两个高发年龄：一是 40～50 岁年龄段的成年人，二是 5 岁以下的幼儿，以前者更为常见。50%～80% 的 ACC 具有内分泌功能，其中分泌皮质醇占 30%、雄激素占 20%、雌激素占 10%、醛固酮约占 2%。

大多数儿童 ACC 是有激素活性的，以雄激素升高引起的性早熟及男性化多见。成人 ACC 通常是无功能的，一般为单侧发病，女性发病率较男性稍高。功能性 ACC 表现为 Cushing 综合征，典型表现为向心性肥胖、满月脸、水牛背、皮肤菲薄、糖尿病、高血压、低血钾，实验室检查出现尿皮质醇排出量增加等。无功能性 ACC 早期无明显临床症状，主要表现为腹部包块及腰部疼痛。由于无功能 ACC 临床症状不典型，患者就诊时往往出现肝、肺及骨骼转移。

## (二)病理表现

大体病理:肿块为灰白结节融合状,切面多灰红、灰黄色,质嫩细腻,局灶有出血及坏死,包膜可完整或不完整。

镜下表现:瘤组织呈巢状、片状排列,被纤细的窦隙状血管分隔;肿瘤细胞呈嗜酸性,弥漫分布或呈器官样结构,部分呈梁索状结构,伴黏液变性,细胞核异型性显著,部分可见核仁,核分裂(4~8)/50 HPF,可见病理核分裂象。

免疫组化:Syn(+),CD56(+),Melan-A(少数+),Inhibin α(少数+),CK(−),CK7(−),CK8/18(−),Vim(+),CgA(−),S-100(−),p63(−),Calponin(−),GFAP(−),Ki-67(+,大于5%)。

示例如图12-2-1所示。

## (三)影像学表现

### 1. CT表现

肾上腺皮质癌常单发,肿块体积较大,形态不规则,边界欠清,密度不均匀,以实性成分为主,实性成分的CT值平均为35~50 HU,可见囊变坏死及点状钙化。CT增强肿块实性区域呈渐进性强化,内见紊乱血管影,CT值可达55~80 HU,囊变坏死区无强化。肿块周围脂肪间隙消失、邻近器官及血管受侵、腹膜后淋巴结转移及远处转移等征象提示其为肾上腺恶性肿瘤的特征。

示例如图12-2-2所示。

### 2. MRI表现

肾上腺皮质癌的肿块信号不均匀,$T_1WI$序列以等及低信号为主、伴散在斑片状短T1出血信号,$T_1WI$同反相位无信号衰减;$T_2WI$序列以不均匀稍高信号为主、伴局部长T2信号的囊变区及多发流空血管影。肿块的实性成分在DWI序列呈高信号,ADC图为低信号且ADC值低。MRI增强动脉期示肿块内见多发迂曲肿瘤血管影,增强静脉期和延迟期肿块呈不均匀明显渐进性强化。晚期肿瘤突破包膜侵犯周围脂肪间隙,并出现腹膜后淋巴结转移、下腔静脉及肾静脉腔内癌栓形成。示例如图12-2-3所示。

## (四)鉴别诊断

(1)肾上腺皮质腺瘤:属于良性肿瘤,大多为功能性腺瘤,体积较小,有相应临床症状,大小为0.5~3.0 cm。富脂型非功能性皮质腺瘤,大多体积较大,密度较均匀,坏死少见,钙化发生率低,密度较低,CT值常小于10 HU,在最低密度处常可测得负的CT值。皮质腺瘤在$T_1WI$反相位图像上信号强度较同相位明显下降,较易鉴别。乏脂型非功能性腺瘤体积较大时,则与肾上腺皮质癌不易区别,但动态增强扫描显示腺瘤强化明显且对比剂廓清迅速,

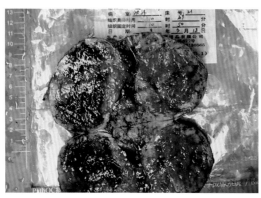

A

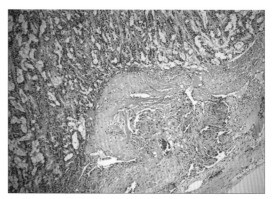

B

**图12-2-1 肾上腺皮质癌病理学表现**

患者女性,53岁,右肾上腺皮质癌。大体病理(A):灰白结节一枚,大小为14.5 cm×8.5 cm×6.5 cm,切面呈多结节状,灰红、质嫩,见出血及坏死。镜下表现(B):嗜酸性癌细胞呈弥漫分布或呈器官样结构,部分呈梁索状结构,伴黏液变性,核分裂象可见。

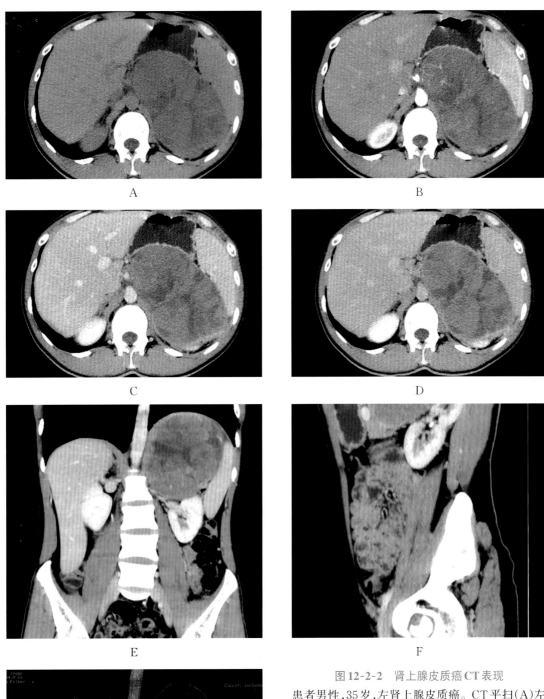

图 12-2-2　肾上腺皮质癌 CT 表现

患者男性,35 岁,左肾上腺皮质癌。CT 平扫(A)左侧肾上腺区见一巨大软组织肿块,边界尚清晰,内见片状及裂隙样低密度影;动脉期、门脉期和延迟期动态增强(B～D)示肿瘤实性成分轻中度渐进性强化,内见多根细小杂乱血管影,左侧肾上腺中动脉参与供血,低密度坏死区未见强化。冠、矢状面重建(E、F)显示肿瘤位于左侧肾上腺,左肾受压下移。CT 血管三维重建(G)见左侧肾上腺中动脉向肿瘤供血。

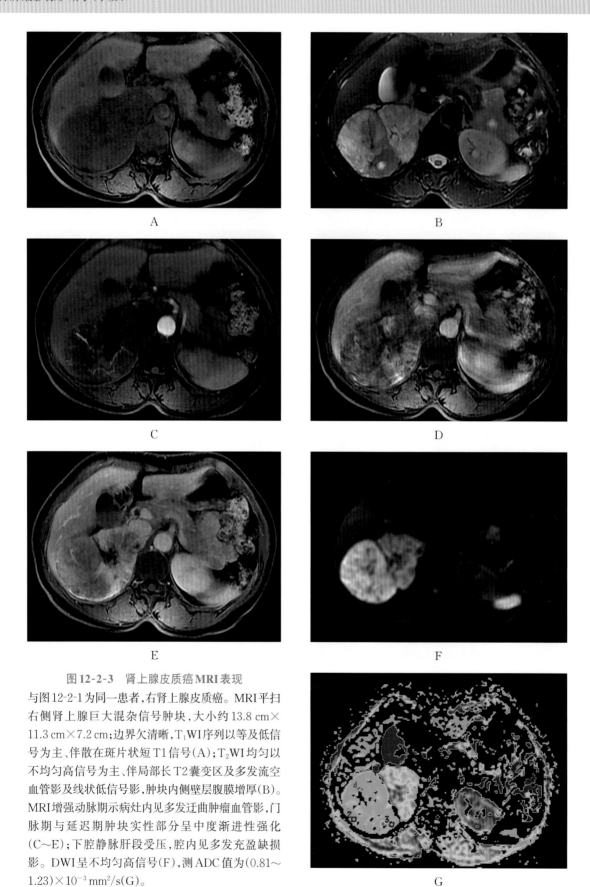

A

B

C

D

E

F

G

**图12-2-3　肾上腺皮质癌MRI表现**

与图12-2-1为同一患者,右肾上腺皮质癌。MRI平扫右侧肾上腺巨大混杂信号肿块,大小约13.8 cm×11.3 cm×7.2 cm;边界欠清晰,$T_1$WI序列以等及低信号为主、伴散在斑片状短T1信号(A);$T_2$WI均匀以不均匀高信号为主、伴局部长T2囊变区及多发流空血管影及线状低信号影,肿块内侧壁层腹膜增厚(B)。MRI增强动脉期示病灶内见多发迂曲肿瘤血管影,门脉期与延迟期肿块实性部分呈中度渐进性强化(C~E);下腔静脉肝段受压,腔内见多发充盈缺损影。DWI呈不均匀高信号(F),测ADC值为(0.81~1.23)×$10^{-3}$ mm²/s(G)。

而皮质癌则呈轻中度渐进性强化的特点。

（2）肾上腺嗜铬细胞瘤：大多数起源于肾上腺髓质嗜铬细胞，10%起源于肾上腺外，10%为恶性。年龄以20～40岁多见，单侧，包膜完整，不含脂类成分，增强扫描呈显著强化，CT值可高于150 HU。肿瘤易发生出血、坏死或囊变。多数为功能性，临床典型表现为阵发性高血压及头痛、心悸、多汗"三联征"，血浆及尿液中儿茶酚胺浓度在发作时明显高于正常值。而肾上腺皮质癌为高度恶性肿瘤，生长迅速，体积常大于6 cm，包膜不完整，易发生坏死或囊变，增强扫描呈轻中度渐进性不均匀强化，可伴有下腔静脉癌栓或腹膜后淋巴结转移及肝、肺等远处转移。

（3）肾上腺神经母细胞瘤：为5岁以下儿童肾上腺肿瘤中发病率最高的，单发多见。大多数起源于肾上腺髓质，少部分发生于脊柱旁交感神经链。肿块体积较大，跨中线向周围浸润生长，包绕腹膜后大血管，多见斑片状钙化，可见出血、囊变及坏死。增强后呈不均匀明显强化，肾脏多被肿瘤压迫向后外侧移位。临床不表现出激素活性。而发生在儿童的肾上腺皮质癌，是有激素活性的，以雄激素升高引起的性早熟及男性化多见，肿块渐进性强化且钙化发生率较神经母细胞瘤低。

（4）肾上腺转移瘤：有原发肿瘤病史，常为双侧肿块，无内分泌改变引起的临床表现。原发灶多来源于肺癌、乳腺癌、胃癌、肝癌或肾细胞癌等。肿块沿肾上腺皮髓质浸润生长，早期还保留肾上腺形态，后期转移瘤形态不规则，密度不均匀，少见钙化，易侵犯周围腹膜后结构；CT与MRI三期增强后呈不均匀强化，强化程度与原发瘤的肿瘤血管生成密度有关。

### （五）诊断关键要点

（1）肾上腺皮质癌常为单侧性，肿块体积较大，可侵犯压迫腹膜后结构。

（2）肿块突破包膜侵犯周围组织，边缘模糊，可伴有下腔静脉癌栓或腹膜后淋巴结转移及肝、肺和骨骼等远处转移，具有恶性肿瘤生长特点。

（3）CT平扫肿块多呈混杂密度，易合并出血、坏死及囊变，坏死区多呈星芒状及裂状，并伴有钙化。MRI平扫肿块信号不均匀，内见多个细小的肿瘤流空血管影；肿块实性成分在DWI序列呈高信号、ADC图呈低信号、ADC值较低。

（4）CT、MRI增强：动脉期肿瘤实质成分轻中度强化，静脉期及延迟期进一步强化，强化范围扩大，坏死、囊变区不强化，肿块内见迂曲杂乱肿瘤血管生成。

（张　萍　董江宁）

## 二、肾上腺淋巴瘤

### （一）概述

肾上腺淋巴瘤分为原发性肾上腺淋巴瘤（primary adrenal lymphoma，PAL）和继发性肾上腺淋巴瘤（secondary adrenal lymphoma，SAL）。由于肾上腺本身并无淋巴组织，故PAL罕见，约占非霍奇金淋巴瘤的1%，而SAL相对常见，约25%的非霍奇金淋巴瘤，会发生SAL。PAL是一种高度侵袭性肿瘤，它指双侧或单侧肾上腺的非霍奇金淋巴瘤，同时无同细胞型白血病和结外器官的受侵。SAL指除了其他部位的淋巴瘤病灶外，发生于肾上腺的淋巴瘤，且可引起淋巴结转移并侵犯周围结构。

PAL双侧多见，男女发病比例约为2∶1，发病年龄为31～87岁，平均年龄约65岁。临床多表现为淋巴瘤B组症状（发热、盗汗和体质量减轻），部分为疼痛、乏力。实验室检查乳酸脱氢酶升高。50%～70%双侧肾上腺受累的患者伴有原发性肾上腺皮质功能低下（即Addsion病）。SAL单侧多见，临床表现与原发部位相关，缺乏特征性表现。

肾上腺淋巴瘤治疗以免疫化疗为主，放射治疗对于有巨大包块和残留病灶的患者有巩固疗效的作用；手术主要用于PAL的治疗。PAL和SAL两者的预后没有明显差异。

### （二）病理

PAL和SAL最常见的组织学亚型为弥漫大B

细胞淋巴瘤,比例大于70%,其次是外周T细胞淋巴瘤,非特指。PAL的起源有争议,有人推测起源于肾上腺固有的造血组织,与髓样脂肪瘤同源。

大体病理:肿瘤表面无包膜或包膜不完整,切面呈灰白色、鱼肉样,质脆易碎,部分有出血。

镜下表现:肿瘤细胞沿肾上腺间质弥漫性浸润性生长,瘤细胞多呈弥漫或片状分布,呈圆形或卵圆形,胞质少,核仁及核分裂象多见,可有畸形核或多叶核细胞。瘤细胞间有较多的薄壁小血管。

免疫组化:CD45、CD20、CD79阳性,CD3、CK、CgA、S-100蛋白、Syn均阴性。示例如图12-2-4所示。

### (三)影像表现

PAL则多为双侧发生,SAL多为肾上腺区单发肿块,CT和MRI表现如下:

(1)病变大小及形态:当肿块最大径≤5 cm时,表现为肾上腺不同程度地肿大并保持其大体轮廓,呈三角形、条形和分叉状;肿块较大时多表现为长椭圆形,少数呈三角形或不规则形,特别是在冠状位上显示大多数肿块呈三角形外观,类似正常肾上腺形态的放大,是其特征性表现。

(2)肿块边缘:肿瘤有完整或部分包膜,病变边缘多清楚、光整,不同于肾上腺其他恶性肿瘤。部分病灶可呈分叶状。包膜在CT上呈等密度、MRI上$T_1WI$和$T_2WI$序列呈低信号。

(3)肿块的密度/信号特点:当肿块小于10 cm时,其内部信号多均匀或基本均匀。CT平扫多表现为软组织密度肿块,与肌肉接近;淋巴瘤钙化很少见。MRI上$T_1WI$序列呈低信号,$T_2WI$序列呈稍高信号,明显高于肌肉。但在肿瘤较大时可出现内部不均匀表现,特别是弥漫大B细胞淋巴瘤,可出现片状坏死,坏死区$T_2WI$表现为高信号。部分肿瘤内部出现纤维成分,$T_2WI$表现为低信号。DWI序列呈高信号,ADC图呈低信号,ADC值多小于$0.7\times10^{-3}$ mm²/s。

(4)强化特点:肾上腺淋巴瘤是乏血供肿瘤,CT和MRI增强扫描时动脉期呈轻度均匀性强化,接近肌肉,少数呈中度强化。门脉期及延迟期呈进一步强化,部分门脉期强化程度达最高,平衡期强化稍减低。CT上肿瘤实质强化程度为20～40 HU。可看到肿块包埋或包绕肾动脉、腹主动脉,管腔受压变窄,但无受侵破坏,形成"血管穿越征"或者"血管漂浮征"。MRI增强可见分隔或条状强化是其特点之一。瘤体较大时,可出现少量囊变坏死,尤其是PAL,表现为信号或密度不均匀。

(5)肿瘤对周围结构的累及和远处浸润:当肾上腺淋巴瘤(包括PAL和SAL)较大时,易累及肾脏、肝脏、胰腺和腹膜后血管(双肾动静脉、腹腔干、腹主动脉)。肿瘤呈钻缝样生长,包绕肾上极,肾门

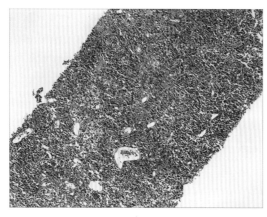
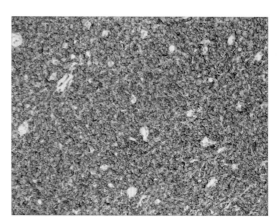

|A|B|

**图12-2-4 双侧肾上腺原发性弥漫大B细胞淋巴瘤病理学表现**

患者男性,48岁,双侧肾上腺原发性弥漫大B细胞淋巴瘤,非生发中心源性。镜下表现(A):观察瘤细胞呈弥漫或片状分布,呈圆形或卵圆形,胞质少,见核仁及核分裂象。瘤细胞间有较多的薄壁小血管。免疫组化(B):Vim(+),CK(−),CD3(−),CD20(+),CD79a(+),CD10(−),MUM1(+),Bcl-6(+),CD23(−),Bcl-2(+),c-Myc(−/+),Syn(−),CgA(−),CD56(−),Ki-67(+,约70%)。

或周围血管,对腹膜后血管包绕,但无侵犯,也不造成其形态的改变。

　　SAL 最常合并远处浸润的结构是淋巴结,表现为腹膜后和其他非引流区域的淋巴结肿大,并且有其他器官的淋巴瘤病灶;而 PAL 表现为腹膜后引流区域的淋巴结肿大。当肿大淋巴结融合成巨大团块时腹主动脉受包埋,表现为"腹主动脉淹没征"。

　　示例如图 12-2-5、图 12-2-6 所示。

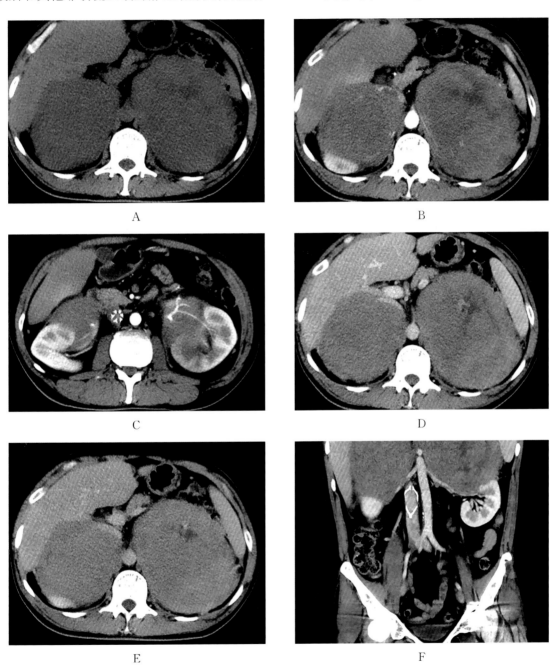

图 12-2-5　双侧肾上腺原发性淋巴瘤 CT 表现

与图 12-2-4 为同一患者,双侧肾上腺原发性淋巴瘤。CT 平扫(A)示双侧肾上腺见类圆形低密度(低于同层肌肉)肿块,边界清晰,密度较均匀,左侧肾上腺区肿块内见少量坏死。增强扫描动脉期(B)呈轻度均匀性强化,坏死区无强化。门脉期及延迟期(C、D)呈进一步强化。双肾动脉被肿瘤包埋,呈"血管漂浮征"。肿瘤浸润侵犯双肾实质(E、F)。

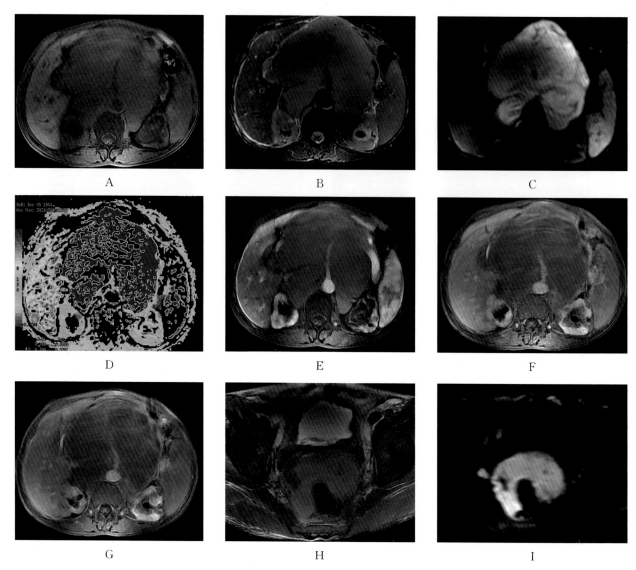

图 12-2-6　双侧肾上腺继发性淋巴瘤 MRI 表现

患者男性,56岁,双侧肾上腺区继发性套细胞淋巴瘤。双侧肾上腺区、腹膜后多发不规则肿块,呈融合状,$T_1WI$序列(A)呈低信号,$T_2WI$序列(B)呈高信号,DWI序列($b=800\ mm^2/s$)(C)呈高信号,ADC值(D)为$(0.7\sim0.8)\times10^{-3}\ mm^2/s$。MRI增强动脉期(E)呈轻度均匀强化,并见腹腔干被包埋,呈"血管漂浮征",门脉期(F)及延迟期(G)见轻度渐进性强化。同时,该患者盆腔MRI的$T_2WI$(H)示盆腔直肠系膜内多发软组织肿块,伴右侧髂血管旁淋巴结肿大;DWI盆腔肿块与淋巴结($b=800\ mm^2/s$)(I)均呈高信号,病理证实亦为套细胞淋巴瘤。

## (四)鉴别诊断

单侧肾上腺SAL需要与肾上腺腺瘤、单发的嗜铬细胞瘤、皮质癌相鉴别,双侧的PAL需要与双侧发生的嗜铬细胞瘤、转移瘤、肾上腺结核相鉴别,具体鉴别要点如下:

(1)肾上腺腺瘤:多单发,直径多小于5 cm,含少量脂质,平扫CT值低,平均CT值为10~20 HU;MRI的反相位较同相位信号衰减是其特征性表现;CT、MRI增强呈"快进快出"式强化。而PAL好发于双侧,体积通常较大,无脂肪成分,强化程度明显低于腺瘤。

(2)肾上腺嗜铬细胞瘤:多为单侧,双侧者约占10%,肿瘤容易出现坏死和囊变,增强后瘤体可见供血动脉,实性成分明显强化,CT强化峰值均大于80 HU,而肾上腺淋巴瘤强化幅度均较低,强化峰值在80 HU

以下。

（3）肾上腺皮质癌：直径＞5 cm，单侧多见，肿块为囊实性，囊性区呈散在斑片状，瘤内常伴有斑点状钙化灶，增强后实性部分呈中重度明显强化，部分肿瘤可伴有下腔静脉癌栓形成。

（4）肾上腺转移瘤：双侧好发，但患者多有明确的原发肿瘤病史，其来源主要以肺和乳腺为主。转移瘤沿皮质浸润性生长，也会保持肾上腺形态，但是会出现囊变坏死，边界不清，增强后强化较淋巴瘤明显。

（5）肾上腺结核：是引起肾上腺皮质机能减退（Addison病）的首要病因，要与PAL鉴别。结核病程较长，早期双侧肾上腺肿胀，形态不规则，密度不均匀，周围脂肪间隙模糊，可见结核性肉芽肿形成，增强呈环形强化，不同程度钙化是典型表现，而肾上腺淋巴瘤无钙化。

### （五）诊断关键要点

（1）肾上腺淋巴瘤好发于中老年男性，PAL常累及双侧肾上腺，既往无其他部位淋巴瘤病史；SAL单侧好发，合并其他部分淋巴瘤。

（2）影像表现为肾上腺区较均质的软组织肿块，CT平扫密度与肌肉接近，MRI上呈长T1、长T2信号，高于肌肉的信号；DWI序列呈明显高信号、ADC显著减低为其特点之一。肿瘤较大时，易发生少量囊变，PAL囊变较SAL常见。

（3）当肾上腺肿块较小（＜5 cm）时，保持肾上腺的形态，呈三角形、条形和分叉状；当肿块较大时，表现为长椭圆形，少数呈三角形。尤其是冠状位上呈现三角形外观，类似正常肾上腺形态的放大，是其特征性表现。

（4）CT、MRI动态增强表现为较为均质的强化，动脉期呈轻度强化，门脉期进一步强化，强化程度最高，平衡期强化减低。

（5）体积较大肾上腺淋巴瘤易包绕侵犯双肾实质、胰腺等周围结构。SAL易出现非肾上腺引流区淋巴结肿大，而PAL可合并腹膜后肾上腺引流区淋巴结肿大。肿大的淋巴结及肾上腺肿块易包埋腹主动脉、肾动脉等腹膜后血管，但动脉管壁无破坏或狭窄，保持血管正常的形态，呈现"血管漂浮征"或"血管出入征"。

（吴瑶媛　董江宁）

# 三、肾上腺转移瘤

### （一）概述

肾上腺转移瘤（adrenal metastasis，AM），是肾上腺最常见的恶性肿瘤，多发生于肾上腺髓质，发病率仅次于肾上腺腺瘤。原发灶中以肺癌及乳腺癌转移至肾上腺最多见。肾上腺转移是通过动脉、门静脉或淋巴途径发生的，血源性播散被认为是原发癌转移至肾上腺的主要途径。

由于肾上腺转移瘤无内分泌功能，临床上，当肾上腺转移瘤尚未压迫或侵及周围结构时，多无症状，常在原发肿瘤诊治过程中或在肿瘤治疗后随访时检查发现，或者偶尔查体时发现。当肿瘤较大时可出现同侧腰背部不适，晚期患者可出现肿瘤恶液质表现。

肾上腺转移癌发现时多属肿瘤晚期，常伴有其他脏器的转移，患者往往预后不良。肾上腺转移癌的治疗，目前仍有不同观点。国内多数学者认为对于单侧肾上腺转移有条件手术切除时，应积极手术治疗，对于双侧肾上腺转移多采用姑息性治疗。

### （二）病理表现

大体病理：肾上腺转移瘤的病理学表现与原发肿瘤相同，但肿瘤坏死更为显著。转移性肿瘤易侵及肾上腺皮质，部分近包膜处可见残留的肾上腺组织，肾上腺皮质的球状带、束状带和网状带结构部分可以保留。

镜下观察：肿瘤细胞排列可以呈筛状、腺泡状、巢状及实性片状分布，细胞异型性显著，肿瘤组织坏死明显。

免疫组化：可以在不同程度上表达原发肿瘤的标志物。如小细胞肺癌肾上腺转移瘤可以表达CgA、TTF-1、Syn等；肾脏透明细胞肾癌肾上腺转移瘤可以表达CK（AE1/AE3）、Vim、PAX-8、CD10等。示例如图12-2-7所示。

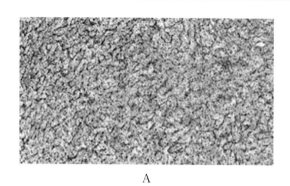
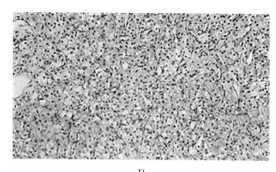

A          B

**图 12-2-7　透明细胞肾癌和肾上腺转移病理学表现**

患者男性,66岁,右肾透明细胞癌伴右侧肾上腺转移瘤。右侧肾脏透明细胞性肾细胞癌,WHO/ISUP分级:3级;镜下(A)可见肿瘤细胞体积较大,圆形或多边形,胞质丰富,间质富有毛细血管和血窦;右肾上腺见癌转移(B),肿瘤细胞排列呈筛状、腺泡状、巢状分布,细胞异型性显著,肿瘤组织见坏死,组织结构与右肾原发灶相似。免疫组化(IHC22-15655):Vim(+),CD10(+),CK7(−),CD117(−),TFE-3(−),CAIX(+),CK8(局灶弱+),Ki-67(热点区,+15%)。

## (三)影像表现

肾上腺转移瘤表现为双侧或单侧肾上腺区结节或肿块,其CT及MRI表现要点如下:

(1)肿瘤的大小和数目:肾上腺转移瘤可多发,双侧同时发生时肿块往往大小不同。

(2)形态和边缘:当转移瘤较小(<3 cm)时,形态规则,边缘光整;肿瘤较大(>5 cm)时,由于生长速度不同,表现为形态不规则,局部可呈分叶状,累及周围结构时,边缘可不清楚。

(3)密度及信号特点:当肿瘤较小时,密度及信号较为均匀,CT平扫表现为稍低密度肿块,与肌肉密度接近,CT值多大于30 HU,MRI表现为长T1、长T2信号,$T_2WI$序列信号高于肌肉。肿瘤较大时,由于肿瘤生长速度较快,血供不足时,肿瘤中央易出现坏死,表现为$T_2WI$序列上呈水样高信号。

DWI序列($b=800\ s/mm^2$),肿瘤实性成分呈高信号,ADC值多小于等于$1.3×10^{-3}\ mm^2/s$。MRI化学位移成像反相位信号较同相位无衰减,SII>16.5%(SII是指肾上腺肿瘤的信号强度),计算方法如下:

$$SII=(SI_{IP}-SI_{OP})/SI_{IP}×100\%$$

(4)双能量CT(能谱CT)能谱曲线:原发灶肿瘤及肾上腺肿瘤的能谱曲线斜率相同,二者能谱曲线可拟合,说明具有同源性。

(5)动态增强特点:与原发肿瘤有相关性,若原发肿瘤为富血供肿瘤,如透明细胞肾癌,则肾上腺转移瘤增强与原发灶类似,动脉期明显强化,门脉期强化及延迟强化减退。若原发灶为乏血供或中等血供肿瘤,增强扫描早期(动脉期)呈轻度较为均匀性强化,肿瘤较大时强化不均匀,门脉期及延迟期呈进一步强化。CT的时间密度曲线与MRI的时间信号曲线走行趋势一致,均呈缓慢增强,强化峰值不明显,且肿块内对比剂随时间延迟廓清缓慢。呈"缓升缓降型"或"快升缓降"型。

最新研究认为,肾上腺转移瘤组的绝对廓清率和相对廓清率均低于肾上腺乏脂腺瘤组,以此可鉴别乏脂型腺瘤。这可能是由于肾上腺转移瘤血管形成及其微血管密度比肾上腺腺瘤低,且恶性肿瘤细胞对正常动脉系统的侵犯又导致了增强作用的减少和减慢。有学者得出,以绝对廓清率的截断值−21.54%、相对廓清率的截断值−9.65%,诊断乏脂型腺瘤的AUC、灵敏度、特异度分别为0.733、80.0%、83.8%;0.760、73.3%、89.2%。(附:肾上腺绝对和相对廓清率计算公式:绝对廓清率=(动脉期CT值−静脉期CT值)/(动脉期CT值−平扫CT值)×100%;相对廓清率=(动脉期CT值−静脉期CT值)/动脉期CT值×100%)

(6)转移瘤同侧的肾上腺腺体形态:转移瘤即使瘤体较小,同侧肾上腺正常结构形态也经常被破坏,失去正常形态,这与转移瘤早期即浸润腺体的髓质有关。与无功能腺瘤保留同侧正常肾上腺形态不同。

（7）周围组织结构侵犯：较大肾上腺转移瘤易侵犯邻近肝脏、肾脏、胰腺及脾脏，表现为与周围实质脏器的粘连及直接侵犯，部分侵犯腹膜后的血管。

（8）其他脏器转移：肾上腺转移瘤多为恶性肿瘤的晚期，常合并肝脏、肺、骨、淋巴结等其他脏器的转移。

示例如图12-2-8、图12-2-9所示。

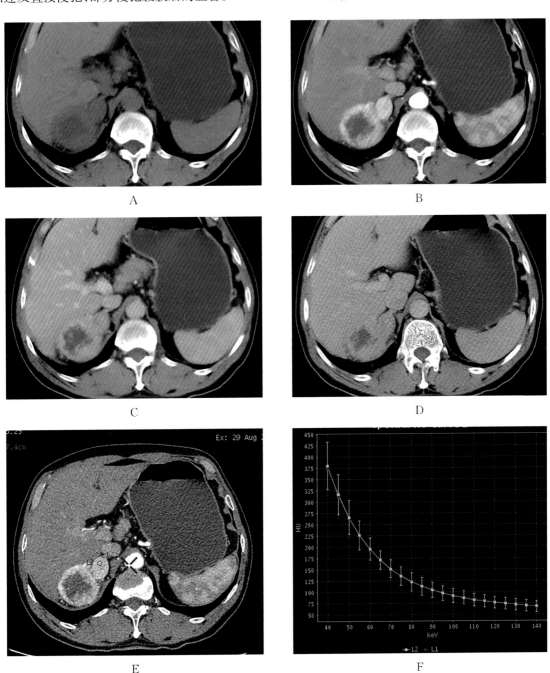

图12-2-8　右肾透明细胞癌伴右侧肾上腺转移瘤双能量CT表现

与图12-2-7为同一患者，右肾透明细胞癌伴右侧肾上腺转移瘤。CT平扫（A）示右肾上极类圆形低密度肿块伴更低密度坏死，右侧肾上腺低密度结节无坏死，边界清晰。增强扫描后肾上腺结节与右肾肿块动脉期（B）均呈明显强化，门脉期（C）及延迟期（D）强化减退。取右肾上腺结节及右肾上极肿块的感兴趣区L1和L2（E），显示两者的能谱曲线（F）走行一致，曲线高度重合。

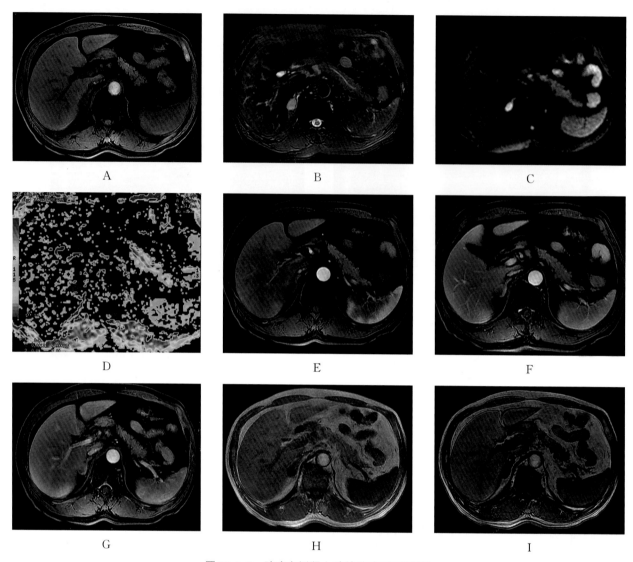

**图12-2-9 肺癌右侧肾上腺转移瘤MRI表现**

患者女性,66岁,肺癌右侧肾上腺转移瘤。右侧肾上腺结节,$T_1WI$序列(A)呈低信号,$T_2WI$序列(B)呈高信号,DWI序列($b$=800 s/mm²)(C)呈高信号,测得ADC值(D)约为$1.3 \times 10^{-3}$ mm²/s。肾上腺增强扫描后动脉期(E)见轻度不均匀强化,门脉期(F)及延迟期(G)呈进一步强化,中央见无强化坏死区。化学位移成像反相位(H)较同相位(I)信号无衰减。

## (四)鉴别诊断

肾上腺转移瘤无内分泌功能,若为双侧肿块,但是未发现原发瘤,需要与双侧性非功能性肾上腺病变相鉴别,如双侧非功能性腺瘤、双侧性肾上腺髓质瘤、肾上腺结核干酪期等;如果为单侧肾上腺肿块,无明确肿瘤病史,且依据临床及实验室检查除外功能性病变后,则应与肾上腺非功能性肿瘤、节细胞神经瘤、皮质癌、淋巴瘤等鉴别。

(1)非功能性腺瘤:① 成分不同:腺瘤含脂质,平扫CT值低,为10~20 HU;MRI的反相位较同相位信号衰减是其特征性表现,SII<16.5%;② 强化峰值不同:腺瘤常表现为早期均匀明显或中度强化,呈快升快降或缓升快降型。时间信号曲线多呈"快升快降型"。而转移瘤强化峰值在静脉期,延迟期无廓清。

(2)肾上腺嗜铬细胞瘤:患者有儿茶酚胺升高致阵发性高血压,肿瘤容易出现坏死和囊变,囊变内壁较光整,增强后瘤体可见供血动脉,实性成分明显富血供强化,CT 强化峰值均大于80 HU。

(3) 肾上腺皮质癌:多数肿块直径>5 cm,单侧多见,肿块为囊实性,囊性区呈散在斑片状,瘤内常伴有斑点状钙化灶,增强后实性部分呈中重度明显强化,部分肿瘤可伴有下腔静脉癌栓形成。

(4) 肾上腺淋巴瘤:大部分为密度均匀、坏死少的肾上腺肿块,增强后呈轻中度渐进性强化,DWI 扩散受限更明显,包埋腹膜后血管,呈"血管漂浮征"或"血管包埋征"。

(5) 肾上腺节细胞神经瘤:质地软,见缝就钻,富含黏液基质,部分 $T_2WI$ 序列出现黏液基质与胶原纤维交错形成的"漩涡征",增强后轻度渐进性强化是其特征。且本病为良性肿瘤,对周围结构无侵犯。

(6) 肾上腺结核干酪期:双侧多见,边缘常因渗出而模糊,增强扫描多呈周边环形强化或内部分隔样轻度强化。CT 上钙化形成是其特征性表现。

(7) 肾上腺髓样脂肪瘤:脂肪肉瘤转移到肾上腺时需要与之鉴别,前者肾上腺肿块内含有大块成熟脂肪是其特征性表现,而转移瘤内无成熟脂肪。

(五) 诊断关键要点

(1) AM 多数有原发肿瘤病史,实验室检查内分泌无异常,排除功能性肾上腺肿瘤。

(2) 单侧或双侧肾上腺区肿块,3 cm 以下坏死少;5 cm 以上 CT、MRI 多出现囊变、坏死,并侵犯邻近器官,是转移瘤的特征。

(3) 大部分肾上腺转移瘤不含脂质,CT 值>20 HU,MRI 上同反相位无衰减。SII 值16.5% 作为区分肾上腺转移瘤与腺瘤的临界值。

(4) **动态增强**:CT 时间密度曲线及 MRI 的时间信号曲线呈"缓升缓降型"或"快升缓降型",是其特征性增强表现,也是与肾上腺乏脂型腺瘤的最主要的鉴别点。

(5) 原发灶肿瘤及肾上腺肿瘤的双能量 CT 的能谱曲线斜率相同,并可拟合,说明二者具有同源性,有助于明确诊断。

(吴瑶媛 董江宁)

## 参考文献

[1] 魏春晓,林丽萍,万凯明.肾上腺皮质腺瘤的 CT 影像分析[J].实用放射学杂志,2021,37(8):1499-1502.

[2] 谭均峰,文康彦,梁长松,等.肾上腺皮质腺瘤 CT 值与相应激素水平及其 CT 表现与病理的对照研究[J].医学理论与实践,2021,34(4):672-674.

[3] 李巧,姚军,吴红花,等.库欣综合征合并骨质疏松症患者的临床特点及骨密度相关因素分析[J].中国骨质疏松杂志,2018,24(8):59-64.

[4] Ognjanović S, Macut D, Petakov M, et al. The occurrence of subclinical hypercortisolism and osteoporosis in patients with incidentally discovered unilateral and bilateral adrenal tumors [J]. Journal of Medical Biochemistry, 2016, 35(4):401-409.

[5] 陈淼,戴生明.亚临床皮质醇增多症继发骨质疏松症一例[J].中华风湿病学杂志,2020,24(2):129-131.

[6] 刘欣,郑伊能,钟毅,等.CT 纹理分析对醛固酮腺瘤与皮质醇腺瘤的鉴别诊断价值[J].中国中西医结合影像学杂志,2021,19(1):60-64.

[7] Nagayama Y, Inoue T, Oda S, et al. Yamashita Y. Adrenal adenomas versus metastases: Diagnostic performance of dual - energy spectral CT virtual noncontrast imaging and iodine maps[J]. Radiology, 2020, 296(2):324-332.

[8] 万娅敏,陈云锦,俞富龙,等.能谱 CT 多参数鉴别诊断肾上腺乏脂性腺瘤与结节性增生[J].中国医学影像技术,2021,37(6):909-913.

[9] Vaidya A, Malchoff C D, Auchus R J, et al. An idividualized approach to the evaluation and management of primary aldosteronism [J]. EndocrPract, 2017, 23(6):680-689.

[10] Orrego J J, Chorny J A. Aldosterone and cortisol - cosecreting adrenal adenoma, ovarian hyperthecosis and breast cancer[J]. Endocrinol Diabetes Metab Case Rep, 2020, 2020:20-0121.

[11] 万娅敏,陈云锦,俞富龙,等.能谱 CT 多参数鉴别诊断肾上腺乏脂性腺瘤与结节性增生[J].中国医学影像技术,2021,37(6):909-913.

[12] 王全忠,郭华,高剑波,等.肾上腺神经鞘瘤的 CT 表现与肾上腺乏脂性皮质腺瘤对比分析[J].临床放射

学杂志,2017,36(8):1141-1145.

[13] 李小双,周浩,崔文静,等.肾上腺髓样脂肪瘤CT与MRI表现及误诊分析[J].实用放射学杂志,2016,32(6):888-891.

[14] 曹开明,王葳,朱晓丽,等.肾上腺神经鞘瘤的诊断及临床特点并文献复习(附8例报告)[J].中国癌症杂志,2016,26(5):441-446.

[15] 李法江,黄红星,郑轶群,等.肾上腺神经鞘瘤的临床特点及诊治体会[J].广东医学,2016,37(z1):131-132.

[16] 邹伟.肾上腺神经鞘瘤的CT和MR表现分析[J].中国医药指南,2017,15(31):184-185.

[17] Zhang Y M, Lei P F, Chen M N, et al. CT findings of adrenal schwannoma[J]. Clin Radiol, 2016, 71(5): 464-470.

[18] Bhattacharya S, Kumar A, Chatterjee U, et al. Adrenal schwannoma: An uncommon incidentaloma[J]. Indian J Pathol Microbiol, 2021, 64(2):379-381.

[19] Tang W, Yu X R, Zhou L P, et al. Adrenal schwannoma: CT, MR manifestations and pathological correlation[J]. Clin Hemorheol Microcirc, 2018, 68(4): 401-412.

[20] 姜登飞,徐甜甜,厉峰.肾上腺神经节细胞瘤的影像特征分析[J].医学影像学杂志,2022,32(5):812-816.

[21] 陈德华,曹代荣,游瑞雄,等.多层螺旋CT对肾上腺节细胞神经瘤的诊断价值[J].临床放射学志,2017,36(8):1279-1282.

[22] 刘文慧,李红文,钱银锋,等.节细胞神经瘤与节细胞神经母细胞瘤的CT诊断[J].放射学实践,2017,32(3):262-266.

[23] 赵小英,李志洁,刘斌,等.肾上腺节细胞神经瘤多排CT诊断价值[J].安徽医药,2020,24(6):1177-1180.

[24] Boutzios G, Papaoiconomou E, Karatza E, et al. Large adrenal ganglioneuroma: A rare entity with atypical radiological characteristics [J]. Hormones (Athens), 2020, 19(4):609-610.

[25] Dąbrowska-Thing A, Rogowski W, Pacho R, et al. Retroperitoneal ganglioneuroma mimicking a kidney tumor. Case report [J]. Pol J Radiol, 2017, 82: 283-286.

[26] 中华医学会内分泌学分会.嗜铬细胞瘤和副神经节瘤诊断治疗专家共识(2020版)[J].中华内分泌代谢杂志,2020,36(8):737-750.

[27] 王艳丽,滕晓东.嗜铬细胞瘤副神经节瘤的TNM分期进展[J].中华病理学杂志,2019,48(6):501-504.

[28] 陈继文,张伟强,肖宝臣,等.典型与不典型肾上腺嗜铬细胞瘤MSCT表现对比分析[J].实用肿瘤杂志,2017,32(1):26-29.

[29] 曹丽.MSCT在嗜铬细胞瘤诊断、鉴别及转移评估中的应用[J].中国CT和MRI杂志,2016,14(8):11-13.

[30] 张冲,赵业超,刘月.磁共振成像与CT在肾上腺嗜铬细胞瘤诊断中的价值比较[J].实用医学影像杂志,2019,20(2):177-179.

[31] Farrugia F A, Martikos G, Tzanetis P, et al. Pheochromocytoma, diagnosis and treatment: Review of the literature[J]. Endocr Regul, 2017, 51(3):168-181.

[32] Schieda N, Siegelman E S. Update on CT and MRI of adrenal nodules[J]. AJR Am J Roentgenol, 2017, 208(6):1206-1217.

[33] Cao J, Lennartz S, Parakh A, et al. Dual-layer dual-energy CT for characterization of adrenal nodules: Can virtual unenhanced images replace true unenhanced acquisitions?[J]. Abdom Radiol (NY), 2021, 46(8): 4345-4352.

[34] Sbardella E, Grossman A B. Pheochromocytoma: An approach to diagnosis [J]. Best Pract Res Clin Endocrinol Metab, 2020, 34(2):101346.

[35] Huang T, Yang Q, Hu Y, et al. Adrenal cavernous hemangioma misdiagnosed as pheochromocytoma: A case report[J]. BMC Surg, 2021, 21(1):210.

[36] 肖福霞,汤光宇,梁宗辉.肾上腺少见肿瘤的影像诊断思维[J].影像诊断与介入放射学,2020,29(2):131-134.

[37] Kang W Y, Wang L, Qiu M, et al. Adrenal cavernous hemangioma: A case report and literature review [J]. Beijing Da Xue Xue Bao Yi Xue Ban, 2021, 53(4):808-810.

[38] Jenkins D A, Ory J, Rahmeh T, et al. Cavernous hemangioma of the adrenal gland mimicking a hepatic hemangioma[J]. Can J Urol, 2020, 27(2):10192-10194.

[39] Nishtala M, Cai D, Baughman W, et al. McHenry CR. Adrenal cavernous hemangioma: A rare tumor that mimics adrenal cortical carcinoma[J]. Surg Open Sci, 2019, 1(1):7-13.

[40] Hashimoto A, Yoshino H, Yoshikawa F, et al. Giant cavernous hemangioma of the adrenal gland in an elderly patient[J]. Intern Med, 2018, 57(8):1317-1319.

[41] Wilson B, Becker A, Estes T, et al. Adrenal hemangioma definite diagnosis on CT, MRI, and FDG PET in a patient with primary lung cancer [J]. Clin Nucl Med, 2018, 43(6):e192-e194.

[42] 苏停停,张娇娇,袁佳,等.22例肾上腺皮质癌病理特征及临床价值[J].临床与病理杂志,2021,41(1):33-38.

[43] 姜登飞,王健,厉峰,等.原发性肾上腺皮质腺癌的影像特征表现[J].中国医师杂志,2021,23(4):563-567.

[44] Elsayes K M, Emad-Eldin S, Morani A C, et al. Practical approach to adrenal imaging [J]. Urol Clin North Am, 2018, 45(3):365-387.

[45] Kiseljak-Vassiliades K, Bancos I, Hamrahian A, et al. American association of clinical endocrinology disease state clinical review on the evaluation and management of adrenocortical carcinoma in an Adult: A practical approach[J]. Endocr Pract, 2020, 26(11):1366-1383.

[46] 郑兰,刘鸿圣,李建明,等.儿童原发肾上腺皮质癌的影像分析和鉴别诊断[J].放射学实践,2021,36(12):1571-1576.

[47] Cingam S R, Mukkamalla S K R, Karanchi H. Adrenal metastasis [J]. Treasure Island (FL): StatPearls Publishing, 2023, PMID:28722909.

[48] 颜艳芳,夏振元,莫欣鑫,等.原发性肾上腺淋巴瘤的CT征象及误诊分析[J].中国CT和MRI杂志,2021,19(6):110-112.

[49] 刘丹,吴麟,李声鸿,等.继发性肾上腺弥漫大B细胞淋巴瘤影像学表现[J].南昌大学学报(医学版),2017,57(2):39-42,45.

[50] 姜涛,施晴,许彭鹏,等.肾上腺淋巴瘤临床病理特点及预后因素分析[J].上海交通大学学报(医学版),2019,39(8):1032-1037.

[51] 单昌彤,李捷,王健.原发性肾上腺淋巴瘤的CT表现[J].实用放射学杂志,2019,35(6):935-939.

[52] 张颖,马婧,吴洋,等.原发性肾上腺淋巴瘤临床诊治的研究进展[J].山东医药,2021,61(4):108-111.

[53] Chung A D, Krishna S, Schieda N. Primary and secondary diseases of the perinephric space: An approach to imaging diagnosis with emphasis on MRI [J]. Clin Radiol, 2021, 76(1):75.e13-75.e26.

[54] Grønning K, Sharma A, Mastroianni M A, et al. Primary adrenal lymphoma as a cause of adrenal insufficiency, a report of two cases [J]. Endocrinol Diabetes Metab Case Rep, 2020, 2020:19-0131.

[55] Tu W, Abreu-Gomez J, Udare A, et al. Utility of T2-weighted MRI to differentiate adrenal metastases from lipid-poor adrenal adenomas [J]. Radiol Imaging Cancer, 2020, 2(6):e200011.

[56] Elsayes K M, Emad-Eldin S, Morani A C, et al. Practical approach to adrenal imaging [J]. Radiol Clin North Am, 2017, 55(2):279-301.

[57] McPhedran R, Gerson R, Alfaleh H, et al. Inter-individual comparison of diagnostic accuracy of adrenal washout CT compared to chemical shift MRI plus the T2-weighted (T2W) adrenal MRI calculator in indeterminate adrenal masses: A retrospective non-inferiority study [J]. Abdom Radiol (NY), 2022, 47(7):2453-2461.

[58] 杨澄清,杜荣辉,曹探赜,等.肾上腺结核并发Addison病的临床与CT表现特征(附二例报告并文献复习)[J].中国防痨杂志,2020,42(3):276-281.

[59] 戴国娇,郑海澜,郑永飞,等.简化计算CT增强廓清率在鉴别小于4cm的肾上腺转移瘤与肾上腺腺瘤中的价值[J].中国全科医学,2021,24(20):2607-2613.

[60] 付林.肾上腺转移瘤的临床特点及MSCT诊断[J].中外医疗,2016,35(3):188-190.

[61] 陈玉霞.动态增强CT联合MRI鉴别诊断肾上腺腺瘤与转移瘤效能分析[J].黑龙江医药科学,2022,45(4):143-144,146.

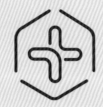

# CHAPTER THIRTEEN

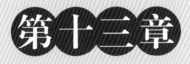

# 男性生殖系统

# 第一节　前　列　腺

## 一、前列腺增生

### (一) 概述

前列腺增生(hyperplasia of prostate)又称前列腺结节状增生(nodular hyperplasia of prostate)或良性前列腺增生(benign prostatic hyperplasia, BPH),是由于前列腺腺体和间质都增生导致的前列腺体积增大。BPH是老年男性常见的疾病,60岁以上的发病率高达75%,并且发病率随着年龄增大而上升,可能与激素平衡失调有关。

前列腺增生主要发生在移行带,表现为腺体组织和基质组织的不同增生。当增大的移行带压迫邻近的尿道和膀胱出口时,导致不同程度的后尿道梗阻和膀胱尿潴留。主要临床表现为尿频、尿急、夜尿及排尿困难。

前列腺检查主要依据前列腺多参数MRI成像技术,多参数 MRI 技术(multiparametric MRI, mpMRI)是检出前列腺病变敏感和特异的技术,主要包括平扫:Ax $T_1WI$、Ax 高分辨 $T_2WI$、Ax $T_2WI$ FS、SAG 高分辨 $T_2WI$ 及 COR $T_2WI$;DWI 序列多采用高 $b$ 值 DWI($b=0$, 1500 s/mm², 3000 s/mm²)或10个以上 $b$ 值的 IVIM-DWI 扩散加权成像(0, 10 s/mm², 20 s/mm², 50 s/mm², 100 s/mm², 200 s/mm², 400 s/mm², 800 s/mm², 1500 s/mm², 3000 s/mm²);DCE-MRI动态增强,采用三维快速内插扰相梯度回波 $T_1WI$(LAVA-Flex 或 VIBE 等序列),1期蒙片＋7期动态增强(每期时间采集20~22秒,每期46幅图像,共采集368幅)。目前前列腺诊断依据前列腺 PI-RADS v2.1(2019 版)评分

标准,见表13-1-1、表13-1-2。

**表13-1-1　PI-RADS v2.1 DWI/ADC图外周带或移行带评分标准**

| 评分 | 表现 |
| --- | --- |
| 1 | 无ADC信号降低或DWI信号增高 |
| 2 | ADC图无明确信号降低 |
| 3 | 局限性病变,ADC轻中度低信号,DWI等或稍高信号 |
| 4 | 局限性病变,ADC明显低信号,DWI明显高信号且小于1.5 cm |
| 5 | 同4,病灶大于1.5 cm,侵犯包膜外或精囊腺 |

**表13-1-2　PI-RADS v2.1 $T_2WI$移行带评分标准**

| 评分 | 表现 |
| --- | --- |
| 1 | 均匀中等信号(正常) |
| 2 | 环形低信号,不均匀囊性结节或小结节(良性前列腺增生) |
| 3 | 不均匀信号,边界模糊,包括其他不符合2,4或5条件的 |
| 4 | 局限性病变,非环形均匀中等低信号,且小于1.5 cm |
| 5 | 同4,病灶大于1.5 cm,或侵犯包膜外或精囊腺 |

### (二) 病理表现

镜下表现:前列腺各种成分增生,腺体扩张,甚至呈囊状,腺管大小不一,有皱襞形成,腺腔常有乳头状突起,腺上皮为单层柱状、单层立方或假复层柱状,基底细胞层完整;大多有明显双层细胞结构,偶见个别腺上皮细胞核仁增大。

免疫组化:34bE12(基底细胞＋),CK5/6(基底细胞＋),p63(基底细胞＋),P504S(－),PSA(＋)。

示例如图13-1-1所示。

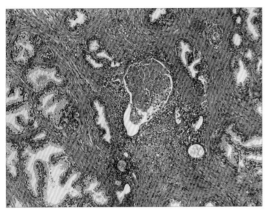

图 13-1-1　前列腺增生病理学表现

患者男性,56 岁,前列腺增生。镜下表现(HE,×200):腺体扩张,甚至呈囊状,腺管大小不一,有皱襞形成,均有完整的基底细胞层,大多有明显双层细胞结构,偶见个别腺上皮细胞核仁增大。免疫组化:CK5/6(基底细胞＋)、p63(基底细胞＋),P504S(－),PSA(＋)。

## (三)影像学表现

### 1. CT 表现

显示前列腺弥漫性一致性增大,正常前列腺的上缘低于耻骨联合水平,如耻骨联合上方 2 cm 或更高层面仍可见前列腺,或前列腺横径超过 5 cm,即可判断前列腺增大,增大前列腺边缘光滑锐利,密度无明显变化,但可有高密度钙化灶,增强扫描增大的前列腺呈对称较均一强化。

示例如图 13-1-2 所示。

### 2. MRI 表现

前列腺均匀对称性增大,$T_1WI$ 序列呈均匀等信号,边界清,$T_2WI$ 序列显示中央带及移行对称性增大,信号不均匀,包括高信号的腺体增生结节和低信号基质增生结节,边缘见低信号假包膜,周围

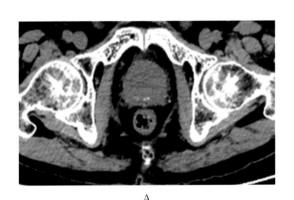

A

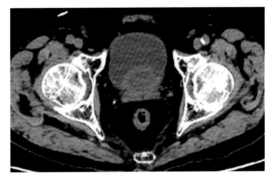

B

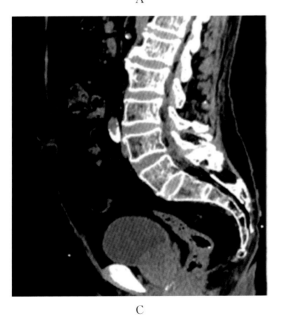

C

图 13-1-2　前列腺增生 CT 表现

患者男性,78 岁,前列腺增生。前列腺体积明显增大,向上突向膀胱三角区,膀胱后壁受压推挤,前列腺横径大于 5 cm,且高于耻骨联合上方超过 2 cm,前列腺后方见钙化灶。

带受压变薄;T₂WI移行带内结节呈不均一高信号,提示以腺体增生为主,结节为低信号时,提示以基质增生为主。

矢状位 T₂WI 序列显示前列腺增生压迫推挤膀胱、精囊腺。移行带增生结节的 ADC 值也可以较低,故移行带增生主序列为高分辨 T₂WI 而非 DWI,前列腺良恶性结节的鉴别诊断时,多 $b$ 值的 IVIM-DWI 与高 $b$ 值(1500 s/mm²,3000 s/mm²)DWI 技术具有一定的价值,尤其是 IVIM-DWI 中的真扩散系数值 $D$ 值与 ADC 值鉴别诊断价值相对较大。

影像组学的纹理特征中,非癌结节局部灰度相关性大于癌结节,非癌结节比癌结节内部灰度分布更加均匀。灰度相关性数值越大,越偏向良性结节,说明结节内部组织成分越相似;相关性数值越小,说明结节内部组织异型性越大;细胞间差异化越大,说明结节越偏向恶性。示例如图 13-1-3 所示。

（四）鉴别诊断

(1) 前列腺癌:好发于老年男性,早期无明显症状,起源于前列腺上皮,PSA 多数明显增高,若为轻度升高,游离 PSA/总 PSA<0.1 也有临床意义。前列腺癌患者的前列腺体积呈轻度、中度增大,多数保留正常的外形,前列腺的移行带、外周带及前联合纤维基质等结构多存在。前列腺癌 75% 发生于外周带,典型表现为 T₂WI 外周带高信号出现局限性低信号区,DWI 序列呈高信号、ADC 值降低呈扩

散受限表现,动态增强扫描为早期明显强化,后期对比剂廓清,TIC 曲线呈流出型。双参数或多参数 MRI 如果还不能区分前列腺增生结节与癌结节,MRI 波谱(magnetic resonance spectroscopy, MRS)具有一定的鉴别价值,MRS 如果出现结节内枸橼酸铋盐 Cit 峰明显降低或(Cho+Cr)/Cit 的值升高提示前列腺癌可能,如果(Cho+Cr)/Cit 的值大于 0.99 则高度提示前列腺癌。如果发生骨转移则为成骨性,MRI 如果发现成骨转移灶,有助于前列腺癌的诊断。

(2) 前列腺间质肉瘤:好发于成年人及青少年,前列腺正常形态消失,体积明显增大,外形不规则,多呈分叶状改变,中央带和外周带分界不清,肿块多数比较大,很少小于 5 cm,肿块密度不均匀,易发生囊变坏死,MRI 增强扫描不均匀性强化及坏死区不强化,肿块可侵犯邻近结构,如精囊腺、膀胱及直肠;可有淋巴结、肺、骨骼、肝等脏器转移,如发生骨骼转移则多为溶骨性。

(3) 盆底来源的孤立性纤维瘤:好发于中老年人,为缓慢生长的无痛性肿块,肿块较大时伴随压迫症状,与肌肉比较,CT 平扫肿瘤呈椭圆形、梭形均匀等或欠均匀稍低密度肿块;MRI 表现为 T₁WI 序列呈等或略低信号,T₂WI 序列呈等或稍高信号,典型良性孤立性纤维瘤在 DWI 序列上以等低信号为主,细胞密集区呈中等高信号,ADC 值轻中度扩散受限。恶性孤立性纤维瘤扩散受限、ADC 值较低,呈现恶性肿瘤特征。增强扫描肿块呈富血供渐进持续性强化,"快进慢出"表现,瘤内可见流空的血管信号,早期呈"多结节样"或"地图样"强化,且

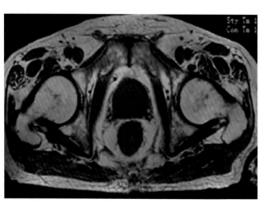

A

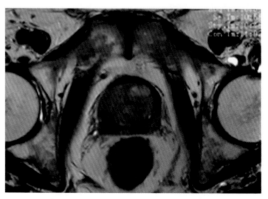

B

图 13-1-3　前列腺增生多参数 MRI 表现

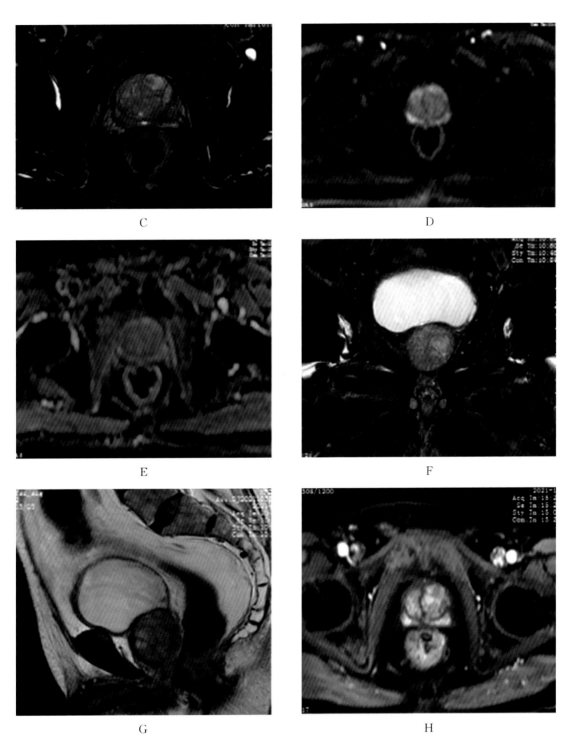

图 13-1-3　前列腺增生多参数 MRI 表现（续）

与图 13-1-2 为同一患者。男，78 岁，前列腺增生。$T_1WI$ 序列（A）移行带呈均匀等信号；$T_2WI$ 及 $T_2WI$ 抑脂序列（B、C），移行带左前侧见不均匀信号结节，边界清，包膜完整，PI-RADS v2.1 为 2 分；DWI（$b=1500\ s/mm^2$）和 ADC 图（D、E），DWI 局部呈稍高信号，ADC 图未见低信号，PI-RADS v2.1 为 2 分；$T_2WI$ 抑脂序列冠状位、$T_2WI$ 序列矢状位（F、G），膀胱后壁受压推挤，移行带左侧见结节状高信号，边界清；动态增强（H）结节呈渐进性不均匀强化，且与腺体成分同步强化。综合分析 PI-RADS v2.1 为 2 分。

强化的范围扩大。

(4)盆底侵袭性血管黏液瘤:多见于中青年妇女,40岁以上较多见,男女比例约为1:6,CT显示为等或略低密度肿块,内含有黏液样低密度区及部分实性成分,与肌肉相比,$T_1WI$序列呈等信号,$T_2WI$序列呈高信号,与肿瘤含有较多水分和黏液样基质有关,涡轮状$T_1WI$及$T_2WI$序列低信号条带可能是血管纤维基质。DWI序列低信号、ADC高信号,高ADC值代表细胞间变少,提示肿瘤恶性度低。MRI增强扫描可见明显血管样强化及漩涡状或分层状延迟强化,分层漩涡征为其特征。

## (五)诊断关键要点

(1)前列腺增生好发于老年人,前列腺特异抗原(prostate special antigen,PSA)多在正常范围,少数BPH患者PSA可轻度升高。

(2)前列腺增生好发于移行带,MRI表现为前列腺体积增大,但保留正常形态,内见信号不均匀或均匀的结节;$T_2WI$移行带内的结节呈不均一高信号,提示以腺体增生为主,结节为低信号时,提示以纤维基质增生为主。

(3)DWI序列呈稍高或等信号,ADC图无低信号;有时移行带增生结节在ADC图也可以表现为低信号,但在高分辨$T_2WI$增生的结节呈等高或稍低信号,而癌结节则为明显的低信号,有助于二者鉴别。故前列腺移行带增生的主序列为高分辨$T_2WI$而非DWI。

(4)MRI增强扫描增生结节呈渐进性均匀或不均匀强化,TIC曲线呈流入型或平台型,而前列腺癌多为流出型。

(5)(Cho+Cr)/Cit与正常前列腺组织类似,有助于同前列腺癌鉴别。

(张利祥　董江宁　吴瑶媛)

# 二、前列腺炎

## (一)概述

前列腺炎(prostatitis)是指由多种复杂原因引起的、以尿道刺激症状和慢性盆腔疼痛为主要临床表现的前列腺疾病。前列腺炎是泌尿外科的常见病,在泌尿外科50岁以下男性患者中占首位。

前列腺炎的发病率高,但目前病因仍不清楚。性生活过频、过多手淫、久坐、骑车、骑马、酗酒、过食辛辣、感冒受凉等都可以成为其诱发因素。

前列腺内尿液反流可能对各类前列腺炎的发生具有重要意义。最近研究发现尿液的尿酸盐不仅对前列腺有刺激作用,还可沉淀成结石,堵塞腺管,作为细菌的庇护场所。这些发现表明前列腺炎是多种病因共同作用的结果。

1995年美国国立卫生研究院(NIH)制定了一种新的前列腺炎分类方法,Ⅰ型:相当于传统分类方法中的急性细菌性前列腺炎(acute bacterial prostatitis,ABP);Ⅱ型:相当于传统分类方法中的慢性细菌性前列腺炎(chronic bacterial prostatitis,CBP);Ⅲ型:慢性前列腺炎/慢性盆腔疼痛综合征(chronic prostatitis/chronic pelvic pain syndromes,CP/CPPS);Ⅳ型:无症状性前列腺炎。只有少数前列腺炎患者有急性病史,多表现为慢性、复发性经过。Ⅰ型及Ⅱ型前列腺炎主要致病因素为病原体感染,致病菌以大肠埃希菌、克雷伯杆菌、变形杆菌及铜绿假单胞菌为主,病原体随尿液侵入前列腺,导致感染。Ⅲ型前列腺炎发病机制未明,病因学十分复杂,存在广泛争议。多数学者认为其主要病因可能是病原体感染,排尿功能障碍,精神心理因素,神经内分泌因素,免疫反应异常,氧化应激,下尿路上皮功能障碍等。Ⅳ型前列腺炎缺少相关发病机制的研究,可能与Ⅲ型的部分病因与发病机制相同。

临床表现:Ⅰ型前列腺炎常发病突然,表现为寒战、发热、疲乏无力等全身症状,伴有会阴部和耻骨上疼痛,可有尿频、尿急和直肠刺激症状,甚至急性尿潴留。Ⅱ型和Ⅲ型前列腺炎临床症状相似,多有疼痛和排尿异常等。不论哪一类型的慢性前列腺炎都可表现为相似临床症状,统称为前列腺炎症候群,包括盆骶疼痛,排尿异常和性功能障碍。盆骶疼痛表现极其复杂,疼痛一般位于耻骨上、腰骶部及会阴部,放射痛可表现为尿道、精索、睾丸、腹股沟、腹内侧部疼痛,向腹部放射酷似急腹症,沿尿路放射酷似肾绞痛,往往导致误诊。排尿异常表现为尿频、尿急、尿痛、排尿不畅、尿线分叉、尿后沥滴、夜尿次数增多,尿后或大便时尿道流出乳白色分泌物等。偶尔并发性功能障碍,包括性欲减退、早泄、射精痛、勃起减弱及阳痿。Ⅵ型前列腺炎无临床症状,仅在有关前列腺方面的检查时发现炎症证据。

非细菌性前列腺炎远较细菌性前列腺炎多见。尤其是非细菌性前列腺炎,其治疗以对症治疗、改善症状为主。

## (二)病理表现

前列腺的腺体较小而分泌功能较强,以及管道狭窄,使前列腺在多种因素影响下产生导管受压和闭塞,很容易引起充血和分泌物淤积,从而为感染的发生创造了条件,这也是前列腺炎容易复发的解剖组织学基础。

病理解剖证实前列腺炎病变好发于外周带,此处腺管与尿流垂直线逆向开口于后尿道、尿液易反流所致;而前列腺中央带及移行带腺管走向与尿流方向一致,不易发生感染。

急性前列腺炎是前列腺腺体和腺管的急性炎症,依据炎性病变的范围分为局限型和弥漫型。

发生急性炎症的腺体充血水肿及浆液纤维素性、血性或脓性渗出。腺体和周围间质组织有炎性细胞浸润,严重者可形成单个的或多发的前列腺脓肿。慢性前列腺炎渗出较少,腺泡周围呈慢性炎症改变,周围有炎性细胞浸润。腺体也可因纤维性变而缩小、变硬。长期慢性前列腺炎的纤维性变延及膀胱颈可致膀胱颈部的纤维化。

## (三)影像学表现

### 1. X线表现

X线平片慢性前列腺炎可见到前列腺结石或斑点状钙化。膀胱造影可见膀胱颈部因前列腺增大所致的弧形压迹,一般较轻。尿道造影可显示后尿道延长、平直,造影剂可进入扩张的腺体分泌小管而显影,在精阜两侧呈放射状或树枝状影。

### 2. CT表现

常无特异性表现,部分仅显示前列腺体积增大,密度减低,边缘渗出改变。急性前列腺炎有液化坏死时则可见低密度区。CT增强呈轻度强化,其内见不均匀的斑点状高强化区,液化坏死及脓液成分不强化。前列腺炎常常伴有精囊腺炎,表现为双侧精囊腺对称性肿大,当排泄管不畅时也可发生单侧的精囊肿大或形成潴留性精囊囊肿。慢性前列腺炎有时CT表现为前列腺体积缩小,这是慢性炎性增殖和纤维化改变的结果。

### 3. MRI表现

MRI多平面、多参数、多序列扫描对急慢性前列腺炎与急性前列腺炎继发脓肿的诊断具有一定的优势。

急性前列腺炎MRI表现为前列腺体积增大,$T_2WI$及$T_2WI$-FS显示受累的前列腺区域信号不均匀,内见条片状低信号影,前列腺周围组织在$T_2WI$-FS可见高信号的水肿渗出影。急性前列腺炎如果继发脓肿,则可见典型前列腺脓肿的MRI表现。

大多数前列腺炎为慢性前列腺炎症,好发于前列腺外周带,在双参数MRI平扫与增强表现如下:受炎症累及的前列腺外周带在$T_2WI$及$T_2WI$-FS上可见条片状低信号影,但在DWI、ADC图一般无扩散受限或轻度扩散受限,MRI多期增强后外周带病灶呈渐进性条片状强化,TIC曲线呈流入型。示例如图13-1-4所示。

## (四)鉴别诊断

(1)非特异性肉芽肿性前列腺炎:MRI检查提示前列腺体积增大,$T_1WI$序列上多表现为等低

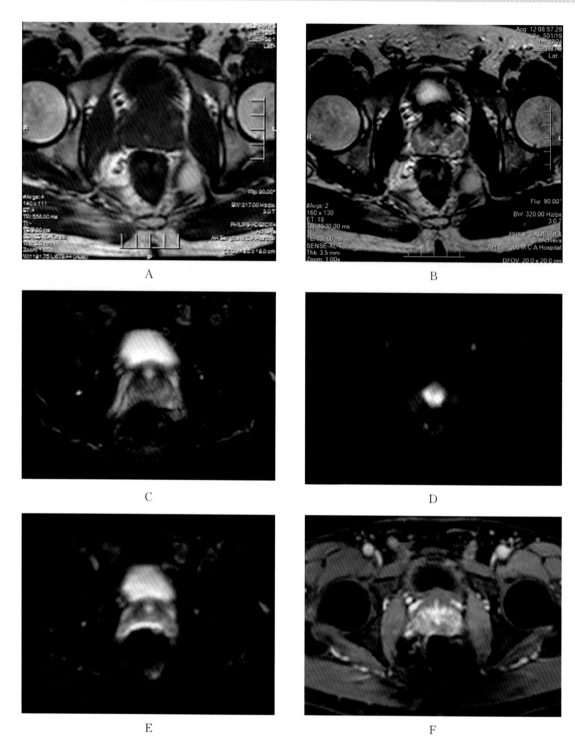

图13-1-4 前列腺炎MRI表现

患者男性,45岁,前列腺炎。T$_1$WI、T$_2$WI、T$_2$WI-FS序列(A~C)示前列腺大小约43 mm×26 mm×45 mm,前列腺形态欠规则,中央腺体比例增大,外周带变薄。外周带在T$_2$WI及T$_2$WI-FS序列上可见条片状低信号灶。DWI序列、ADC图和增强(D~F)示外周带病灶在DWI与ADC图未见扩散受限,增强后病灶呈条片状强化。另外,本例移行带信号不均匀,可见增生结节,DWI序列呈稍高信号,增强后增生结节强化。双侧精囊腺、膀胱和直肠区未见异常征象,盆腔未见异常肿大淋巴结。

信号,与闭孔内肌信号相似;肉芽肿病灶 $T_2WI$ 序列信号呈弥漫性降低,低于正常外周带信号,局部可有占位改变,突向邻近前列腺周围组织,DWI 呈轻度扩散受限;而前列腺炎无明显占位效应,也无扩散受限。

(2)良性前列腺增生:良性前列腺增生起源于中央带和移行带,MRI信号特点取决于中心腺体的腺管组织和间质比例,以腺管组织增生为主时表现为 $T_2WI$ 序列高信号,而以间质增生为主时表现为 $T_2WI$ 序列低信号,移行带与中央带增生的前列腺组织呈结节状,可见低信号包膜;而前列腺炎好发于前列腺外周带,呈不规则条片状病灶,无清晰边界、无包膜。

(3)前列腺癌:前列腺癌也好发于外周带(约占70%), $T_2WI$ 序列表现为明显低信号肿块或结节,DWI序列呈明显高信号、ADC图呈明显低信号且ADC值明显降低,动态增强扫描多表现为动脉早期强化,时间-信号强度曲线多呈流出型。结合PSA值持续升高,不难鉴别。

(4)前列腺结核:前列腺结核MRI表现为 $T_1WI$ 序列呈等及高信号, $T_2WI$ 序列呈低信号,DWI序列呈稍高信号,增强扫描病灶以边缘强化为主,边界较清。结合结核菌素和γ干扰素释放试验阳性可资鉴别。

## (五)诊断关键要点

(1)前列腺炎是指由多种复杂原因引起的急慢性前列腺炎症,以尿道刺激症状和慢性盆腔疼痛为主要临床表现的前列腺疾病。

(2)急性前列腺炎表现为寒战、发热、疲乏无力等全身症状,慢性前列腺炎多有疼痛和排尿异常等。

(3)MRI急性前列腺炎表现为前列腺弥漫性增大, $T_2WI$ 序列表现为前列腺内信号混杂、不均匀,在 $T_2WI$ 序列高信号区可见更长T2高信号,代表假脓肿病变。慢性前列腺炎常伴有钙化,CT显示最佳。

(唐聪聪　马宜传)

# 三、前列腺脓肿

## (一)概述

前列腺脓肿(prostatic abscess,PA)是由逆行性的尿路感染及感染后尿液在前列腺内的反流引起急性前列腺炎,然后病情快速进展导致腺泡组织坏死、内部组织液化形成的。它是一种相对罕见的前列腺重症感染性疾病,占前列腺疾病的 $0.5\%\sim2.5\%$ 。逆行性的尿路感染、感染后尿液在前列腺内的反流是本病最常见病因,其他致病因素包括留置尿管及下尿路器械操作、前列腺穿刺活检等。在抗生素广泛应用之前,PA的致病菌主要为淋病奈瑟菌,随着抗生素广泛应用之后,主要致病菌为大肠杆菌和金黄色葡萄球菌,肺炎克雷伯氏菌感染率近些年逐渐升高,病菌可通过直接蔓延、血管及淋巴管播散三种途径入侵。

临床表现:多发于 $50\sim60$ 岁人群,临床症状多样,病情急、疗程长;患者通常表现为发热,排尿困难,尿频,会阴部或腰部疼痛,形成脓腔后抗生素治疗效果差,有反复迁延复发的特点,本病较其他下尿路的梗阻或感染疾病的临床表现并无明显特异度,常被误诊为急性细菌性前列腺炎或者泌尿生殖系统慢性盆腔疼痛综合征而延误治疗。

## (二)病理表现

前列腺脓肿早期局部腺体充血、水肿,继而坏死、液化形成脓腔,脓腔可单发或多发,周围初期充血、水肿和中性粒细胞浸润,然后逐渐形成结缔组织包膜。

脓肿壁早期由炎症充血带构成,晚期由纤维肉芽组织构成完整脓肿壁。示例如图13-1-5所示。

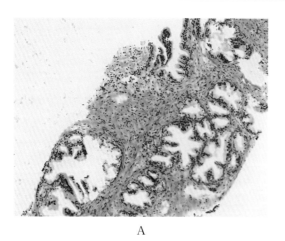
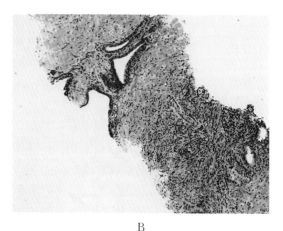

A             B

**图13-1-5 前列腺脓肿病理表现**

患者男性,75岁,前列腺脓肿。前列腺间质炎细胞浸润伴脓肿形成。

## (三) 影像学表现

### 1. 超声表现

超声检查方便快捷,经直肠腔内超声是PA的首要检查方法,但不能准确诊断脓肿形成早期以及小病灶;典型的二维声像图表现为液性无回声区伴细密点状回声,探头加压可观察到脓液涌动迹象;直肠内超声造影具有典型声像图特征,在早期多表现为"花瓣征";病变继续发展,多个脓腔融合形成大的脓腔,坏死的脓腔在造影时为无增强区,表现为"空洞征"。当分隔及内部炎性水肿组织进一步坏死,形成内层为炎性肉芽肿组织,外层为纤维肉芽肿组织的典型脓肿壁,其周围还可伴有炎性充血水肿带,在造影时脓肿壁为厚壁且呈现快速环状增强,超声造影中表现的快速环状增强及"空洞征"对诊断PA的价值高。

### 2. CT表现

对于较小病灶,CT平扫往往不易发现其密度改变,对于较大病灶可见边缘模糊的低密度影,但不具有特征性;CT增强扫描不仅可清晰显示脓肿的情况及数目,还可发现CT平扫时不能发现的病灶,脓肿壁明显强化,壁厚且均匀,脓腔内密度均一无强化,边界显示更清楚,还可发现脓肿向周围组织蔓延及精囊炎等继发改变的情况,周围结构受侵犯。示例如图13-1-6所示。

### 2. MRI表现

MRI可清楚地显示前列腺的大小、形态、轮廓

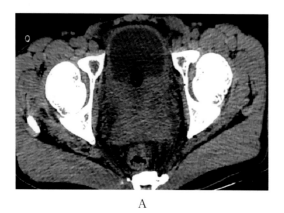
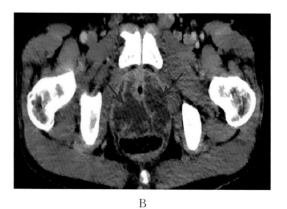

A             B

**图13-1-6 前列腺脓肿CT表现**

患者男性,49岁,前列腺脓肿。平扫(A)示前列腺体积增大,形态不规则,内见单个或多个大小不等,边缘尚清的略低密度灶,CT值15~25 HU。增强扫描(B)低密度灶呈轻度环状强化,中央区多无强化。

的变化及与其周围结构的关系,优于CT。前列腺脓肿常伴有前列腺体积的肿大,前列腺肿大包膜可光滑,亦可局限性突出及周围纤维索条样渗出;前列腺脓肿不同发展阶段MRI表现各不相同,前列腺脓肿早期由炎症充血带构成,$T_1WI$序列呈等或稍低信号,$T_2WI$序列呈稍高信号,MRI增强后呈片状或不典型的环形中等度强化,病灶周围渗出模糊。当脓肿完全形成时,脓腔的液化坏死成分表现为$T_1WI$序列呈低信号,$T_2WI$序列呈高信号,在DWI序列上呈高信号,ADC呈低信号,脓肿后期脓腔内出现气体,可见气液平面,被认为是前列腺脓肿的MRI特征性表现。脓肿成熟期脓肿壁环形强化,强化的脓肿壁光滑均匀。示例如图13-1-7所示。

### (四)鉴别诊断

(1)急性前列腺炎:急性前列腺炎与PA的PSA均有可能增高,MRI显示前列腺体积增大,边缘渗出模糊,增强后呈不均匀增强,无典型的厚壁脓腔显示。

(2)前列腺囊肿:前列腺囊肿壁薄,边界清晰,表现为水样信号,呈长T1、长T2信号,在高$b$值DWI序列呈低信号,ADC呈高信号,前列腺囊肿周围无渗出改变。前列腺脓肿经抗感染治疗或引流术后复查,病变可减小或消失,而前列腺囊肿治疗后无变化。

(3)前列腺结核:前列腺结核与前列腺脓肿MRI表现相似,脓腔$T_2WI$序列呈稍高信号,DWI序列呈高信号,增强扫描囊壁和分隔有强化,呈"西瓜皮样",为其特征表现,患者有肺结核、脊柱结核等结核病要首先考虑前列腺结核的可能。

### (五)诊断关键要点

(1)前列腺脓肿是一种重症感染性疾病,临床表现为发热、排尿困难、尿频、会阴部或腰部疼痛,形成脓肿后抗生素治疗效果差,有反复迁延复发的特点。

(2)前列腺脓肿超声表现:① 早期前列腺组织刚开始溶解液化,形成多个小脓腔,之间由未彻底坏死组织形成分隔,直肠腔内超声造影多表现为

"花瓣征"。② 多个脓腔融合形成大的脓腔,坏死的脓腔在超声造影时为无增强区,表现为"空洞征"。

(3)前列腺脓肿CT清晰显示脓腔内气体及气液平面,脓肿壁环形强化,为特征性表现。

(4)多参数MRI不仅清晰显示前列腺炎性渗出、液化坏死和周围结构继发性改变,还可特征性地显示脓腔、脓液、脓肿壁。脓液在DWI扩散受限呈高信号,脓肿壁环形强化、壁光滑规则,此两种典型征象有助于同前列腺囊肿及肿瘤坏死液化进行鉴别。

(5)MRI给予临床医师前列腺脓肿直观、全面的认识,为临床治疗方案的制定提供客观依据。

(李 想 马宜传)

## 四、前列腺癌

### (一)概述

前列腺癌(prostate cancer,PCa)是指发生在前列腺外周带和移行带腺体上皮来源的恶性肿瘤,75%的前列腺癌发生在前列腺外周带,多数起源于被膜下的外周带,它是男性生殖系统中常见的恶性肿瘤,好发于50岁以上患者。前列腺癌的组织学类型中,腺癌占95%以上,少数为黏液癌、移行细胞癌和鳞状细胞癌,故通常所提到的PCa主要为前列腺腺癌。前列腺癌的病因尚未明确,已经被确认的包括年龄、种族和遗传学;此外,PCa的发病与性生活、饮食习惯有关。高脂肪饮食与发病有一定关系。

PCa的传统诊断手段有直肠指检、PSA、经直肠超声(trans rectal ultrasound,TRUS)及活检。PSA特异性有限,70%～80%轻度PSA升高是良性前列腺增生、前列腺炎。而TRUS及系统活检的检出率只有20%～40%,且容易低估癌组织的侵袭性。MRI是诊断PCa最佳影像检查方法。

临床表现:PCa早期常无症状,常在体检发现血清PSA升高后进一步检查而发现。随着肿瘤的进展,PCa引起的症状可概括为两大类:

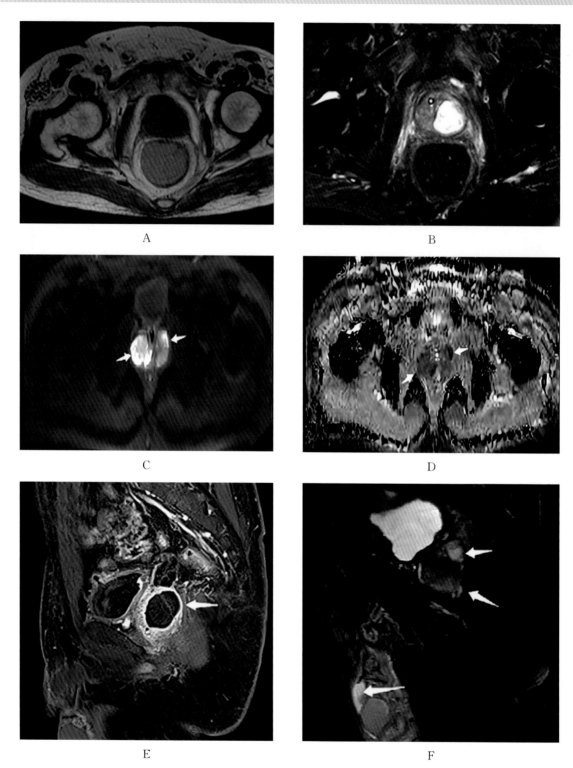

图 13-1-7  前列腺脓肿 MRI 表现

患者男性,58岁,前列腺脓肿。轴位(A、B)前列腺中央带左侧见一椭圆形异常信号,$T_1WI$ 序列呈低信号,$T_2WI$ 序列呈高信号,边界欠清,周围见片絮状稍长 T2 信号。轴位 DWI(C、D)可中央带见一类圆形厚壁脓肿,在 DWI 序列成像中表现为弥散明显受限,高 $b$ 值($b=800\ s/mm^2$)图像上的局部高强度高信号,对应的 ADC 为低信号;矢状位(E)的增强扫描见脓肿壁呈现明显环形强化,外周脂肪间隙模糊;前列腺脓肿累及右侧精囊(F),同时合并右侧附睾脓肿的矢状位 $T_2WI$ 序列高信号图像,脓肿累及周围组织,分界不清。

（1）压迫症状：逐渐增大的前列腺腺体压迫尿道可引起进行性排尿困难，肿瘤压迫直肠可引起大便困难或肠梗阻，也可压迫输精管引起射精缺乏，压迫神经引起会阴部疼痛，并可向坐骨神经放射。

（2）转移症状：PCa可侵及膀胱、精囊、血管神经束，引起血尿、血精、阳痿。盆腔淋巴结转移可引起双下肢水肿。PCa常易发生骨转移，引起骨痛或病理性骨折、截瘫。PCa骨转移后可侵及骨髓引起贫血或全血象减少。

### （二）病理表现

PCa主要发生在前列腺的外周带（peripheral zone，PZ），其生长可侵犯相邻区，并可突破前列腺被膜，进而侵犯周围组织、精囊和邻近结构，还可发生淋巴转移和血行转移。

大体病理：约四分之三的前列腺癌发生在前列腺的外周带，前列腺体积增大，中间沟变浅，可见单发或多发灰白或灰黄色结节，切面呈颗粒状，无包膜，弹性变差质韧硬，和周围前列腺组织界限不清。

镜下表现：多数为分化较好的腺癌，肿瘤腺泡较规则，排列拥挤，可见背靠背现象。腺体由单层细胞构成，外层的基底细胞缺如及核仁增大，是高分化腺癌的主要诊断依据。前列腺癌并不全是高分化癌，在低分化癌中，癌细胞排列成条索、巢状或

片状。PCa的病理分级推荐使用Gleason评分系统：Gleason 1级，由密集排列但相互分离的腺体构成境界清楚的肿瘤结节；Gleason 2级，肿瘤结节向周围正常组织微浸润，且腺体排列疏松，异型性大于1级；Gleason 3级，肿瘤性腺体大小不等，形态不规则，明显地浸润性生长，但每个腺体均独立不融合，有清楚的管腔；Gleason 4级，肿瘤性腺体相互融合，形成筛孔状，或细胞环形排列中间无腺腔形成；Gleason 5级：呈低分化癌表现，不形成明显的腺管，排列成实性细胞巢或单排及双排的细胞条索。

免疫组化：前列腺上皮标志物PSA（＋），前列腺基底细胞标志物p63（－）、34βE12（－）、CK5/6（－），前列腺腺癌细胞表达的标志物P504S（＋）。

示例如图13-1-8所示。

### （三）影像学表现

前列腺癌与多数实体性肿瘤不同，早期通常不表现一个实体性肿瘤结节，常为肿瘤细胞与正常细胞混合，随着肿瘤生长，逐步形成癌结节或肿块。随着肿瘤进一步生长而侵犯前列腺多个区域，并突破被膜，进而侵犯周围组织、精囊和邻近结构，还可发生淋巴转移和血行转移，后者以骨转移多见且常为成骨性转移。基于上述病理特征，影像学表现描述如下：

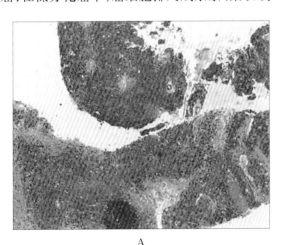
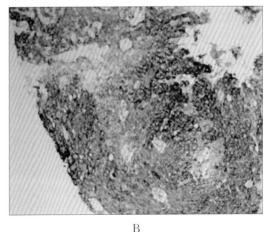

A          B

图13-1-8 前列腺癌病理学表现

患者男性，75岁，前列腺癌。前列腺癌腺体结构异常（HE，×40）（A），缺乏正常的分叶状结构；癌细胞体积较大，染色质粗，部分呈空泡状；癌细胞突破基底膜，浸入基质，腺体呈"背靠背"现象。免疫组化（B）：P504S（＋），PSA（＋），34βE12（－），CK5/6（－），p63（－）。

**1. 超声检查**

TRUS检查前列腺可见声学界面不同的异常结节,形态欠规则,部分呈小分叶状外侵,致使内外腺分界不清,内部回声不均匀,甚至造成外腺以至整个前列腺的形态失常,对称性消失,彩色多普勒超声显示局部血流信号丰富,血管丛集不对称,这是癌瘤侵袭性生长的重要特点之一。

**2. CT表现**

早期PCa仅可显示前列腺增大,而密度无异常改变。CT增强动脉期,肿瘤表现为富血供强化结节,延迟期廓清呈相对低密度。对于进展期PCa,CT能够显示肿瘤的被膜外侵犯,表现为正常前列腺形态消失,代之以较大的分叶状肿块。肿瘤侵犯精囊,导致膀胱精囊角消失和精囊增大。膀胱受累时,膀胱底壁增厚,以致出现突向膀胱腔内的分叶状肿块。肿瘤侵犯肛提肌时,使其增厚。CT检查可发现盆腔淋巴结转移及远隔器官或骨的转移。示例如图13-1-9所示。

**3. MRI表现**

MRI是前列腺癌最佳影像检查方法。双参数或多参数MRI对于PCa检出、位置、大小、累及的范围均有较高价值,同时有利于同前列腺增生结节鉴别。

前列腺外周带癌以DWI为主要序列,以薄层高分辨$T_2WI$为第二序列。PCa在$T_1WI$序列上与前列腺组织均为一致性较低信号,难以识别肿瘤。$T_2WI$序列PCa典型表现为正常较高信号的外周带内出现低信号结节。DWI序列上肿瘤表现为明显高信号结节,ADC图呈较明显的低信号,此时,肿瘤与周围组织的信号有显著差异,易于发现早期的前列腺外周带癌。PCa癌灶常呈富血供结节,DCE-MRI(dynamic contrast enhancement,DCE)检查的增强早期病灶明显强化,延迟期因对比剂廓清而信号降低,时间信号曲线呈流出型。MRS检查可示前列腺结节的Cit峰明显下降,而Cho峰明显增高和(或)(Cho+Cre)/Cit的值显著增高,均提示为PCa。

前列腺移行带癌、中央带癌以高分辨$T_2WI$为主要序列,DWI为第二序列,且推荐高b值DWI,建议b值≥2000 s/mm²,以b值3000 s/mm²及以上为优。移行带癌在高分辨$T_2WI$表现为边界不清明显低信号结节,高b值DWI上信号明显高于周围正常或良性增生的前列腺移行带组织。示例如图13-1-10、图13-1-11所示。

2019年欧洲泌尿放射学会和美国放射学会发布了PI-RADS v2.1新版分类,根据前列腺$T_2WI$、DWI及DCE-MRI的综合表现,对有临床意义的PCa给出以下评分标准。

PI-RADS评分采用5分制:①1分:非常低(不为有临床意义PCa的可能性非常高);②2分:低(不太可能为有临床意义的PCa);③3分:中等(有可能为有临床意义PCa);④4分:高(很可能为有临床意义PCa);⑤5分:非常高(极有可能为有临床意义PCa)。

PCa常见于PZ和移行带(transition zone,TZ),起源于中央带(central zone,CZ)的PCa并不常见,它们大多出现在相邻的PZ或TZ,并延伸到中央带;同时,由于PCa很少起源于前纤维肌间基质(anteri-

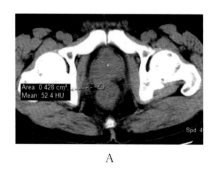
A

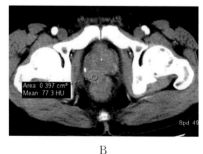
B

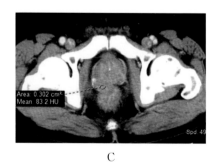
C

**图13-1-9 前列腺癌CT表现**

患者男性,74岁,前列腺癌。前列腺体积稍增大(A),内可见斑点状致密影,前列腺右侧叶外周带可见结节状等密度影,边界不清,突出于包膜之外,大小约2.2 cm×1.7 cm,平扫CT值为52.4 HU。增强扫描(B、C)可见轻中度强化,动脉期CT值为77.3 HU,静脉期CT值为83.2 HU。

or fibromuscular stroma,AFMS),因此在发生可疑病变时,应根据病变最可能起源的区域,应用相应的评分标准(PZ或TZ)。

PI-RADS v2.1版对于PZ和TZ采用不同的评分标准,对于前列腺外周带疾病以DWI结果为主,例如DWI评分为4分,$T_2WI$评分为2分,则PI-RADS评分为4分;前列腺移行带病变以$T_2WI$结果为主。单纯的强化并不能确定是否有临床意义的PCa,没有早期强化也不排除这种可能性,因此,虽然DCE-MRI是多参数MRI检查重要的辅助技术,但其在确定PI-RADS v2.1评估类别方面的作用次于$T_2WI$和DWI。评分标准参见表13-1-3~表13-1-7。

表13-1-3　2019 PI-RADS v2.1前列腺外周带的$T_2WI$评分标准

| 评分 | MRI影像学表现 |
| --- | --- |
| 1 | 均匀高信号强度(正常) |
| 2 | 线形或楔形低信号或弥漫轻度低信号,通常边界模糊 |
| 3 | 不均匀信号强度或非局限性、圆形、中等低信号,包括不符合2、4、5分的病灶 |
| 4 | 局限性、均匀的中等低信号,病灶或肿块局限于前列腺和最大直径<1.5 cm |
| 5 | 表现同4分,但最大直径≥1.5 cm或有明确的前列腺包膜外侵犯 |

表13-1-4　2019 PI-RADS v2.1前列腺外周带或移行带的DWI评分标准

| 评分 | MRI影像学表现 |
| --- | --- |
| 1 | ADC图和高$b$值DWI无异常 |
| 2 | ADC图线样/楔形低信号;高$b$值DWI线样/楔形高信号 |
| 3 | ADC图不同于背景的局灶低信号/高$b$值DWI局灶高信号;ADC图显著低信号/DWI显著高信号 |
| 4 | ADC图局灶性明显低信号,高$b$值DWI明显高信号,最大直径<1.5 cm |
| 5 | 4分基础上,病灶最大直径≥1.5 cm或前列腺包膜外侵犯 |

表13-1-5　2019 PI-RADS v2.1移行带的$T_2WI$评分标准

| 评分 | MRI影像学表现 |
| --- | --- |
| 1 | 正常/包膜完整的圆形结节(典型结节) |
| 2 | 无包膜/包膜不完整结节(不典型结节)或均匀稍低信号区 |
| 3 | 信号不均、边界模糊,排除评分为2、4、5分的病灶 |
| 4 | 凸镜状/界限不清均匀中等低信号,病灶最大径<1.5 cm |
| 5 | 凸镜状/界限不清均匀中等低信号,病灶最大径≥1.5 cm或前列腺外侵犯 |

表13-1-6　2019 PI-RADS v2.1外周带评分标准

| PI-RADS评分 | DWI | $T_2WI$ | DCE |
| --- | --- | --- | --- |
| 1分(PCa概率非常低) | 1 | 任意* | 任意* |
| 2分(概率低) | 2 | 任意 | 任意 |
| 3分(概率中等或模棱两可) | 3 | 任意 | — |
| 4分(概率高) | 3 | 任意 | ＋ |
| | 4 | 任意 | 任意 |
| 5分(概率非常高) | 5 | 任意 | 任意 |

*"任意"在$T_2WI$序列是指1~5分,在DCE-MRI序列阴性/阳性均可。

表13-1-7　2019 PI-RADS v2.1移行带评分标准

| PI-RADS评分 | $T_2WI$ | DWI | DCE |
| --- | --- | --- | --- |
| 1分 | 1 | 任意* | 任意* |
| 2分 | 2 | ≤3 | 任意 |
| 3分 | 2 | ≥4 | 任意 |
| 3分 | 3 | ≤4 | 任意 |
| 4分 | 3 | 5 | 任意 |
| 4分 | 4 | 任意 | 任意 |
| 5分 | 5 | 任意 | 任意 |

*"任意"在DWI序列是指1~5分,在DCE-MRI序列阴性/阳性均可。

## (四)鉴别诊断

(1)良性前列腺增生(benign prostatic hyperplasia,BPH):CT表现为前列腺弥漫性一致性增大。增大的前列腺边缘光滑锐利,密度较均匀,但BPH

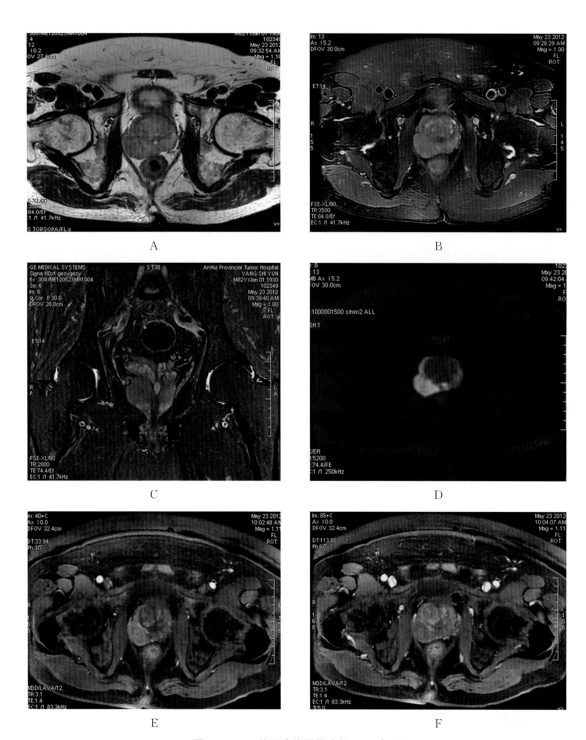

图13-1-10　前列腺外周带癌的MRI表现

患者男性,82岁,前列腺外周带癌,未突破包膜。前列腺右侧外周带结节,$T_2$WI和$T_2$WI抑脂序列病灶边界不清,呈低信号,最大径≥1.5 cm,PI-RADS评分5分(A~C)。高$b$值DWI(D)呈显著高信号,最大径≥1.5 cm,未突破包膜,PI-RADS评分5分。DCE-MRI增强早期可见明显不均匀强化,延迟期明显减退,PI-RADS评估阳性(E、F)。PI-RADS v2.1综合评分5分。

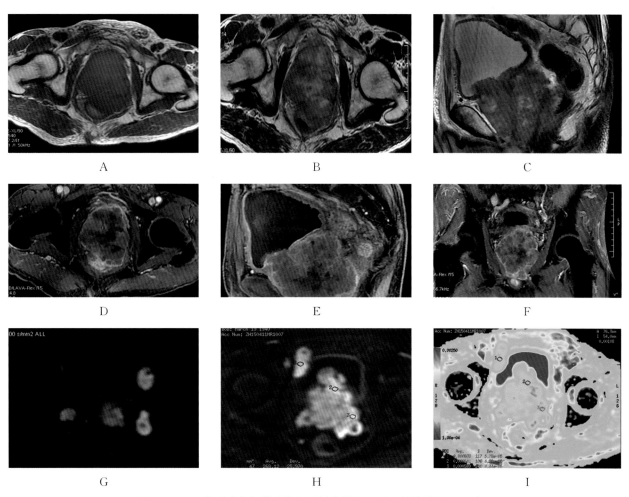

图 13-1-11　前列腺移行带癌伴邻近结构侵犯及淋巴结转移的 MRI 表现

与图 13-1-8 为同一患者,前列腺癌。前列腺移行带、外周带巨大肿块,$T_1WI$ 序列呈等信号,$T_2WI$ 序列呈混杂低信号,边界不清,信号不均,最大径 $\geqslant 9.0\,cm$,向外侵犯,PI-RADS 评分 5 分(A～C)。动态增强可见明显不均匀强化,PI-RADS 评估阳性(D、F)。高 $b$ 值 DWI 呈显著高信号,有明确的前列腺外延伸及侵犯表现,PI-RADS 评分 5 分(G～I);感兴趣区 1:$ADC=0.693\times10^{-3}\,mm^2/s$,感兴趣区 2:$ADC=0.641\times10^{-3}\,mm^2/s$,感兴趣区 3:$ADC=0.589\times10^{-3}\,mm^2/s$。直肠膀胱受侵,盆腔多个淋巴结转移。

常伴有高密度钙化(结石);CT 增强显示增大的前列腺呈对称性较均一强化。MRI 同样显示前列腺均匀对称性增大;$T_1WI$ 序列上,增大的前列腺呈均一低信号;$T_2WI$ 序列上,增大前列腺的外周带多维持正常高信号,但受压变薄,甚至近于消失;而移行带和中央带体积明显增大,当以腺体增生为主时,呈结节性不均一高信号,当以基质增生为主时,则呈等低信号。在高 $b$ 值($b=2000\,s/mm^2$,$3000\,s/mm^2$)DWI 序列上,增生的前列腺结节呈等信号或稍高信号,而癌结节则为高信号,呈明显的扩散受限改变。前列腺增生结节动态增强也呈明显强化,但时间信号曲线 TIC 多呈流入型,而癌结节 TIC 曲线则为流出型。MRS 检查,增生的移行带由于腺体增生 Cit 峰升高,Cho 峰和 Cr 峰无明显变化。

(2)慢性前列腺炎:慢性前列腺炎与前列腺癌均好发于外周带。PZ 出现低信号时,需要鉴别 PCa 与前列腺炎,特别是发生于老年患者的慢性前列腺炎。如果 DWI 弥散受限呈高信号、ADC 值明显降低,则 PCa 的可能性大。外周带的慢性前列腺炎 DWI 无明显扩散受限,ADC 值较高。DCE-MRI 信号——强度曲线多表现为“流入型”,PCa 多表现为“流出型”。MRS 中,慢性前列腺炎 Cho 峰升高不显著,而 PCa 的 Cho 峰升高、Cit 峰明显降低。基于上述多参数 MRI 表现,不难鉴别。

（3）前列腺脓肿（prostatic abscess，PA）：CT平扫多呈圆形或类圆形低密度灶，中央为液化坏死的脓腔，增强周围环形强化构成"环征"，脓腔不强化，发现气体为可靠征象。脓腔为坏死液体组织时，MR表现为$T_1WI$序列低信号，$T_2WI$序列呈高信号；脓液内有炎性细胞和纤维素碎屑时，$T_1WI$序列呈斑点状高信号，$T_2WI$序列高信号区有不规则稍低信号。脓壁早期由炎症充血带构成，厚薄均匀，边缘光滑，$T_1WI$序列呈等或稍高信号，脓壁内分隔可不完整，$T_2WI$序列呈低信号。脓液在DWI序列呈高信号，ADC表现为较低信号；增强脓肿壁及分隔明显强化。

## （五）诊断关键要点

（1）前列腺癌好发于老年男性，前列腺外周带多见，其次是移行带。

（2）PCa主要临床表现为排尿困难，会阴部疼痛不适，血尿，血精等。

（3）MRI是前列腺癌最佳的诊断方法。外周带PCa以DWI为主序列、高分辨$T_2WI$为次序列。在DWI序列（$b$值$\geq 1000$ s/mm$^2$）外周带癌呈明显高信号、ADC图呈明显低信号，ADC值降低；高分辨$T_2WI$呈低信号结节，DCE-MRI呈快进快出的强化，TIC曲线以流出型为主。

（4）移行带前列腺癌以$T_2WI$为主序列，DWI为次要序列，推荐高$b$值DWI（$b=2000$ s/mm$^2$，3000 s/mm$^2$）。移行带癌在$T_2WI$序列呈明显的低信号结节，无明显包膜而边界不清；高$b$值DWI上癌结节呈明显高信号、ADC图为低信号；DCE-MRI动态增强TIC曲线也以流出型多见。

（5）不论是外周带癌还是移行带癌，DCE-MRI动态增强和磁共振波谱MRS均可作为辅助诊断技术。

（6）MRS：前列腺癌结节的Cit峰明显下降，而Cho峰明显增高和（或）(Cho+Cre)/Cit的值显著增高，均提示为PCa。

（杜小萌　马宜传　董江宁）

# 五、前列腺间质肉瘤

## （一）概述

前列腺间质肉瘤（prostate stromal sarcoma，PSS）起源于生殖束的中胚层，包括午非氏管和苗勒氏管的终末部分，并可发生于泌尿生殖窦之外胚层，是前列腺特异性间质发生的恶性间叶源性肿瘤，是泌尿系少见的恶性肿瘤，国外报道占前列腺恶性肿瘤的0.1%～0.3%，国内为2.7%～7.5%。好发于成年人及青少年，10岁以下占30%～50%，75%在40岁以下。组织学类型分为：① 肌源性肉瘤：横纹肌肉瘤（最常见）和平滑肌肉瘤；② 梭形细胞肉瘤：纤维肉瘤和梭形细胞肉瘤；③ 其他类型肉瘤：黏液肉瘤、脂肪肉瘤、骨肉瘤、神经源性肉瘤等。

前列腺间质肉瘤主要临床症状为进行性排尿困难、尿频、尿急。肿瘤生长迅速，瘤体很少在5 cm以下，肿瘤较大时压迫膀胱、输尿管下段引起肾及输尿管积水，压迫直肠导致大便不畅，或产生肛门区坠胀、阴囊及腹股沟放射痛。肛门指诊以前列腺增大，表面凹凸不平，质地软或中等硬度。

前列腺间质肉瘤体积较大，多呈分叶状，正常前列腺结构消失，中央带和外周带分界不清，可囊变坏死，增强扫描不均匀性强化并见无强化的液化坏死区；血清前列腺特异抗原（PSA）是由前列腺上皮细胞产生，而肉瘤起源于前列腺间质，前列腺肉瘤PSA的测定值多在正常范围。本病75%累及包膜及其周围的神经血管束、闭孔内肌、肛提肌、精囊腺、膀胱和直肠等，40%有淋巴结和肺、骨骼、肝等脏器的转移，且骨骼转移多为溶骨性。

## （二）病理表现

大体病理：肿瘤切面呈灰白、灰黄，质软或中等硬度。

镜下表现：肿瘤呈弥漫性生长伴黏液背景，肿瘤内可见个别正常前列腺腺体，腺体被挤压呈裂隙样,肿瘤细胞可呈卵圆形、不规则形、束状、梭形、编织状、弥漫性或车辐状排列,内可见大片坏死,中度-重度异型,易见核分裂象,核深染,胞质少,无明显核仁,其间可见薄壁及厚壁血管。

免疫组化:肿瘤细胞表达 Vim,CD34 以及 PR,少数细胞表达 Myogenin、MyoD1、CD10、AR、ER,一般不表达 CD117、Desmin、CK、S-100、SMA、DOG-1、Stat6、Bcl-2、CD99。

示例如图13-1-12所示。

### (三)影像学表现

**1. CT 表现**

前列腺正常形态消失,体积明显增大,外形不规则,多呈分叶状改变,中央带和外周带分界不清,肿块多数比较大,很少小于 5 cm,肿块密度不均匀,易发生囊变坏死,增强扫描不均匀性强化及坏死区不强化,肿块与周边组织分界不清,可侵犯邻近结构,如精囊腺、膀胱及直肠;可以有淋巴结和肺、骨骼、肝等脏器转移,且骨骼转移多为溶骨性。示例如图13-1-13所示。

**2. MRI 表现**

形态学与 CT 表现相似,PSS 瘤体生长较快,易发生坏死,$T_1WI$ 序列呈等低不均匀信号,$T_2WI$ 序列呈高、低混杂信号,实性成分 DWI 序列呈高信号,ADC 图呈低信号,MRI 增强后肿块不均匀强化,坏死区无强化,时间-信号曲线多呈平台型,少部分为流出型。矢状位、冠状位 $T_2WI$ 及增强图像可更好地观察肿瘤的形态、信号和结构变化,以及对邻近结构的侵犯情况。MRS:Cho 峰明显升高,Cho 高于 Cit,Cho/Cit 值明显增加。示例如图13-1-14所示。

### (四)鉴别诊断

(1)前列腺癌:好发于老年男性,病程长,早期无明显症状,起源于前列腺上皮,PSA 多数明显增高,若为轻度升高,游离 PSA/总 PSA<0.1 也有临床意义。前列腺体积呈轻度、中度增大,多数保留正常的外形,前列腺的移行带、外周带及前联合基质等结构多存在,前列腺癌75%发生于外周带,典型表现为 $T_2WI$ 外周带高信号出现局限性低信号区,弥散受限,动态增强扫描为早期明显强化,呈富血供,骨转移多为成骨性。MRS 示(Cho+Cr)/Cit 的升高提示前列腺癌,一般大于0.99高度提示前列腺癌。

(2)前列腺增生:好发于老年男性,病程长,有尿频、尿急症状。好发于移行带,呈结节状改变,$T_1WI$ 序列呈不均匀低信号,$T_2WI$ 序列呈不均匀混杂信号,包括高信号的腺体结节和低信号基质增生结节,增强扫描结节呈不均匀强化,移行带的增生结节的 ADC 值也较低,故移行带增生主序列为高分辨 $T_2WI$ 而非 DWI。鉴别诊断前列腺良恶性结节时,多 $b$ 值的与高 $b$ 值(1500 $s/mm^2$,3000 $s/mm^2$)

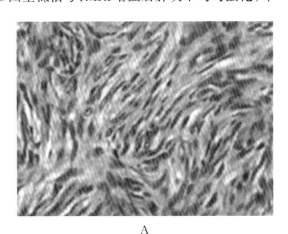

A

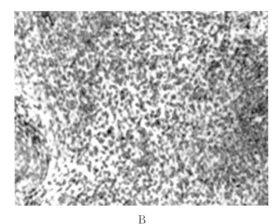

B

**图 13-1-12　前列腺间质肉瘤病理学表现**

患者男性,35岁,前列腺间质肉瘤。肿瘤部分区域呈编织状排列(HE,×400)(A),部分呈弥漫片状排列,伴大片坏死,肿瘤组织内可见个别正常的前列腺腺体,核呈梭形、卵圆形,中、重度异型,核深染,胞质少,无明显核仁,其间可见薄壁及厚壁血管。免疫组化(B):Vim 呈弥漫强阳。

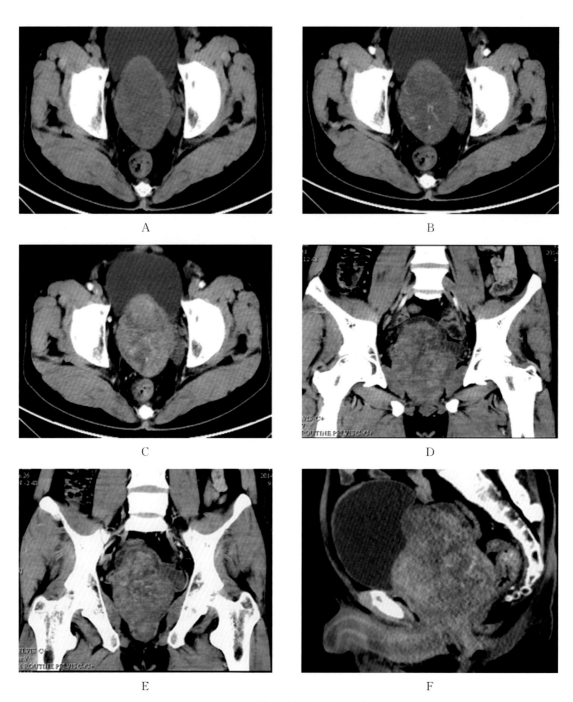

A             B

C             D

E             F

**图 13-1-13　前列腺间质肉瘤 CT 表现**

患者男性,40岁,前列腺间质肉瘤。前列腺体积明显增大(A),并见巨大肿块,边界尚清,密度不均匀,外形不规则,呈分叶状改变,肿块向上突向膀胱三角区和后壁。CT增强动脉期(B)肿块轻度强化,内见多支迂曲细小的肿瘤血管影;静脉期(C~F)呈多发结节状及斑片状强化,强化程度明显高于动脉期,且病灶强化密度不均;前列腺肿块向后上累及邻近精囊腺,精囊腺明显受压向后上方移位,肿块与之分界不清,前列腺肿块的下缘与双侧闭孔内肌及肛提肌分界尚清。

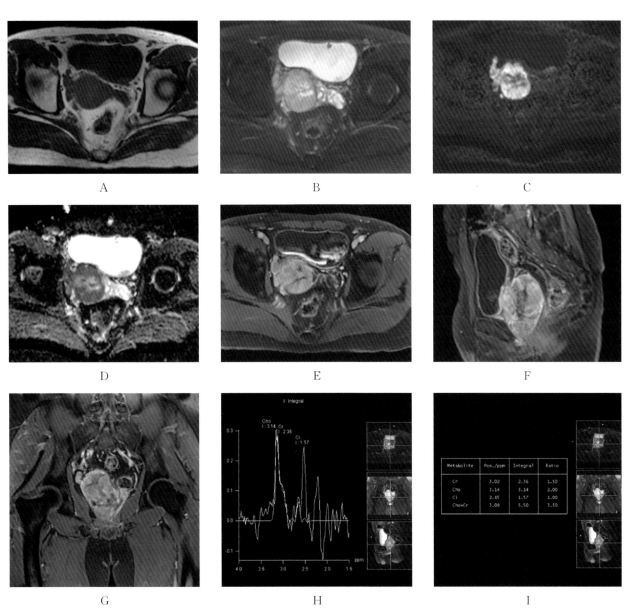

图 13-1-14　前列腺间质肉瘤 MRI 表现

患者男性,30 岁,前列腺间质肉瘤。前列腺体明显增大,正常形态消失,外周带与中央带分界不清,$T_1$WI 序列信号不均匀,$T_2$WI 序列呈高、低混杂信号(A、B);DWI 序列呈高信号、ADC 图呈低信号,提示扩散受限(C、D);MRI 增强(E~G)肿块呈中度不均匀强化,并与膀胱后壁分界不清,膀胱右后壁可见强化,前列腺肿块向后上累及邻近精囊腺,肿块与之分界不清,前列腺肿块的下缘与右侧闭孔内肌分界不清。MRS(H、I):Cho 峰明显升高,Cho 高于 Cit,Cho/Cit 值明显增加。

IVIM-DWI具有重要价值,尤其是IVIM-DWI中的ADC值鉴别诊断价值相对较大。

(3)盆底来源的孤立性纤维瘤:好发于中老年人,缓慢生长的无痛性肿块,肿块较大时伴随压迫症状,与肌肉比较,CT平扫肿瘤呈椭圆形、梭形均匀等或欠均匀稍低密度肿块;MRI表现$T_1$WI序列呈等或略低信号,$T_2$WI序列等或稍高信号,典型良性孤立性纤维瘤在DWI序列上以等低信号为主,细胞密集区呈中等高信号,ADC值稍低。恶性孤立性纤维瘤扩散受限、ADC值较低,呈现恶性肿瘤特征。增强扫描肿块呈富血供渐进持续性强化,"快进慢出"表现,瘤内血管生成伴流空信号,早期呈"多结节样"或"地图样"强化伴延迟强化范围扩大伴融合。

(4)盆底侵袭性血管黏液瘤:多见于中青年妇女,40岁以上较多见,男女比例约为1:6,CT显示为等或略低密度肿块,内含有黏液样低密度区及部分实性成分,增强扫描可见明显血管样强化及漩涡状或分层状延迟强化。MRI能更好提示其成分特点。与肌肉相比,$T_1$WI序列呈等信号,$T_2$WI序列呈高信号,与肿瘤含有较多水分和黏液样基质有关,涡轮

状$T_1$WI及$T_2$WI序列低信号条带可能是血管纤维基质。DWI序列低信号、ADC高信号,高ADC值代表细胞间变少,提示肿瘤恶性度低。动态增强扫描呈不均匀渐进性强化,分层漩涡征为其特征。

## (五)诊断关键要点

(1)前列腺间质肉瘤好发于成年人及青少年,PSA多在正常范围。

(2)多数患者肿块体积巨大,易发生囊变坏死,前列腺正常形态消失,呈分叶状,肿块中央带与外周带分界不清,易侵犯邻近结构。

(3)PSS肿块实性成分DWI序列呈高信号,ADC图呈低信号,ADC值低。

(4)增强扫描轻至中度不均匀强化,动脉期肿块内可见新生小血管。

(5)Cho峰明显升高,Cho高于Cit,Cho/Cit值明显增加。

(张利祥 董江宁)

# 第二节 阴 茎

## 一、阴茎癌

### (一)概述

阴茎癌是一种起源于阴茎头、冠状沟和包皮内板黏膜及阴茎皮肤的恶性肿瘤,是阴茎最常见的恶性肿瘤,占阴茎肿瘤的90%~97%。阴茎癌是一种少见泌尿生殖系统恶性肿瘤,多发生于年龄50~70岁的中老年男性。由于国家、民族、宗教信仰和卫生习惯的不同,阴茎癌的发病率存在明显的地区差异。在欧洲和美国,阴茎癌占所有男性恶性肿瘤的

0.4%~0.6%;在亚洲、非洲和南美洲的部分经济欠发达地区,阴茎癌占比高达10%。

阴茎癌病因尚不清楚,包茎和包皮过长是阴茎癌比较公认的危险因素,其导致包皮和阴茎头长期处于局部炎性反应的慢性刺激环境中;其他危险因素包括阴茎头炎、慢性炎症、阴茎创伤、新生儿包皮环切缺失、吸烟、硬化性苔藓、卫生不良和性传播疾病史,特别是艾滋病毒和人乳头瘤病毒(HPV)。

阴茎癌临床早期癌变时阴茎头或包皮上皮肥厚,可能被掩盖或者忽略不易发现,多数病例为阴茎发现菜花状或不规则团块样肿物就诊,部分伴有溃烂、边缘硬而不整齐,有脓性恶臭分泌物,少部分伴有疼痛。

阴茎癌常起自于阴茎沟内,沿着阴茎体向龟头蔓延,进展期病变可侵犯尿道、前列腺和会阴。淋

巴系统是阴茎癌的主要转移区域,阴茎淋巴系统在阴茎底部形成环形通路,并与腹股沟浅淋巴结接通,再经浅淋巴结延伸至腹股沟深淋巴结;因此,腹股沟淋巴结是阴茎癌最常见的区域转移淋巴结。

对于阴茎癌的治疗主要以手术为主,并配合放化疗、激光治疗等,而手术方法的选择应根据肿瘤分期、浸润程度以及所属淋巴结情况决定。阴茎癌患者是否存在区域淋转移以及转移程度是影响患者预后的关键因素。

### (二)病理表现

阴茎癌近95%的病理类型为鳞状细胞癌,而鳞状细胞癌的亚型包括常见类型鳞状细胞癌、疣状癌、湿疣样癌、乳头状癌和基底样癌5种类型。阴茎癌有两种不同的发病途径,约1/3的阴茎癌发病与HPV感染相关,世界卫生组织(WHO)关于阴茎癌的新的组织学分类包括病理因素和主要区分为HPV相关癌症和无HPV相关的癌症。湿疣样癌和基底样癌的发生与HPV感染相关,常见于较年轻(45~55岁)的患者;疣状癌和乳头状癌、假性增生样癌与HPV感染无关,常发生于较大年龄(60岁以上)的患者。阴茎癌的组织学分级一直是阴茎癌区域淋巴结受累和全身转移的重要预测因素。

美国癌症联合会(American Joint Committee on Cancer,AJCC)2017第8版建议根据WHO/国际泌尿病理学会的三级评分系统,对阴茎鳞状细胞癌进行分级,定义如下:1级,高分化;2级,中分化;3级,低分化/未分化。

在阴茎癌原发灶的病理特征中,对其预后有指导价值的因素如下:① 肿瘤浸润深度。肿瘤浸润深度与淋巴结转移概率密切相关,肿瘤浸润深度<5 mm时,转移风险较低。② 脉管侵犯。血管淋巴浸润是淋巴结转移和生存的重要预后指标。③ 组织学分级。通常采用WHO分级系统,根据细胞核异型性、分裂象和角化程度来判断肿瘤分化程度从而进行组织学分级。④ 切缘。切缘阳性与肿瘤复发密切相关。⑤ 神经周围浸润。近年来,已证实神经周围浸润与淋巴结转移密切相关,能预测阴茎癌的不良预后。第8版AJCC分期(表13-2-1)明确将神经周围是否侵犯作为预后指标来区分肿瘤T分期。

表 13-2-1　2017 年 AJCC 阴茎癌 TNM 分期

| 原发肿瘤(T) | |
| --- | --- |
| Tx | 原发肿瘤不能评估 |
| T0 | 无原发肿瘤证据 |
| Tis | 原位癌(阴茎上皮内瘤变 PeIN) |
| Ta | 非侵袭性局部鳞状细胞癌 |
| T1 | 阴茎头:肿瘤侵犯固有层 |
| | 包皮:肿瘤侵犯真皮、固有层或内膜 |
| | 阴茎体:无论肿瘤位置,肿瘤浸润表皮和海绵体之间的结缔组织 |
| | 无论有无淋巴血管浸润或周围神经浸润或肿瘤是否为高级别 |
| T1a | 无淋巴血管或周围神经侵犯,肿瘤非低分化 |
| T1b | 伴有淋巴血管和(或)周围神经侵犯,或肿瘤低分化(3级或肉瘤样) |
| T2 | 肿瘤侵犯尿道海绵体(阴茎头或阴茎体腹侧),有或无尿道侵犯 |
| T3 | 肿瘤侵犯阴茎海绵体(包括白膜),有或无尿道浸润 |
| T4 | 肿瘤侵犯其他相邻组织结构(如阴囊、前列腺、耻骨等) |
| 区域淋巴结(N) | |
| 临床淋巴结分期(cN) | |
| cNx | 局部淋巴结不能评估 |
| cN0 | 无可触及或可见的增大的腹股沟淋巴结 |
| cN1 | 可触及活动的单侧腹股沟淋巴结 |
| cN2 | 可触及活动的多个单侧腹股沟淋巴结或双侧腹股沟淋巴结 |
| cN3 | 固定的腹股沟淋巴结肿块或盆腔淋巴结病变,单侧或双侧 |
| 病理淋巴结分期(pN) | |
| pNx | 淋巴结转移不能确定 |
| pN0 | 无淋巴结转移 |
| pN1 | ≤2个腹股沟淋巴结转移,无淋巴结包膜外侵犯(extranodal extension,ENE) |
| pN2 | ≥3个单侧腹股沟淋巴结转移或双侧腹股沟淋巴结转移 |
| pN3 | ENE或者盆腔淋巴结转移 |
| 远处转移(M) | |
| M0 | 无远处转移 |
| M1 | 有远处转移 |

大体病理:阴茎头、冠状沟菜花状或不规则团块样肿物,可伴有溃烂、边缘硬而不整齐。

镜下表现:鳞状上皮具有显著异型性,癌细胞呈巢状或团片状,向周围组织浸润,细胞核大、胞质红染,核分裂象可见。

免疫组化:阴茎癌表达p40(+),p63(+),p16(部分+),CK5/6(+),D2-40(淋巴管+),CD34(血管+),Ki-67(+,15%~30%)。示例如图13-2-1所示。

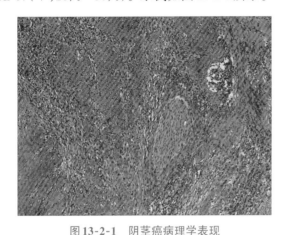

图13-2-1 阴茎癌病理学表现

患者男性,55岁,阴茎鳞状细胞癌,1级,癌组织侵及尿道海绵体,未侵犯尿道上皮,癌旁黏膜慢性炎伴糜烂,阴茎断端切缘及皮肤切缘未见癌累及。镜下表现:鳞状上皮具有显著异型性,癌细胞呈巢状或团片状,向周围组织浸润,细胞核大、胞质红染,核分裂象可见(HE,×200)。

## (三)影像学表现

### 1. 超声表现

阴茎癌早期或较小病变超声检查难以识别,未形成局限性肿块时,超声表现为阴茎头区及冠状沟区皮肤皮下回声减弱、层次不清及内部血流信号较丰富,当形成肿块时,超声表现为实性低回声或低回声为主的肿物,边缘多不清晰,形态多不规则,CDFI示肿物内可探及血流信号。但是超声检查难以判断肿瘤是否浸润阴茎海绵体,而且对于阴茎深部病灶显示不足。

### 2. CT表现

阴茎癌CT表现为阴茎头部菜花状或不规则团块样肿物,边缘欠清,大部分病灶密度较均匀,未见钙化,但部分病例出现明显坏死灶,增强后病灶轻中度强化,多期增强呈持续强化,坏死区域无明显强化。通过三维及CPR后处理重建可直观显示海绵体受侵情况。示例如图13-2-2所示。

### 3. MRI表现

由于MRI有较好的软组织分辨率,对于显示阴茎结构有巨大优势,能够显示阴茎的细节解剖包括

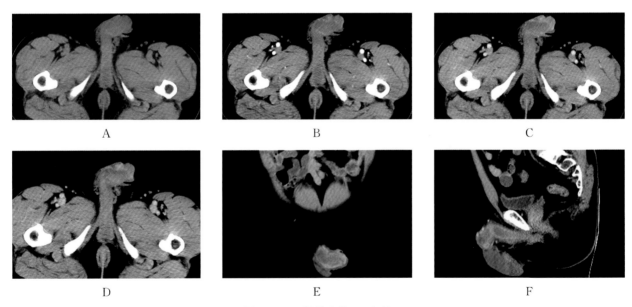

| A | B | C |
| D | E | F |

图13-2-2 阴茎癌的CT表现

与图13-2-1为同一患者。CT平扫(A)阴茎头部体积增大,皮肤增厚、表面凹凸不平,增强后动脉期(B)阴茎头部病灶中等不均匀强化,与阴茎海绵体分界清楚,静脉期及延迟期(C、D)病灶持续性强化,冠状位及矢状位重建图像(E、F)可见病灶与阴茎海绵体分界尚清,累及前段尿道海绵体。

阴茎海绵体、尿道海绵体、白膜及阴茎头部,增强MRI可以清晰显示全部尿道,因为尿道中充填对比剂,在$T_1WI$序列上呈线样高信号,类似X线尿道造影。正常海绵体在$T_2WI$序列上为均匀高信号,增强扫描正常海绵体表现为离心样强化,强化不均。白膜为包裹阴茎海绵体的一层纤维膜,$T_2WI$序列呈环状完整低信号结构,白膜受侵表现为$T_2WI$序列信号增高。白膜在阴茎癌分期中有巨大价值,AJCC第8版阴茎癌TNM分期中侵犯白膜病灶为T3期,未侵犯白膜为T2期及以下。阴茎癌MRI表现为阴茎不规则软组织肿块,$T_1WI$序列呈等或稍低信号,$T_2WI$序列呈不均匀高信号,DWI序列呈高信号,ADC图呈低信号及ADC值低,呈现恶性肿瘤细胞密度高、水分子扩散受限的特点。阴茎癌病灶MRI多期增强扫描呈不均匀强化,实性部分呈持续强化,强化程度高于正常阴茎海绵体,病灶坏死区无强化。阴茎癌主要转移为腹股沟淋巴结转移,表现为腹股沟淋巴结肿大、包膜受侵,不均匀强化。MRI检查不仅对原发肿瘤诊断及浸润情况有较高价值,还可以判断有无淋巴结转移及远处转移。示例如图13-2-3所示。

### （四）鉴别诊断

（1）阴茎乳头状瘤:也好发生于阴茎包皮、龟头及冠状沟等处。肿瘤表面呈淡红色或红色,质软,可有蒂或无蒂,边界清楚,生长较慢,如继发感染表面可形成溃疡或出血,亦可有恶臭分泌物。较大的乳头状瘤与阴茎癌MRI均表现为包皮、龟头及冠状沟区肿块,但后者为恶性肿瘤,易侵犯海绵体深部,DWI序列呈高信号、ADC值低,可有腹股沟淋巴结肿大,有助于鉴别。

（2）尖锐湿疣:感染人乳头瘤病毒后,初起时皮肤常无明显表现,部分患者可有局部疼痛或瘙痒,可发生于龟头、冠状沟及包皮内板,基本病症初起时为细小淡红色小疙瘩,大小不一,单个或群集分布,湿润柔软,呈乳头状或菜花状突起,根部常有蒂,易发生糜烂渗液,皮肤裂缝处常有脓性分泌物淤积,易发生感染。MRI均表现为病患处信号异常,但阴茎癌常形成肿块,结合患者有性病史及实验室检查不难鉴别。

（3）阴茎硬化性苔藓样病:是一种好发于男性生殖器官的慢性炎症性皮肤病,伴有黏膜萎缩、瘢痕形成,具有恶变倾向。本病好发于老年男性,主要表现是病变区域黏膜萎缩变薄、色素缺失、瘢痕挛缩等,病情严重者可发展为尿道口狭窄、包皮硬化不能上翻。MRI表现为病变处皮肤包皮增厚伴海绵体挛缩变性,而阴茎癌表现为冠状沟及龟头肿块,结合临床病史,可资鉴别。

### （五）诊断关键要点

（1）阴茎癌好发于中老年患者;常伴有包茎或包皮过长病史,是阴茎癌公认的危险因素,可伴有HPV或梅毒感染病史;临床表现为阴茎无痛性肿块。

（2）CT或MRI表现为阴茎头部菜花状或不规则团块样肿物,边缘欠清。MRI的$T_2WI$像具有优势,可以清晰显示阴茎海绵体及低信号阴茎白膜与肿块的关系。

（3）DWI序列呈明显高信号,ADC图信号明显减低且ADC值低。

（4）MRI多平面重组与CT三维重建后处理技术可观察阴茎病变浸润深度及侵犯范围、腹股沟及腹盆腔淋巴结转移情况。

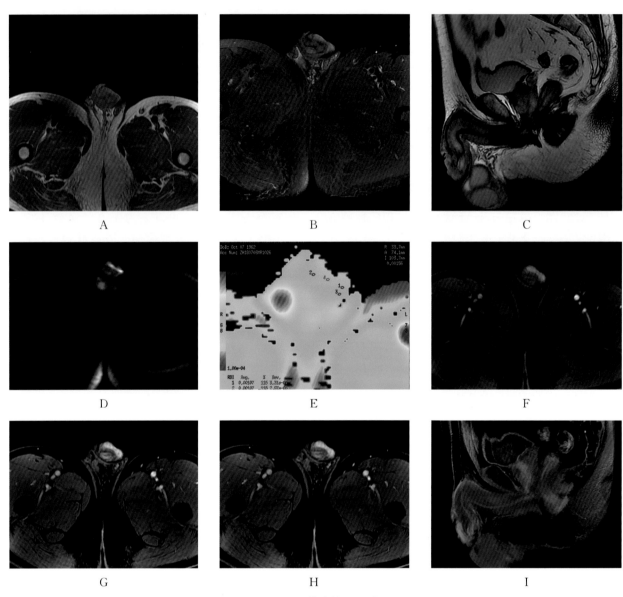

A　　　　　　　　　　B　　　　　　　　　　C

D　　　　　　　　　　E　　　　　　　　　　F

G　　　　　　　　　　H　　　　　　　　　　I

图13-2-3　阴茎癌的MRI表现

与图13-2-1为同一患者。阴茎头部皮肤增厚、表面溃烂,局部见软组织结节,边界不清,大小约3.5 cm×3.5 cm×0.5 cm。轴位 $T_1WI$ 平扫(A)示病灶呈等信号,$T_2WI$ 抑脂及 $T_2WI$ 矢状位序列(B、C)示病灶呈高信号,阴茎海绵体结构显示清晰、信号均匀,低信号白膜显示清晰、连续,与病灶分界清楚,病灶DWI序列(D)呈不均匀高信号,测得扩散受限明显区域ADC值为 $0.923 \times 10^{-3}$ mm²/s(E)。多期动态增强扫描(F~I)示病变呈中度渐进性强化,强化程度明显高于阴茎海绵体。

（陈玉兰　董江宁）

# 第三节　睾　丸

## 一、睾丸精原细胞瘤

### （一）概述

睾丸精原细胞瘤（testicular seminoma）是起源于睾丸原始生殖细胞的恶性生殖细胞肿瘤，也是睾丸最常见的肿瘤，约占睾丸生殖细胞肿瘤的50%、睾丸肿瘤的40%～45%，好发于30～50岁的中青年，罕见于儿童。有1%～2%的精原细胞瘤发生于性腺外，常分布于人体中线区域，如头颅、纵隔、腹腔、盆腔等。睾丸精原细胞瘤常为单侧性，右侧略多于左侧。

睾丸精原细胞瘤病因尚不清楚，可能和种族、遗传、隐睾、化学致癌物质、损伤、内分泌等有关。其中隐睾是最常见的危险因素之一，据报道隐睾恶变后发生精原细胞瘤的概率比正常睾丸高20～40倍。隐睾按照部位分腹腔内型和腹腔外型，腹腔内型隐睾发生精原细胞瘤的概率又高于腹腔外型如腹股沟或外环处隐睾。这可能与隐睾所处的环境温度高，致生殖细胞发生异常，血液循环障碍和内分泌紊乱有关。

睾丸精原细胞瘤临床常表现为单侧睾丸无痛性肿大，约20%的患者可伴随肿瘤出血或梗死引起的睾丸疼痛。该肿瘤低度恶性，对放射治疗高度敏感。精原细胞瘤淋巴结转移较常见。

### （二）病理表现

睾丸精原细胞瘤根据组织病理学特征可分为以下三类：经典型精原细胞瘤（80%～90%）、精母细胞型精原细胞瘤（10%～20%）、间变型精原细胞瘤（5%～15%）。

大体病理：经典型精原细胞瘤与间变型精原细胞瘤两型不能区分，睾丸可弥漫性肿大，但有15%患者睾丸正常或缩小；肿物呈实性，略呈分叶状，切面淡黄、鱼肉样。精母细胞型精原细胞瘤肉眼观可见肿块质软，胶冻样外观。

镜下表现：① 经典型精原细胞瘤：瘤细胞较一致，弥漫分布，被含淋巴细胞的纤维血管间隔；② 精母细胞型精原细胞瘤：瘤细胞大小不等，间质少，很少或无淋巴细胞浸润；③ 间变型精原细胞瘤：瘤细胞较大，细胞异性明显，核分裂象增多，间质淋巴细胞少。

免疫组化：CK（少量＋），CD117（＋），D2-40（＋），PLAP（＋），HCG-β（合体滋养细胞＋），LCA（－），AFP（－），CD30（－），Ki-67（＋，约80%）。示例如图13-3-1所示。

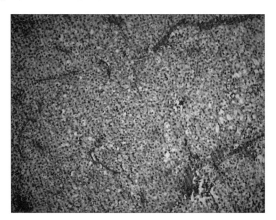

图13-3-1　睾丸精原细胞瘤病理学表现（经典型）
患者男性，36岁，左侧睾丸精原细胞瘤。镜下表现：肿瘤细胞大小较一致，圆形为主，胞界明显，胞质丰富透亮，核大深染，位于中央；肿瘤细胞被纤维组织分隔成巢状、片状，间质中有数量不等的淋巴细胞浸润（HE，×200）。免疫组化：CK（少量＋），CD117（＋），D2-40（＋），PLAP（＋），HCG-β（合体滋养细胞＋），LCA（－），AFP（－），CD30（－），Ki-67（＋，约80%）

## （三）影像学表现

### 1. 超声表现

精原细胞瘤超声表现多为分叶或结节状均匀低回声,随着肿瘤体积增大,由于出血和坏死,其回声变得不均匀。但超声对于腹膜后有肿大的淋巴结、腹腔内存在隐睾等情况显示不佳。

### 2. CT 表现

睾丸白膜在一定程度上能够限制肿瘤组织向周围组织浸润,影像学表现为分叶状或结节状肿块,且边界清楚,CT平扫密度均匀,肿瘤内部可伴有囊变、出血,肿块越大囊变坏死越明显,邻近组织呈受压推移改变,同侧阴囊内正常睾丸形态消失。增强扫描可见渐进性强化纤维分隔,肿瘤实质强化程度低于周围包膜及分隔;CT扫描动脉期边缘见增粗扭曲睾丸动脉,静脉期见增粗睾丸静脉引流,具有特征性。精原细胞瘤易出现淋巴结转移,腹盆腔CT可观察盆腔及腹膜后淋巴结转移。示例如图13-3-2所示。

### 3. MRI 表现

精原细胞瘤实性成分在$T_2WI$序列表现为等或低信号,分析其病理基础,与瘤内含水量低于正常睾丸生精细胞有关。DWI序列上明显扩散受限(肿瘤细胞排列紧密,水分子扩散受限),ADC值明显降低。$T_2WI$瘤内可见低信号纤维分隔,增强后分隔呈渐进性强化,并且强化程度高于肿瘤组织(病理学认为低信号分隔为肿瘤纤维血管分隔),是精原细胞瘤的特征性表现;究其病理学基础,睾丸白膜及与血管走行一致的纤维间隔是其明显强化的原因。对于肿瘤实质轻中度强化,有文献认为与青春期后形成的血睾屏障有关,对比剂不能通过血睾屏障导致肿瘤实质轻度强化。示例如图13-3-3所示。

## （四）鉴别诊断

（1）睾丸淋巴瘤:发病年龄大,是60岁以上男性较常见恶性肿瘤,约35%的患者双侧发生(非同时发生者多于同时发生者),临床表现为睾丸无痛性肿物,肿块边界模糊,呈浸润生长。影像学表现肿块密度或信号较均匀,增强扫描肿块实性部分较均匀强化,肿块内可见小血管穿行征,内无纤维血管分隔生成;睾丸原发性淋巴瘤沿精索和性腺静脉连续扩散,同侧附睾或精索及腹膜后淋巴结可见受累,是与精原细胞瘤鉴别的重要征象之一。

（2）睾丸胚胎性癌:起源于生殖细胞,发病年龄多为20~30岁青壮年,亦可发生于婴幼儿,为高度恶性肿瘤,早期即可发生远处转移。肿瘤成分混杂,囊变、坏死常见,实性部分明显强化,肿瘤边界多欠清。

（3）胚胎横纹肌肉瘤:来源于间质细胞罕见恶性肿瘤,好发于儿童和青少年;主要表现为肿块较大,信号不均,增强扫描不均匀强化,其内低信号分隔无明显强化。

（4）睾丸结核:好发于青壮年,大部分由附睾结核直接蔓延而来,因此睾丸结核常累及邻近附睾或伴有附睾结核。早期可表现睾丸肿大,隐痛,轻度压痛,后期可形成干酪样坏死或寒性脓肿,破溃后形成窦道。由于结核侵袭力强,易累及睾丸包膜及阴囊隔,病灶内出现钙化较具有特征性。

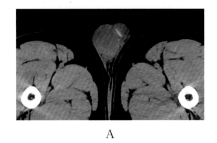
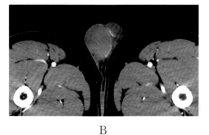
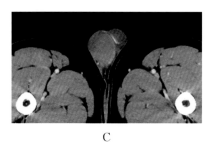

| A | B | C |

**图13-3-2 睾丸精原细胞瘤的CT表现**

患者男性,40岁,右侧睾丸精原细胞瘤,CT平扫(A)示右侧阴囊体积增大,阴囊内可见一类圆形等密度肿块影,边界清晰,密度均匀,左侧睾丸边缘见弧形钙化灶。增强后(B、C)肿瘤实质呈中度渐进性强化,肿瘤包膜及瘤内可见条形强化灶,强化程度高于肿瘤实质。

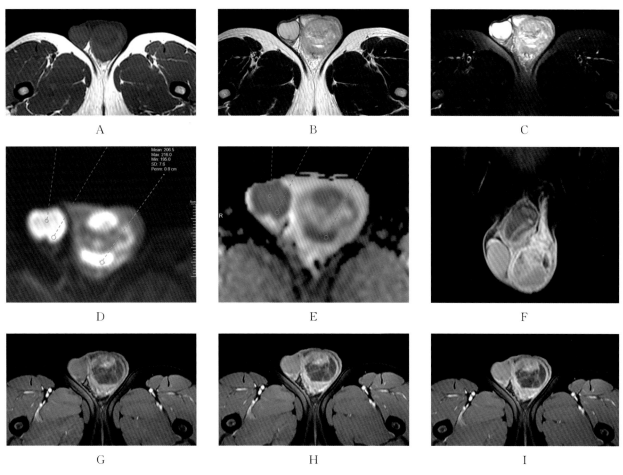

**图 13-3-3　睾丸精原细胞瘤的 MRI 表现**

与图 13-3-1 为同一患者,左侧睾丸精原细胞瘤。轴位平扫 $T_1WI$ 序列(A)示左侧阴囊体积增大,阴囊内正常睾丸缺如,可见一边界清楚等、低信号肿块,信号欠均匀,$T_2WI$ 序列(B)及 $T_2WI$-FS 序列(C)可见肿瘤实质呈等、低信号,瘤内见高信号坏死囊变区及更低信号的纤维分隔。DWI 序列(D)示肿瘤实质呈明显高信号,相对应 ADC 图(E)信号明显减低,测得 ADC 值约 $0.92 \times 10^{-3}$ mm²/s,右侧正常睾丸实质 ADC 值为 $1.21 \times 10^{-3}$ mm²/s。多期增强扫描(F~I)示肿瘤实质呈轻中度渐进性强化,瘤周包膜及瘤内分隔明显强化,且强化程度高于肿瘤实质成分,瘤内坏死区无强化。

## （五）诊断关键要点

（1）睾丸精原细胞瘤好发于中青年男性;常伴有隐睾病史,隐睾是精原细胞瘤最危险的发病因素之一;临床常表现为单侧睾丸无痛性肿大。

（2）CT 或 MRI 表现为边界清楚的睾丸肿块,密度或信号均匀,可伴有囊变坏死。

（3）肿瘤 $T_2WI$ 序列呈等或稍低信号,内可见低信号纤维分隔。

（4）DWI 序列呈明显高信号,ADC 图呈低信号、ADC 值也低。

（5）肿瘤内纤维分隔渐进性强化,强化程度高于肿瘤实性成分,为睾丸精原细胞瘤特征性影像表现。

（陈玉兰　董江宁）

# 二、睾丸淋巴瘤

## （一）概述

原发性睾丸淋巴瘤(primary testicular lymphoma,PTL)是一类较为罕见的结外淋巴瘤,约占结外淋巴瘤的2.4%和睾丸恶性肿瘤的5%,睾丸淋巴瘤属睾丸非生殖细胞性肿瘤,是睾丸非生殖细胞肿瘤中最为常见的,好发于60岁以上男性,是最为常见的双侧睾丸肿瘤。根据既往报道,35%的淋巴瘤双侧睾丸异时受累,3%的病例双侧睾丸同步受累。

PTL临床上多表现睾丸进行性肿大,有时伴有坠胀、酸痛,但全身症状不明显。到目前为止,尚无关于PTL的病因或危险因素的详细资料,与其他常见的睾丸肿瘤不同,PTL与隐睾、外伤、慢性睾丸炎或不孕症没有明显的相关性。

PTL的诊断标准为:以睾丸肿块为首发部位,无其他部位淋巴瘤征象和既往淋巴瘤、白血病病史,确诊依赖于病理。睾丸被弥漫侵犯,常呈结节状,可以是多发性,亦可为单发。常累及附睾、精索和精囊,但鞘膜和阴囊皮肤极少累及。PTL沿精索和性腺静脉连续扩散的影像学特征可作为PTL术前诊断的重要线索。

## (二) 病理表现

病理上PTL组织学类型几乎均为非霍奇金淋巴瘤,最常见组织学类型为弥漫性大B细胞淋巴瘤。

大体病理:均质、鱼肉样,肿瘤切面呈灰白色,质地较硬,睾丸实质显示萎缩。

镜下表现:肿瘤细胞体积较大,呈圆形或椭圆形,胞质丰富红染,可见单个中位核仁,核分裂象多见,肿瘤细胞围绕曲细精管弥漫浸润生长并伴少许纤维组织增生,生精小管广泛萎缩,生精成分减少。

免疫组化:CD20、CD3及MUM1表现阳性,细胞增殖指数Ki-67表达率高,平均约55%。示例如图13-3-4所示。

## (三) 影像学表现

### 1. 超声表现

PTL的超声表现为睾丸内弥漫性或局灶性低回声。多普勒图像上的相关血管增生是一个关键发现,它可能有助于引起人们对在灰度图像上可能被忽视的细微病变的注意。尽管睾丸体积增大,但

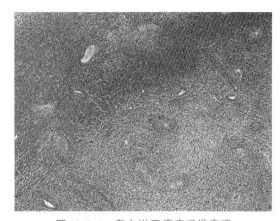

图13-3-4　睾丸淋巴瘤病理学表现

患者男性,64岁,右侧睾丸淋巴瘤。镜下表现:残留曲细精管之间可见中等偏大异型淋巴样细胞浸润,淋巴样细胞胞质偏少,胞核不规则,可见小核仁,核分裂象易见(HE,×200)。免疫组化:(IHC19-00994):TIA-1(+),GranzymeB(少数细胞+),CD3(+),CD56(+/-),Syn(-),CD20(-),MPO(-),CK(-),PLAP(-),CD117(-),SALL4(-),Ki-67(+,70%),原位杂交:EBER(+)。

受累的睾丸仍保持规则的卵形。然而,睾丸淋巴瘤的表现并不是特异性的。睾丸淋巴瘤与睾丸炎、附睾-睾丸炎等炎性病变单靠超声很难区分。

### 2. CT表现

PTL典型的CT表现为圆形或类圆形肿块,境界清楚,平扫以均匀等密度为主,或替代整个睾丸或累及大部分睾丸,可见附睾和鞘膜受累,出血和钙化非常少见,增强扫描后肿瘤呈轻度至中度强化,病灶中可见小血管穿行。PTL沿精索和性腺静脉连续扩散,腹部CT可见腹膜后淋巴结转移。示例如图13-3-5所示。

### 3. MRI表现

与正常睾丸实质相比,睾丸淋巴瘤的特征性表现为均匀性信号肿块,$T_1WI$序列呈等或低信号,$T_2WI$序列多呈均匀低信号,DWI序列呈高信号,ADC图呈明显低信号,肿瘤信号多较均匀,坏死、出血及瘤内分隔少见。多期增强扫描肿瘤呈轻至中度渐进性强化,但强化程度明显低于正常睾丸实质。肿瘤大小不等所伴发睾丸鞘膜积液程度不等,肿瘤较大者可见双侧积液,而肿瘤病变较小时,阴囊内可见病变-睾丸-积液3种成分分隔成阶梯状不等信号区。示例如图13-3-6所示。

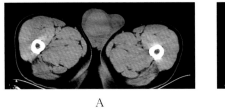 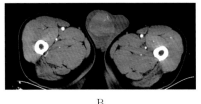 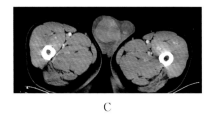

图 13-3-5 睾丸淋巴瘤的 CT 表现

与图 13-3-4 为同一患者，右侧睾丸淋巴瘤。CT 平扫(A)示右侧阴囊内可见一类圆形软组织密度肿块，密度均匀，边界清晰，几乎累及右侧全部睾丸组织，右侧睾丸鞘膜内可见弧形低密度积液，增强后(B、C)肿块呈中度渐进性强化，强化均匀；动脉期(B)肿块内部清晰显示多发小血管穿行。

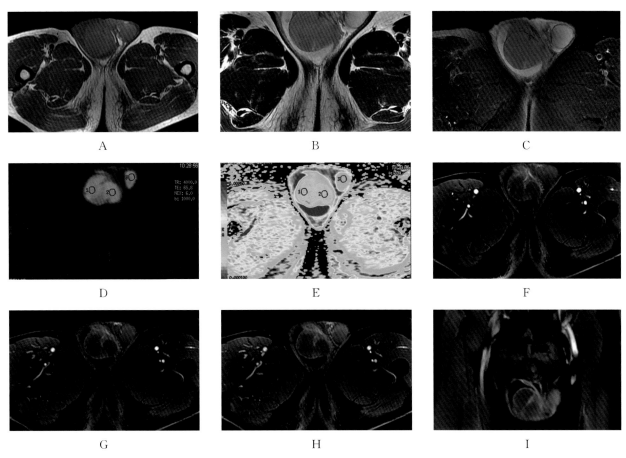

图 13-3-6 睾丸淋巴瘤的 MRI 表现

与图 13-3-4 为同一患者，右侧睾丸淋巴瘤。轴位平扫 $T_1$WI 序列(A)示右侧睾丸病变呈等信号，$T_2$WI 序列(B)及 $T_2$WI-FS 序列(C)可见病变-睾丸-积液 3 种成分分隔成阶梯状不等信号区，病变呈卵圆形低信号，前缘可见残余高信号的睾丸实质，边缘见弧形更高信号的睾丸鞘膜积液。DWI 序列(D)示病变呈明显高信号，ADC 值(E)为$(0.52\sim0.54)\times10^{-3}$ mm$^2$/s，左侧睾丸实质 ADC 值为 $1.12\times10^{-3}$ mm$^2$/s。多期增强扫描(F~I)示病变呈轻中度渐进性强化，强化程度明显低于左侧正常睾丸实质。

## （四）鉴别诊断

（1）睾丸精原细胞瘤：起源于睾丸原始生殖细胞，为睾丸最常见的肿瘤，好发年龄30～50岁，常为单侧性，发生于隐睾的概率较正常位睾丸高几十倍。肿瘤可位于阴囊内、腹股沟管、盆腔及腹膜后等隐睾发生区域。肿瘤体积大、多呈分叶状，$T_2WI$序列呈稍低信号，瘤内多见低信号间隔，增强扫描分隔强化程度高于肿瘤实质；肿瘤很少累及精索及附睾。

（2）睾丸胚胎性癌：起源于生殖细胞，发病年龄多为20～30岁青壮年，亦可发生于婴幼儿，为高度恶性肿瘤，早期即可发生远处转移。肿瘤成分混杂，囊变、坏死常见，实性部分明显强化，肿瘤边界多欠清。

（3）睾丸炎性肉芽肿：多发生于中年男性，患者常有睾丸损伤史，临床上可呈急性发病，表现为不规则肿块伴疼痛及发热，病变可累及睾丸鞘膜及阴囊，$T_1WI$序列呈等或稍低信号，$T_2WI$序列呈混杂高信号，强化多不均匀。

## （五）诊断关键要点

（1）PTL好发于60岁以上的老年患者。

（2）CT或MRI表现为边界清楚的睾丸肿块，密度或信号均匀，坏死、出血及钙化少见。

（3）$T_1WI$序列呈等或低信号，$T_2WI$序列呈低信号；PTL体积较小时，$T_2WI$序列阴囊内可见病变-睾丸-积液3种成分分隔成阶梯状不等信号区。

（4）DWI序列呈明显高信号，ADC图信号明显减低或者ADC值低，呈现恶性肿瘤特征。

（5）增强后轻度至中度强化，强化均匀；肿瘤内可见小血管穿行征，此征象为PTL的典型影像学征象之一。

（6）PTL沿精索和性腺静脉连续扩散，同侧附睾或精索及腹膜后淋巴结可见受累，是PTL与精原细胞瘤、继发性睾丸淋巴瘤鉴别的重要征象之一。

（陈玉兰　董江宁）

# 参考文献

［1］　张小马，梁朝朝.良性前列腺增生的形态组织学及影像学研究进展［J］.中华男科学杂志，2006,12(3)：254-257.

［2］　Israël B，van der Leest M，Sedelaar M，et al. Multiparametric magnetic resonance imaging for the detection of clinically significant prostate cancer：What urologists need to know. Part 2: interpretationt［J］. Eur Urol，2020,77(4):469-480.

［3］　王良，Li Q，Vargas H A.前列腺影像报告和数据系统(PI-RADS v2.1)解读［J］.中华放射学杂志，2020,54(4):273-278.

［4］　王慧慧.前列腺多参数磁共振成像进展：PI-RADS v2.1解读［J］.实用放射学杂志，2020,36(11):1865-1868.

［5］　Steiger P，Thoeny H C. Prostate MRI based on PI-RADS version：How we review and report［J］.Steiger and Thoeny Cancer Imaging，2016,16(8):1-9.

［6］　崔冰，吴海燕，陈妍，等.PI-RADS v2.1在前列腺临床显著癌诊断中的作用［J］.河北医学，2022,28(8)：1295-1298.

［7］　张家慧，许梨梨，张古沐阳，等.基于磁共振成像的影像组学在前列腺癌中的研究进展［J］.中国医学科学院学报，2022,44(1):123-129.

［8］　白伟，张雅楠，郭亚涛，等.运用影像组学方法鉴别前列腺良恶性病变的诊断价值［J］.实用放射学杂志，2021,37(10):1655-1659.

［9］　李振凯，杜红娣，王莺，等.基于磁共振$T_2WI$的影像组学在前列腺癌诊断中的应用研究［J］.重庆医学，2021,50(22):3892-3895,3899.

［10］　龚子健，曾柔，龚良庚，等.基于MRI影像组学及PSA结合机器学习对前列腺中央区良恶性结节的鉴别诊断［J］.暨南大学学报(自然科学与医学版)，2022,43(2):205-211.

［11］　Shakur A，Hames K，O'Shea A，et al. Prostatitis：Imaging appearances and diagnostic considerations［J］. Clin Radiol，2021,76(6):416-426.

［12］　Manfredi M，Mele F，Garrou D，et al. Multiparametric prostate MRI：technical conduct, standardized report and clinical use［J］. Minerva Urol Nefrol，2018,

70(1):9-21.

[13] Hemal S，Thomas L，Shoskes D. The clinical and pathologic relevance of a prostate MRI diagnosis of "prostatitis"[J]. Urology, 2021, 154:233-236.

[14] Rais-Bahrami S, Nix J W, Turkbey B, et al. Clinical and multiparametric MRI signatures of granulomatous prostatitis[J]. Abdom Radiol (NY), 2017, 42(7): 1956-1962.

[15] 潘思源,张海博,杜春.前列腺炎的临床诊断及治疗进展[J].中国临床研究,2022,35(3):404-409.

[16] Coker T J, Dierfeldt D M. Acute bacterial prostatitis: diagnosis and management[J]. Am Fam Physician, 2016, 93(2):114-120.

[17] Krieger J N. Prostatitis syndromes: Pathophysiology, differential diagnosis, and treatment[J]. Sex Transm Dis, 1984, 11(2):100-112.

[18] 熊莹.前列腺炎患者血清中免疫球蛋白的表达分析[J].医药论坛杂志,2021,42(18):136-138.

[19] 杨善文,刘耀,陈钦,等.多参数MRI与前列腺影像报告和数据系统对前列腺炎的诊断价值[J].中国中西医结合影像学杂志,2021,19(3):251-254.

[20] 覃文周,吕慧,谢文坦.慢性前列腺炎诊断中PSEP检测的临床价值探讨[J].中国卫生标准管理,2020,11(23):67-68.

[21] 潘广,马立岩,杜志泉,等.磁共振动态增强扫描在诊断老年前列腺癌和前列腺炎中的应用[J].实用医技杂志,2020,27(1):25-27.

[22] Jang K, Lee D H, Lee S H, et al. Treatment of prostatic abscess: Case collection and comparison of treatment methods[J]. Korean J Urol, 2012, 53(12): 860-864.

[23] Biebel M G, Pate W R, Chai T C. Transurethral resection of prostatic abscess[J]. Can J Urol, 2021, 28(2):10638-10642.

[24] 梁朝朝,樊松.将Ⅲ型前列腺炎更名为前列腺盆腔综合征的提出与思考[J].中华泌尿外科杂志,2020,41(5):326-329.

[25] Lee D S, Chen H S, Kim H Y, et al. Acute bacterial prostatitis and abscess formation[J]. BMC Urology, 2016, 16(38):1-8.

[26] Ackerman A L, Parameshwar P S, Anger J T. Diagnosis and treatment of patients with prostatic abscess in the post-antibiotic[J]. International Journal of Urology, 2018, 25(2):103-110.

[27] 吴国柱,马可为,红华,等.超声造影对前列腺脓肿的诊断价值。中国超声医学杂志,2021,37(9),1073-1076.

[28] 赵国权.CT对前列腺脓肿的诊断价值[J].医学理论与实践,2007(4):457-458.

[29] 戴志军,吴小红,哈若水.mpMRI诊断前列腺脓肿特征分析[J].宁夏医学杂志,2021,43(12):1173-1174.

[30] 梁耿祺,叶华景,关礼贤,等.磁共振增强扫描结合弥散加权成像对前列腺脓肿诊断价值的探讨[J].罕少疾病杂志,2021,28(6):70-72.

[31] 张帆,陆敏,肖春雷,等.pT_0期前列腺癌的临床病理特征及预后分析[J].中华泌尿外科杂志,2018,39(10):753-756.

[32] 钟景云,李昶荣,苏佳娜,等.探讨CT和MRI在前列腺癌患者中的诊断效果及影像学特点[J].罕少疾病杂志,2021,28(5):70-71,80.

[33] Jia J B, Houshyar R, Verma S, et al. Prostate cancer on computed tomography: A direct comparison with multi-parametric magnetic resonance imaging and tissue pathology[J]. Eur J Radiol, 2016, 85(1): 261-267.

[34] 张丹,朱子超,宋娜,等.PI-RADS v2.1和PI-RADS v2对移行带前列腺癌诊断价值的研究[J].磁共振成像,2022,13(01):54-58.

[35] 林俊坤,钟治平,陈志远,等.基于PI-RADS v2.1评价双参数成像对前列腺癌的诊断价值[J].临床放射学杂志,2021,40(09):1815-1820.

[36] Wu R C, Lebastchi A H, Hadaschik B A, et al. Role of MRI for the detection of prostate cancer[J]. World J Urol, 2021, 39(3):637-649.

[37] Srigley J R, Delahunt B, Samaratunga H, et al. Controversial issues in Gleason and International Society of Urological Pathology (ISUP) prostate cancer grading: Proposed recommendations for international implementation[J]. Pathology, 2019, 51(5):463-473.

[38] Li R, Ravizzini G C, Gorin M A, et al. The use of PET/CT in prostate cancer[J]. Prostate Cancer Prostatic Dis, 2018, 21(1):4-21.

[39] Lo G C, Margolis D J A. Prostate MRI with PI-RADS v2.1: Initial detection and active surveillance[J]. Abdom Radiol (NY), 2020, 45(7):2133-2142.

[40] Kasivisvanathan V, Rannikko A S, Borghi M, et al. MRI-Targeted or standard biopsy for prostate-cancer diagnosis[J]. N Engl J Med, 2018, 378(19):1767-1777.

[41] 杨桂林,张杰,卜庆丰,等.磁共振动态增强扫描在前列腺癌诊断及鉴别诊断中的应用价值[J].中国医药指南,2022,20(18):77-80.

[42] 赵斌,马强,钟鹏,等.前列腺间质肉瘤三例临床病理分析[J].诊断病理学杂志,2021,28(11):961-964.

[43] 徐静,徐芬,郝华,等.前列腺间质肉瘤1例报道[J].诊断病理学杂志,2019,26(10):695-696.

[44] 王超,杨召阳,张晶,等.前列腺特异性间质肿瘤三例临床病理分析[J].中国实用医刊,2017,44(7):1-4.

[45] 梁倩仪,黄伟俊,蓝宁辉.前列腺间质肉瘤超声表现1例[J].中国超声医学杂志,2018,34(4):357-358.

[46] 孙玉满,郭爱桃,李方,等.前列腺特异性间质肉瘤2例报道并文献复习[J].临床与实验病理学杂志,2011,27(8):890-892.

[47] Li R G, Huang J. Clinicopathologic characteristics of prostatic stromal sarcoma with rhabdoid features: A case report[J].World J Clin Cases, 2020(3):606-613.

[48] Tamada T, Sone T, Miyaji Y, et al. MRI appearance of prostatic stromal sarcoma in a young adult [J]. Korean J Radiol, 2011, 12(4):519-523.

[49] Ueda S, Okada K, Kanzawa M, et al. A case of prostate stromal sarcoma involving the rectum [J]. J Surg Case Rep, 2020, 2020(6):rjaa165.

[50] Herlemann A, Horst D, D'Anastasi M, et al. Das primäre Prostatasarkom‐ein seltenes Malignom [Primary prostatic sarcoma‐a rare malignancy][J]. Urologe A, 2017, 56(7):857-860.

[51] Matsuyama S, Nohara T, Kawaguchi S, et al. Prostatic stromal tumor of uncertain malignant potential which was difficult to diagnose [J]. Case Rep Urol, 2015, 2015:879584.

[52] Muglia V F, Saber G, Maggioni G Jr, et al. MRI findings of prostate stromal tumour of uncertain malignant potential: A case report[J]. Br J Radiol, 2011, 84(1006):e194-e196.

[53] Erbersdobler A. Pathologic Evaluation and reporting of carcinoma of the penis[J]. Clin Genitourin Cancer, 2017, 15(2):192-195.

[54] 谢晨,曹劲松,林国成,等.阴茎癌MRI表现(附20例分析)[J].医学影像学杂志,2021,31(3):494-497.

[55] 庄炫,邢金春.阴茎癌的诊断和分期进展[J].现代泌尿生殖肿瘤杂志,2020,12(3):129-132.

[56] 刘相臣,涂洋,范志强,等.阴茎硬化性苔藓样病的诊疗进展[J].广东医学,2020,41(21):2167-2171.

[57] Krishna S, Shanbhogue K, Schieda N, et al. Role of MRI in staging of penile cancer [J]. Journal of Magnetic Resonance Imaging, 2019, 104(5): 640-644.

[58] 于鹏,张家伟,苏容万,等.阴茎癌患者行腹腔镜腹股沟淋巴结清扫术的临床观察[J].中国临床医生杂志,2019,47(2):213-215.

[59] Marko J, Wolfman D J, Aubin A L, et al. Testicular seminoma and its mimics: From the radiologic pathology archives[J]. Radiographics, 2017, 37(4): 1085-1098.

[60] 王皆欢,王唯伟,赵凡,等.磁共振扩散加权成像对睾丸肿块的鉴别诊断价值[J].放射学实践,2021,36(8):1122-1126.

[61] 曾小科,王学梅,陈治光,等.超声征象Logistics回归鉴别睾丸精原细胞瘤和原发性睾丸淋巴瘤[J].中国临床医学影像杂志,2022,33(3):197-200.

[62] 李才林,代云蒙,曾珍,等.精原细胞瘤的影像学表现及其病理学基础[J].实用放射学杂志,2018,34(2):241-244.

[63] Tsili A C, Bertolotto M, Rocher L, et al. Sonographically indeterminate scrotal masses: How MRI helps in characterization [J]. Diagn Interv Radiol, 2018, 24(4):225-236.

[64] 贾承晔,张晓琴,杨署,等.睾丸实性肿块的CT和MRI表现特征[J].中国医学影像技术,2017,33(6):929-932.

[65] 王培旭,陈洁婷,涂蓉.睾丸精原与非精原细胞瘤CT与MRI影像学诊断研究[J].临床放射学杂志,2021,40(5):965-969.

[66] 李志义,张著学,刘斌,等.睾丸精原细胞瘤免疫表型及临床病理分析[J].实用癌症杂志,2008,23(5):478-479,482.

[67] 刘东亮,卢一平,石海燕,等.睾丸生殖细胞肿瘤中CD117的表达及其对精原细胞瘤的鉴别意义[J].中华男科学杂志,2008,14(1):38-41.

[68] Wang W, Sun Z, Chen Y, et al. Testicular tumors: Discriminative value of conventional MRI and diffusion weighted imaging[J]. Medicine (Baltimore), 2021,100(48):e27799.

[69] Kumar Madaan P, Jain P, Sharma A, et al. Imaging of primary testicular lymphoma with unusual intraabdominal spread along the spermatic cord and gonadal vein[J]. Radiol Case Rep, 2020, 16(3):419-424.

[70] 程丽,徐凯,汪秀玲,等.原发性睾丸淋巴瘤的MSCT诊断及鉴别诊断[J].实用放射学杂志,2018,34(7):

1063-1065.

[71]　Patel H D，Ramos M，Gupta M，et al. Magnetic resonance imaging to differentiate the histology of testicular masses：A systematic review of studies with pathologic confirmation[J]. Urology，2020，135：4-10.

[72]　张在鹏,梅列军,龚晓明,等.原发睾丸淋巴瘤MRI表现[J].实用放射学杂志,2020,36(2):247-250.

[73]　贾承晔,张晓琴,杨署,等.睾丸实性肿块的CT和MRI表现特征[J].中国医学影像技术,2017,33(6):929-932.

[74]　王皆欢,王唯伟,赵凡,等.磁共振扩散加权成像对睾丸肿块的鉴别诊断价值[J].放射学实践,2021,36(8):1122-1126.

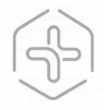

CHAPTER FOURTEEN

第十四章

女性生殖系统

# 第一节　子宫良性肿瘤

## 一、子宫平滑肌瘤

### (一) 概述

子宫平滑肌瘤(leiomyoma of uterus)简称子宫肌瘤,是过度增生的子宫平滑肌细胞和数量不等的纤维缔结组织构成的、伴有包膜的子宫良性肿瘤。它是女性生殖系统的常见病、多发病,在育龄期至绝经期女性中的发病率约占10%。子宫肌瘤的发病原因目前尚未完全明确,已有研究表明可能与类固醇激素、种族、生活环境、细胞信号通路的失调、细胞遗传学的异常等因素有关。多数子宫肌瘤可在绝经后逐渐萎缩。

根据解剖部位,子宫肌瘤可分为:① 肌壁间型;② 黏膜下型;③ 浆膜下型;④ 混合型;⑤ 子宫附件肌瘤与阔韧带肌瘤。根据病理及影像学表现,可分为:① 经典型;② 富细胞型;③ 富血供型;④ 退变钙化型。

临床表现:瘤体的周围肌组织受压后会形成假包膜,并且附近的血管也会从外部穿入瘤体,这便是瘤体会不断生长的根本原因。在瘤体较小时,多数患者无明显症状,主要在体检时经过超声检查或CT、MRI盆腔检查确诊。当子宫平滑肌增生范围较大、数量较多时才会有贫血、不孕与流产、白带增多、疼痛、子宫出血及腹部包块等症状。子宫平滑肌瘤极少恶变,子宫平滑肌肉瘤大多从开始即为恶性。

### (二) 病理表现

大体病理:肉眼观子宫不同程度增大,部分患者伴有子宫表面局部增大。肿瘤表面光滑、界清、有包膜。肿瘤切面灰白,质地韧,呈编织状或漩涡状。

镜下表现:瘤细胞与正常子宫平滑肌细胞相似,呈梭形、束状或漩涡状排列,胞质红染、核呈长杆状、两端钝圆,核分裂象少见,缺乏异型性。肿瘤与周围正常平滑肌分界清楚。子宫平滑肌瘤供血血管为新生幼稚血管,血管壁结构不完整,血供明显低于子宫肌层,但肌瘤细胞生长迅速,导致供血不足,因此肌瘤易出现坏死、变性,包括透明样变(玻璃样变)、黏液样变、囊变、出血、坏死、钙化、红色样变等。

免疫组化:子宫肌瘤表达 Desmin、SMA、h-Caldesmon、AMMHC(平滑肌肌球蛋白重链)、催产素受体、ER、PR 和 WT1。多达40%的富于细胞性平滑肌瘤表达CD10。示例如图14-1-1所示。

### (三) 影像学表现

**1. 超声表现**

超声检查是子宫肌瘤筛查的常用方法。超声表现为子宫形态异常,体积增大,内部回声有等回声、高回声、低回声或混合回声等多种回声,肌瘤病灶的边界较清晰,周围有环状假包膜,呈低回声。子宫肌瘤部位有点状或网状血流信号,瘤体周围有环形或半环形血流信号,并成分支进入瘤体内部。黏膜下肌瘤、肌壁间肌瘤均有子宫局部增大,其中黏膜下肌瘤为中等回声团块,壁间肌瘤为低回声团块;浆膜下肌瘤为低回声球状突出,子宫形态不规则。

**2. CT表现**

子宫肌瘤患者在CT上可见子宫不同程度增大,子宫可呈均匀性或分叶状增大,部分患者可伴有宫腔偏位。子宫肌瘤一般表现为软组织肿块,密度均匀,伴有子宫表面局部增大,瘤体边缘光滑完整,周围脂肪间隙存在。但由于子宫肌瘤常可发生不同类型及程度的变性,瘤体的密度可表现为等、

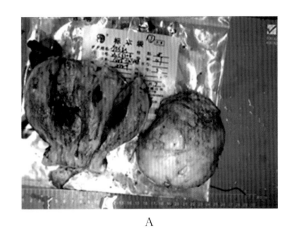
A

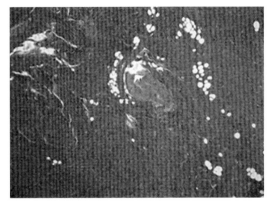
B

图 14-1-1 子宫肌瘤病理学表现

患者女性,49 岁,子宫肌瘤(壁间型)。肉眼观(A)见子宫不同程度增大,瘤体切面灰白。镜下(B)见较多的毛细血管和少量脂肪组织,壁间型,长径 14.0 cm。免疫组化:Desmin(＋),SMA(＋),h-Caldesmon(＋),CD10(－),p16(少量＋),p53(＋,约 5%),S-100(脂肪组织＋),Ki-67(＋,约 3%)。

低或高密度(与正常子宫肌层相比)。增强后子宫肌瘤可见不同程度的强化,强化程度与正常子宫肌层大致相仿,而发生变性或坏死的低密度区无强化。子宫肌瘤可发生钙化,呈点状、漩涡状、斑片状或边缘性分布。由于子宫肌瘤的密度与邻近的正常肌层相似,若子宫轮廓未改变,体积较小的等密度子宫肌瘤 CT 平扫可能漏诊。

**3. MRI 表现**

MRI 软组织分辨率高,在定位及定性诊断子宫肌瘤方面比 CT 和超声更具优势,可准确判断瘤体的位置、大小、数目及不同类型的变性。常规的 $T_2WI$ 可以提供丰富的肿瘤病理和组织学特征,子宫肌瘤在 DWI 序列上呈稍高或等信号,当肿瘤内含有大量致密纤维细胞时,含水量低,导致 ADC 值降低。根据 MRI 表现结合组织病理学对子宫肌瘤进行分型:

① 经典型子宫肌瘤:$T_1WI$ 序列上,肌瘤信号与子宫肌层类似,呈均匀等、低信号;$T_2WI$ 序列上表现为低信号,与正常子宫肌层形成明显对比,是检出子宫肌瘤的重要序列;$T_2WI$-FS 序列也表现为低信号,体积巨大的子宫肌瘤常伴囊变,肌瘤囊变时则为高信号;DWI 序列上呈稍高或等信号。

② 富细胞型子宫肌瘤:$T_1WI$ 序列上呈稍高信号,$T_2WI$ 及 $T_2WI$-FS 序列上呈均匀或不均匀高信号,信号强度明显高于邻近正常子宫肌层;DWI 序列呈高信号,ADC 值降低。

③ 富血供型子宫肌瘤:$T_1WI$ 序列上呈等信号,

$T_2WI$ 及 $T_2WI$-FS 序列上呈均匀或略不均匀稍高信号,因 T2 穿透效应 DWI 序列呈稍高信号,ADC 值高,表现为良性肿瘤特征。该型肌瘤多期增强瘤体明显强化,延迟期的强化程度高于正常子宫肌层。DCE-MRI 该型肌瘤的 $K^{trans}$ 值、血流量 BF 值、血容量值 BV 值升高,具有重要诊断价值。

④ 退变钙化型子宫肌瘤:多见于绝经的高龄妇女,随着雌激素水平的降低,肌瘤发生退变钙化。$T_2WI$ 明显低信号、CT 钙化、轻度强化或不强化。

(1) 子宫肌瘤变性的 MRI 表现

子宫肌瘤变性一般是因为肿瘤增长迅速、肿瘤过大或老年性生殖器官萎缩、血液供应不足及代谢降低等引起。退变可包括透明样变性、囊性变、红色变性、黏液变性、脂肪变性及钙化等。

① 透明变性(玻璃样变):最常见,细胞外间隙的平滑肌纤维被嗜酸性结缔组织取代。$T_1WI$ 序列呈中等信号,$T_2WI$ 序列呈低信号,DWI 序列高信号、ADC 值低,透明变性的肌瘤增强后轻度强化或不强化。

② 囊性变:子宫肌瘤的囊变区呈水样密度或信号,增强无强化,无囊壁,与实性成分构成"湖岛征"。

③ 红色变性:即子宫肌瘤出血性梗死,MRI 为不同时期的出血信号,$T_1WI$ 序列上呈高信号且抑脂序列瘤体信号不降低,$T_2WI$ 序列上信号可呈高或低信号。慢性期可见含铁血黄素环。

④ 黏液变性:$T_2WI$ 序列上呈高信号,变性区增强后延迟强化。强化是子宫肌瘤黏液变性与囊变

的鉴别点。

⑤ 脂肪变性:少见,表现为脂肪密度及信号,出现化学位移伪影及同反相位信号衰减与"勾边征"。

⑤ 钙化:血供不足所致,MRI多个序列均为低信号。

(2) 子宫肌瘤MRI检查的价值和意义

经典型子宫肌瘤通常无需MRI增强即可诊断子宫肌瘤。但对特殊部位及复杂类型的子宫平滑肌瘤则必须做MRI增强检查,有助于区分不同组织学亚型并与其他子宫肿瘤鉴别。子宫肌瘤强化程度各异,可为明显强化、低强化或与子宫肌层类似。富细胞型和富血供型子宫肌瘤可表现为早期明显均匀强化,而变性型肌瘤可表现为仅有轻度或不规则强化,尽管不同类型子宫肌瘤在动脉期和静脉期的强化程度和方式各异,但各型子宫肌瘤的都有一个共同点即在延迟期肌瘤的实性成分强化程度均与子宫肌层相仿。

示例如图14-1-2~图14-1-4所示。

(四)鉴别诊断

(1) 子宫腺肌瘤:MRI可鉴别子宫腺肌瘤和子宫平滑肌瘤。子宫腺肌瘤无包膜、边界不清、结合带增厚;常有子宫内膜异位症的背景,瘤体内有短

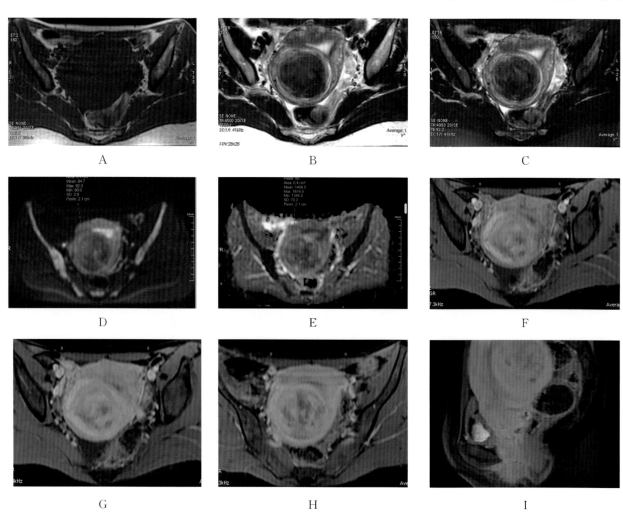

A　　　　　　　　　B　　　　　　　　　C

D　　　　　　　　　E　　　　　　　　　F

G　　　　　　　　　H　　　　　　　　　I

图14-1-2　子宫肌瘤MRI表现(经典型)

患者女性,36岁,子宫后壁肌壁间经典型平滑肌瘤。子宫后壁肌壁间可见类圆形异常信号,在T$_1$WI序列呈等信号(A)、T$_2$WI序列(B)及T$_2$WI-FS序列(C)呈低信号,边界清楚。DWI序列(D)呈不均匀稍高及低信号,ADC(E)值为$1.46 \times 10^{-3}$ mm$^2$/s,增强后(F~I)呈渐进性明显强化,部分见片状无强化区。

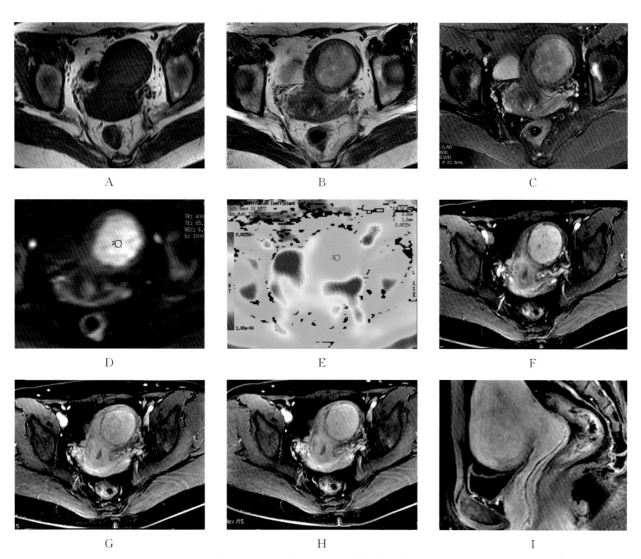

图 14-1-3　子宫肌瘤 MRI 表现（富细胞型）

患者女性,46 岁,子宫前壁肌壁间富细胞型子宫肌瘤。子宫前壁肌壁间异常信号肿块,$T_1WI$ 序列呈等信号(A),$T_2WI$ 序列(B)及 $T_2WI$-FS 序列(C)均为高信号。DWI 序列(D)呈高信号,ADC(E)值为 $1.23×10^{-3}$ $mm^2/s$;三期增强(F~I)时,动脉期表现为明显均匀强化,强化程度高于正常子宫肌层,矢状位延迟期可见肿块与子宫肌强化程度相仿。

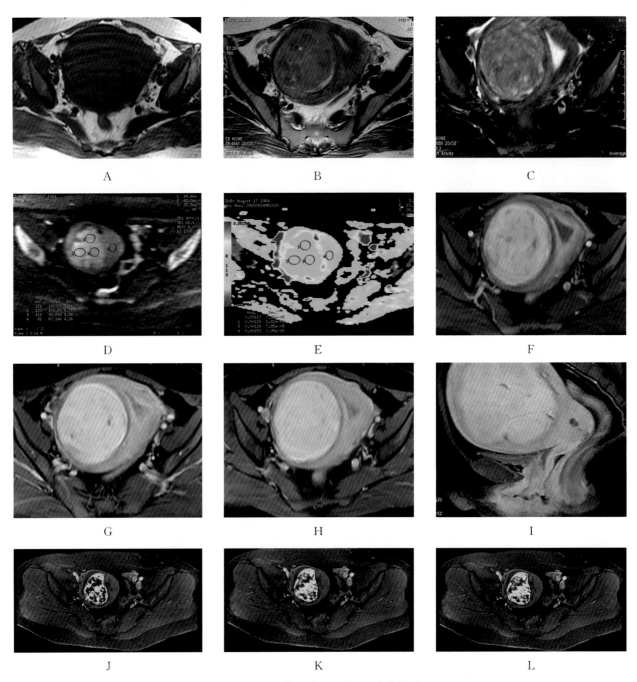

**图 14-1-4　子宫肌瘤 MRI 表现(富血供型)**

患者女性,31岁,子宫右侧壁肌壁间富血供型子宫肌瘤。子宫右壁肌壁间异常信号肿块,$T_1WI$序列(A)呈等信号,$T_2WI$序列(B)及$T_2WI$-FS序列(C)呈不均匀高信号,DWI序列(D)呈高信号,ADC(E)值为$1.17 \times 10^{-3}$ mm²/s;动态增强(F～I)时,表现为明显均匀强化,DCE-MRI表现为高灌注,$K^{trans}$、BF、BV伪彩图(J～L),$K^{trans}=0.914$/min,BF$=41.86$ mL/(100 g·min),BV$=192.13$ mL/100 g。

T1、长 T2 信号的小灶性出血;子宫轮廓一般光滑且经期子宫增大,经期后子宫缩小。

(2)子宫内膜息肉:子宫内膜息肉需与黏膜下子宫肌瘤相鉴别,前者主要见于绝经期前后,在 T$_2$WI 序列表现为低信号,周围见线样稍高信号环绕,结合带完整,DWI 序列呈不均匀等信号,增强扫描多为中度或明显强化。

(3)子宫平滑肌肉瘤:子宫平滑肌肉瘤患者年龄较大,肿瘤形态不规则,突破包膜侵及邻近肌层,在 T$_1$WI 以及 T$_2$WI 序列中呈现出高低混杂信号,在 DWI 序列呈高信号,ADC 值明显减低,盆腔内可见多发淋巴结肿大、血供异常丰富等恶性肿瘤征象。

(4)卵巢卵泡膜纤维瘤:卵泡膜纤维瘤和阔韧带子宫肌瘤在常规 MRI 的表现相似,卵泡膜纤维瘤的 ADC 值更低一些,且强化程度低于子宫肌瘤;卵泡膜纤维瘤可分泌雌激素而引起月经紊乱或绝经后流血及子宫内膜增厚,此点有助于同阔韧带平滑肌瘤鉴别。

### (五)诊断关键要点

(1)MRI 是子宫肌瘤最主要的影像学检查方法,MRI 表现为子宫增大,子宫肌层内外肿块,部分患者可伴有宫腔偏位。

(2)子宫肌瘤的瘤体边缘光滑,多数有包膜。

(3)经典型子宫肌瘤因富含纤维与平滑肌细胞,在 T$_2$WI 序列上表现为低信号;又因肌瘤膨胀性生长形成低信号纤维包膜。典型子宫肌瘤强化程度与邻近正常的肌层相似,多期增强时表现为中等度渐进性强化。不同类型肌瘤在动脉期和静脉期强化程度及方式不尽相同,但在延迟期瘤体实性成分的强化均与子宫肌层相似,以此有助于诊断不典型子宫肌瘤。

(4)富细胞型和富血供型子宫肌瘤 T$_2$WI 序列则表现为高信号,信号强度高于邻近肌层信号。MRI 多期增强表现为富血供明显强化,强化程度高于子宫肌层。DCR-MRI 技术及其定量参数值是识别和诊断富血供肌瘤的可靠方法,并可用于高强度超声聚焦消融术(high-intensity focused ultrasound ablation,HIFU)的疗效预测和评估。

(5)子宫肌瘤可发生玻璃样变、黏液变性、囊变、脂肪变性及钙化,CT 与 MRI 技术可以帮助识别子宫肌瘤变性,从而与子宫其他肿瘤鉴别。

(马长月　董江宁　吴瑶媛)

## 二、子宫腺瘤样瘤

### (一)概述

腺瘤样瘤(adenomatoid tumors,AT)是一种少见的间皮来源的良性肿瘤,常发生于生殖道,也可发生于肾上腺及腹膜等其他部位。在女性生殖系统中,腺瘤样瘤最常发生于子宫,也可发生于输卵管及卵巢。发生于子宫的腺瘤样瘤称为子宫腺瘤样瘤(adenomatoid tumor of uterine,UAT),约占子宫肿瘤的 1.2%,多见于 30～50 岁患者,好发于育龄期女性。子宫的腺瘤样瘤由于临床表现、影像学特征及肉眼形态与子宫腺肌病或平滑肌肿瘤很难区别,术前易常误诊为子宫良、恶性平滑肌肿瘤。

子宫腺瘤样瘤是间皮细胞向下凹陷、迷走于子宫内,或胚胎发育过程中腹膜间皮细胞残留于子宫内而引起,依据肿瘤内组织成分构成比例及分布特征的不同,病理组织学上分为腺样型、血管瘤样型、实体型及囊性型等四种类型。以上四型可混合存在,但以某型为主。临床表现无特异性,多表现为不规则阴道流血、腹部疼痛、腹部包块,或因其他疾病偶然发现。

### (二)病理表现

子宫腺瘤样瘤外观与子宫平滑肌瘤类似,肿瘤多位于肌壁间或浆膜下。

大体病理:肿瘤多呈结节状,切面灰白红色或灰褐色实性、质韧肿块,肿块剖面呈大小和形状不同相互连通的假腺样或血管样腔隙、囊腔和弥漫或乳头状结构。

镜下表现:增生的平滑肌间弥漫分布上皮样腺样结构、微囊结构,可伴黏液分泌,实性上皮巢呈浸润性生长,无明显边界,可以伴有片状坏死及梗死。上皮样细胞扁平或立方形,胞浆少,透亮或嗜酸性伴空泡,细胞核圆形,有小的核仁,细胞异型及核分裂象均不明显,常见肥大的平滑肌细胞,还可见多少不等的淋巴细胞浸润。

免疫组化:上皮细胞具有间皮表型,CK、Vim、Calretinin、WT1 和 D2-40 常阳性,Ⅷ因子、CD31、CD15、CEA、B72.3 和 Ber-EP4 通常阴性,Ki-67 增殖指数一般较低,少数 Ki-67 指数增高。示例如图14-1-5所示。

### (三)影像学表现

**1. 超声表现**

超声检查方便快捷,是子宫腺瘤样瘤常用的检查手段,超声表现呈多样化,肿瘤呈中等回声或低回声非均质结节,边界欠清,内部回声不均,部分有彩色血流信号,声像图缺乏特异性。

**2. MRI 表现**

子宫腺瘤样瘤由于成分混杂,其MRI表现多样化。若以实性结节为主,MRI表现信号均匀,$T_1WI$序列呈等信号,$T_2WI$序列呈稍低信号,DWI序列呈等信号,增强扫描均匀强化,强化程度低于子宫肌层,边界欠清;若以囊性结节为主,MRI表现混杂信号,囊性部分呈长T1、长T2信号,实性部分呈等T1、稍长T2信号,增强扫描实性部分强化,强化程

度与邻近的肌层相似;部分瘤体呈血管瘤样渐进性强化,这是由于瘤体内假腺腔结构或血管样腔隙对比剂逐渐充填所致,具有一定的特征。子宫腺瘤样瘤的囊性成分不强化。子宫腺瘤样瘤通常无假包膜。示例如图14-1-6所示。

### (四)鉴别诊断

(1)子宫平滑肌瘤:子宫肌瘤MRI表现为边界清楚的圆形或椭圆形的等低信号肿块,典型者具有包膜,而腺瘤样瘤无包膜征;MRI多期增强扫描子宫腺瘤样瘤呈渐进性延迟强化。

(2)子宫腺肌瘤:病灶边界不清,$T_1WI$或$T_2WI$序列显示片状低信号内夹杂斑点状高信号具有特征性;常伴随子宫结合带增宽、模糊;可伴有痛经,不难鉴别。

(3)子宫平滑肌肉瘤:多见围绝经期女性,肿块一般较大,达6~10 cm,多有不规则坏死或囊变,实性成分DWI序列呈高信号、ADC图低信号,增强后明显不均匀强化,常有邻近脏器侵犯转移征象。

### (五)诊断关键点

(1)子宫腺瘤样瘤好发于育龄期女性,是一种少见的间皮来源的良性肿瘤。

(2)肿瘤位于肌壁间或浆膜下,多为单发。

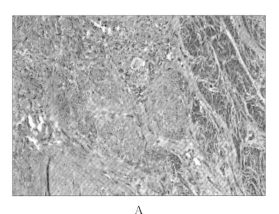
A

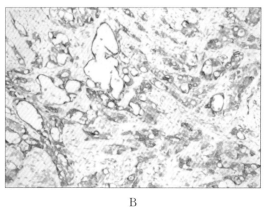
B

**图14-1-5 子宫腺瘤样瘤病理学表现**

患者女性,43岁,子宫腺瘤样瘤。镜下表现(A):上皮样细胞扁平,胞质少,细胞核圆形,无细胞异型及核分裂象。免疫组化(B):CK(+),Calretinin(+),Vim(+),CK7(+),D2-40(+),Ⅷ(−),CD31(−),CD34(−),CEA(−),HMB45(−),Ki-67(+,<20%)。

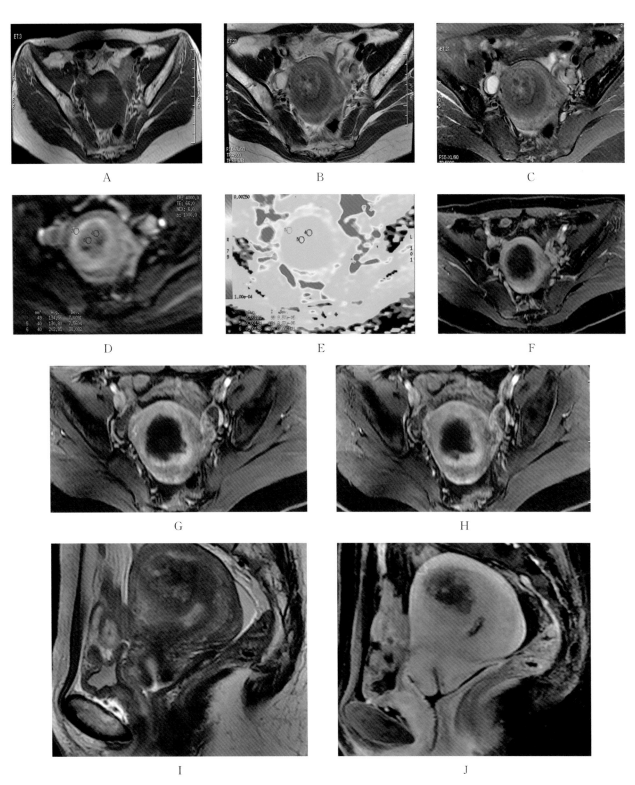

图 14-1-6 子宫腺瘤样瘤 MRI 表现

与图 14-1-5 为同一患者，子宫腺瘤样瘤。子宫前壁类圆形病变，边界欠清，无包膜；$T_1WI$ 序列（A）呈等高信号，$T_2WI$ 及 $T_2WI$ 抑脂序列（B、C、I）同正常子宫肌层呈低信号，信号不均，内见高信号小囊变区；DWI 序列（D）呈等低信号，ADC 伪彩图（E）示 ADC 值为 $(1.25\sim1.54)\times10^{-3}$ mm²/s；4 期增强（F～H、J）肿块从周边部分开始强化，随着时间延长，逐渐向中心充填式强化，早期强化程度低于子宫肌层，延迟期强化程度与邻近的子宫肌层相似。

（3）肿瘤以实性结节为主时则$T_1WI$及$T_2WI$序列信号均匀；以囊性成分为主时则信号混杂；通常无假包膜；多期增强肿块呈渐进性强化，并向中心充填，类似海绵状血管瘤样强化，具有一定的特征性。

（4）DWI序列呈等信号，ADC值较高，呈现良性肿瘤特征。

（陶　健　阚　宏　陈玉兰）

# 三、子宫腺肌瘤

## （一）概述

子宫腺肌瘤（adenomyoma of uterus）是子宫内膜异位症的一种特殊类型，即局限型子宫腺肌病，内膜局限性侵入肌层或内膜下壁形成瘤样肿块，外形类似子宫肌瘤，故名。本病的病因尚不明确，目前的共识是子宫缺乏黏膜下层，子宫内膜侵袭到肌层，并伴周围肌层细胞代偿肥大增生而形成肿瘤。有学者将腺肌病根据MRI表现分为4个亚型，其中子宫腺肌瘤为第Ⅲ型（Ad），该亚型又分为壁内实性腺肌瘤（Ad1）、壁内囊性腺肌瘤（Ad2）、黏膜下腺肌瘤（Ad3）、浆膜下腺肌瘤（Ad4）。

肿瘤多发生在子宫后壁，形态欠规则，界限欠清。发病年龄和子宫腺肌病相仿，多发生于40岁以上的女性，但近些年呈逐渐年轻化趋势，可能与剖宫产、人工流产等宫腔手术增多有关。临床表现为继发性痛经进行性加重，月经量过多或经期延长，子宫不均匀增大。

## （二）病理表现

大体病理：子宫形态增大，子宫壁肌层局限性增厚、变硬，呈局限性生长形成结节或团块，类似子宫肌壁间肌瘤，在肌壁中见到粗厚的肌纤维束和微囊腔，缺乏明显且规则的肌纤维旋涡状结构，周围无包膜，与周围肌层无明显分界。

镜下表现：子宫肌层内岛状分布子宫内膜腺体与间质及平滑肌，交错呈现的粗条状肌纤维和纤维带，有暗红色出血点，腺上皮及间质成分均无明显异型性，内膜间质细胞可有少数核分裂象。

## （三）影像学表现

### 1. 超声表现

肿瘤无包膜，病灶与肌层分界不清，无明显占位效应，内部条索状或短线状强回声多见，分布不均匀，有时可见小囊区域，一般无钙化，彩色多普勒血流显像（color doppler flow imaging，CDFI）表现为内部血供稍丰富，周边血供不丰富，分布较为分散且混乱。

### 2. MRI表现

MRI可以准确显示子宫腺肌瘤的解剖位置，本病大多数位于子宫后壁，瘤体边界模糊不清，无包膜，$T_1WI$序列呈等信号，灶性出血可见点状高信号，$T_2WI$序列呈低信号，片状低信号内夹杂斑点状高信号具有特征性；DWI序列呈斑点状高信号；增强扫描肌层部分明显均匀强化，内见散在斑点状无强化灶。常伴有子宫结合带增厚、模糊，子宫体积常增大。示例如图14-1-7所示。

## （四）鉴别诊断

（1）子宫平滑肌瘤：典型的肌瘤表现为边界清楚，圆形或类圆形肿块，$T_1WI$序列呈等信号，$T_2WI$序列呈低信号，信号多均匀，增强后渐进性强化，强化程度与邻近的子宫肌层相似；瘤周常出现假包膜，不伴有结合带增厚等异常改变。

（2）子宫腺瘤样瘤：该瘤也无假包膜。肿瘤表现为实性或囊实性结节或肿块，MRI多期增强后呈渐进性延迟强化，与子宫腺肌瘤不同；另外，MRI多序列可识别子宫腺肌瘤中小灶性异常信号出血影，可资鉴别。

（3）子宫平滑肌肉瘤：多见老年女性，肿瘤体积较大，常有明显的坏死囊变，$T_1WI$、$T_2WI$序列信号不均匀，DWI序列呈高信号、ADC图呈低信号，增强扫描明显不均匀强化，常有邻近器官侵犯和远处转移征象。

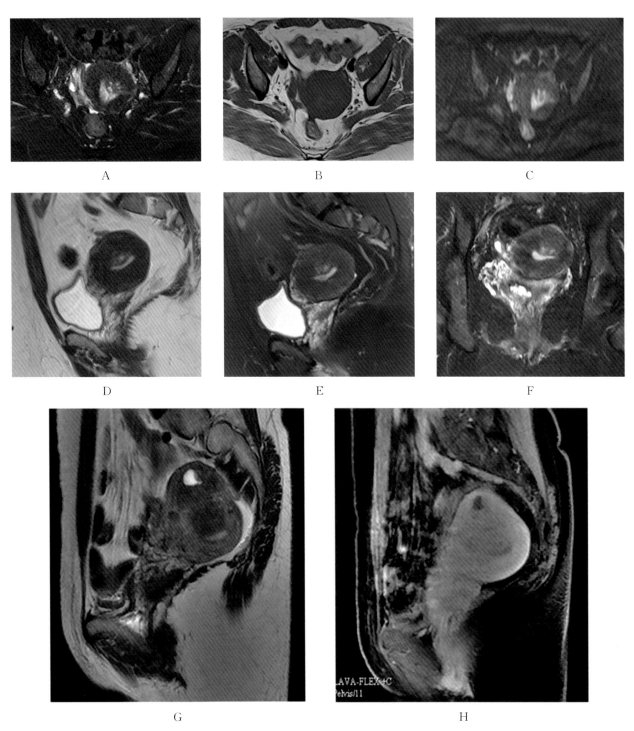

图 14-1-7　子宫腺肌瘤 MRI 表现

患者女性(A~F),44 岁。子宫体积增大,前壁毗邻内膜处见异常信号结节,边界不清,稍突向子宫腔;T₁WI 序列(B)呈等信号,T₂WI 及 T₂WI 抑脂序列(A、D、E、F)肿块呈稍低信号,内见斑点状高信号,子宫结合带增厚模糊,DWI 序列(C)肿块内见斑点状高信号灶。

患者女性(G、H),45 岁。子宫体积增大,形态失常,前壁见 T₂WI 稍低信号肿块内见斑片高信号囊变区,肿块无包膜,与邻近的肌层分界不清;MRI 增强延迟期肿块明显强化,强化程度同正常子宫肌层相似,对应 T₂WI 序列高信号囊变区无强化,病变边缘模糊,未见假包膜征象。

## (五) 诊断关键点

(1) 子宫腺肌瘤好发于育龄期女性,多见于子宫后壁,肿块形态不规则,与正常子宫肌层分界不清。

(2) 超声影像显示肿块回声不均,内见条索、短线状强回声影,CDFI内部血供丰富且分散。

(3) 肿块 $T_1WI$ 序列见灶性高信号影, $T_2WI$ 序列呈稍低信号,片状低信号内夹杂斑点状高信号是其特征性表现。

(4) DWI序列子宫腺肌瘤内小灶性出血呈斑点状高信号,但瘤体无扩散受限;MRI增强时强化的腺肌瘤内可见散在斑点状无强化灶。

(5) 子宫腺肌瘤无包膜,常伴有子宫结合带增厚。

(陶　健　阚　宏　陈玉兰)

# 四、子宫绒毛叶状分割性平滑肌瘤

## (一) 概述

子宫绒毛叶状分割性平滑肌瘤(cotyledonoid dissecting leiomyoma of uterus, CDL),又称 Sternberg肿瘤,是一种非常罕见的、具有外生形态似恶性表现而本质为良性的子宫平滑肌瘤。因肿瘤同时向子宫肌壁内外生长而具有典型特征:子宫肌壁外部分呈胎盘绒毛小叶状突起样改变,子宫内部呈结节分割状向子宫肌壁内和/或宫腔内生长蔓延。根据肿瘤不同的生长方式及组织学差异又将这种特殊类型的子宫平滑肌瘤大致分为3类:① 子宫绒毛叶状分割性平滑肌瘤:宫壁外部分呈胎盘分叶状,宫壁内部分呈分割性;② 子宫绒毛叶状平滑肌瘤:宫壁内部分与子宫肌层分界清楚,缺乏分割性;③ 子宫绒毛叶状水泡状静脉内平滑肌瘤病:绒毛叶状分割性平滑肌瘤同时累及血管,具有静脉内平滑肌瘤病的特点。

本病好发于育龄妇女,缺乏典型的临床症状,多数因盆腔肿物,并伴有月经改变或阴道不规则流血而就诊,少数患者无症状,因体检或其他原因检查时发现。

## (二) 病理表现

大体病理:具有特征性,由子宫壁内和壁外两部分组成,肿瘤多为单侧,大小不等,大者直径可达25 cm,肿瘤同时向外及向内生长,向子宫外生长部分多位于宫体阔韧带周围,呈粗大指状或球样突起,暗红色,类似胎盘小叶样,向子宫内生长部分与子宫壁无明显界限,以结节状分割子宫肌壁形式扩展。

镜下表现:瘤细胞表现典型的平滑肌分化,伴厚壁与薄壁的大血管,血管呈丛状分布,周围基质水肿明显,平滑肌绕血管或血管丛呈漩涡状或不规则排列,肿瘤组织在肌壁中较局限地分割,扩展性生长。肿瘤细胞无异型性,未见核分裂象,无凝固性坏死,无血管侵犯。示例如图14-1-8所示。

免疫组化:SMA、Desmin、Vim 强阳性,ER、PR、p53 阳性,F Ⅷ-RAg 及 CD3 为血管内皮阳性,HCG-β、CK、EMA、CD45、CD117、NSE 及 S-100 蛋白阴性。

## (三) 影像学表现

**1. 超声表现**

子宫肌层内边界不规则、内部回声不均匀的实性肿块,包膜不清晰,彩色多普勒血流成像(CDFI)示肿块内血流信号丰富,可见粗大血管穿行。突破子宫浆膜层的宫外部分表现为胎盘小叶样低回声肿块,彩色多普勒显示血流信号丰富。

**2. CT 表现**

子宫周围分叶状软组织肿块,边界不清,但周围结构无明显浸润,增强肿块呈均匀性中等程度延迟强化。CT 三维重建技术对肿块的生长方式具有重要意义,多平面重组(MPR)可清晰显示肿块向子宫内外生长的特征,而容积再现(VR)技术对肿块供血动脉的显示具有一定价值。

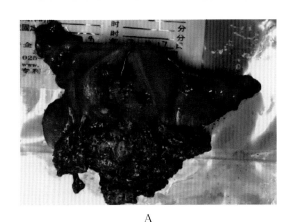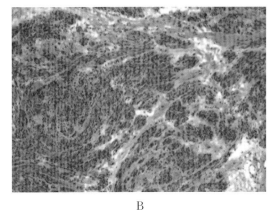

|  |  |
|:---:|:---:|
| A | B |

**图 14-1-8　子宫绒毛叶状分割性平滑肌瘤病理学表现**

患者女性,61岁,子宫绒毛叶状分割性平滑肌瘤。大体病理(A):子宫肌壁间见多发灰白不规则结节,浆膜外见灰白不规则结节;镜下表现(HE,×100)(B):平滑肌细胞排列呈交错状、旋涡状结构,未见明显核分裂象。

**3. MRI表现**

CDL形态学与CT表现相似;肿瘤在$T_1WI$序列上表现与子宫肌壁相比呈均匀等信号,$T_2WI$序列肿瘤呈高低混杂信号,肿瘤组织与肌壁相比呈等信号,而肿块内血管周围间质水肿呈高信号表现。增强后肿块可明显强化,延迟期与子宫肌层强化一致性,具有一定特征性。示例如图14-1-9所示。

**(四)鉴别诊断**

(1) 子宫内膜间质肉瘤:起源于子宫内膜间质细胞或有潜在内膜间质分化能力的细胞,多见于绝经前女性,多数发生于宫腔内,少数可发生于肌壁间及宫腔外,需要与CDL鉴别。前者肿块多呈实性,且实性部分DWI序列呈高信号,ADC值较低,此特点可与CDL鉴别;肿瘤多呈渐进性、向心性强化,强化程度高于肌层,强化模式与CDL亦有不同,且子宫内膜间质肉瘤具有局部浸润和易复发的特点。

(2) 子宫静脉内平滑肌瘤病:是子宫平滑肌瘤的一种特殊类型,组织学良性但具有侵袭性,好发于中年女性,属于激素依赖性肿瘤。影像上表现为穿梭于子宫肌层及宫旁的管状、腊肠样肿块,此点与CDL影像表现有部分交叉重叠,但前者常与宫旁静脉丛相连;MRI信号表现与肿瘤内平滑肌和纤维组织的比例有关,DWI序列多呈等或稍高信号,ADC值无明显减低。增强肿块呈中度持续性强化,肿块内部及边缘可见多发迂曲增粗静脉血管,具有一定特征性;肿块外生部分常无明显间质水肿。

(3) 子宫平滑肌肉瘤:影像表现与子宫绒毛叶状分割性平滑肌瘤及平滑肌瘤变性相似,鉴别困难,但DWI信号及ADC值的测量对两者的鉴别具有重要意义。子宫平滑肌肉瘤DWI序列呈明显高信号,ADC值明显减低,平均值为$(0.70\pm0.21)\times10^{-3}\,mm^2/s$,较低,有助于两者的鉴别。

**(五)诊断关键要点**

(1) 子宫绒毛叶状分割性平滑肌瘤影像学表现为子宫内外不规则、分叶状肿块,并具有向肌层内外生长特性。

(2) MRI多序列、多方位成像能够清晰地显示子宫肌层、宫腔内外的不规则实性肿块及子宫浆膜外的胎盘小叶样分割状实性肿块;$T_1WI$序列与子宫肌层相比呈等信号,$T_2WI$序列呈高低混杂信号,$T_2WI$-FS序列内见条片状间质水肿高信号。

(3) MRI多期增强后,肿块大部分因水肿导致强化程度低于子宫肌层,部分静脉回流不受影响及细胞密度高的结节呈明显强化,强化程度与子宫肌层一致或高于肌层。

(4) 本病的MRI形态学表现似恶性肿瘤,但DWI序列呈等、稍高信号,ADC值高,呈良性肿瘤特征。

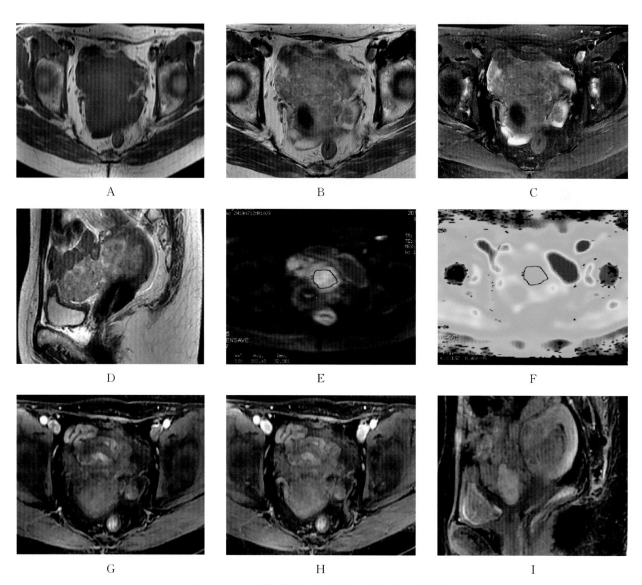

图14-1-9 子宫绒毛叶状分割性平滑肌瘤MRI表现

与图14-1-8为同一患者,子宫绒毛叶状分割性平滑肌瘤。MRI平扫示肿瘤呈分叶状,子宫腔内肿块穿过子宫前壁,向盆腔内生长达膀胱顶壁上方。T₁WI序列(A)相对子宫肌层呈等信号;T₂WI序列、T₂WI抑脂序列及矢状位T₂WI序列(B~D)肿块信号混杂,可见结节状等信号及散在片状高信号影;DWI序列(E)呈稍高信号;ADC图(F)示ADC值约$1.37×10^{-3}$ mm²/s;增强后(G~I)呈中度渐进性不均匀强化,与子宫肌层强化一致。

(汪志亮　章锦伟　刘啸峰　董江宁)

# 五、良性转移性子宫平滑肌瘤

## （一）概述

良性转移性子宫平滑肌瘤（benign metastasizing leiomyoma of uterus，BML）是一种非常少见的良性子宫肿瘤，虽然有肺部转移或腹膜播散的生物学行为，但组织病理学上呈良性肿瘤的表现。

本病好发于育龄女性，以35~55岁多见，常继发于子宫平滑肌瘤术后3个月到20年不等的时间内。目前有关BML的发病机制及病变性质仍有争议，通常认为BML是由异常的激素水平导致的多中心性起源平滑肌瘤，是独立部位的真正原发性肿瘤，可能与雌激素、孕激素变化有关，部分BML在妊娠后或者切除双侧卵巢后可以自行消退，而伴随妊娠病变会进展。

因为多数BML患者均有子宫平滑肌瘤病史或行子宫肌瘤切除术，并且出现在子宫以外器官的、与子宫原发肿瘤有相似的组织病理学形态的良性实体平滑肌瘤，所以有研究者认为远处转移平滑肌瘤也可能是由于手术造成的转移播散，尽管存在分歧，但此类肿瘤仍一直沿用"良性转移性平滑肌瘤"这个名称。

BML可通过血液途径转移到全身大部分器官，好发部位为肺、肝脏、右心房、主动脉旁淋巴结、大网膜，也有发生于心肌、脊椎、腹壁皮肤及瘢痕的报道，其中以双肺发生最为常见。

## （二）病理表现

镜下表现：肿瘤细胞为分化成熟的平滑肌细胞，与原子宫平滑肌瘤的形态一致，呈梭形肿瘤细胞，胞质丰富，深染，未见明显核分裂征象，肿瘤细胞呈束状或漩涡状排列，瘤组织中间可见血管及纤维组织成分，为分化成熟的平滑肌瘤细胞。

免疫组化：肿瘤细胞钙调素结合蛋白（Caldesmon）、SMA、HHF35和Desmin（＋），ER和PR（＋），S-100（－）、CD117（－），显示其平滑肌源性并具有激素依赖性，Ki-67均小于1％。示例如图14-1-10所示。

## （三）影像学表现

### 1. CT表现

良性转移性子宫平滑肌瘤术前CT表现与子宫平滑肌瘤类似，表现为子宫肌层软组织肿块合并宫旁或盆腔内多发软组织肿块，平扫及增强与子宫肌瘤表现一致，但该类肌瘤常合并变性呈不均匀强化并见粗大的肿瘤血管形成。肺良性转移性子宫平滑肌瘤表现为肺内圆形或类圆形高密度结节影，边界清晰，大部分为多发，少数可表现为单发结节或

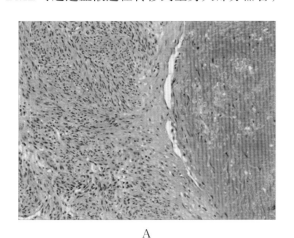

A

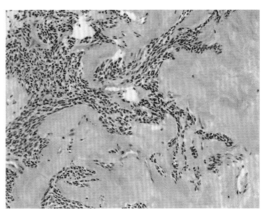

B

**图14-1-10　良性转移性子宫平滑肌瘤病理学表现**

患者女性，41岁，良性转移性子宫平滑肌瘤。平滑肌细胞呈梭形，胞质嗜酸性，核无异型性，未见核分裂象（HE，×100）。

粟粒样结节。多数结节密度均匀,部分可见空洞及囊腔形成;增强后肺内结节呈中度强化,少数为轻度强化,强化较均匀;一般不累及支气管和胸膜,也无胸腔积液和肺门淋巴结肿大表现;少数肺内结节呈囊实性改变。腹膜及腹腔良性转移性子宫平滑肌瘤表现为软组织结节,边界清晰,密度均匀,增强呈均匀强化;结节内一般无出血及坏死,腹腔无腹水及肿大的淋巴结。肝脏转移性良性平滑肌瘤表现为密度均匀、边界清晰的软组织结节及肿块,增强呈明显均匀性强化。示例如图14-1-11、图14-1-12所示。

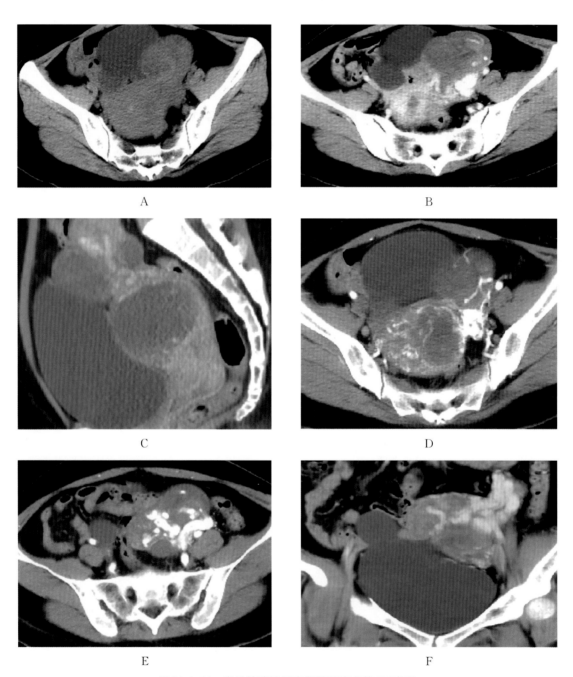

图14-1-11 良性转移性子宫平滑肌瘤术前CT表现

与图14-1-10为同一患者,良性转移性子宫平滑肌瘤。子宫体部明显增大,左前上方见分叶状软组织肿块影(A),与子宫底部分界欠清,增强(B、C)子宫体部见球形稍低密度肿块影,边界尚清晰,左前上方软组织肿块呈不均匀强化,边缘见多发迂曲增粗供血动脉及引流静脉(D~F),术后病理证实为良性转移性子宫平滑肌瘤。

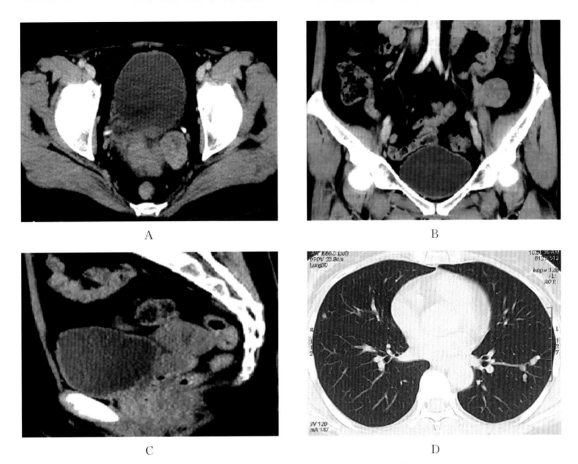

A　　　　　　　　　　　　　　　　　B

C　　　　　　　　　　　　　　　　　D

图 14-1-12　良性转移性子宫平滑肌瘤术后 CT 表现

与图 14-1-10 为同一患者,良性转移性子宫平滑肌瘤行子宫切除术后 2 年又 5 个月,现盆腔 Douglas 窝及左侧盆壁多发均匀强化的软组织肿块(A~C),边界清晰,呈中度均匀强化;胸部 CT(D)示两肺多发高密度结节,边界清晰,密度均匀。

**2. MRI 表现**

良性转移性子宫平滑肌瘤术前 MRI 表现为子宫肌壁肿块伴宫旁或盆腔内多发短 T2 信号肿块,形态学具有恶性肿瘤的特点,但子宫及盆腔内多发肿块的信号与强化模式均与子宫平滑肌瘤高度一致,且弥散一般无明显受限,符合良性肿瘤的特征。腹膜及腹腔良性转移性子宫平滑肌瘤 MRI 表现与子宫平滑肌瘤信号相似,$T_1WI$ 序列呈等信号,$T_2WI$ 序列呈低信号,内部信号均匀,增强多数呈明显均匀性强化,少数伴有囊变、坏死及出血。肝脏良性转移性子宫平滑肌瘤以肝脏肿块为主要表现,形态规则,边界清晰,信号均匀,一般无明显囊变、坏死及出血,肿块血供丰富,延迟期强化趋于一致。示例如图 14-1-13 所示。

**（四）鉴别诊断**

（1）子宫平滑肌肉瘤:良性转移性子宫平滑肌瘤术前需与子宫平滑肌肉瘤相鉴别,两者形态学表现相似,特别是当 BML 合并变性后与子宫平滑肌肉瘤容易混淆,但由于子宫平滑肌肉瘤恶性程度高,细胞繁殖旺盛,细胞间隙小,导致 ADC 值明显减低,平均值为 $(0.70\pm0.21)\times10^{-3}$ $mm^2/s$,明显低于 BML,ADC 值的测量在两者的鉴别诊断中具有重要价值。

（2）子宫绒毛叶状分割性平滑肌瘤:子宫绒毛叶状分割性平滑肌瘤具有向子宫肌壁内外生长的特征,与良性转移性子宫平滑肌瘤术前影像学表现有交叉,前者子宫外肿块与子宫肌壁内肿块关系更

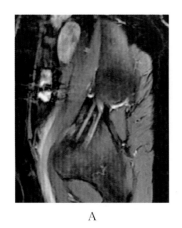 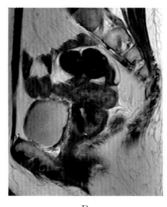 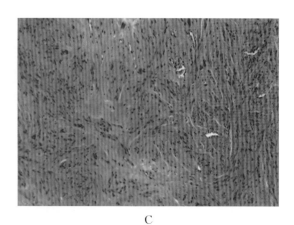

A B C

**图14-1-13 良性转移性子宫平滑肌瘤MRI表现**

与图14-1-10为同一患者,良性转移性子宫平滑肌瘤行子宫切除术后2年又5月,左侧盆壁(A)可见均匀明显强化的梭形结节,边界清晰;矢状位T₂WI序列(B)盆腔可见低信号结节影,边界清晰,信号均匀,与子宫肌瘤信号一致。镜下(HE,×100)平滑肌细胞呈梭形,细胞无异形,未见核分裂象,表现与术前病理一致(C)。

加密切,分界不清,$T_2WI$序列因肿块内间质水肿而表现为高低混杂信号;后者MRI信号更加均匀一致,且无子宫肌壁肿块凸向腔外生长的特性。

(3)腹膜平滑肌肉瘤病:腹膜平滑肌肉瘤病与良性转移性平滑肌瘤在影像表现上非常相似,但前者可以发生出血、坏死及囊变,$T_2WI$序列信号多呈不均匀高信号,DWI明显受限,ADC值显著减低,另外肝转移也比较常见,有助于二者鉴别。

(4)腹膜及腹腔恶性转移性肿瘤:腹膜转移癌在影像上常表现为腹膜多发结节及肿块,但病变密度多不均匀,常伴有腹水及淋巴结肿大,有原发瘤病史,可与良性转移性平滑肌瘤鉴别;腹腔转移性胃肠道间质瘤,影像表现与BML有一定交叉,血供亦丰富,鉴别较困难,前者常合并肝脏转移,肠系膜动脉分支参与供血对原发肿瘤的起源有一定帮助。

(5)肺转移瘤:肺良性转移性平滑肌瘤的结节边缘较恶性转移结节更清楚和光整,可有分叶,但无毛刺,结节分布更随机,而恶性转移结节分布在肺周边及双下肺野较多,并常有胸腔积液和纵隔淋巴结肿大,而且病变进展较快,一般有原发恶性肿瘤的病史。

**(五)诊断关键要点**

(1)良性转移性子宫平滑肌瘤具有子宫内肌瘤与盆腔内肿块影像表现一致的特点,形态学具有恶性特征,但ADC值较高而呈现良性肿瘤的特点。

(2)术后复发良性转移性子宫平滑肌瘤一般多见于年轻育龄期妇女。

(3)有子宫平滑肌瘤病史或子宫平滑肌瘤手术史。

(4)肺BML呈多发圆形结节,边缘光滑,边界清晰,密度均匀,无胸腔积液及肺门淋巴结肿大等恶性肿瘤继发表现。

(汪志亮 章锦伟 刘啸峰 董江宁)

# 六、子宫内膜息肉

## (一)概述

子宫内膜息肉(endometrial polyp,EP)由子宫内膜的腺体、间质及血管组织成分构成,形成突入子宫腔的有蒂或无蒂的赘生物。它是常见的子宫内膜病变之一,发病率为7.8%~34.9%,多单发,也可多发,还可与子宫其他病变并发。EP形态上表现为水滴样或椭圆形,较大者可呈不规则形、三角形和卵圆形。EP发生于青春期以后任何年龄,多发生于35岁以上患者,绝经后也不少见。子宫内膜息肉会影响子宫的正常功能,随着息肉体积增大,患者会出现月经经期延长、量多、下腹部不适、阴道不规则流血等症状,部分患者会出现不孕症,息肉较小时也可无症状。

子宫内膜息肉的发生可能与遗传、绝经期激素替代治疗、雌激素水平增高、妇科慢性炎性病变等多种因素有关。流产、放置宫内节育器、绝经后子宫内膜菲薄易感染等是风险因素。EP与子宫内膜局部雌激素受体(ER)、孕激素受体(PR)分布密度不同而产生对激素敏感性差异相关。妇科阴道超声和MRI作为无创影像学检查,在子宫内膜息肉诊断及鉴别方面发挥着重要作用。宫腔镜下内膜息肉摘除是子宫内膜息肉良好的微创治疗方法,部分病例治疗后易复发,少数可发生恶变。

## (二)病理表现

EP组织上由分布不规则的子宫内膜腺体、厚壁的血管和致密纤维结缔组织构成,息肉内常见内膜腺体单纯型或复杂型增生。单发性子宫内膜息肉多位于宫底和宫角,质软,呈灰白色;多发性内膜息肉位于宫腔多个部位,呈弥漫性生长,部分息肉可呈暗红色。息肉蒂部狭窄,易引起血供不足而变性、坏死,表面覆盖的子宫内膜脆弱易发生溃疡或炎性病变。EP病理上分为3种亚型:① 来源于成熟子宫内膜的成熟型EP,随月经周期发生变化,可部

分或全部脱落,有自愈的可能。② 未成熟型EP,仅少部分保持基底内膜形态,大部分在雌激素的作用下形成单纯型、复杂型增生。③ 腺肌瘤样息肉,该型息肉内含有平滑肌组织。示例如图14-1-14所示。

## (三)影像学表现

**1. 超声表现**

单发子宫内膜息肉表现为宫腔内不均匀低回声或强回声团,与正常内膜间界限清楚,表现为息肉边缘高回声线,但少数息肉回声复杂,如囊变、宽基底、不均质、低回声等不典型表现。特殊类型的内膜息肉如子宫腺肌瘤样息肉,含有大量平滑肌组织,类似子宫肌瘤样表现。息肉与子宫内膜交角多数呈锐角。内膜息肉纤维血管通过息肉基底部或蒂与子宫动脉分支相连,所以子宫内膜息肉与子宫肌层强化水平一致,而正常的子宫内膜由螺旋动脉供血,强化时间迟于子宫内膜息肉。超声造影技术能够显示息肉滋养动脉及其附着部位,能为子宫内膜息肉诊断提供相对特异性信息。

**2. MRI表现**

子宫内膜息肉MRI表现与其组织结构成分密切相关。子宫内膜息肉常见的MRI征象:① $T_1WI$序列呈等信号,$T_2WI$序列呈不均匀高信号。② 扩散不受限,DWI序列呈低信号。③ 明显或中等度强

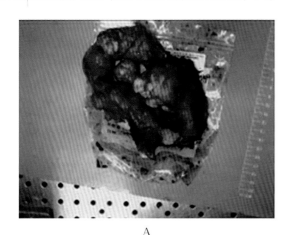
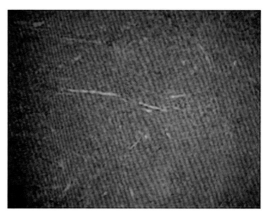

A           B

图14-1-14 子宫内膜息肉病理学表现

患者女性,51岁,子宫内膜腺肌瘤样息肉。大体病理(A):病灶大小3.5 cm×2.5 cm×1.5 cm。镜下表现(HE,×200)(B):未成熟型复杂内膜腺体增生,含致密纤维结缔组织及平滑肌。

化。多数息肉呈完全或部分早期强化,持续或渐进性强化。④ 当息肉内出现纤维核或囊变时,分别在$T_2WI$序列上呈低信号和高信号的特点,纤维核在MRI上表现为大小不等的条纹样低信号并渐进性强化,囊变表现为$T_2WI$序列高信号,有助于诊断。当息肉内出血时可表现出不同时期的出血信号特征。子宫内膜息肉底部的子宫结合带完整。示例如图14-1-15所示。

（四）鉴别诊断

子宫内膜息肉主要与子宫内膜癌、子宫黏膜下肌瘤、子宫内膜增生等相鉴别。

（1）早期子宫内膜癌：子宫内膜局限性或弥漫性增厚,$T_2WI$序列呈稍高信号,与正常内膜相比呈低信号,DWI扩散受限、ADC值图呈低信号,增强后呈早期轻度强化,可延迟强化,进展期病灶侵犯结合带及肌层,而子宫内膜息肉基底部的结合带完整。

（2）子宫内膜下肌瘤：$T_1WI$序列子宫黏膜下肌瘤与子宫正常肌层信号近似,$T_2WI$序列肌瘤多呈低信号,病灶呈类圆形或椭圆形,边界清楚,可有包膜,子宫内膜完整或受压推移,肌瘤扩散不受限,多呈明显的、与子宫肌层相似的强化。

（3）子宫内膜增生：弥漫性增厚的子宫内膜与正常内膜信号一致,结合带完整,扩散不受限,有时不易与子宫息肉鉴别。子宫内膜增生与子宫内膜息肉的区别主要在于间质部分的病理变化特点不同。内膜增生时间质细胞活跃,核呈空泡状,偶见核分裂象。内膜息肉的间质由梭形细胞即纤维母

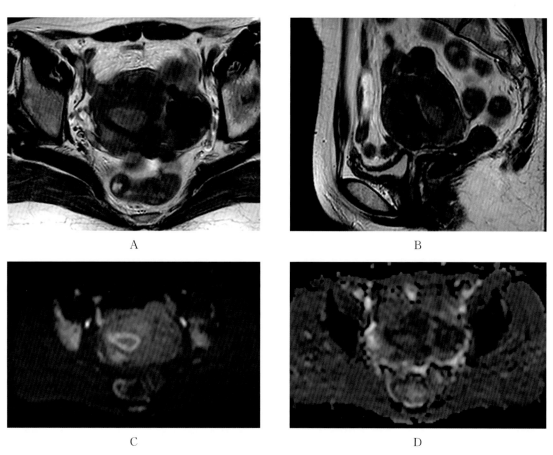

A

B

C

D

**图14-1-15 子宫内膜息肉MRI表现**

患者女性,51岁,子宫内膜腺肌瘤样息肉。A~D分别为$T_2WI$序列轴位、矢状位、DWI序列及ADC图,$T_2WI$序列子宫内膜近后壁处稍高信号结节,突入宫腔,DWI序列呈低信号,ADC图呈高信号,ADC值约$1.60×10^{-3}\ mm^2/s$。该患者$T_2WI$序列同时显示子宫肌壁间与浆膜下多发肌瘤,$T_2WI$序列子宫肌瘤呈低信号,DWI序列呈等低信号。

细胞构成,细胞外结缔组织丰富。

(4)宫内早孕:子宫内膜息肉水肿囊变时,类似于早期妊娠囊样结构,应仔细询问病史及临床相关实验室检查加以区别,避免误诊。

## (五)诊断关键要点

(1)子宫内膜息肉为妇科常见子宫内膜病变之一,多见于35岁以上患者,可出现经期延长、月经量多、异常阴道出血等症状。

(2)子宫息肉局限于宫腔内,超声上多为高回声或混杂信号,与子宫内膜分界清楚,超声造影时可见息肉基底部供血血管。

(3)MRI检查$T_1WI$序列呈等信号,$T_2WI$序列呈稍高信号,息肉纤维核存在时$T_2WI$序列呈低信号;内膜息肉DWI扩散不受限而呈低信号,多期增强呈渐进性强化;息肉基底部的子宫结合带完整。

(唐 军 董江宁)

# 七、子宫葡萄胎

## (一)概述

子宫葡萄胎(uterus hydatidiform mole)是胚胎绒毛异常增生所致的滋养细胞疾病,因妊娠后胎盘绒毛滋养细胞增生、间质水肿而形成的大小不一水泡样结构,并连接成串珠状形似葡萄,也称水泡样胎块。葡萄胎病变局限在宫腔内,不侵入肌层。可发生于育龄期的各年龄段,其中年龄小于20岁和大于40岁女性发病率较高。葡萄胎分为完全性葡萄胎(complete hydatidiform mole,CHM)和部分性葡萄胎(partial hydatidiform mole,PHM)。葡萄胎属于良性妊娠滋养细胞疾病,但有一定恶变率,相关文献报告,发生完全性葡萄胎后有15%~20%恶变率,发生部分性葡萄胎后有0.5%~1%恶变率。

完全性葡萄胎为二倍体,染色体都来自父方,缺乏母方功能性DNA,由于缺乏卵细胞的染色体,故胚胎不能发育;而部分性葡萄胎90%以上为三倍体胚胎,最常见的为两个精子和卵子受精形成的三倍体胚胎,由带有母方染色体的正常卵细胞和一个没有发生减数分裂的双倍体精子或两个单倍体精子结合所致。

对于葡萄胎的发病原因至今不明。社会经济条件与营养状况是葡萄胎发病的可能危险因素之一,饮食中缺乏维生素A、脂肪、前体胡萝卜素者发生率明显升高。年龄是发病的另一高危因素,年龄大于35岁和大于40岁者发生率分别是年轻女性的2倍和7.5倍,而年龄小于20岁者此病发生率也明显升高。此外,有既往葡萄胎史再次妊娠时此病发生风险也会增加。

葡萄胎临床特点:症状主要有停经后阴道出血和子宫异常增大、变软;妊娠剧吐、腹痛、卵巢黄素化囊肿,其中停经后阴道出血最常见。另外,血HCG(human chorionic gonadotropin)也是葡萄胎早期诊断的一个重要依据,血HCG浓度通常高于相应孕周的正常妊娠值。

## (二)病理表现

葡萄胎表现为弥漫性滋养细胞增生,绒毛结构异常及水肿。葡萄胎中由于血管前体成分中的细胞凋亡水平增加或绒毛基质血管周围的周细胞招募有缺陷所致血管成熟障碍。而完全性葡萄胎会因为这种持续性的绒毛间质血管不成熟导致绒毛积水。在部分性葡萄胎中,这些滋养层异常较少出现,通常含有可识别的胚胎或胎儿组织。

大体病理:完全性葡萄胎表现为绒毛水肿、体积增大呈水泡样;部分性葡萄胎表现为部分绒毛水肿,未受累的绒毛形态正常,仅见部分绒毛呈水泡状,散布于大致正常的胎盘组织中,且水泡状绒毛为梭形或分支状与正常绒毛夹杂在一起,可辨认出胚胎成分。

镜下表现:完全性葡萄胎表现为绒毛水肿,中央池形成,弥漫性滋养细胞显著增生,细胞异型性明显。部分性葡萄胎表现为部分绒毛间质水肿,绒毛轮廓不规则,可有中央池形成,滋养细胞轻到中度增生。

免疫组化:① p57:是一种细胞周期依赖激酶抑

制因子。在正常胎盘滋养叶细胞、中间型滋养叶细胞及绒毛间质细胞可表达该抗体,合体滋养细胞阴性。在完全性葡萄胎中,细胞滋养叶细胞和绒毛间质细胞呈阴性表达。在部分性葡萄胎中,细胞滋养叶细胞和绒毛间质细胞常呈阳性表达。② Ki-67:细胞增殖标志物,主要用于判断细胞的增殖活性,在葡萄胎中常常高表达。③ HCG:与合体滋养叶细胞反应,但与细胞滋养叶细胞不反应。④ PLAP:在合体滋养叶细胞和部分中间型滋养叶细胞中表达,

以上联合应用于完全性葡萄胎与部分性葡萄胎的诊断及鉴别诊断。示例如图14-1-16、图14-1-17所示。

## (三)影像学表现

### 1. 超声表现

葡萄胎水肿绒毛所引起的特征性超声图像改变使超声检查成为诊断葡萄胎的一项重要辅助检查。

完全性葡萄胎超声表现:子宫明显大于相应

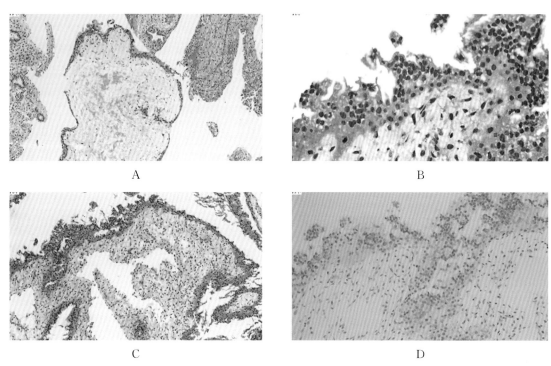

图14-1-16 完全性葡萄胎病理学表现

患者女性,32岁,完全性葡萄胎,镜下可见绒毛明显水肿伴中央池形成(A),内充满蛋白样液体。绒毛滋养叶细胞明显增生(B),失去极性,环绕绒毛一周,形成蕾丝样花边或丝状突起(C)。免疫组化(D):p57(一)。

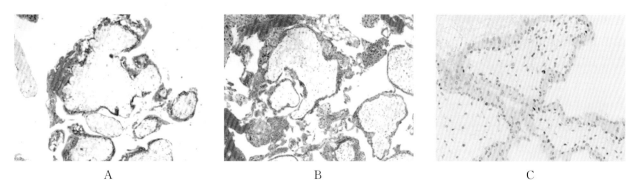

图14-1-17 部分性葡萄胎病理学表现

患者女性,31岁,部分性葡萄胎,绒毛形状不规则、呈海湾状(A),极性消失,滋养叶细胞中度增生,呈指状突起(B),细胞无明显异型性。免疫组化(C):p57(+)。

孕周,子宫浆膜层肌层回声均匀,宫腔内未见妊娠囊或胎心搏动及附属物,宫腔内充满不均匀密集状短条回声,呈"落雪花",若水泡较大而形成大小不等的回声区,呈"蜂窝状"。彩色多普勒超声检查可见子宫动脉血流丰富,但子宫肌层内无血流或稀疏"星点状"血流信号。示例如图14-1-18所示。

部分性葡萄胎超声表现:子宫略大于正常妊娠月份,妊娠囊变小,形态失常,其内部分可见胚胎回声,胚胎多小于正常孕龄,胎儿多已死亡,部分胎盘绒毛呈蜂窝状改变,可见大小不等圆形液性暗区,异常胎盘与正常胎盘所占比例不定,但有一定分界;另一部分为正常胎盘回声或腔内蜂窝状结构,与孕囊相比胎盘显得较大,常于宫内见胚胎组织,但其组织发育不良或畸形。

**2. CT表现**

子宫体积增大,腔内轮廓清楚,宫腔内见多发大小不等的低密度囊泡影及等密度软组织影,增强后囊泡腔未见强化,相对低密度的囊泡间可见网状强化。

**3. MRI表现**

子宫增大,宫腔内见大小不等的"蜂窝"状或"葡萄"状$T_1WI$低信号、$T_2WI$序列高信号囊泡影,出血区在$T_1WI$序列内表现为稍高信号,$T_2WI$序列上囊泡间可见条状低信号的分隔,病理上为水泡间连接的纤维血管蒂。病灶包膜完整,局限于宫腔内,子宫内膜较规整,肌层呈受压改变而未受侵犯。增强扫描显示囊泡间分隔呈明显均匀强化,囊泡腔未见强化。DWI像示囊泡样结构扩散不受限。子宫肌层内见多发增粗、迂曲的血管影,可能与妊娠滋养细胞疾病患者体内的HCG激素水平升高刺激黄体分泌大量的雌、孕激素,使得子宫正常血管层次消失、血管数目增加、分支增多有关。示例如图14-1-19、图14-1-20所示。

### （四）鉴别诊断

（1）先兆流产:子宫体积多为正常大小,超声可见胎囊或胎心搏动,HCG一般低于妊娠月份。

（2）羊水过多:子宫体积可有增大,无阴道流血,超声可见羊水及胎儿影像,HCG一般与妊娠月份相符合。

（3）子宫瘢痕妊娠:此为剖宫产术后并发症,胚

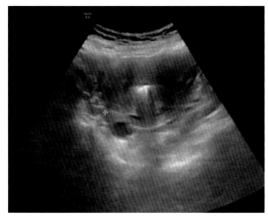

**图14-1-18　完全性葡萄胎超声表现**

患者女性,39岁,完全性葡萄胎,超声示子宫体积增大,宫腔内显示蜂窝状回声。

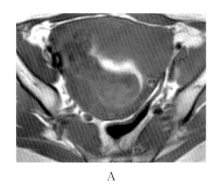
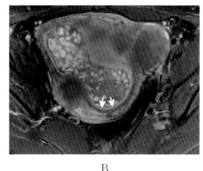
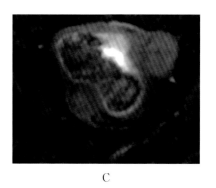

A　　　　　　　　　　B　　　　　　　　　　C

**图14-1-19　完全性葡萄胎MRI表现**

患者女性,45岁,完全性葡萄胎,MRI表现子宫增大,病灶充盈宫腔,病灶$T_1WI$序列(A)呈等、稍低信号,宫腔少量出血呈高信号;病灶$T_2WI$序列(B)呈等、高信号,内部多发大小不等的高信号小囊状影,边界清晰,呈葡萄状,宫腔内少量出血呈稍高信号,子宫内膜规整,结合带清晰、连续;病灶DWI序列(C)呈低信号,宫腔少量出血呈高信号;另见子宫肌层多发肌瘤。

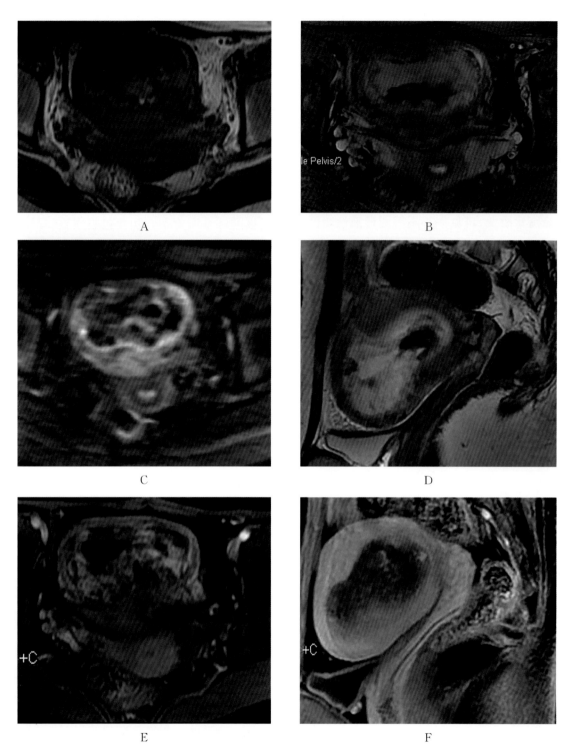

A　　　　　　　　　　　　B

C　　　　　　　　　　　　D

E　　　　　　　　　　　　F

图14-1-20　部分性葡萄胎MRI表现

患者女性,23岁,部分性葡萄胎,MRI示宫腔增大,宫腔内见片状T₁WI序列(A)呈低信号、T₂WI-FS序列(B)呈高信号囊泡影,出血区在T₁WI序列内表现为条片状稍高信号,在T₂WI序列上呈明显的低信号;DWI像(C)呈不均匀低信号,出血区呈不均匀稍高信号;矢状位T₂WI序列(D)示子宫肌层内见多发增粗、迂曲的血管影;子宫内膜较规整,肌层呈受压改变而未受侵犯。增强扫描(E、F)显示宫腔内条状明显均匀强化,囊腔未见强化。

囊着床于子宫瘢痕部位,表现为停经后的阴道流血,容易与葡萄胎相混淆,超声检查有助于鉴别。

(4)子宫肌瘤合并妊娠:子宫大于停经期,盆腔检查可发现肌瘤突起或子宫不对称性增大,HCG与妊娠月份相符合,超声检查除可见胎心、胎动外,有时尚可见实质性部分。

(5)子宫内膜癌:见于50岁以上老年女性,绝经后阴道不规则流血、流液。HCG不升高。子宫内膜增厚并形成肿块,肿瘤在T₁WI序列上呈稍低信号,在T₂WI序列上信号稍高于子宫肌层,但无水泡样高信号病灶,合并坏死出血时信号混杂,容易与部分性葡萄胎混淆。子宫内膜癌在DWI序列上肿瘤组织扩散受限,呈明显高信号,ADC图低信号、ADC值低。增强后肿瘤组织呈明显不均匀强化。多参数MRI可以清晰显示子宫内膜癌侵犯肌层、宫颈、阴道和附件组织,并常合并盆腔淋巴结转移及远处转移,不难鉴别。

### (五)诊断关键要点

(1)好发于年龄在20岁以下和40岁以上的女性。临床表现为停经后阴道出血和子宫异常增大,血HCG浓度通常高于相应孕周的正常妊娠值。

(2)病变局限在宫腔内,不侵入肌层,形成透明或半透明的薄壁水泡,内含清亮液体,有蒂相连,形似葡萄,故名。

(3)完全性葡萄胎具有特征性影像学表现,多发大小不等囊状影,边界清晰,分布均匀,CT及MRI增强后可见网状分隔影。

(4)部分性葡萄胎宫内常见胚胎组织或胎儿,当部分性葡萄胎缺乏囊状影和胎儿或胚胎影像学证据时,应该密切结合临床和实验室检查。

(5)p57免疫组织化学检测可以从遗传学上区分完全性葡萄胎和部分性葡萄胎。

(6)葡萄胎由于信号/密度混杂,血管丰富,易合并出血,加上临床病史不典型,影像学检查时需要与子宫内膜癌等鉴别。掌握上述影像学特点结合临床及实验室检查,可资鉴别。

(邱　俊　董江宁)

## 八、子宫静脉内平滑肌瘤病

### (一)概述

子宫静脉内平滑肌瘤病(uterine intravenous leiomyomatosis,UIVL)是一种特殊类型的子宫平滑肌瘤,其组织学良性但生长方式具有侵袭性,WHO分类ICD-O编码属于1,将其归为交界性肿瘤。本病临床罕见,好发于中年女性,临床上多合并多发性子宫肌瘤病史或子宫切除病史。本病的病因目前尚不明确,可能与雌激素有关,属于激素依赖性肿瘤,目前认为该病的组织来源有两种:① UIVL起源于普通的子宫平滑肌瘤细胞,即由血管外平滑肌瘤延伸入静脉形成;② UIVL起源于子宫静脉壁的平滑肌,增生向管腔内生长蔓延形成,或者二者兼而有之。UIVL的免疫表型的表达与普通子宫平滑肌瘤相似,提示UIVL的发生发展与普通型子宫平滑肌瘤有关。

UIVL延伸蔓延途径:

(1)子宫静脉、髂内静脉、髂总静脉、下腔静脉、右心房、右心室。

(2)卵巢静脉、肾静脉、下腔静脉、右心房、右心室。

相关文献提示:UIVL沿子宫静脉生长者占47.1%,沿卵巢静脉生长者占25%,沿双侧同时发生者占7.3%。

临床表现:通常发生于绝经前妇女和经产妇,发病年龄20~81岁,平均为43.0~47.6岁。UIVL病变局限在盆腔时,主要表现为盆腔疼痛、月经不规律、腹部包块等症状;下腔静脉受累可出现下肢水肿、腹水或布加综合征等回流障碍表现;累及心脏者则表现为气短、心悸、胸痛、晕厥,甚至猝死。

### (二)病理表现

大体病理:子宫增大,形态不规则,子宫表面多个肿物突出于浆膜面,子宫肌层内肿块,呈蚯蚓状、条索状融合,穿梭于子宫平滑肌肌间。UIVL瘤体质软,半透明状,延伸至两宫旁。可在子宫肌壁间静脉或子宫静脉内牵拉出串珠样条索状物,呈迂曲盘龙样,表面光滑,质韧。累及下腔静脉及心脏的标本均为粗细不等、长短不一、表面光滑的条索样物。

镜下表现:肿瘤由相对较一致的梭形细胞组成,呈条束状、网格状、结节状或血管外皮瘤样排列,疏密不均,部分病例局灶呈平滑肌脂肪瘤样、上皮样或子宫内膜间质细胞样形态,细胞异型性不明显,核分裂象罕见;间质血管丰富,除薄壁血管外,可见较多厚壁血管,部分区域呈血管瘤样改变。位于静脉内肿瘤组织表面被覆单层扁平上皮,肿瘤细胞和血管内皮细胞间可见空隙。与子宫病变相比,累及下腔静脉及心脏的肿瘤黏液样变、玻璃样变及水肿更明显且广泛,可伴出血、血栓形成、机化及钙化。

免疫组化:肿瘤细胞表达平滑肌源性标志物Desmin(+)及SMA(+),肿瘤表面内皮细胞CD31(+)、CD34(+),瘤细胞Ki-67增殖指数较低。

示例如图14-1-21所示。

## (三)影像学表现

### 1. 超声检查

超声方便快捷,是UIVL首选的初步的影像学检查方法,但UIVL常常缺乏典型的声像图特征,特别是静脉内平滑肌瘤位于肌壁间且体积较小时,超声检查误诊率较高,往往误诊为子宫肌瘤、肌瘤变性。

### 2. MRI表现

MRI优于CT,MRI不仅可以明确病变波及范围,还可显示肿瘤在血管内的特征、与管壁是否有粘连及粘连部位,并对确定手术范围和方法具有指导意义。

UIVL在MRI上表现为穿梭于子宫肌层及宫旁的管状、腊肠样肿块,与宫旁静脉丛相连,肿块以"蠕虫样"的方式在盆腔静脉中增殖,相应区域静脉增粗、扭曲,在$T_1WI$和$T_2WI$序列上,肿块可以表现为多种信号(与平滑肌与纤维组织的比例有关),$T_1WI$序列多呈等信号,$T_2WI$序列以等或稍高信号为主,部分肿瘤在$T_2WI$图像上是高信号的,这可能是由肿瘤的退行性变所引起。DWI序列呈等或稍高信号,而ADC值无明显减低,MRI增强后肿块多呈中度不均匀持续强化,延迟期仍持续明显强化。

子宫肌层的肿块内、肿块旁及子宫外多发增粗迂曲的静脉伴静脉内蚯蚓状充盈缺损,是UIVL最具特征性的影像学表现。示例如图14-1-22所示。

### 3. CT表现

CT主要用于评估盆腔与腹腔静脉内有无瘤栓,是否累及下腔静脉和右心房。UIVL早期局限

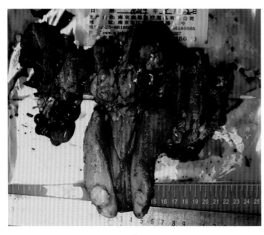
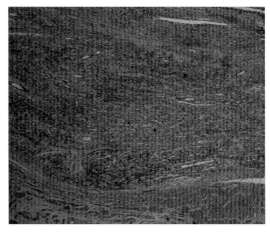

A                                   B

图14-1-21　子宫静脉内平滑肌瘤病病理学表现

患者女性,54岁,子宫静脉内平滑肌瘤病。大体病理(A):全子宫大小14 cm×10 cm×7 cm,肌壁厚2.5 cm,肌间见灰白肿块,穿梭于肌间,质软,半透明状,部分区域出血,范围约9 cm×7 cm×5 cm,呈蚯蚓状、条索状融合并延伸至两侧子宫旁。镜下表现(B):由梭形平滑肌细胞组成,异型性不明显,核分裂象罕见(<2个/10 HPF),可伴广泛的水样变性、黏液样变或玻璃样变,肿瘤表面覆盖一层扁平的血管内皮细胞。

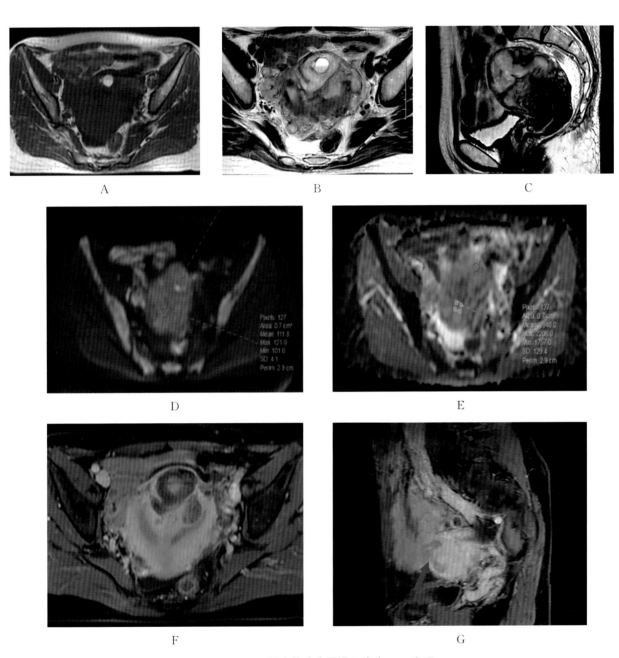

图 14-1-22　子宫静脉内平滑肌瘤病 MRI 表现

与图 14-1-21 为同一患者,子宫静脉内平滑肌瘤病。子宫底肌层及宫旁团块、扭曲管状肿块(A~C),肿块大小约 8.1 cm×5.2 cm×6.4 cm。$T_1WI$ 序列呈等信号,子宫底肌层见结节状高信号;$T_2WI$ 序列呈稍高信号,病变延续至浆膜外与子宫静脉相连,子宫底肌层病灶内见液液分层。DWI 序列(D)呈等、稍高信号,ADC 图(E)呈等、略低信号,ADC 值与正常肌层类似。增强后(F、G)病灶呈轻度渐进性强化,内见岛状强化区,子宫旁静脉丛血管腔内见与子宫病灶相连的充盈缺损(红箭头)。

于子宫内时,其CT表现与一般子宫肌瘤相似,易误诊为子宫肌瘤伴变性;但UIVL与普通型子宫肌瘤不同的是,其与正常肌层无明显分界,CT增强后子宫肌层内可见"穿梭样弯曲的低密度充盈缺损"改变,子宫旁的盆腔静脉迂曲、增粗,血管腔内也可见低密度弯曲的棒状充盈缺损影。

若病变同时累及子宫、盆腔,MSCT则表现为子宫旁、盆腔内结节、树枝状肿块,增强后其强化程度类似或低于子宫肌层,病灶与子宫肌层及周围静脉丛相延续,肿块内及其周围可见多发扭曲的条索样异常强化血管影,形如扭曲的"麻绳",称为"麻绳征"。

当病灶经静脉系统蔓延至下腔静脉内,可见下腔静脉内腊肠样肿块影,当病灶进入右心房(室)内,可见"拐杖头"或"蛇头征"。CTA能显示血管内肿瘤的蔓延与生长路径,对手术方案的选择及预后的判断有重要意义。示例如图14-1-23所示。

## (四)鉴别诊断

(1)子宫的恶性肿瘤继发引流静脉癌栓:子宫的恶性肿瘤继发引流静脉癌栓时侵犯血管的范围小,血管内充盈缺损间断、不连续,一般都有淋巴结转移或远处血行转移,肿块容易坏死,DWI序列呈高信号、ADC值低。子宫静脉内平滑肌瘤病一般不会伴有广泛的远处转移,主要沿静脉管腔连续性生长,和血管壁间无间隙,且静脉内瘤栓的范围较广泛,甚至经下腔静脉延伸至右心房。

(2)子宫内膜间质肉瘤(endometrial stromal sarcoma,ESS):ESS常表现为宫腔或肌层内较大肿块,低级别ESS常呈实性肿块且不伴明显囊变、坏死及出血,高级别ESS则易发生坏死、出血和其他变性等改变,$T_2$WI序列上肿块呈不均匀高信号,DWI序列亦呈高信号,Gd-DTPA增强扫描后显示

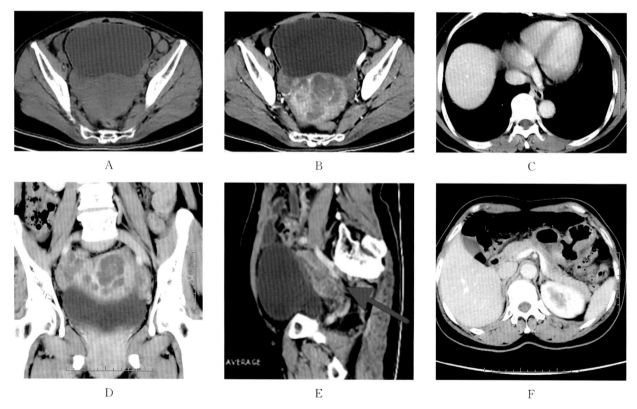

图14-1-23　子宫静脉内平滑肌瘤CT表现

与图14-1-21为同一患者,子宫静脉内平滑肌瘤病。子宫底部与体部的肌层内(A)多发类圆形、不规则形等低密度肿块影,边界欠清;CT增强(B)呈轻度渐进性强化但强化程度低于正常肌层。双侧宫旁(C、D)多发迂曲血管影及部分充盈缺损影。下腔静脉及右心房(E、F)未见充盈缺损。

富血供强化。ESS可侵入小静脉与淋巴管,伴有盆腔淋巴结、卵巢及远处转移,上述征象有助于鉴别ESS与UIVL。

(3)子宫肌瘤伴变性:子宫肌瘤变性其内信号也不均匀,但子宫肌瘤的边界清楚,常有包膜;而UIVL的瘤体与正常肌层无明确边界,多在子宫肌层呈迂曲、穿梭改变,并向宫外延伸,结合盆腔静脉增粗、迂曲改变及静脉内蚯蚓状低密度充盈缺损等征象,不难鉴别。

(4)输卵管癌:输卵管癌表现为附件区实性或囊实性肿块,典型征象为肿块呈梭形、蛇形或腊肠状且伴分叶,囊性部分代表输卵管积水是病变最重要的间接征象,实性部分DWI扩散受限明显,不伴有子宫肌层内的病变,也无"麻绳征",有助于鉴别。

(5)卵巢肿瘤:当子宫静脉内平滑肌瘤病的肿块位于阔韧带时,容易误诊为卵巢肿瘤。卵巢良性肿瘤多呈囊性,容易诊断,而卵巢交界性或恶性肿瘤多为囊实性肿块,实性部分$T_2WI$序列呈中等稍高信号,而囊液则呈水样高信号,增强后卵巢肿瘤亦可显著强化,且卵巢癌实性成分在DWI序列多呈高信号、ADC值降低,但无子宫肌层内的平滑肌瘤的表现,也无增粗、迂曲的子宫静脉及盆腔静脉内的充盈缺损征,由此可对二者进行鉴别。

## (五)诊断关键要点

(1)子宫静脉内平滑肌瘤病是一种特殊类型的子宫平滑肌瘤,其组织学良性但生长方式具有侵袭性,WHO新分类将其归为交界性肿瘤。该肿瘤可超出子宫在静脉内沿血流方向生长,沿下腔静脉甚至可长入右心房或右心室,可出现下肢水肿、呼吸困难、晕厥、肺栓塞甚至猝死。

(2)UIVL发病率很低,如果子宫肌层内的原发灶很小或者合并子宫内膜异位症与子宫腺肌瘤,MRI等影像学征象不典型时,极易漏诊和误诊。

(3)UIVL典型MRI表现:① 子宫肌层扭曲管状异常信号病灶穿出浆膜层,表现为"子宫肌层肿块穿梭征";② 瘤体内结节状或漩涡状改变,构成"麻绳征";③ 子宫旁静脉与髂静脉内"癌栓征"(增强后的充盈缺损)。如果紧紧抓住上述3个MRI特征,术前可以准确地做出UIVL的诊断。

(4)胸腹部CT增强与血管重建技术,进一步评估下腔静脉系统、右心房室及两肺有无静脉内子宫平滑肌瘤栓及肺内有无转移。影像学准确及时的诊断与病变范围的定量评估有助于个性化治疗方案的制定与实施。

(董江宁 韦 超)

# 九、子宫附件区平滑肌瘤

## (一)概述

子宫附件区平滑肌瘤(uterine fibroids in the adnexal area,UF-iaas)是指起源于子宫阔韧带的平滑肌瘤和位于附件区的浆膜下肌瘤。

子宫阔韧带平滑肌瘤(broad ligament leiomyoma)是指生长在阔韧带内的平滑肌瘤,是临床少见的良性肿瘤。临床上主要见于成年女性,好发年龄为30~50岁,可分为真性与假性两种,真性阔韧带肌瘤起源于阔韧带内的平滑肌组织或血管平滑肌组织,假性阔韧带肌瘤是指子宫体或子宫颈侧壁向阔韧带前后叶腹膜间生长的平滑肌瘤。其发生与雌激素的刺激相关,与子宫壁内肌瘤病理性质相同。子宫阔韧带平滑肌瘤往往体积较大,肌瘤体积增大时,血供就相对或绝对不足,易发生变性,多合并不同类型及不同程度的变性,常表现为囊实性肿块。

临床表现:子宫阔韧带平滑肌瘤和位于附件区的浆膜下巨大平滑肌瘤供血通常比较丰富,且阻力较小,因此生长非常迅速,瘤体较大,很容易发生变性,当瘤体继续生长还会挤压邻近器官,比如肾盂、膀胱、盆腔其他脏器等,从而导致患者产生月经紊乱、输卵管积水、盆腔静脉曲张、大小便困难等症状,进而影响该病的定位与定性。阔韧带平滑肌瘤易与卵巢肿瘤相混淆,卵巢肿瘤大多数是交界性或恶性,或者分泌激素,需要及时手术;而阔韧带平滑肌瘤如果没有压迫症状,一般不急于手术。因此术前正确的诊断对患者的治疗决策至关重要。

## (二)病理表现

示例如图14-1-24所示。

## (三)影像学表现

### 1.超声表现

超声检查是妇科疾病的首选影像筛选方法,二维图像一般表现为位于子宫一侧或偏后方体积较大的低回声团块,瘤体形态多不规则,与周围组织界限清晰,有假包膜,内部回声呈"漩涡状""编织状",后方常有不同程度的回声衰减;较大的阔韧带平滑肌瘤易发生变性,发生玻璃样变性或囊性变时,相应区域的回声紊乱,边缘不清晰,后方回声增强,部分瘤体内可见强回声斑块或斑点,变性后常因回声复杂化而被误诊。彩色多普勒超声提示瘤体内部及周边可见血流信号,部分瘤体内血流信号丰富。病变侧卵巢受瘤体推挤移位,经腹超声显示率较经阴道超声的显示率略低。示例如图14-1-25所示。

### 2.CT表现

当肿瘤较小时,CT表现为圆形、类圆形结节,密度同子宫大致相仿,增强扫描呈明显强化、较均匀。当肿瘤较大时,表现为实性肿块,内见斑片状低密度影,代表囊性变或透明变性,变性区常

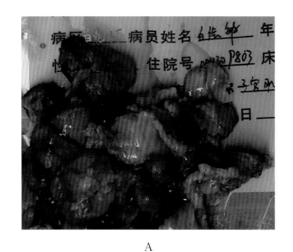

A

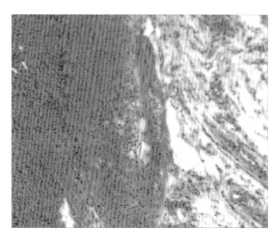

B

图14-1-24 子宫附件区平滑肌瘤(位于附件区的子宫浆膜下肌瘤)病理学表现

患者女性,26岁,宫底浆膜下巨大肌瘤伴黏液变性。大体病理(A):子宫前位,体积增大,后壁近宫底部见一大小约10.0 cm×7.0 cm×5.0 cm浆膜下肌瘤,质软,蒂宽约2.0 cm。镜下表现(HE,×100)(B):视野内可见大量的梭形平滑肌细胞,核无异型性,伴大片黏液变性。病理诊断:子宫梭形细胞间叶源性肿瘤,考虑平滑肌瘤伴黏液样变。

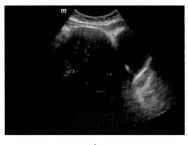

A

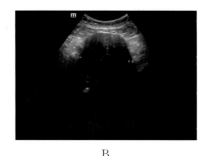

B

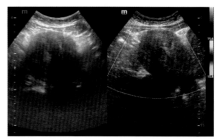

C

图14-1-25 子宫附件区浆膜下平滑肌瘤超声表现

与图14-1-24为同一患者,子宫附件区(子宫底浆膜下区)巨大平滑肌瘤伴黏液变性。盆腔偏左侧(A、B)显示84 mm×70 mm×75 mm低回声,边界欠清;CDFI(C)示其内点条状血流信号。

位于肿瘤中心或呈同心圆样分布，部分可见斑片状钙化。增强扫描呈不均匀强化，实性部分明显强化，其强化程度高于盆壁骨骼肌，周围可见迂曲粗大的血管，多期动态增强扫描强化与子宫同步。囊变部分不强化，部分内部可见漩涡状、分层状结构。病变侧卵巢显示率较超声显示率低。示例如图 14-1-26 所示。

**3. MRI 表现**

子宫附件区平滑肌瘤的准确定位对其诊断十分重要，而 MRI 软组织分辨率高，显示卵巢形态及毗邻关系较 CT 及超声更清晰。由于附件区平滑肌瘤与子宫体的平滑肌瘤病理机制相同，所以二者磁共振表现相似。根据 MRI 表现结合组织病理学将附件区平滑肌瘤分为：经典型、富细胞型、富血供型、退变钙化型。

子宫附件区平滑肌瘤较子宫体平滑肌瘤体积更大，更易发生变性，主要表现为透明样变性、囊性变、红色变性、黏液变性、脂肪变性及钙化等。

（1）囊性变：水样密度或信号，增强无强化，无囊壁，与实性成分构成"湖岛征"。

（2）红色变性：出血性梗死，MRI 为不同时期的出血信号，$T_1WI$ 序列上呈高信号且抑脂序列瘤体信号不降低，$T_2WI$ 序列上信号可呈高或低信号。慢性期可见含铁血黄素环。

（3）黏液变性：$T_2WI$ 序列上呈高信号，变性区增强后延迟强化。强化是子宫肌瘤黏液变性与囊变的鉴别点。

（4）脂肪变性：少见，表现为脂肪密度及信号，出现化学位移伪影及同反相位信号衰减与"勾边征"。

子宫附件肌瘤内实性成分、黏液变性成分及纤维成分各有其信号特点：实性成分在 $T_1WI$ 序列中呈现稍低信号或等信号，$T_2WI$ 序列呈等信号或低信号，合并变性的肿块在 $T_2WI$ 序列中呈现不均匀高信号；实性成分在 $T_2WI$ 序列上与子宫肌层信号相仿，而黏液变性区则为高信号，纤维成分则为低信号，为附件区肌瘤的 MRI 表现特点。绝大数附件区肌瘤 DWI 扩散不受限，ADC 值较高。MRI 多期增强表现——动脉期、静脉期、延迟期，在延迟期附件肌瘤的实性成分与邻近的子宫肌层强化程度相似，也为附件肌瘤特征性表现。附件肌瘤的血供多

数起源于子宫动脉及其分支，供血路径较长，导致其更易于发生黏液变性，表现为附件肿块内在 $T_2WI$ 及 $T_2WI$-FS 序列上呈大片高信号，多期增强不强化，呈大片状低信号。黏液变性区域与瘤体内的实性成分交界区呈逐渐移行性，等低信号的实性成分分布在高信号的黏液变性区的高信号影中，就像小岛淹没在湖水中一样，形成典型的"湖岛征"。这一特征在较大病灶中表现得更为明显，不定形黏液变性区域与肌瘤的实性成分移行分布，没有明确的囊壁，这是附件肌瘤与卵巢附件性索间质肿瘤主要鉴别要点之一。示例如图 14-1-27 所示。

## （四）鉴别诊断

主要需与卵巢来源肿瘤及附件区其他肿瘤相鉴别。

（1）卵巢卵泡膜纤维瘤：① $T_2WI$（$T_2WI$-FS）序列卵巢附件区低信号肿块伴囊变，囊变有壁，与实性成分分界清楚；② 轻度渐进性强化，强化程度明显低于子宫肌层；③ 合并 Meigs 综合征-腹水征；④ 含纤维成分较多的卵巢卵泡膜纤维瘤的 ADC 值低；⑤ 卵泡膜纤维瘤可引起月经紊乱或绝经后流血。

（2）卵巢腺纤维瘤：卵巢卵圆形囊实性肿块，囊实性是腺纤维瘤的主要 MRI 表现。实性部分、增厚囊壁及分隔、壁结节内发现小囊泡或微囊是该病的特点之一。卵巢囊实性肿块或囊性伴乳头结构肿块，肿瘤实性部分、囊壁及分隔在 $T_2WI$ 序列上呈明显低信号是其特征性的征象。增强后呈轻中度强化，亦可为中度以上不均匀强化。

（3）子宫附件区平滑肌肉瘤：子宫平滑肌肉瘤向子宫外附件区生长，形成子宫附件区巨大肿物，与子宫附件肌瘤相似。子宫附件区平滑肌肉瘤肿块形态不规则，更易坏死、出血、囊变，增强后呈明显不均匀强化，易侵犯直肠、膀胱等邻近器官；其实性成分在 DWI 序列呈高信号，ADC 值明显减低，容易继发远处转移和淋巴结转移等恶性征象。

## （五）诊断关键要点

子宫附件区平滑肌瘤是位于子宫体外，生长

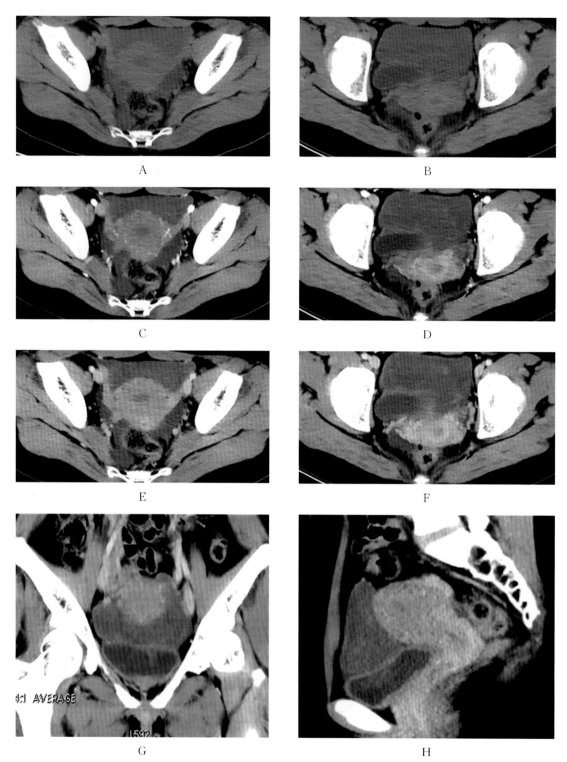

图 14-1-26　子宫附件肌瘤的 CT 表现

与图 14-1-24 为同一患者,子宫附件区(子宫底浆膜下区)巨大肌瘤伴黏液变性。盆腔中线区见囊实性肿块,边界尚清,大小约为 9.8 cm×5.3 cm×6.6 cm,密度不均匀,CT 平扫(A、B)见瘤体内大片低密度黏液变性区和软组织密度小结节,该结节平扫的密度与邻近的肌层密度相仿;增强后(C~G)低密度黏液区轻度强化(平扫、动脉期及静脉期 CT 值分别为 29.3 HU、31.8 HU 及 49.2 HU),实性成分增强明显强化,强化程度与邻近的子宫肌层相仿;矢状位(H)可见肿块与子宫底有蒂相连。

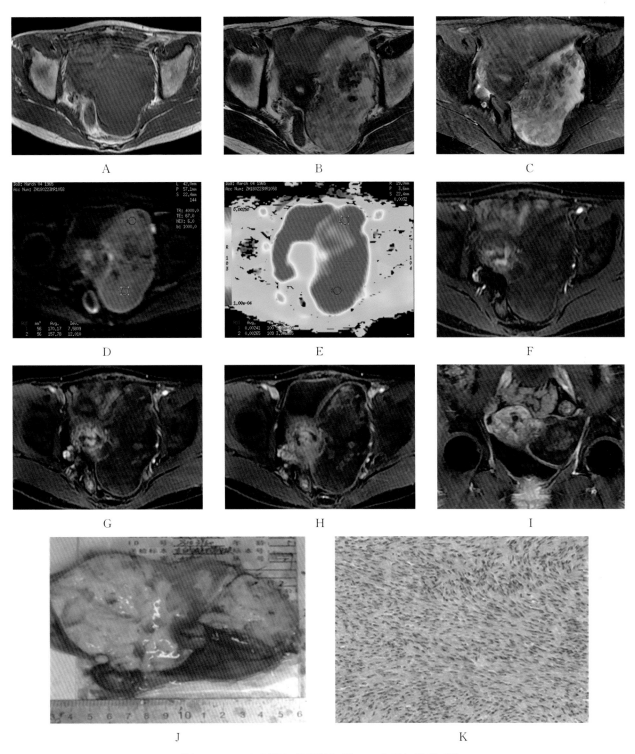

图14-1-27　左侧阔韧带平滑肌瘤 MRI 表现与病理对照

患者女性,52岁,左侧阔韧带平滑肌瘤。左侧附件区见类圆形肿块,呈混杂信号影,边界尚清,实性成分在 $T_1WI$ 序列(A)呈等信号,$T_2WI$ 序列(B)及 $T_2WI$-FS 序列(C)呈稍低信号,可见"湖岛征",DWI 序列(D)信号不高,ADC 值(E)不低,扩散不受限;增强时(F～I)实性成分与周围正常子宫肌层同等程度强化,部分变性区增强后轻度延迟强化。左侧阔韧带平滑肌瘤切除标本(J):(左侧阔韧带)平滑肌瘤,伴水肿、黏液变性及玻璃样变,3枚,长径2.0～9.5 cm。镜下表现(HE,×100)(K):视野内见大量梭形平滑肌细胞,核无异型性。免疫组化:Desmin(+),CD10(-),p16(-/+),Ki-67(+,约3%)。病理诊断:子宫阔韧带肌瘤水肿伴黏液变性。

部位、生长方式特殊的平滑肌瘤,MRI是最主要的影像学诊断方法。临床表现与肿瘤大小及生长部位相关,病变本身影像学特点与子宫肌瘤相似。

(1)子宫附件区平滑肌瘤要仔细观察细节征象,明确肿块是否起源于子宫阔韧带或在某个角度起源于子宫浆膜下。

(2)子宫附件区平滑肌瘤的平滑肌和纤维成分在$T_2WI$及$T_2WI$-FS序列信号与邻近的子宫肌层信号相似;阔韧带平滑肌瘤实性成分强化程度与子宫肌层也相似。

(3)子宫附件区平滑肌瘤体积较大、容易变性,囊变区域与实性成分没有明确的分界,$T_2WI$及$T_2WI$-FS序列上等低信号的实性成分常淹没在高信号的囊变的液体信号中呈典型的"湖岛征";子宫附件肌瘤的囊变区没有囊壁,借此征象可以与卵巢性索间质肿瘤、卵巢上皮肿瘤鉴别。

(4)子宫附件区平滑肌瘤为附件区良性肿瘤,除了纤维玻璃样变,一般没有扩散受限,DWI序列高信号但ADC值仍较高。

(马长月　董江宁　方梦诗)

# 第二节　子宫恶性肿瘤

## 一、子宫颈癌

### (一)概述

子宫颈癌(cervical carcinoma),又称宫颈癌,是指起源于子宫颈外口的鳞状上皮和柱状上皮移行区或宫颈管内口黏膜并向深部侵犯的上皮源性恶性肿瘤,以宫颈鳞癌最为多见,其次为宫颈腺癌和其他组织学亚型,也是女性生殖系统最常见的恶性肿瘤,发病高峰为40～60岁。宫颈癌的病因至今尚未明了,但其发病与性行为明显相关。初次性交过早、性生活紊乱、过早妊娠、多产、吸烟等均为宫颈癌发病的危险因素,并且90%以上的宫颈癌患者存在高危型人乳头瘤病毒(HPV)感染,其中以16型、18型最为常见。因此HPV筛查和疫苗接种是目前防治宫颈癌最为有效的策略。

宫颈癌多由子宫颈上皮内瘤变(cervical intraepithelial neoplasia,CIN)发展而来。从CIN到原位癌再进一步演变为浸润性癌,这一过程通常需要十年至数十年。宫颈癌最初仅局限于子宫颈的纤维间质内,浸润破坏间质层后肿瘤可沿子宫韧带蔓延至盆腔或直接侵犯阴道及宫体;淋巴结转移为宫颈癌的主要转移途径,其中宫旁及盆腔淋巴结转移最为常见;血行转移则一般发生在晚期,多见于肝、肺、骨等。

早期宫颈癌常无明显临床症状,部分患者可表现为自发性或接触性阴道出血、阴道分泌物增多等。进展期宫颈癌当侵犯邻近组织时可引起腰痛、下肢水肿、肾盂积水、尿路刺激症状等。因此宫颈癌患者往往发现时已为局部晚期,预后不佳。

### (二)病理表现

宫颈癌好发于宫颈鳞状上皮与柱状上皮移行区,以鳞状细胞癌多见,占75%～85%,其次为腺状细胞癌,占10%～20%,其他病理类型如腺鳞癌、神经内分泌癌、未分化癌、黑色素瘤等均少见。

宫颈癌肉眼观分四型:① 菜花型:最多见,外生型癌肿,呈菜花样,好发于子宫颈唇部,扩散性小,常伴有坏死、感染、出血;② 浸润型:主要呈浸润性生长,流血少但侵犯性大;③ 溃疡型:癌组织常伴有大块坏死,形成溃疡,易合并感染,多发于子宫颈唇及子宫颈管;④ 结节型:最少见,主要向子宫颈深部浸润,质硬似木板。

显微镜下宫颈鳞癌细胞显著异型,核大、深染,染色质分布不均,排列紊乱,核浆比例失常,核丝分型增多。癌细胞突破基底膜时,间质内可出现树枝状、弥漫状或团块状癌巢;宫颈腺癌细胞多呈高柱状,胞质黏液不等,胞核位于基底部,腺体在间质中散在分布,管腔形状不规则,低分化腺癌可无腺体结构,排列成实体癌巢,可见黏液湖形成。

不同病理类型宫颈癌间的治疗及预后具有一定的差别。除了组织病理学检查外,体素内不相干运动扩散加权成像(intravoxel incoherent motion diffusionweighted imaging,IVIM-DWI)和影像组学被发现具有无创性预测宫颈癌不同亚型的潜能。术前准确评估宫颈癌病理组织学亚型,有利于个性化治疗方案的实施及疗效的进一步提高。

示例如图14-2-1所示。

## (三)影像学表现

### 1. 超声表现

超声对早期宫颈癌的诊断意义不大,进展期宫颈癌可见一些异常征象如宫颈增大变形、不均匀回声、彩色多普勒见内部血流信号增多等。

### 2. CT 表现

CT平扫示宫颈增大、肿瘤呈软组织密度,可见直肠、膀胱受累。增强扫描肿瘤呈不规则强化,程度低于正常宫颈组织。当肿瘤侵犯邻近组织时CT可见阴道肿块、宫颈外膜受累、淋巴结增大、盆壁侵犯、骨盆转移等其他相应改变。放疗后增强CT可见宫旁组织、膀胱、直肠壁增厚。示例如图14-2-2所示。

### 3. MRI表现

MRI凭借其高软组织分辨率和无创无辐射的优势,成为宫颈癌诊断、分期、疗效评估的首选影像学方法。需要强调的是,为了准确评估宫颈癌侵犯深度与范围,在宫颈癌轴位 $T_2WI$ 的扫描中,扫描层面需与宫颈管长轴垂直。

宫颈癌常规MRI表现:① 宫颈黏膜增厚,随着病灶的增大低信号基质环被破坏中断。② 宫颈肿块在 $T_1WI$ 序列上呈等信号,有坏死时为低信号;在 $T_2WI$ 及 $T_2WI$-FS 序列呈中、高信号(与子宫肌层比较),DWI 及 IVIM-DWI 序列呈高信号,与周围低信号的正常组织形成鲜明的对比,宫颈癌因瘤体内细胞密度高于正常宫颈组织,故其 ADC 值及真扩散系数 $D$ 值都低。③ MRI动态增强在动脉期肿瘤多数呈明显强化,延迟期对比剂廓清,与邻近的子宫肌层相比呈相对低信号,TIC曲线呈流出型或平台型。④ 宫颈肿块侵犯与扩散:纵向生长向下累及阴道、向上侵及子宫腔和宫体;横向生长肿块可突破

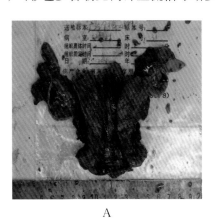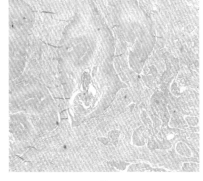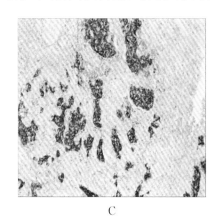

| A | B | C |

**图 14-2-1　宫颈鳞状细胞癌病理学表现**

患者女性,66岁,宫颈非角化型鳞状细胞癌。大体病理(A):子宫颈内口与下段连接处见一粗糙区,肿瘤切面呈灰白色,范围 1.1 cm×1.1 cm×1.0 cm;镜下表现(B):肿瘤细胞呈卵圆形,边界不清,胞质丰富,嗜酸性,未见角化珠,细胞异型程度低,核分裂象少。免疫组化(C):p16(+),CEA(+),p63(+),p53(部分+),ER(-),CK5/6(+),CK7(+),Ki-67(+,约30%)。

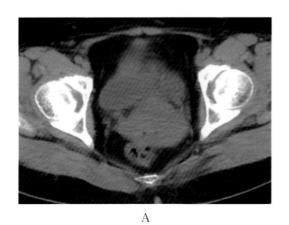
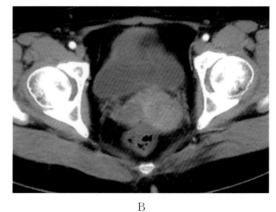

A                                                          B

图 14-2-2  宫颈癌的 CT 表现

患者女性,58岁,宫颈鳞状细胞癌,CT平扫(A)可见宫颈左侧壁等密度肿块,增强后(B)肿块明显强化,中心
见小片低密度坏死区。

宫颈外膜侵及宫颈旁组织,累及输尿管和盆壁软组织,也可侵及膀胱和直肠。⑤ 淋巴结转移:MRI 表现为宫颈旁、髂内血管旁、闭孔淋巴结、髂总及腹主动脉旁的淋巴结肿大,包膜受累毛糙、增强不均匀强化,可有中心坏死;与原发灶一样,转移淋巴结DWI 序列也为明显的高信号,ADC 值降低。⑥ 宫颈肿块侵犯范围、淋巴结转移及盆腔与远隔器官的转移与 FIGO 分期(表 14-2-1)的高低有关。示例如图 14-2-3 所示。

表 14-2-1  2018 版宫颈癌 FIGO 分期标准及其 MRI 表现

| 期 | 病理表现 | MRI 表现 |
| --- | --- | --- |
| Ⅰ A | 镜下浸润癌,肉眼所见癌灶则为 Ⅰ B 期 | |
| Ⅰ A1 | 间质浸润深度＜3 mm | 阴性 |
| Ⅰ A2 | 间质浸润深度 3～5 mm | |
| Ⅰ B | 肉眼可见癌灶局限于宫颈,或镜下病灶≥5 mm | |
| Ⅰ B1 | 间质浸润深度≥5 mm,而最大径线＜2 cm | T₂WI 可见局限宫颈的中等信号肿块,宫颈管扩大,基层低信号中断 |
| Ⅰ B2 | 肉眼可见癌灶最大直径 2～4 cm | |
| Ⅰ B3 | 肉眼可见癌灶最大直径≥4 cm | |
| Ⅱ A | 累及阴道上 2/3,无宫旁浸润 | |
| Ⅱ A1 | 肉眼可见癌灶最大直径≤4 cm | 矢状位 T₂WI 可见宫颈中等信号肿块突入或侵犯阴道上 2/3,但无宫旁浸润 |
| Ⅱ A2 | 肉眼可见癌灶最大直径＞4 cm | |
| Ⅱ B | 癌累及宫旁为主,但未达骨盆壁 | T₂WI 可见宫旁肿块或宫旁脂肪组织出现异常信号 |
| Ⅲ A | 癌累及阴道下 1/3,没有扩展到盆壁 | 矢状位图像可见肿块突入或侵犯阴道下 1/3 |
| Ⅲ B | 癌累及骨盆壁和(或)引起肾盂积水或肾无功能 | 轴位图像可见肿块向外延伸至盆壁或出现肾积水 |
| Ⅲ C | 盆腔或腹主动脉旁淋巴结受累,无论肿瘤大小与范围 | MRI 见淋巴结转移征象,如短径≥1 cm、淋巴结门消失、边缘毛刺、突破包膜、信号不均、环形强化等。(影像学证据用 r 表示,病理学证据用 p 表示) |
| Ⅲ C1 | 仅盆腔淋巴结转移 | |
| Ⅲ C2 | 腹主动脉旁淋巴结转移 | |
| Ⅳ A | 肿瘤侵犯邻近器官 | 膀胱或直肠周围脂肪界限消失 |
| Ⅳ B | 远处转移 | 远处器官受累证据 |

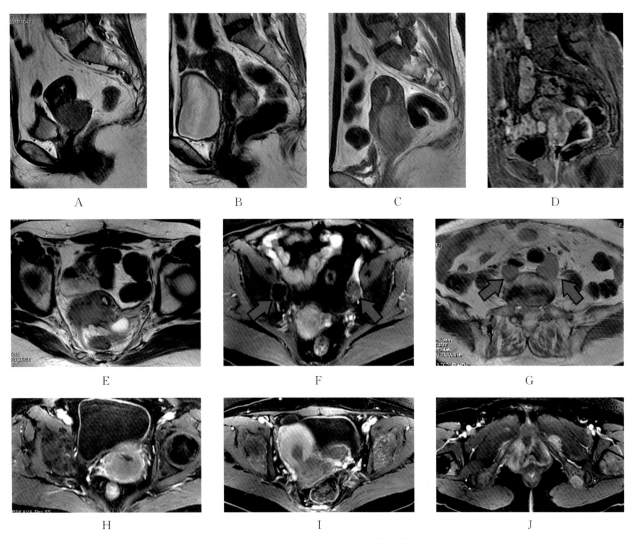

图 14-2-3　宫颈癌不同 FIGO 分期示例图

A. 患者女性,47岁,宫颈鳞癌,ⅠB3期。B. 患者女性,53岁,宫颈鳞癌,ⅡA1期。C. 患者女性,51岁,宫颈鳞癌,ⅡB期。D. 患者女性,65岁,宫颈鳞癌,ⅢA期。E. 患者女性,46岁,宫颈鳞癌,ⅢB期。F. 患者女性,66岁,宫颈鳞癌,ⅢC1期。G. 患者女性,58岁,宫颈鳞癌,ⅢC2期。H. 患者女性,72岁,宫颈鳞癌,ⅣA期。I.J. 患者女性,49岁,宫颈鳞癌,ⅣB期。

#### 4. MRI 新技术

目前临床上已诞生许多基于常规 MRI 的新技术,并展现出巨大的应用潜能。如 IVIM-DWI 通过应用双指数模型检测出宫颈癌组织内水分子运动和微循环灌注的定量参数,可以揭示肿瘤的细胞密集度和微循环水平。扩散张量成像(diffusion tensor imaging,DTI)有助于观察子宫颈纤维束破坏,其定量参数平均扩散系数(average diffusion coefficient,DCavg)和各向异性分数(fractional anisotropy,FA)可帮助判断有无宫旁侵犯。动态对比增强磁共振成像(DCE-MRI)通过计算对比剂在组织流动和细胞外间隙的渗漏速率来反映血管内皮细胞的完整性和血管的渗透性,反映宫颈癌内微循环灌注的信息。另外,基于 MRI 的影像组学、MRI 与 PET 的融合应用等同样具有各自的临床优势。已有研究证明,多参数 MRI 及其影像组学在宫颈癌的诊断分期、复发预测、预后评估中具有临床应用价值。示例如图 14-2-4、图 14-2-5 所示。

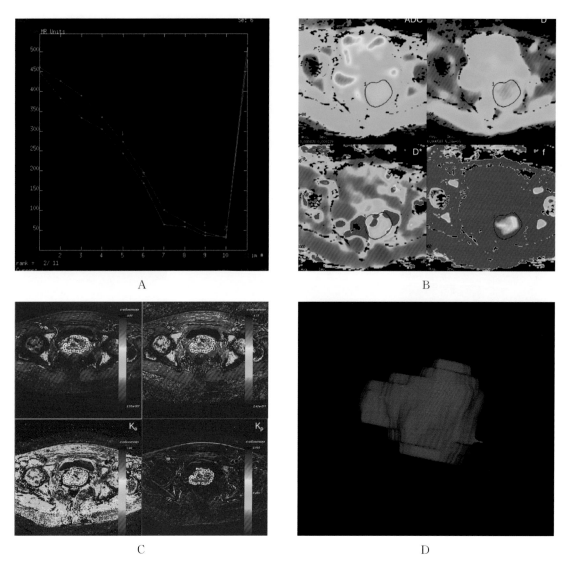

A

B

C

D

**图 14-2-4　宫颈癌 IVIM-DWI、DCE-MRI 及提取影像组学特征勾画图**

患者女性,56岁,宫颈鳞癌。IVIM-DWI曲线(A)及其参数伪彩图(B);DCE-MRI参数的伪彩图(C);基于MRI的影像组学3D勾画图(D)。

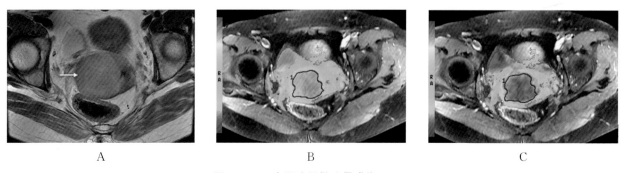

A

B

C

**图 14-2-5　宫颈癌扩散张量成像(DTI)**

患者女性,52岁,宫颈癌FIGO ⅡA期。A为T$_2$WI,B为DTI的DCavg值伪彩图;C为DTI的FA值伪彩图。本例DTI的FA值较高,提示无宫旁侵犯。

## （四）鉴别诊断

（1）子宫颈肌瘤：子宫肌瘤多发于宫体，少数可发生于宫颈。生长在宫颈的平滑肌瘤需要与宫颈癌鉴别。前者常多发，大小不等，$T_1WI$序列信号类似于子宫肌，$T_2WI$序列呈等低信号，而宫颈癌多呈高信号；前者边界清楚，可见低信号包膜，而后者呈浸润性生长，无包膜，DWI序列提示扩散受限、ADC值低；前者增强时与子宫肌壁同等强化，后者呈"快进快出"的强化，延迟期强化程度低于子宫肌层。

（2）子宫内膜癌向下侵犯宫颈：其主体病灶位于子宫体，初期局限于内膜而后更易于侵犯子宫体部的肌层和邻近的卵巢附件等器官；肿瘤在MRI上呈等长T1、等长T2信号，近似内膜信号，增强扫描呈轻度不均匀强化，强化程度略低于肌层。宫颈癌最常起源于宫颈外口的鳞柱状上皮交界处，更易于向阴道及宫旁侵犯。

（3）宫颈息肉：起源于宫颈黏膜，一般呈水滴形或椭圆形，边界清晰，与宫颈肌层分界清楚，ADC值高呈良性肿瘤表现；超声可呈低、等回声或高回声，蒂位于宫颈管内。

## （五）诊断关键要点

（1）中老年女性，HPV DNA阳性；临床表现为阴道不规则流血和分泌物异常。

（2）超声是宫颈癌初步的影像学检查方法；CT一般不用于早期宫颈癌的诊断，可协助MRI判断晚期宫颈癌有无远处转移；MRI是宫颈癌诊断、分期和疗效评估的主要方法。

（3）宫颈癌MRI表现为宫颈黏膜增厚，低信号基质环破坏中断，宫颈肿块的形成，肿块在DWI及IVIM-DWI序列中呈高信号，且ADC值及真扩散系数$D$值较低；MRI增强肿块呈不均匀强化，动态增强曲线呈流出型或平台型，延迟期强化程度低于正常宫颈组织和子宫体平滑肌；进展期宫颈癌可见淋巴结恶性征象及邻近组织受累改变。

（4）MRI可以在治疗前对宫颈癌进行准确的FIGO分期，还可评估同步放化疗后的疗效和手术、放疗后的预后，为治疗决策提供定量和客观的影像学依据。

（5）多参数MRI及其影像组学特征还有助于无创性预测宫颈癌的组织类型、分化程度、Ki-67表达等，弥补宫颈活检之不足；协助判断疗前的盆腔淋巴结状态、早期评估局部晚期宫颈癌同步放化疗疗效及预后，为宫颈癌的个性化治疗提供定量的影像学与影像组学依据。

（张　羽　董江宁　吴瑶媛）

# 二、子宫体和子宫颈淋巴瘤

## （一）概述

子宫淋巴瘤（lymphoma of the uterus，UL），是指发生在子宫的恶性淋巴瘤，包括子宫体和子宫颈淋巴瘤。UL起源于子宫间质，比较少见，只占所有结外淋巴瘤的不到1%。病因不明，可能与慢性炎症反应及自身免疫性疾病有关。其大多发生在子宫颈部，其次是子宫体。发病年龄为20～80岁，大部分发生于绝经期前。临床症状主要为阴道出血，以及盆腔包块、性交疼痛等。原发性子宫淋巴瘤的预后良好，5年生存率达67%至100%。

与卵巢淋巴瘤一样，子宫淋巴瘤分为原发和继发，两者的分类标准仍有争议。大多数学者的观点认为符合以下标准者为子宫原发性淋巴瘤：① 初诊时肿瘤位于宫颈或宫体；② 全身检查未发现有其他部位的淋巴瘤的存在；③ 外周血检查无白血病依据；④ 6个月内无远处器官受累；⑤ 既往无淋巴瘤病史；⑥ 虽有其他部位受累，但子宫病变显著，仍可视为原发。

## （二）病理表现

子宫淋巴瘤按照解剖部位，包括子宫体及子宫颈淋巴瘤。两者具有相似的表现，且几乎都是B细胞性非霍奇金淋巴瘤，最常见类型是弥漫大B细胞淋巴瘤。

大体病理：呈灰白或淡黄色，质软呈鱼肉状。

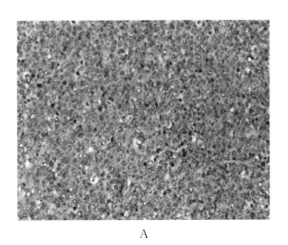
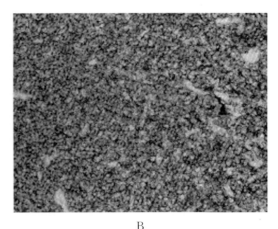

A                                    B

图 14-2-6    子宫弥漫大 B 细胞淋巴瘤病理学表现

患者女性,77岁,子宫体弥漫大B细胞淋巴瘤。镜下表现(HE,×100)(A):肿瘤细胞间黏附性较差,弥漫成片分布,肿瘤细胞大,核浆比高,核染色质粗,核仁明显,核分裂易见。免疫组化(B):CD20(＋),CD3(－),CD5(－),ALK-1(－),CD79a(＋),CD10(－),Bcl-6(＋,60%),MUM1(＋,40%),Foxp1(＋),Ki-67(＋,80%),EBER(－),Bcl-2(＋,80%),c-Myc(＋,5%),CD30(－)。

可形成息肉状肿块或弥漫浸润子宫内膜,有时浸润至子宫肌层深部,但很少会破坏正常的子宫结构。一般不形成溃疡,宫颈细胞学检查很难发现。

镜下表现及免疫组化:与发生于淋巴结和结外其他部位的淋巴瘤相似。主要表现为弥散一致的瘤细胞呈浸润性生长,瘤细胞体积较大,胞质少,核圆形或卵圆形,核膜厚,核仁明显,核染色、质粗、核分裂象多见,可有灶状滤泡结构及血管周围浸润。示例如图14-2-6所示。

## (三)影像学表现

### 1. 超声检查

子宫淋巴瘤具有子宫恶性肿瘤的超声特征,即子宫体积增大,内部回声均匀,后方回声增强,可有网格状高回声,均匀低回声区为肿瘤细胞区,网格状高回声为增生纤维分隔的瘤细胞巢团样结构;肿瘤内血流信号增多,血流阻力指数(RI)低,提示肿瘤间质内血管丰富。示例如图14-2-7所示。

### 2. CT 表现

CT 平扫子宫体或宫颈体积明显增大,并可见明显的软组织肿块,密度较均匀,无囊变、钙化及出血。增强扫描表现为肿瘤呈均匀强化。可侵犯邻近组织,包括膀胱、直肠及卵巢、输尿管,亦可伴腹

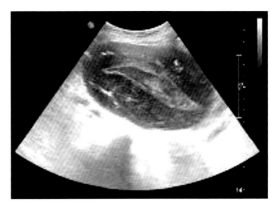

图 14-2-7    子宫体弥漫大 B 细胞淋巴瘤超声影像表现

与图 14-2-6 为同一患者。子宫体积增大,肌层回声偏低,不均匀,内见索条样低回声,子宫内膜欠光整。

膜后、腹股沟及大血管旁的淋巴结转移。

### 3. MRI 表现

MRI可提供最佳的成像特征,宫颈淋巴瘤病灶常表现为局灶性的肿块或宫颈的弥漫性增厚;子宫体淋巴瘤常表现为子宫肌层明显增厚或弥漫的子宫内膜增厚;肿瘤巨大但信号均匀,坏死少见;与邻近正常的子宫或子宫颈信号相比,在T₁WI序列上以等或稍低信号为主;T₂WI序列多呈稍高信号,子宫解剖结构完整,宫颈黏膜、宫颈基质以及子宫结合带受累少见;DWI序列弥散受限,呈明显高信号,ADC值显著降低。增强后表现为轻度至中度均匀强化。示例如图14-2-8、图14-2-9所示。

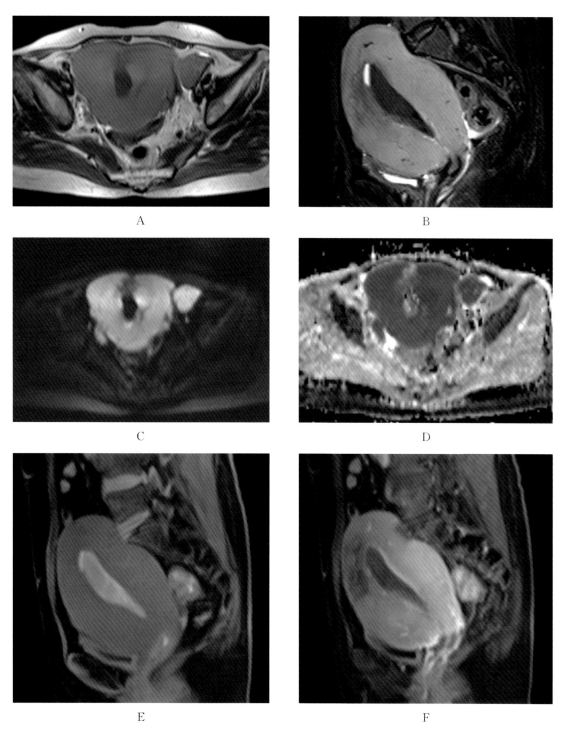

图 14-2-8　子宫体弥漫性大 B 细胞淋巴瘤 MRI 表现

与图 14-2-6 为同一患者。子宫壁弥漫性增厚,子宫前壁局部信号不均,黏膜线基本完整,T$_2$WI 序列横断位及抑脂矢状位(A、B)示病灶呈中等信号;DWI 图(C)示病灶弥散明显受限呈高信号,其左侧髂血管旁见肿大淋巴结;ADC 图(D)病灶呈明显低信号,ADC 值为(0.604~0.612)×10$^{-3}$ mm$^2$/s;T$_1$WI 抑脂矢状位平扫(E)病灶呈等信号,宫腔内可见少量积血;T$_1$WI 抑脂矢状位增强(F)子宫壁大部分呈轻度均匀强化。

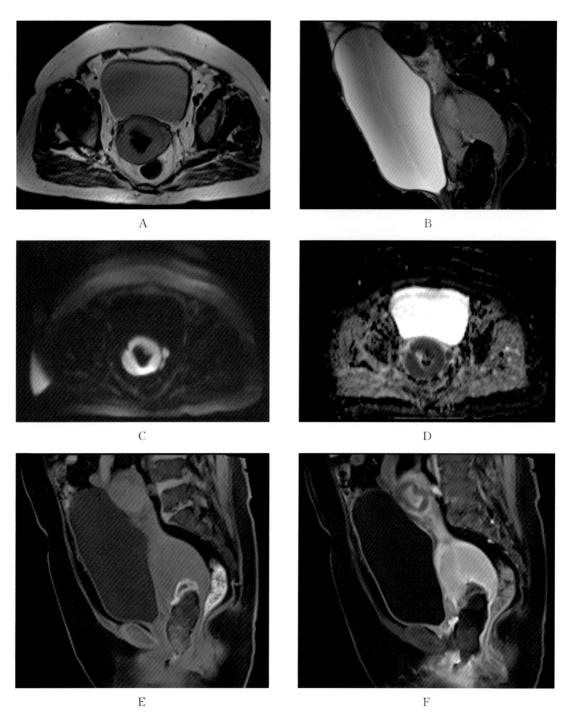

图 14-2-9　子宫颈弥漫大 B 细胞淋巴瘤 MRI 表现

患者女性,70岁,子宫颈弥漫大 B 细胞淋巴瘤。宫颈弥漫性增厚形成肿块,边缘光整,信号均匀;T₂WI序列横断位及 T₂WI-FS序列矢状位(A、B)病灶呈中等高信号,无明显囊变及坏死,并可见宫颈黏膜;子宫肌层内另见低信号肿块;DWI图(C)宫颈病灶弥散明显受限,呈高信号;ADC图(D)宫颈病灶呈明显低信号,ADC值为 $(0.538\sim0.544)\times10^{-3}\ mm^2/s$;T₁WI抑脂矢状位平扫(E),病灶呈等信号;T₁WI抑脂矢状位增强(F),宫颈病灶呈中度均匀强化。

## （四）鉴别诊断

子宫体淋巴瘤需要与以下三种疾病相鉴别：

（1）子宫内膜癌：源于子宫内膜，随着病变进展，逐步侵及子宫肌层，中晚期子宫体积明显增大，$T_2WI$高信号的子宫内膜中可见到点状或块状低信号区，肿瘤呈不均匀强化。子宫淋巴瘤主要表现为子宫肌层的侵犯，信号均匀、强化均匀，DWI序列明显扩散受限、ADC值明显降低，有助于鉴别。

（2）子宫平滑肌瘤：子宫肌瘤也表现为子宫不规则增大，但经典型肌瘤在$T_2WI$序列为低信号，常有包膜，强化程度与周围正常肌层相似。子宫肌瘤为良性肿瘤，DWI序列呈等低信号，ADC值与正常肌层相似，不难鉴别。

（3）子宫腺肌症：子宫体积增大，MR可检测到肌层内不同时期的出血灶，如$T_1WI$序列可见多发高信号影，或者$T_1WI$序列低信号灶而在$T_2WI$序列表现高信号。

子宫颈淋巴瘤需要与宫颈癌及宫颈慢性炎症相鉴别：

（1）宫颈癌：宫颈癌影像学表现为宫颈黏膜增厚、宫颈基质环破坏中断、宫颈肿块，MRI的$T_1WI$序列呈稍低或等信号，$T_2WI$序列为高信号，增强不均匀强化，随着宫颈癌的进展，肿瘤向下侵犯阴道，向外突破宫颈外膜，病变晚期可侵犯子宫及宫旁组织。宫颈淋巴瘤MRI信号均匀、均匀强化、扩散受限明显、ADC值更低。

（2）宫颈慢性炎症：是妇科较常见的生殖道炎症，有时淋巴细胞反应性增生可达类似淋巴瘤的程度，两者MRI表现不易鉴别。但宫颈的良性淋巴样病变罕有肿块发现，宫颈表面可见溃疡，病变质软，局限在宫颈的浅层组织内，很少超过宫颈腺体水平。

## （五）诊断要点

（1）子宫淋巴瘤很少破坏正常的子宫结构，也缺乏子宫内膜浸润，一般不累及子宫黏膜和宫颈基质环。

（2）超声回声/CT密度/MRI信号多较均匀，接近或略低于邻近正常子宫或宫颈，无囊变、钙化及出血。

（3）因子宫淋巴瘤细胞密度高，水分子扩散受限明显，故DWI序列呈明显高信号，ADC图呈明显低信号，ADC值低，一般在$0.60\times10^{-3}$ mm²/s左右。

（4）增强扫描表现为肿瘤呈轻至中度均匀强化；可伴有腹膜后，盆腔等部位淋巴结肿大。

（顾亮亮　冯　峰）

# 三、子宫颈粒细胞肉瘤

## （一）概述

粒细胞肉瘤（granulocytic sarcoma，GS）又称髓系肉瘤（myeloid sarcoma，MS），是指在骨髓有或无病变的情况下由原始粒细胞或不成熟的髓细胞在髓外增生或浸润形成的肿瘤性包块。髓系肉瘤最早是由Burns于1811年描述的，但直到1853年King对其进行了调查并将其报告为一种"绿色肿瘤"。1966年，Rappaport提出了"粒细胞肉瘤"这一术语，是一种罕见的恶性肿瘤，由成熟或不成熟髓系母细胞组成。由于肿瘤的未成熟粒细胞前体颗粒中存在髓过氧化物酶（MPO）的高表达，又称之为"绿色瘤"。

粒细胞肉瘤形成的确切机制尚不完全清楚。然而，一些研究发现，有不同的细胞因子受体和黏附分子控制着癌细胞对特定组织的"归巢"；粒细胞肉瘤的发生与CD56的BLAST表达有关。也有学者认为，参与细胞黏附和识别的核心结合因子、转录因子的解除调控可能是粒细胞肉瘤发病机制的一部分。它可以单独发生或在白血病发病之前发生，分为原发性粒细胞肉瘤（非白血病性粒细胞肉瘤）和白血病髓外浸润粒细胞肉瘤（白血病性粒细胞肉瘤）。

粒细胞肉瘤可发生在全身任何部位，但宫颈粒细胞肉瘤非常罕见。极少数子宫颈粒细胞肉瘤发生在白血病之前，即宫颈原发性粒细胞肉瘤，其诊断必须同时符合以下条件：① 既往无急性髓细胞性白血病、骨髓增生异常综合征或骨髓增生性疾病病史。② 骨髓活检无急性髓细胞性白血病、骨髓增生异常综合征或骨髓增生性疾病证据。③ 确诊宫颈粒细胞肉瘤后30天内未发展为急性髓细胞性白血病。

宫颈粒细胞肉瘤发病年龄为20~65岁；临床大部分以不规则阴道流血为首发症状就诊，部分合并痛经、下腹不适、腰痛等临床症状。

## (二)病理表现

大体病理：瘤体肉眼观察大体呈灰白或绿色，质地脆或硬而韧，触之易出血。

镜下表现：粒细胞肉瘤由原始粒细胞、中性粒细胞和粒系前体细胞组成。在镜下可见黏膜下宫颈腺体数量减少，残存腺体结构破坏，腺体间及宫颈肌层内弥漫分布而且相对大小一致的淋巴样细胞，细胞小到中等大小，略呈多形性，胞质少，嗜酸性。组织学形态中根据髓细胞分化成熟程度不同分为三种类型：① 原始细胞型，主要由原始细胞构成，核呈圆形或椭圆形，很少分化至早幼粒细胞，无细胞成熟；② 未成熟细胞型，主要由早幼粒细胞组成或由原始早幼粒细胞及髓细胞组成；③ 成熟细胞型，肿瘤中较成熟、分化好的髓细胞占多数，并见早幼及晚幼粒细胞。临床最多见的是未成熟

细胞型。

免疫组化：免疫组织化学显示粒细胞肉瘤表达1种以上的粒细胞相关抗原，主要包括髓过氧化物酶(myeloperoxidase, MPO)、溶菌酶、CD15、CD43、CD68、CD117，其中MPO灵敏度和特异度高，被认为是诊断粒细胞肿瘤最有帮助的指标。另外，若发现TdT、CD34、HLA-DR阳性，则提示肿瘤起源较早，恶性程度高。示例如图14-2-10所示。

## (三)影像学表现

### 1. CT表现

由于宫颈粒细胞肉瘤肿瘤细胞大小相对一致，排列紧密，因此肿瘤密度相对均匀，与邻近肌肉组织密度相近；增强后呈中度均匀强化；囊变、坏死及钙化少见。CT密度均匀可反映该肿瘤的组织病理学特点，有助于鉴别其他坏死较多的恶性肿瘤。

### 2. FDG-PET/CT表现

FDG-PET/CT在诊断宫颈粒细胞肉瘤方面比CT有更高的准确性。宫颈粒细胞肉瘤通常表现宫颈增粗，具有显著的FDG摄取。此外，FDG-PET/CT可以发现临床上其他的未知病变。示例如图14-2-11所示。

### 3. MRI表现

宫颈粒细胞肉瘤起源于宫颈间质，恶性程度较高，沿宫颈长轴或包绕宫颈生长，因此宫颈黏

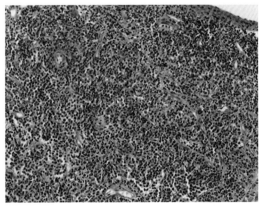
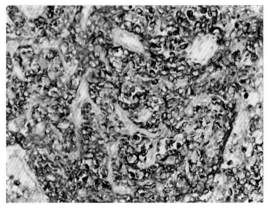

A                    B

图14-2-10  宫颈粒细胞肉瘤病理表现

患者女性，25岁，宫颈粒细胞肉瘤。镜下表现(A)：中等大小的肿瘤细胞与嗜酸性粒细胞前体混合(HE,×100)。免疫组化(B)：MPO(＋)。

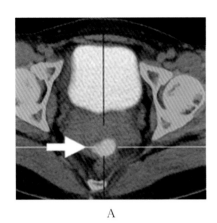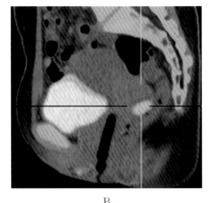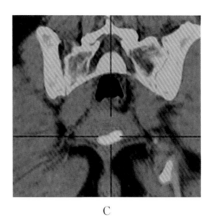

A            B            C

图 14-2-11 宫颈粒细胞肉瘤 PET/CT 表现

患者女性,36 岁,宫颈粒细胞肉瘤。正电子发射计算机断层扫描(PET-CT)显示宫颈有 3.3 cm×1.7 cm 的病变,标准摄取值最大值($SUV_{max}$)为 7.4。

膜多不受侵犯,宫颈黏膜线完整,浆膜面也较光整。MRI 表现为宫颈壁显著增厚,$T_1WI$ 序列呈均匀等信号、$T_2WI$ 像呈稍高信号影,DWI 序列呈明显高信号,信号均匀,ADC 序列呈低信号,边界清晰,体积虽较大,但为均匀增大,宫颈基质环相对均匀变薄,未见明显囊变或坏死,也无明显出血信号改变,增强后呈均匀中度强化,强化程度较正常子宫肌层低,宫腔稍扩张,内膜厚度正常。示例如图 14-2-12 所示。

（四）鉴别诊断

（1）宫颈癌:最常见的妇科恶性肿瘤,患者年龄分布呈双峰状,即 35～39 岁和 60～64 岁。宫颈癌起源于宫颈黏膜,然后侵犯宫颈基质环和肌层,影像表现为宫颈体积增大、肿块形成,$T_2WI$ 序列呈高信号,信号不均匀,常见低信号坏死区;DWI 序列呈高信号,ADC 值降低;由于宫颈癌为富血供肿瘤,增强早期便明显强化,晚期强化低于正常宫颈基质,常发生肿瘤坏死而呈不均匀强化。由于宫颈癌起源于宫颈黏膜,故宫颈的黏膜线多有破坏。宫颈粒细胞肉瘤肿瘤细胞沿宫颈基质浸润,宫颈黏膜线完整;其细胞密度高,DWI 序列信号更高、ADC 值更低;粒细胞肉瘤很少发生坏死,增强后呈中度均匀强化。

（2）宫颈淋巴瘤:子宫淋巴瘤起源于子宫间质,淋巴瘤细胞浸润整个子宫肌层,但很少会破坏正常的子宫结构,缺乏内膜浸润,一般不累及子宫黏膜和宫颈基质环;影像学表现为 CT 的密度或(和)MRI 的信号多较均匀,接近或略低于邻近正常子宫或宫颈,无囊变、钙化及出血。由于肿瘤细胞排列紧密导致自由水减少并活动受限有关,DWI 序列呈明显高信号,ADC 值较低。增强扫描宫颈淋巴瘤呈轻至中度均匀强化。可伴有腹膜后、盆腔等部位淋巴结肿大。宫颈淋巴瘤与粒细胞肉瘤镜下组织学形态及影像学表现相似,最终的鉴别诊断需要依靠病理学的免疫组化检测。

（3）宫颈平滑肌瘤:好发于 30～50 岁。宫颈常不规则增大,可局部向外突出,往往局限于宫颈一侧,当发生变性时,水分或血液增多,$T_2WI$ 序列表现为低信号肿块内斑片状高信号,此时两者容易鉴别;如肌瘤未发生变性,$T_2WI$ 序列常呈均匀低信号,且信号低于子宫结合带,DWI 序列呈等低信号,ADC 值与正常肌层相似;宫颈肌瘤信号与密度与正常肌层相近,强化程度也相似。

（五）诊断关键要点

（1）宫颈粒细胞肉瘤起源于宫颈间质,沿宫颈长轴或包绕宫颈生长。

（2）肿瘤的未成熟粒细胞前体颗粒中存在髓过氧化物酶(MPO)的高表达,又称为"绿色瘤"。

（3）尽管宫颈粒细胞肉瘤肿块体积较大,但宫

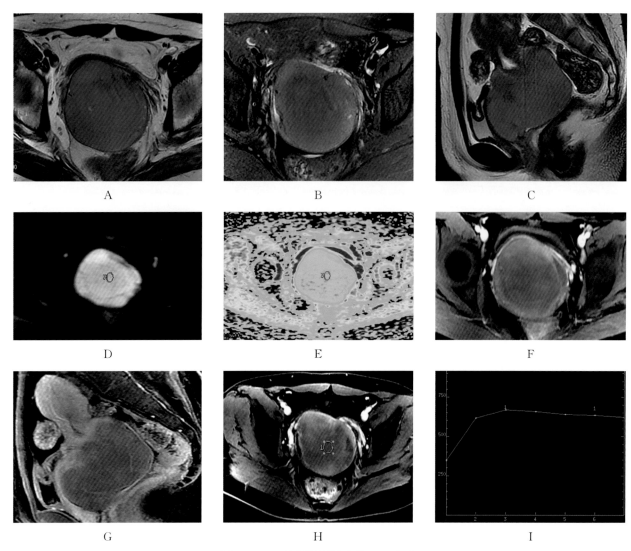

**图 14-2-12　宫颈粒细胞肉瘤 MRI 表现**

与图 14-2-10 为同一患者,宫颈粒细胞肉瘤。$T_1WI$ 序列(A)宫颈肿物呈均匀等信号,$T_2WI$-FS 序列(B)及矢状位 $T_2WI$ 序列(C)呈均匀稍高信号,宫颈基质环变薄,宫颈黏膜线受压移位;DWI 序列(D)呈均匀高信号,边界清晰,ADC 值(E)为 $0.56×10^{-3}\ mm^2/s$。MRI 多期多平面增强(F~H)示肿块强化较均匀,强化程度低于正常子宫肌层。时间-信号强度曲线(I)呈速升平台型。

颈黏膜显示完整清晰,仅表现为受压偏移改变,具有一定特征性。

(4)宫颈肿块在 DWI 序列呈明显高信号,ADC 图呈明显低信号,ADC 值也很低,一般低于 $0.60×10^{-3}\ mm^2/s$,反映了其细胞密度高的特征。

(5)粒细胞肉瘤很少发生坏死,CT、MRI 增强后均匀中度强化;PET-CT 具有显著的 FDG 摄取,SUV 值较高。

(邱　俊　董江宁)

# 四、Ⅰ型子宫内膜癌(子宫内膜样癌)

## (一)概述

子宫内膜癌(endometrial carcinoma,EC)是起源于子宫内膜最常见的恶性肿瘤,因发生于子宫体又称子宫体癌,占妇科恶性肿瘤的20%~30%。子宫内膜癌与宫颈癌、卵巢癌并列为三大最常见的妇科恶性肿瘤。子宫内膜癌好发于老年女性,平均发病年龄为55~65岁,其病因尚不完全明确,可能与雌激素长期大量刺激、营养因素、遗传免疫缺陷、盆腔放射史等因素有关。

根据肿瘤的生长方式,子宫内膜癌大体上分为弥漫型和局限型,前者沿子宫内膜广泛生长,可累及大部分甚至整个宫腔,症状出现较早;后者在子宫内膜局限性生长,早期病灶表浅,晚期常向深肌层浸润,症状出现较晚。

2014年WHO分类将子宫内膜癌分为以下8类:① 单纯内膜样癌,又分为鳞状分化型、绒毛腺型和分泌型3个亚型;② 黏液性癌;③ 浆液性癌,又分为浆液性子宫内膜上皮内癌和浆液性乳头状癌;④ 透明细胞癌;⑤ 癌肉瘤;⑥ 神经内分泌癌,又分为低级别神经内分泌肿瘤与高级别神经内分泌肿瘤;⑦ 混合细胞腺癌;⑧ 未分化癌和去分化癌。

根据临床表现、病理类型等因素子宫内膜癌分为两型:Ⅰ型,雌激素依赖型,多见抑癌基因磷酸酶与张力蛋白同源物的功能缺失,以子宫内膜样癌(1、2级)为代表,常与雌激素过度刺激有关,肿瘤分化好,预后相对良好。Ⅱ型,非雌激素依赖型,发病机制主要为p53突变、Ki-67增殖指数(Ki-67 proliferation index,Ki-67 PI)过表达,组织学类型为高级别内膜样癌及非子宫内膜样癌,以浆液性癌和透明细胞癌为代表,多见于绝经后老年女性,具有高度侵袭性,预后差。

子宫内膜癌患者早期可无明显症状,随病情进展可出现异常阴道流血、异常阴道分泌物、下腹及腰骶部疼痛以及肿瘤晚期和(或)转移导致的贫血、消瘦、恶病质等。分段诊断性刮宫是确诊子宫内膜癌最常用可靠的方法。子宫内膜癌治疗方式以手术为主,按照国际妇产科联盟(the International Federation of Gynecology and Obstetrics,FIGO)进行分期(表14-2-2),根据相关危险因素辅以放疗、化疗及大剂量孕激素等综合治疗方式。

表14-2-2　子宫内膜癌FIGO分期(2018)和TNM分期

| FIGO分期 | 表现 | TNM分期 |
| --- | --- | --- |
| Ⅰ | 肿瘤局限于子宫体 | |
| ⅠA | 无肌层浸润或浸润深度<1/2肌层 | T1a |
| ⅠB | 浸润深度≥1/2肌层 | T1b |
| Ⅱ | 肿瘤浸润宫颈间质,但无子宫外蔓延 | T2 |
| Ⅲ | 肿瘤局部和/或区域性扩散 | T3 |
| ⅢA | 肿瘤浸润子宫体浆膜和/或附件 | T3a |
| ⅢB | 阴道和/或宫旁受累 | T3b |
| ⅢC1 | 盆腔淋巴结受累 | T1/2/3+N1 |
| ⅢC2 | 盆腔淋巴结受累和/或主动脉旁淋巴结受累 | T1/2/3+N2 |
| Ⅳ | 肿瘤侵入膀胱和/或肠黏膜,和/或远处转移 | |
| ⅣA | 肿瘤浸润膀胱和/或肠黏膜 | T4 |
| ⅣB | 远处转移,包括腹腔转移和/或腹股沟淋巴结 | 任何T+任何N+M |

## (二)病理表现

大体病理:子宫内膜粗糙增厚,可为息肉样、结节状突起或菜花样肿块,肿瘤不同程度侵入子宫肌壁,肉眼观不具有特征性。

镜下表现:① 子宫内膜样癌:异型增生的腺上皮排列成密集的腺管样结构,腺上皮复层排列,极向紊乱,上皮细胞轻至重度异型增生,细胞核增大,核分裂增多。根据肿瘤实性范围分级:1级,实性生长范围小于等于5%;2级,实性生长范围占6%~50%;3级,实性生长范围大于50%。② 黏液性癌:黏液性肿瘤成分占整个肿瘤的30%以上,腺体密集,呈乳头状、腺样或筛样排列,细胞内含黏液。③ 浆液性癌:乳头和(或)腺性结构复杂,伴有弥漫而显著的核多形性。④ 透明细胞癌:出现多角形或鞋钉样细胞,胞质透明或略嗜酸性,含大量糖原,排列成囊状、乳头状或实性结构。⑤ 癌肉瘤:癌性成分常显示为子宫内膜样或浆液性分化,间质成分常由高级别肉瘤组成。⑥ 神经内分泌癌:具有高级别神经

表14-2-3 子宫内膜癌FIGO分期2023与2018版异同点比较表

| FIGO分期 | 2023版 | 与2018版异同点比较 |
|---|---|---|
| Ⅰ | 肿瘤局限于子宫和卵巢 | 重定义(2023版中将子宫内膜癌的病理组织学类型、病理分级及LVSI等与分期相结合) |
| ⅠA | 局限于子宫内膜,或非侵袭性组织类型侵犯肌层<1/2,无或局灶性LVSI,或预后良好的疾病 | 重定义(2023版要求IA期肿瘤为非侵袭性组织类、无或局灶性LVSI或预后良好疾病) |
| | ⅠA1:非侵袭性组织类型肿瘤局限于子宫内膜息肉,或局限于子宫内膜<br>ⅠA2:非侵袭性组织类型肿瘤侵犯肌层<1/2,无或局灶性LVSI<br>ⅠA3:同时存在局限于子宫和卵巢的低级别子宫内膜样癌 | 新增 |
| ⅠB | 非侵袭性组织类型肿瘤侵犯肌层≥1/2,无或局灶性LVSI | 重定义 |
| ⅠC | 侵袭性组织学类型肿瘤局限于子宫内膜息肉,或局限于子宫内膜 | 新增(2023版定义IC期肿瘤为侵袭性组织学类型肿瘤) |
| Ⅱ | 肿瘤侵犯子宫颈间质但无子宫体外扩散,或广泛LVSI,或侵袭性组织类型肿瘤侵犯子宫肌层 | 重定义(2023版新增子宫内膜癌存在广泛LVSI或侵袭性组织类型肿瘤侵犯子宫肌层为Ⅱ期肿瘤) |
| ⅡA | 肿瘤侵犯子宫颈间质 | 新增 |
| ⅡB | 广泛LVSI | 新增 |
| ⅡC | 侵袭性组织类型肿瘤侵犯子宫肌层 | 新增 |
| Ⅲ | 任何组织类型肿瘤局部或区域性扩散 | 相同 |
| ⅢA | 肿瘤直接扩散或转移子宫浆膜面和/或附件 | 相同 |
| | ⅢA1:肿瘤扩散到卵巢或输卵管,符合IA3期标准除外<br>ⅢA2:肿瘤侵犯子宫浆膜或通过子宫浆膜向外扩散 | 新增 |
| ⅢB | 肿瘤转移或直接蔓延到阴道和/或至宫旁,或盆腔腹膜 | 重定义(2023版新增子宫内膜癌存在盆腔腹膜转移为ⅢB期肿瘤) |
| ⅢC | 肿瘤转移至盆腔和/或腹主动脉旁淋巴结 | 相同 |
| ⅢC1 | 转移到盆腔淋巴结 | 相同 |
| | ⅢC1i:微转移(转移淋巴结直径0.2~2.0 mm)<br>ⅢC1ii:宏转移(转移淋巴结直径>2.0 mm) | 新增 |
| ⅢC2 | 转移至肾血管水平下腹主动脉旁淋巴结,有或无盆腔淋巴结转移 | 重定义(2023版限定腹主动脉旁淋巴结位置在肾血管水平以下) |
| | ⅢC2i:微转移(转移淋巴结直径0.2~2.0 mm)<br>ⅢC2ii:宏转移(转移淋巴结直径>2.0 mm) | 新增 |
| Ⅳ | 肿瘤侵犯膀胱和/或肠粘膜和/或远处转移 | 相同 |
| ⅣA | 肿瘤侵犯膀胱和/或肠/肠粘膜 | 重定义(2023版新增肠转移) |
| ⅣB | 盆腔外腹膜转移 | 重定义 |
| ⅣC | 远处转移,包括转移至任何腹腔外淋巴结或肾血管水平以上的腹腔内淋巴结,肺、肝、或骨转移 | 新增 |

注:此表供读者了解最新发布的2023版子宫内膜癌FIGO分期及其与2018版的异同点。由于本书交稿前2023新版子宫内膜癌FIGO分期尚未发布,故仍依据2018版子宫内膜癌的FIGO分期标准对书中典型病例进行分期。

内分泌肿瘤特征，由中等到大的细胞构成。⑦ 混合细胞腺癌：由两种或两种以上类型子宫内膜癌混合组成，其中至少有一种Ⅱ型子宫内膜癌，最少的一种成分至少大于5%。⑧ 未分化癌和去分化癌：无明确分化方向，细胞缺乏黏附性，成片排列，无腺样结构，染色质浓深，核分裂>25个/10HPF。去分化癌由未分化癌和FIGO 1级或2级子宫内膜样腺癌混合构成。

免疫组化：不同组织学类型免疫组化标记不尽相同，比如子宫内膜样腺癌可见ER及PR表达阳性，能表达CK，也能表达Vim；黏液性癌Vim阳性，CEA阴性；浆液性癌Tp53、WT1及IMP3阳性；透明细胞癌无特异性免疫组化标记，特征染色PAS阳性。

示例如图14-2-13所示。

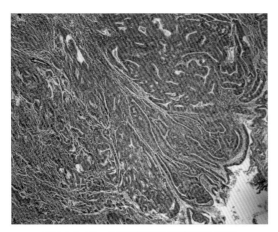

**图14-2-13 子宫内膜样癌病理学表现**
患者女性，52岁，子宫内膜样癌，1级，局限型，大小为1.5 cm×0.8 cm×0.3 cm，癌组织侵犯内膜层，尚未侵及浅肌层，未累及宫颈管。子宫内膜息肉，多发性。左侧盆腔淋巴结17枚、右侧盆腔淋巴结14枚、腹主动脉旁淋巴结7枚，均未见转移性。免疫组化：p53(弱＋)，Vim(＋)，ER(＋)，PR(＋)，CEA(－/＋)，CK7(－)，CD10(－)，p16(＋)，Ki-67(＋80%)。

## （三）影像学表现

本节主要介绍Ⅰ型子宫内膜癌(1～2级子宫内膜样癌)的影像学表现与关键要点。

**1. 超声表现**

超声是子宫内膜癌初步检查的首选成像方式，经阴道超声可结合子宫解剖结构和血流指数对病灶进行评估。早期子宫内膜癌内膜结构不规则增厚且回声增强，与肌层界限不清，周边血流信号明显，较丰富，分布紊乱。晚期癌组织出血、坏死表现为无回声区。

**2. CT表现**

CT对早期子宫内膜癌诊断价值有限，用于评价中晚期病变和腹膜后转移淋巴结情况，协助MRI进行准确的FIGO分期。当肿瘤导致子宫增大时，可表现为子宫内密度不均的肿块。肿瘤累及宫颈时可见宫颈增大。晚期肿瘤侵犯宫旁、盆壁、直肠、膀胱和(或)广泛盆腔内播散时表现为不规则软组织肿块影。

**3. MRI表现**

MRI是子宫内膜癌诊断和分期首选影像学检查方法。① 矢状位$T_2WI$像显示子宫内膜局部或弥漫性增厚(绝经前大于10 mm，绝经后大于5 mm)；宫腔内形成肿块时，$T_1WI$序列上呈稍低信号，$T_2WI$序列上呈稍高信号，较正常内膜信号减低，合并出血时则信号混杂。② 子宫内膜癌原发灶呈侵袭性生长，子宫结合带模糊、中断或破坏，继而侵犯肌层。③ 单指数模型的DWI或双指数模型的IVIM-DWI序列显示肿瘤扩散受限，呈明显高信号，ADC图呈低信号，ADC值或/和$D$值的降低。④ 动态增强呈轻至中度强化，强化程度低于子宫肌层，时间-信号强度曲线呈速升平台型或速升缓降型。⑤ 可直接侵犯邻近的组织、器官，淋巴结可转移至髂内外、闭孔，髂总及主动脉旁。⑥ 血行转移比较少见，多发生在晚期，可转移至肺、肝、骨等。示例如图14-2-14所示。

## （四）鉴别诊断

(1) 子宫内膜增生：子宫内膜广泛均匀增厚(绝经前大于等于10 mm，绝经后大于等于5 mm)，常局限于子宫黏膜层。$T_2WI$序列呈相对高信号，结合带完整，呈低信号，DWI或IVIM-DWI序列呈稍高信号，但无ADC值或/和$D$值的降低。增强扫描内膜呈持续性轻度强化，早期低于肌层，延迟期与肌层相似或略高于肌层。

(2) 子宫内膜息肉：由三种成分组成——子宫内膜腺体、厚壁血管和致密纤维或平滑肌组织的基

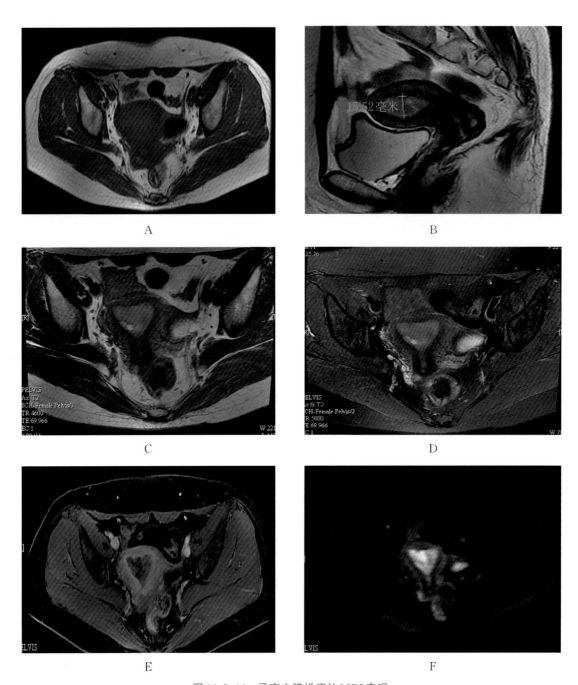

图 14-2-14　子宫内膜样癌的 MRI 表现

与图 14-2-13 为同一患者,子宫内膜样癌(1级,局限型)。T₁WI序列(A)示增厚的子宫内膜呈等信号。高分辨T₂WI序列(B~D)示子宫内膜局部不规则稍增厚,信号较正常子宫内膜减低,边缘毛糙或浸润肌层;DWI序列(F)扩散受限;多期增强后(D、E)示轻中度不均匀强化。

质。$T_2WI$序列表现为低信号纤维核心,周围见线样稍高信号环绕,结合带完整。DWI序列呈不均匀等信号。增强扫描多为中度或明显强化,等于或稍高于子宫肌层。

(3) 子宫黏膜下肌瘤:多为带蒂的边界清晰的圆形或卵圆形结节或肿块,与肌层相连,突入宫腔,边缘清晰。$T_2WI$序列上呈等低信号,子宫黏膜推移征象,增强扫描强化程度与邻近子宫肌层相似。

(4) 子宫内膜间质肉瘤:是一种罕见的侵袭性强的肿瘤,起源于子宫内膜间质细胞或有潜在内膜间质分化能力的细胞,可位于子宫内膜、肌层、盆腔内和阔韧带附件区。瘤体较大,多位于宫腔,呈结节状,囊实性多见,常侵及内膜、结合带及子宫肌层。增强扫描呈渐进性、持续性明显强化。

## (五) 诊断关键要点

(1) 子宫内膜样癌多见于50岁以上老年女性,临床表现为绝经后阴道不规则流血、流液。

(2) 超声、CT与MRI等多模态影像学清晰地显示子宫内膜增厚、宫腔内肿块、肌层浸润、宫颈、附件、阴道侵犯、淋巴结转移和盆腔邻近器官受侵及远处转移。

(3) 多参数MRI是最重要的影像学检查方法。肿瘤在$T_1WI$序列上呈稍低信号,在$T_2WI$序列上信号稍高于子宫肌层,合并出血时信号混杂。

(4) DWI与IVIM-DWI序列显示肿瘤组织扩散受限,呈明显高信号,ADC图低信号,ADC值与$D$值低。

(5) MRI增强瘤组织呈轻中度强化,强化程度低于子宫肌层,时间-信号强度曲线呈速升平台型或速升缓降型。

(6) 基于多参数MRI及其影像组学特征有助于无创性在术前评估子宫内膜癌的类型、分化程度、Ki-67与p53表达、疗效和预后,弥补分段诊刮活检技术的不足;宫颈癌原发灶的MRI定量参数与组学特征可以预测淋巴血管间隙侵犯、淋巴结转移,提高术前诊断的准确性,有助于个性化治疗方案的制定。

(张凯悦　董江宁　邱　俊)

# 五、Ⅱ型子宫内膜癌

## (一) 概述

Ⅱ型子宫内膜癌是一种非雌激素依赖性上皮样癌,占子宫内膜癌的10%～20%,其分化低、侵袭性强,预后差。典型组织学类型有:3级子宫内膜样癌、浆液性癌、未分化癌,此外还有一些少见类型的癌,如小细胞神经内分泌癌等。

Ⅱ型子宫内膜癌多见于绝经后老年女性,平均发病年龄约为65岁。肿瘤多发生于萎缩的子宫内膜或萎缩的内膜息肉,体内雌激素水平不高,肿瘤的孕激素及雌激素受体大多为阴性。与Ⅰ型子宫内膜癌不同,患者很少有高血压、糖尿病、肥胖、不孕不育或绝经时间延迟等高危基础疾病。患者常因体质量减轻、厌食、腹膨隆和下腹胀痛等原因就诊,确诊时多为晚期,其分化程度一般较差,早期常发生淋巴结或远处转移,即使病灶本身体积较小,也易浸润至子宫肌层的深层、淋巴脉管间隙和宫外器官,易发生隐蔽的远处主动脉旁淋巴结转移。因此,Ⅱ型子宫内膜癌目前在临床上治疗的效果较差,预后不良。

## (二) 病理表现

大体病理:① 弥散型:子宫内膜大部分或全部为癌组织侵犯,并突向宫腔,常伴有出血、坏死,较少有肌层浸润,晚期癌灶可侵及深肌层或宫颈,若阻塞宫颈管可引起管腔积脓;② 局灶型:多见于宫腔底部或宫角部,癌灶小,呈息肉或菜花状,易浸润肌层。

镜下表现:① 子宫内膜浆液性癌:复杂的乳头样结构,裂隙样腺体,明显的细胞复层和芽状结构形成,核异型性较大,约1/3的患者伴砂粒体;② 子宫内膜未分化癌:肿瘤细胞成片排列,没有明显的巢状或小梁状结构或腺腔形成,肿瘤细胞黏附性差,小到中等大小,形态一致,细胞核深染,分裂象易见,大多数患者核分裂象>25/10HPF;③子宫内膜神经内分泌癌:由大小较一致的小细胞构成,细胞呈圆形或卵圆形,极向消失,排列呈片状、梁状、岛状或菊形团状,核分裂象多见。

免疫组化:① 子宫内膜浆液性癌大都具有Tp53突变、免疫组化p53异常表达,p16表达一般为弥漫强阳性,而错配修复缺陷者少见,据报道仅占约10%;② 子宫内膜未分化癌几乎都有少数细胞呈EMA和CK18强阳性,部分可低表达CgA和Syn(不超过10%的肿瘤细胞),未分化成分的特征是CK(pan)仅有局灶性弱阳性或阴性,ER、PR、E-Caderherin阴性,PAX8阴性或局灶散在单个或簇状细胞阳性;③ 子宫内膜神经内分泌癌免疫组化必须有至少一种神经内分泌标志物(NSE、Syn、CgA等)阳性。示例如图14-2-15所示。

## (三)影像学表现

### 1. 超声表现

于月经后或子宫出血停止后三天内行经阴道彩色多普勒超声检查。① 子宫大小及形态:如未合并子宫壁病变,子宫形态规则,体积增大或正常。② 宫腔回声的变化:子宫内膜癌可占据子宫腔的一部分,也可充满子宫腔,宫腔回声可呈弥漫性增厚,也可为局限性增厚或呈息肉样,还可与非癌变区子宫内膜回声无明显差异,可呈低回声也可为不均质中等回声。③ 宫腔回声的厚径:子宫内膜癌多表现为宫腔回声增厚(19.13 mm±10.18 mm),其增厚程度明显大于子宫内膜增生过长的患者。Ⅱ型子宫内膜癌和Ⅰ型子宫内膜癌宫腔回声厚径无明显差异。④ 肌层浸润:肌层浸润的方式包括推进式和插入式浸润。⑤ 彩色多普勒血流显像:与正常子宫内膜增殖早期血流相比,子宫内膜癌可表现为血流信号丰富,呈富血供型,也可表现为血流信号稀少呈乏血供型,富血供型可表现为高速低阻动脉血流。

### 2. CT表现

CT平扫及增强扫描在一定程度上可显示病变范围及邻近脏器的侵犯,其对疾病的诊断有一定优势,尤其是CT增强扫描,可使肿瘤与子宫壁肌层、宫腔内积液形成对比,更有利于病变的显示。而周围组织的累及和邻近脏器的转移,CT检查可明确显示。主要表现为:① 子宫体积增大,子宫前后径大于5.0 cm,并大多呈球形改变。② 子宫腔扩大,其内见无强化的水样密度区。③ 子宫腔内可见局限性乳头状或息肉样软组织突起,部分呈软组织影完全充填宫腔,增强后不均匀强化,其强化程度低于正常的子宫壁肌层。④ CT增强后正常强化的子宫壁肌层不规则变薄或厚薄不均。⑤ 侵犯宫颈时,显示宫颈增大、变形,强化不均匀。⑥ 侵犯宫旁时,显示子宫周围脂肪间隙密度增高,且与周围组织分

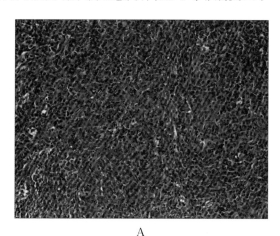
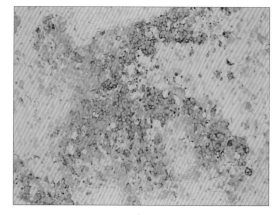

A                    B

**图14-2-15 子宫内膜神经内分泌癌病理学表现**

患者女性,55岁,子宫内膜神经内分泌癌,大小约2.0 cm×1.5 cm×1.0 cm。癌组织侵及浅肌层(A),侵犯最深处宫体厚度1.2 cm,此处肿块深度0.5 cm,其余内膜为萎缩性子宫内膜。免疫组化(B):CK(pan)(+),Vim(+),ER(+,约40%),PR(+,约20%),CK5/6(−),p63(−),WT1(−),p53(3+,约90%),CD10(−),Syn(部分+),CgA(部分+),CD56(部分+),Ki-67(+,约70%)。

界不清;转移至附件区,显示双侧卵巢肿块影,并明显强化;远处转移可显示大网膜饼状增厚,盆腔或腹膜后淋巴结肿大。⑦可伴有少量盆腔积液。

**3. MRI 表现**

子宫内膜增厚,呈结节状或息肉状,$T_1WI$ 序列呈等信号,$T_2WI$ 序列呈中等或稍高信号,低于正常宫颈黏液和子宫内膜,但高于子宫肌层,常介于子宫内膜和肌层之间,$T_2WI$ 序列可显示结合带是否完整,是评估肌层是否侵犯的重要标志,对分期具有重要意义。DWI 序列常显示子宫肌层高信号,扩散受限。增强扫描,肿瘤呈轻度强化,正常子宫内膜明显强化,子宫肌层也较肿瘤强化明显。不同 FIGO 分期(2018 版)的

Ⅱ型子宫内膜癌 MRI 表现如下:① ⅠA 期:宫内出现局灶性或弥漫性异常信号,内膜-肌层交界区不规则,内膜下强化带毛糙、中断,肿瘤浸润肌层小于 1/2。② ⅠB 期:结合带完全消失,增强动脉期内膜下强化带消失,浸润肌层大于 1/2。③ Ⅱ 期:肿瘤信号突入正常宫颈基质。④ ⅢA 期:肌层外缘连续性中断,子宫外形轮廓不规则、不完整。⑤ ⅢB 期:阴道受累,阴道壁低信号节段性消失,累及宫旁,可见宫旁软组织影。⑥ ⅢC 期:淋巴结转移,区域淋巴结大于 1 cm。⑦ ⅣA 期:肿瘤侵犯膀胱和直肠,子宫与邻近器官的脂肪线破坏中断。⑧ ⅣB 期:远处器官出现肿块或腹腔内/腹股沟转移。示例如图 14-2-16~图 14-2-18

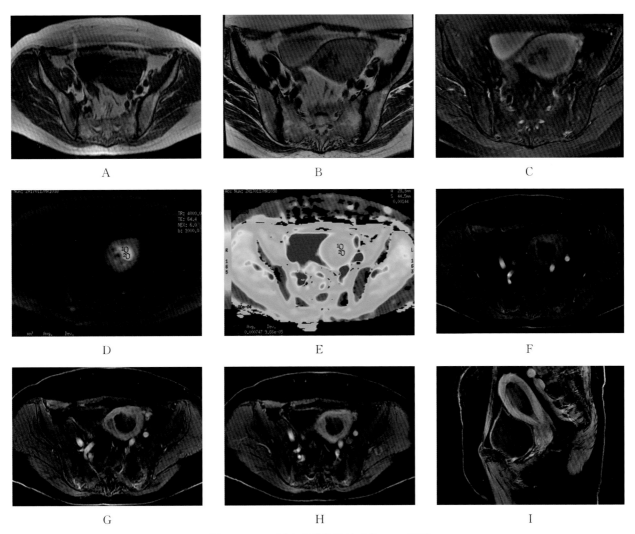

**图 14-2-16　子宫内膜浆液性癌的 MRI 表现**

患者女性,54 岁,子宫内膜浆液性癌。子宫内膜明显增厚,局部见软组织肿块影,边界欠清,周围见少许团片状短 T1、短 T2 信号(A~C),DWI 序列(D)呈高信号,ADC 值(E)为 $(0.673~0.747)\times10^{-3}\ mm^2/s$,增强扫描(F~I)呈轻度强化。

所示。

### （四）鉴别诊断

（1）Ⅰ型子宫内膜癌：为雌激素相关型，主要指在子宫内膜增生的基础上发展而致的子宫内膜腺癌，占大多数。发病年龄大部分为绝经前或围绝经期，高分化，子宫肌层浸润较浅，有比较稳定的临床过程和较好的预后。

（2）子宫内膜间质肉瘤：起源于子宫内膜间质细胞，可位于内膜区、肌层或浆膜下，是一种罕见的妇科肿瘤。MRI显示肿瘤呈向心性均匀强化，瘤体突破子宫肌层，可见子宫破口或通道征，且瘤体内可见多发蜂窝状血管影。

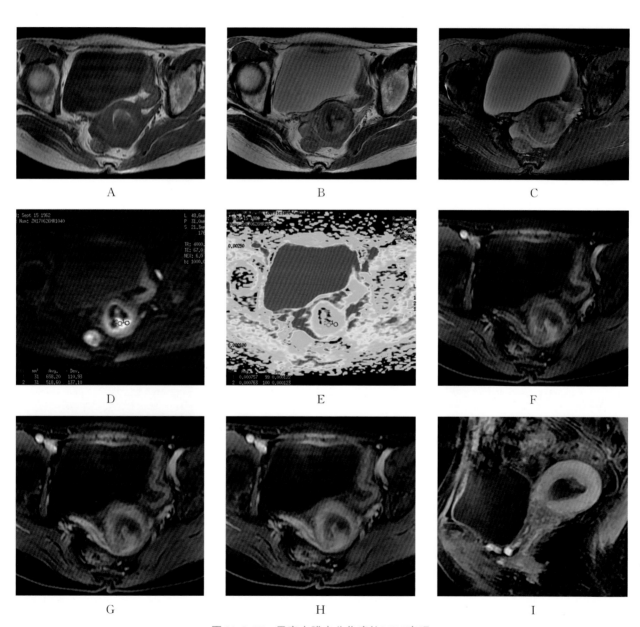

**图14-2-17　子宫内膜未分化癌的MRI表现**

患者女性，54岁，子宫内膜未分化癌。子宫内膜局部不规则增厚，较厚处约12 mm，局部低信号结合带模糊不清，宫腔内见条片状短T1、短T2混杂信号（A～C），DWI序列（D）示宫腔左后缘近宫底处见斑片状明显高信号，大小约1.4 cm×1.1 cm，ADC值（E）约0.75×10$^{-3}$ mm$^2$/s，增强后（F～I）轻中度不均匀强化。

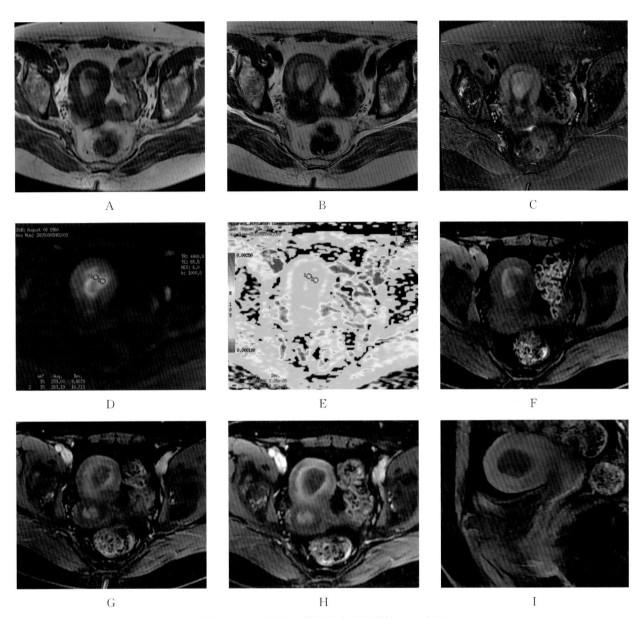

图 14-2-18 子宫内膜神经内分泌癌的 MRI 表现

与图14-2-15为同一患者,子宫内膜神经内分泌癌。子宫内膜增厚,约2.3 cm,子宫内膜呈短 T1、长 T2信号(A～C),DWI序列(D、E)呈高信号,增强扫描后(F～I)轻度不均匀强化。

## (五)诊断关键要点

(1) Ⅱ型子宫内膜癌多见于绝经后年老体瘦妇女,主要症状为不规则阴道出血。

(2) 癌周的内膜为萎缩性子宫内膜,癌组织分化低。雌、孕激素受体不表达或弱表达。

(3) 超声示子宫内膜增厚,回声不均,子宫肌层受侵,彩色多普勒超声提示子宫肌层、子宫内膜出现丰富的血流信号。

(4) CT增强及其三维重建技术不仅可以显示子宫腔内软组织影,还可以清楚显示子宫周围脏器侵犯、淋巴结及远处转移。

(5) Ⅱ型子宫内膜癌MRI基本表现和早期表现与Ⅰ型子宫内膜癌有一定的相似之处,但Ⅱ型子宫内膜癌分化差、细胞密度高、肿瘤血管生成丰富,侵袭性更强,DWI、IVIM-DWI、DCE-MRI技术能提供上述组织特征的定量信息,结合形态学表现,可以与Ⅰ型子宫内膜癌鉴别并做出Ⅱ型子宫内膜癌的诊断,有助于术前科学地制定治疗方案。

(6)基于多参数MRI的影像组学可以提供丰富的Ⅱ型子宫内膜癌的微观特征和定量参数,增加影像诊断信心和鲁棒性。

(郑小敏 董江宁 邱 俊)

# 六、子宫内膜间质肉瘤

## (一)概述

子宫内膜间质肉瘤(endometrial stromal sarcoma,ESS)是来源于子宫内膜间质细胞少见恶性肿瘤,占子宫恶性肿瘤的0.2%~1%。2014年WHO将其分为子宫内膜间质结节(endometrial stromal nodule,ESN)、低级别子宫内膜间质肉瘤(low-grade endometrial stromal sarcoma,LG-ESS)、高级别子宫内膜间质肉瘤(high-grade endometrial stromal sarcoma,HG-ESS)和未分化子宫肉瘤(undifferentiated uterine sarcoma,UUS)。ESS多见于育龄妇女,患者常以盆腔包块、不规则阴道出血等症状就诊。ESS发生的风险因素包括雌激素长期刺激、肥胖、糖尿病等。ESN是良性病变,患者多为绝经前妇女,结节边缘光滑,呈膨胀式生长,无肌层或脉管侵犯。LG-ESS约占80%,病灶发展缓慢,生物学行为温和、惰性,5年生存率约91%。GH-ESS与未分化肉瘤侵袭性强,发展快,易转移,预后多不良,5年生存率仅33%。目前ESS多采用综合治疗,即手术联合放化疗、激素治疗等。

## (二)病理表现

ESS起源于子宫内膜间质细胞或肌层未分化的原始间质细胞,极少数可发生于子宫外,如盆腔、卵巢或腹膜等,可能与子宫内膜异位或原始米勒管细胞恶变有关。少数ESS可伴多种组织成分分化,以平滑肌或性索-间质样分化相对多见,若平滑肌分化区域超过30%,则称为混合子宫内膜间质-平滑肌肿瘤(mixed endometrial stromal and smooth muscle tumors,MESSMT)。

ESS大体形态多不规则,呈菜花状或息肉样突向宫腔或弥漫性浸润肌层,切面呈灰白色或灰黄色,质地软或脆。肿瘤内血管丰富,常伴坏死、囊变、出血。镜下LG-ESS肿瘤细胞呈梭形或卵圆形,大小较一致,胞质少,肿瘤细胞间可见大量薄壁小血管,间质可胶原化或黏液变。HG-ESS肿瘤细胞呈圆形或卵圆形,细胞核空泡状,核仁明显,病理性核分裂象常见,易出血、坏死。UUS细胞呈多形性,缺乏平滑肌或子宫内膜间质分化,浸润性生长。ESS具有明显病理组织及分子遗传学的异质性,目前多联合应用CD10、Cyclin D1、ER、PR、h-Caldesmon、SMA和Desmin等进行鉴别诊断。大部分HG-ESS存在YWHAE-NUTM2基因融合。示例如图14-2-19所示。

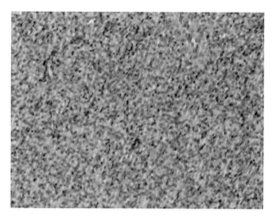

图14-2-19 子宫内膜间质肉瘤病理学表现

患者女性,41岁,子宫内膜间质肉瘤。镜下表现(HE,×200):肿瘤细胞呈卵圆形,大小较均一,胞质少,肿瘤细胞间可见薄壁小血管。免疫组化:CD10(+)ER(+),PR(+),Cyclin D1(弱+),Desmin(部分弱+),SMA(−),h-Caldesmon(−),Ki-67(+,约30%)。

## (三)影像学表现

依据病灶发生部位、形态特点及生长方式,ESS影像学上分为:① 宫腔内型;② 肌层浸润型;③ 肌层肿块型;④ 浆膜下型;⑤ 子宫外型。大多数位于子宫肌层,其次是子宫腔,或子宫体宫腔同时受累,子宫外少见,与子宫肌瘤发生部位相似。ESS影像表现分为实性、囊实性和囊性。囊实性病变呈"卵石征",与颗粒细胞瘤影像表现类似。ESS病灶边界与病变的恶性程度和生长方式相关,子宫肌层内浸润性ESS边界模糊,可沿血管蒂或子宫圆韧带、阔韧带呈蚯蚓状向宫外蔓延。LG-ESS囊变、出血、坏死少见,高级别ESS易囊变、坏死或黏液变,黏液变时病灶周围呈"环岛征"。

ESS在T$_1$WI序列呈等、稍低信号,T$_2$WI序列表现为结节状、蠕虫样或弥漫性稍高或高信号,HG-ESS与LG-ESS均可表现T$_2$WI序列低信号带、边缘结节、瘤内结节和"蠕虫"样肌间结节等。病灶内出血时信号混杂,出现短T1高信号或短T2低信号。DWI序列因病灶扩散受限呈高信号,ADC值

减低。DWI序列有助于ESS与T$_2$WI高信号平滑肌瘤或息肉等良性病变鉴别。ESS病灶实性部分多明显持续强化,常高于子宫正常肌层强化。病灶内或周围可见增粗迂曲血管。"羽毛样强化"方式有助于鉴别HG-ESS与LG-ESS。示例如图14-2-20、图14-2-21所示。

### (四)鉴别诊断

ESS临床症状及体征缺乏特异性,术前易误诊。主要与平滑肌瘤、子宫内膜癌、平滑肌肉瘤、癌肉瘤等鉴别。

(1)平滑肌瘤:女性生殖系统最常见的良性肿瘤,好发于30~50岁,T$_1$WI序列呈等信号,T$_2$WI序

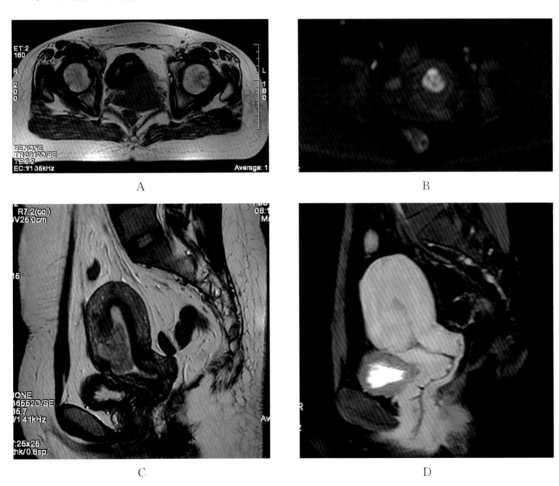

**图14-2-20　子宫内膜间质肉瘤MRI表现**

与图14-2-19为同一患者,低级别子宫内膜间质肉瘤。T$_1$WI序列、DWI、T$_2$WI矢状位、T$_1$WI增强序列矢状位(A~D),宫体前壁见一息肉样灰白结节,肿块大小3 cm×2 cm×2 cm,肿瘤侵及深肌层。T$_1$WI序列呈等信号,DWI序列呈明显高信号,T$_2$WI序列呈不均匀高信号,增强后病灶明显强化,略高于子宫肌层。

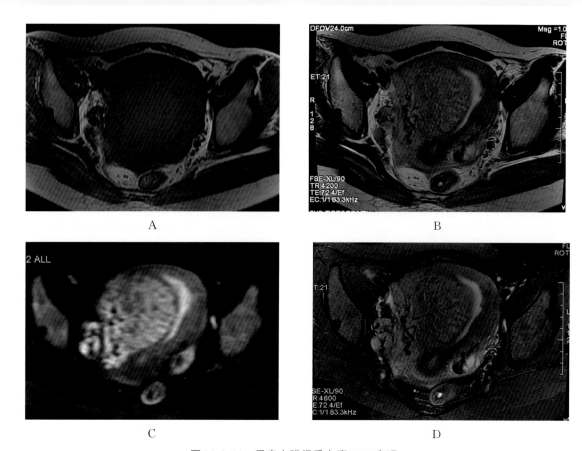

图 14-2-21　子宫内膜间质肉瘤 MRI 表现

患者女性,34 岁,子宫内膜间质肉瘤。$T_1WI$、$T_2WI$、DWI 轴位、$T_2WI$-FS 序列(A～D),子宫右侧壁肌层弥漫性病灶,$T_2WI$ 序列呈囊实性,病灶内见"蠕虫样"或"卵石征",病灶右缘见明显迂曲扩张血管,流空呈"无信号",DWI 序列呈稍高信号,ADC 值约 $1.10 \times 10^{-3}$ mm²/s,侵犯右侧附件。

列呈低信号,边界清楚,当肌瘤囊变、出血时信号可混杂。LG-ESS 多呈浸润性生长,边界不清。术前 ESS 易被误诊为子宫肌瘤变性,但 DWI 序列有助于鉴别。子宫肌瘤变性后呈不均匀强化,强化程度低于正常肌层。

(2)子宫内膜癌:表现为子宫内膜局限性或弥漫性增厚,其强化程度低于子宫肌层,ESS 多明显渐进性强化。

(3)子宫平滑肌肉瘤或内膜癌肉瘤:病灶常表现为不规则较大肿块,易出血、坏死,边界不清,扩散受限,不均匀强化,与 ESS 鉴别困难,需要依靠病理。

(4)子宫腺肌症或腺肌瘤:由子宫内膜异位于子宫肌间形成瘤样或肿块样病变,$T_2WI$ 序列主要表现为子宫结合带或(和)肌层局限性或弥漫性增厚,边界不清,信号不均匀,内见散在点状短 T1 和

长 T2 高信号是其较具有特征性影像表现。DWI 肿块多无扩散受限,强化程度轻。

(五)诊断关键要点

(1)ESS 是一种罕见的具有明显病理组织及分子遗传学异质性的子宫间叶源肿瘤。

(2)MRI 的 $T_2WI$ 序列表现为结节状、蠕虫样或弥漫性稍高或高信号,也可表现为 $T_2WI$ 序列低信号带、边缘结节、瘤内结节和"蠕虫"样结节等。

(3)DWI 序列呈高信号,ADC 值减低。

(4)ESS 实性部分明显持续强化,常高于子宫正常肌层强化,病灶内或周围可见增粗迂曲血管。

(唐　军　董江宁　陈玉兰)

# 七、子宫内膜癌肉瘤

## （一）概述

子宫内膜癌肉瘤（endometrial carcinosarcoma，ECS）也称恶性中胚层混合瘤或恶性混合米勒管瘤，组织学上由上皮癌和间叶肉瘤两种成分构成，上皮癌的成分最常见是高级别浆液性内膜癌或非特异性腺癌。ECS好发于中老年，常见于绝经后女性，主要症状和体征为绝经后阴道出血、腹痛及子宫体积迅速增大或腹盆腔包块。ECS占子宫恶性肿瘤比例小于5%，年发病率为0.5~3.3/10万，常来源于子宫，罕见于输卵管、腹膜。ECS易侵犯淋巴血管，30%~40%的患者就诊时存在子宫外转移，超一半患者术后出现复发。患者Tp53突变率占91%。风险因素包括接受过盆腔放疗、外源雌激素治疗、未孕、肥胖等。ECS属于子宫内膜肿瘤中较罕见的一种高度异质性的恶性肿瘤，早期病变局限于子宫，常表现为息肉样突入宫颈部，进展期常见淋巴结转移或（和）腹盆腔、肺转移。不同的成像方式，如CT、MRI、US或PET/CT、PET/MRI分子影像，在UCS的初诊、鉴别诊断、分期和随访中起着重要的作用。

ECS预后与肿瘤大小、肌层侵犯深度、有无淋巴结转移、有无附件侵犯、有无侵及血管等诸多因素相关。肿瘤分期是子宫ECS最重要的独立预后因素。CA125是一种特异性肿瘤抗原（正常值≤35 U/mL），可用于术后监测是否复发或转移。目前的有效根治方法是全子宫和双附件切除术及淋巴结清扫术，晚期患者则行减瘤手术或进行化疗和辅助性放疗。

## （二）病理表现

ECS由不同比例恶性上皮和间叶组织混合构成，分类上归为子宫内膜癌的一种特殊类型。其发病机理和组织学起源一直存在争议，最初认为ECS与肉瘤发病机制相似，后来研究发现ECS与肉瘤的发病机制不同，而且ECS的侵袭性主要取决于ECS的上皮成分。研究表明ECS是单克隆源性的，且大部分ECS的两种组织成分具有相似的染色体变异、细胞遗传学特征、一致的杂合性缺失、相同的Tp53突变等。ECS肿瘤大小差异很大，其恶性上皮组织由米勒管上皮分化而来，常为子宫内膜样癌和浆液性癌，但透明细胞癌、鳞状细胞癌和差分化癌也不少见。ECS的肉瘤可分为同源性和异源性两类，同源性常为子宫内膜间质肉瘤、纤维肉瘤或平滑肌肉瘤、去分化肉瘤，而异源性常为横纹肌肉瘤、软骨肉瘤、骨肉瘤和脂肪肉瘤等，伴横纹肌肉瘤成分预后较差。免疫组化结果显示所有癌组织CK阳性和肉瘤组织Vim阳性。

有关ECS组织起源的假说包括：①"碰撞假说"，认为ECS来源于两种独立的干细胞，并各自向癌和肉瘤两个方向分化。②"联合假说"，认为ECS起源于一种具有多向分化潜能的干细胞，受到致瘤因素刺激，在分化时向上皮和间叶两个方向演变。③"转化假说"，认为ECS是一种肿瘤细胞向另一种肿瘤细胞的转化，而且是癌细胞向肉瘤细胞的转化。目前"转化假说"得到了广泛接受和支持。"碰撞假说"与ECS的单克隆源性不相符。"联合假说"没有确切解释上皮成分与间叶成分之间的相互影响和依赖关系。"转化假说"可以由肿瘤细胞明显EMT相关基因突变解释，同时肿瘤细胞存在活跃的EMT转化（上皮间质转化）。示例如图14-2-22所示。

## （三）影像学表现

ECS组织结构复杂，恶性程度高，侵袭性强，依据肿瘤期别和组织学构成MRI表现如下：

（1）局限性宫腔早期病变MRI表现多呈实性等T1、长T2信号，可伴小囊变，易出血，在$T_1WI$序列呈高信号，在$T_2WI$序列则呈混杂高信号。病灶多呈外生型生长方式，易通过宫颈管向外脱垂或侵犯。

（2）DWI肿瘤实性部分呈高信号，ADC值减低。ADC值和MRS胆碱峰值对ECS鉴别有一定的诊断价值。

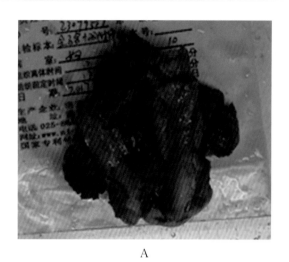
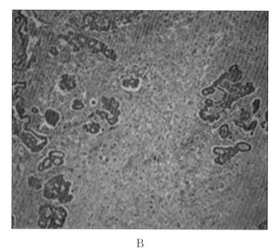

图14-2-22 子宫内膜癌肉瘤病理学表现

患者女性,51岁,子宫内膜癌肉瘤。大体病理(A):子宫腔内息肉样隆起型肿块,大小约5.0 cm×2.8 cm× 2.5 cm。镜下表现(HE,×200)(B):其中癌组织为高级别浆液性癌和子宫内膜样腺癌(Ⅰ级),肉瘤组织为高级别子宫内膜间质肉瘤,肿瘤组织侵及浅肌层,向下未累及宫颈管。免疫组化:CK(pan)(上皮+),p53(3+), Vim(少量+),ER(1+,约10%),PR(2+,约15%),CD10(肉瘤细胞+),WT1(-),Desmin(-),SMA(-), S-100(-),Myogenin(-),MyoD1(-),Ki-67(+,约85%)。

(3)ECS可以表现为明显不均匀强化或渐进性强化,延迟期病灶表现为轻度强化,但强化程度低于邻近的子宫肌层,可能与ECS的组织含肉瘤成分有关,表现为间叶源肉瘤不均匀明显强化或延迟强化特点。ECS坏死明显时则见大片无强化区。如果上皮成分含小细胞癌,则MRI平扫及强化特点类似淋巴瘤,信号较均匀,DWI序列呈高信号、ADC值显著低,轻度较均匀强化,肿瘤实性成分多但坏死少见。

(4)进展期ECS易子宫外转移,转移灶一般比宫内病灶大,多呈囊实性,典型呈斑片状渐进性强

化,黏液变区无强化。腹盆腔可伴不同程度积液。

超声常用于ECS初诊评估,PET-CT可用于ECS术前分期、淋巴结定性评估和术后随诊。ECS恶性程度高,PET-CT上肿瘤细胞高摄取FDG。示例如图14-2-23、图14-2-24所示。

(四)鉴别诊断

ECS术前主要与以下肿瘤相鉴别:

(1)子宫内膜间质肉瘤:起自子宫内膜间质细胞,具有局部浸润、脉管内瘤栓和易复发的特点。

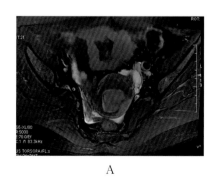
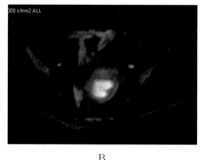
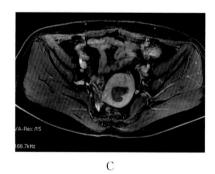

图14-2-23 子宫内膜癌肉瘤MRI表现

与图14-2-22为同一患者,子宫内膜癌肉瘤。T₂WI-FS序列、DWI序列、增强影像(A~C),T₂WI-FS序列呈实性为主高信号伴小囊变,DWI序列扩散明显受限呈高信号,轻度强化延迟呈低信号。

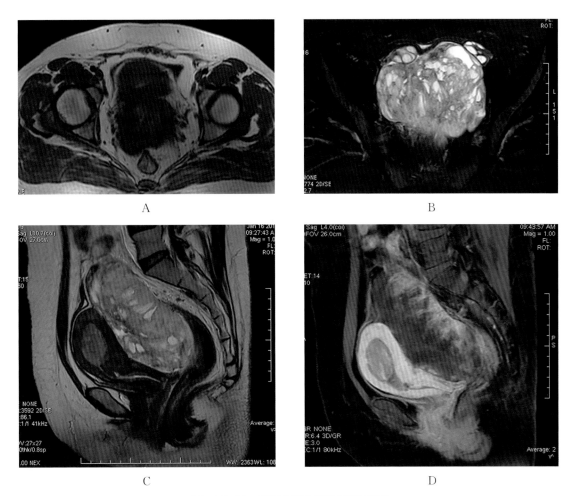

**图 14-2-24 子宫内膜癌肉瘤 MRI 表现**

患者女性,36 岁,子宫内膜癌肉瘤。$T_1WI$ 序列、$T_2WI$-FS 轴位序列、矢状位 $T_2WI$ 序列及 3D Quick $T_1WI$ 序列增强(A～D)。$T_1WI$ 序列宫腔及盆腔内病灶均见斑片状短 T1 信号(出血),$T_2WI$-FS 序列及 $T_2WI$ 序列,病灶呈囊实性伴黏液变,可见"液-液平面",盆腔病灶前缘两侧可见受压推挤的正常卵巢,病灶呈不均匀"云絮"状明显渐进性强化,其间见大片无强化区。

MRI 表现为较大实性、囊实性或囊性肿块。多数发生在宫腔内或子宫肌层,极少数可发生于子宫外。ECS 间叶成分为内膜间质肉瘤时 MRI 表现类似,术前很难鉴别。

(2)平滑肌肉瘤:多发生于宫体肌壁间,肿瘤坏死明显,中等度或明显强化,盆腔转移少见。

(3)子宫息肉、内膜增生及子宫内膜癌:ECS 早期病灶较小时与内膜息肉、增生或内膜癌在形态上表现可能类似,但增生或息肉一般扩散很少受限,坏死出现少见,强化方式类似正常子宫内膜,子宫癌肉瘤与子宫内膜癌常规 MRI 鉴别困难,但一些 MRI 功能成像或动态增强扫描可以一定程度上用于鉴别诊断。

## (五)诊断关键要点

(1)子宫内膜癌肉瘤是一种高度恶性子宫内膜肿瘤,侵袭性强,生存率低,其特点是具有相对独特的影像学表现、病理特征及易复发、易转移的倾向,全面了解其独特性对于提高 ECS 多学科诊治水平及预后是必要的。

(2)早期 ECS 表现为子宫内膜增厚或宫腔内带蒂息肉样或充满宫腔弥漫性病变,可伴有蒂或宽基底,多呈稍长 T1、长 T2 信号,出血囊变易见,信号可混杂,DWI 序列呈高信号,强化方式多样,可轻度、中等或明显强化,病灶早期可侵犯肌层,显示结合带破坏、中断。

（3）中晚期ECS易宫外或淋巴结转移，肿瘤出血、囊变更常见，致平扫MRI信号混杂，扩散受限，强化方式多样。

分子影像如PET-CT和一些功能成像如全身DWI成像也在ECS诊断、鉴别、分期及治疗后随诊中发挥着越来越重要的作用。

（唐　军　陈玉兰　董江宁）

# 八、子宫平滑肌肉瘤

## （一）概述

子宫平滑肌肉瘤(uterine leiomyosarcoma,LMS)，是起源于子宫平滑肌组织的间叶组织来源的肉瘤，为一种较罕见的恶性子宫肿瘤，约占所有子宫恶性肿瘤的1.3%，属于子宫肉瘤最常见的一种类型，约占子宫肉瘤的50%。可原发于子宫平滑肌，也可由平滑肌瘤恶变而来。好发于围绝经期及绝经期妇女。病因与孕次或产次无关，年龄是LMS的危险因素。绝经后子宫短期内迅速增大较具特征性。

LMS起源于子宫肌层，容易侵犯邻近子宫内膜向腔内生长。病理上分为三型：经典型、上皮样型和黏液样型。临床表现：主要症状为异常阴道出血、下腹部疼痛或盆腹腔包块。后期可能侵犯邻近

器官出现相应症状，如累及输尿管导致肾积水等，侵犯直肠可以引起大便性状改变及便血；也可能出现远处转移，肺是最常见的远处转移器官。

## （二）病理表现

大体表现：平滑肌肉瘤直径平均为6~9 cm，质软呈鱼肉样，边界不清。切面呈灰黄色或灰红色，常伴出血及坏死。

镜下表现：普通平滑肌肉瘤由富含嗜酸性胞质的梭形细胞构成，呈束状排列，常见纵向胞质纤维，三色染色最明显；细胞核呈梭形，通常末端钝圆，核深染，染色质粗，核仁明显。低分化肿瘤中细胞多形性明显。诊断平滑肌肉瘤的主要标准是出现核异型性、核分裂指数增高及凝固性肿瘤细胞坏死。

免疫组化：平滑肌肌动蛋白SMA(＋)，Desmin(＋)，p16(＋)，p53(＋/－)。示例如图14-2-25所示。

## （三）影像学表现

### 1. 超声表现

表现为子宫体积增大，肿块形态不规则，内部回声紊乱，瘤内坏死时出现不规则无回声区，肿瘤与周围子宫肌层分界不清，正常子宫内膜结构消失；多普勒超声表现：肿瘤内血流信号丰富，频谱多普勒可探及低阻动脉频谱(RI＜0.4)。示例如图14-2-26所示。

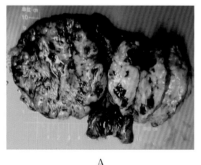
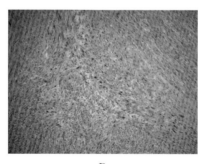
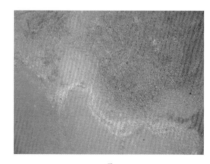

A　　　　　　　　　　B　　　　　　　　　　C

图14-2-25　子宫平滑肌肉瘤的病理学表现

患者女性，64岁，子宫平滑肌肉瘤。大体病理(A)：肿瘤大小约9.2 cm×8.5 cm×7.5 cm，切面灰红灰黄质软，呈旋涡状，部分区域见出血。镜下表现(B、C)：镜下细胞明显异型，核分裂＞10个/10HPF，伴有灶性坏死。免疫组化：Desmin(＋)，SMA(＋)，h-Caldesmon(＋)，CD10(－)，p16(＋)，p53(2＋，约30%)，Ki-67(＋，约50%)。

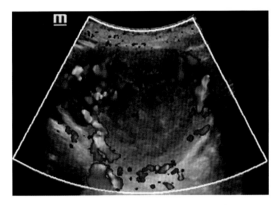

**图14-2-26　子宫平滑肌肉瘤的超声表现**

患者女性，56岁，子宫平滑肌肉瘤。多普勒超声图像：子宫体积增大，其内扫及82 mm×85 mm×90 mm不均质实性低回声，与子宫肌层分界不清，前壁正常肌层消失，后壁肌层菲薄，病灶内见丰富彩色血流信号，内可探及低阻动脉频谱，RI：0.33。宫腔结构显示不清。

**2. CT表现**

子宫体积增大，LMS常表现为不规则混杂密度肿块，内可见斑片状低密度区，边界不清，多无钙化；增强后肿瘤呈明显不均匀强化，内可见条形、斑片状低密度不强化区；肿瘤可侵犯邻近的直肠与膀胱壁的外膜和肌层，继发淋巴结转移可见盆腔及腹膜后肿大淋巴结影。

**3. MRI表现**

子宫平滑肌肉瘤主要位于子宫肌壁间，呈浸润性生长，与子宫正常的肌层分界不清。与邻近肌肉相比，在T₁WI序列呈等至稍高信号，若伴出血，可见散在斑片状明显高信号；T₂WI及T₂WI抑脂序列上肿块呈中等高信号，边界不清，中央可见斑片状坏死、囊变区。若肿瘤由子宫肌瘤恶变而来，T₂WI序列瘤体内可见肌瘤样低信号或伴有多发肌瘤低信号。LMS的实性成分扩散受限，DWI序列呈高信号，ADC图为低信号、ADC值低。MRI多期增强肿块明显不均匀强化，早期强化明显，延迟期对比剂廓清；中央坏死区和囊变区不强化。示例如图

14-2-27所示。

**（四）鉴别诊断**

（1）退变性子宫平滑肌瘤：MRI表现与子宫肌瘤的退变类型有关，部分类型与LMS鉴别困难。T₂WI序列以低信号为主，肌瘤内混杂高信号最常见；T₁WI序列呈等/低信号；DWI序列以高信号为主，等、低信号均可见；增强后多呈不均匀强化，退变区轻微强化或不强化。

（2）子宫内膜癌：起源于子宫内膜，表现为子宫腔内的不规则肿块；子宫内膜中断常侵犯子宫肌层；T₁WI序列呈等信号，T₂WI序列呈稍高信号，高于子宫肌层，低于子宫正常内膜；DWI序列呈高信号、ADC值低；增强后不均匀强化。

（3）子宫腺肌瘤：T₁WI序列呈等信号，T₂WI序列呈低信号，信号强度与子宫结合带相似，边缘模糊，与周围肌层分界不清，没有假包膜；由于异位的子宫内膜出血、水肿和腺体囊性扩张，表现为瘤体内T₂WI和T₁WI序列均可见散在、多发高信号微囊样改变。

**（五）诊断关键要点**

（1）LMS多见于围绝经期妇女；肿块体积较大、位于子宫肌壁间，可突破假包膜并侵及肌层。

（2）肿瘤密度与邻近的子宫肌层相似，T₂WI及T₂WI抑脂序列上肿块呈中等高信号，且信号明显不均匀，内见不规则出血、坏死或囊变区。

（3）DWI序列呈高信号，ADC图呈低信号、ADC值低。

（4）CT、MRI增强肿块呈富血供强化，延迟期廓清，中央坏死区域不强化。

（5）常侵犯盆腔直肠、膀胱等器官，伴有淋巴结转移和远处转移，肺是最常见的远处转移器官。

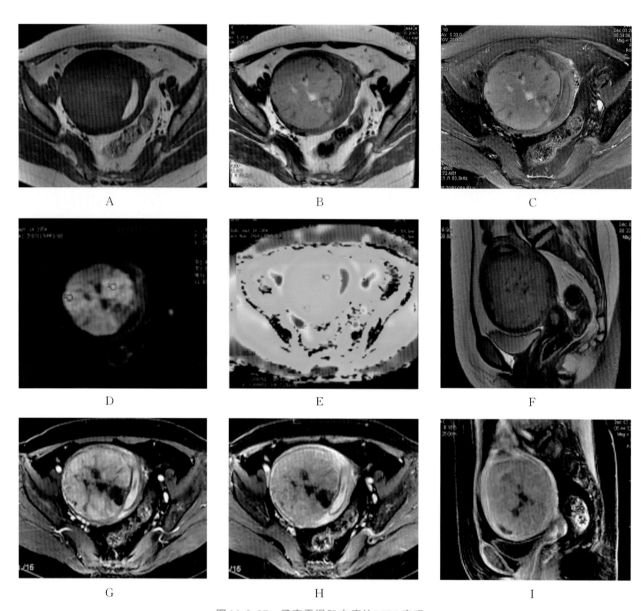

**图14-2-27　子宫平滑肌肉瘤的MRI表现**

与图14-2-25为同一患者,子宫平滑肌肉瘤。肿瘤位于宫体右侧肌壁间,大小约8.4 cm×8.6 cm×8.3 cm,边界清楚,可见假包膜,宫腔受压、左移;与邻近肌肉相比,T$_1$WI序列(A)呈等至稍高信号,T$_2$WI及T$_2$WI抑脂序列(B、C)肿块呈稍高信号,内见小片状液化坏死信号;DWI序列(D)病灶主体呈高信号,ADC伪彩图(E),ADC值为$(0.78\sim0.87)\times10^{-3}$ mm$^2$/s;增强后(G~I)动脉期明显不均匀强化,中央见不强化坏死区,延迟期强化程度减低,提示对比剂廓清。

（陈　芳　阚　宏　董江宁）

# 第三节　卵巢良性肿瘤

## 一、卵巢囊腺瘤

囊腺瘤可见于卵巢、乳腺、肾腺、胰腺、肝脏等器官，以卵巢囊腺瘤最为多见。由于腺瘤的管腔中有分泌物潴留呈腺囊样扩张，故称为囊腺瘤；囊腺瘤由于被覆内壁的腺上皮细胞的增殖，形成多数大小不一的房室，内容可有浆液、黏液、假黏液、胶质等多种物质。

卵巢囊腺瘤(cystadenoma of ovary，COA)是女性盆腔内常见的上皮来源的肿瘤，具有较高的发病率，在临床上较为常见，多数为良性肿瘤。临床常将卵巢囊腺瘤分为浆液性囊腺瘤和黏液性囊腺瘤两种类型。

### 卵巢浆液性囊腺瘤

#### (一) 概述

卵巢浆液性囊腺瘤(serous cystadenomas of ovary)为卵巢良性上皮肿瘤中最常见的一种，肿瘤上皮主要由类似输卵管黏膜上皮组成，可分为单纯性和乳头状两种，后者囊壁较厚，易恶变。目前卵巢肿瘤病因不明，可能与环境、内分泌及遗传等因素有关。

临床表现：浆液性囊腺瘤自幼年至绝经后均可发生，好发年龄为30～40岁，12%～25%为双侧发生，常见腹部肿块，早期肿块较小，可无明显症状，肿块增大时则感腹胀、腹痛或压迫症状。浆液性乳头状瘤之外生性乳头常可脱落，种植于腹膜和盆腔器官表面，故腹水症状较多见。

#### (二) 病理表现

大体病理：肿瘤多为圆形、卵圆形囊性肿块，表面光滑，剖面单房或少房，囊内容物为稀薄的透明水样或淡黄色液体，壁菲薄，内壁光滑或可衬覆稀疏或致密乳头簇。

镜下表现：镜下可见囊壁、腺腔或乳头皆衬覆单层输卵管型上皮，内衬单层立方或矮柱状纤毛细胞，细胞核没有明显的非典型性，也可以内衬非纤毛性立方或柱状分泌细胞。由于浆液积聚，上皮受压变扁，间质形态不恒定，或呈致密纤维性或呈明显水肿性，少数情况下，可出现砂粒体。

免疫组化：卵巢浆液性囊腺瘤表达常规的上皮标记，如CK、EMA、MOC-31；同时表达ER、PAX8、WT1和p63，并无p53的异常表达，Ki-67增殖指数一般较低。

示例如图14-3-1所示。

#### (三) 影像学表现

**1. 超声表现**

超声检查卵巢囊腺瘤囊壁完整，边界清晰；单纯性囊腺瘤壁光滑，多为单房，内部呈无回声；乳头状囊腺瘤囊壁尚光滑，囊壁上可见大小不一的乳头状光团突入囊内，基底稍窄。示例如图14-3-2所示。

**2. CT表现**

浆液性囊腺瘤大多数为单房，囊液呈水样低密度；双房及多房少见，多房时分房数量明显少于黏液性囊腺瘤，形态也较规则；增强后囊壁及分隔轻度强化，囊壁分隔呈细线样，表面光滑，囊内壁乳头状突起少见，一般较小，难以发现。少数囊壁或囊内可见点状或条片状钙化。示例如

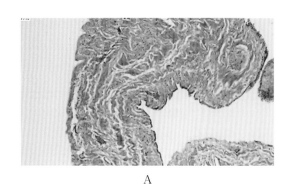

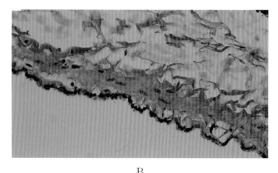

A

B

**图14-3-1　卵巢浆液性囊腺瘤病理表现**

患者女性,49岁,右侧卵巢浆液性囊腺瘤。镜下可见纤维性囊壁(HE,×100)(A),内衬单层立方上皮(HE,×400)(B),细胞无异型性。

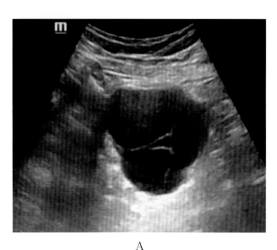

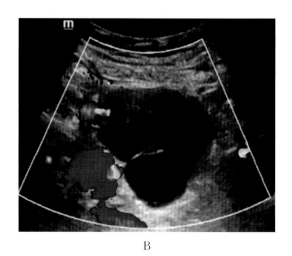

A

B

**图14-3-2　卵巢浆液性囊腺瘤超声表现**

与图14-3-1为同一患者,右侧卵巢浆液性囊腺瘤。盆腔偏右侧无回声肿块(A),内可见数条分隔,边界清楚、规则。CDFI(B):周边及隔上可见点状血流信号。

图14-3-3所示。

### 3. MRI表现

浆液性囊腺瘤最常见的表现为单房囊性病变,缺乏实质性成分;单房性浆液性囊腺瘤呈圆形、椭圆形,囊壁薄而规则。多房性较单房性浆液性囊腺瘤少见,体积较大,囊壁和间隔薄而细致,囊液含蛋白量微少,在$T_1WI$序列为低信号,强度与子宫肌层相同或稍低,在$T_2WI$序列为高信号,囊壁和分隔结构在$T_1WI$和$T_2WI$序列皆为低信号,DWI序列一般为低信号;极少数肿瘤囊壁或分隔出现单个或数个小乳头状突起,直径一般小于5 mm,增强后囊壁、分隔和乳头呈轻度强化。

### (四)鉴别诊断

(1)卵巢囊肿:单发或多发小囊肿,圆形或卵圆形,直径一般小于5 cm,内多无间隔或软组织成分,囊壁薄而光滑、厚薄均匀,一般不会出现乳头状结节及钙化,增强后囊壁不强化。

(2)卵巢巧克力囊肿:临床有典型的周期性痛经史,一般体积较小。其囊液的MRI表现因反复出血而致信号变化多样,可见特征性出血信号,即$T_1WI$、$T_2WI$及$T_2WI-FS$序列囊液均为高信号;囊壁薄,无分隔,增强扫描囊内容物无强化,仅可见囊壁轻度强化;一侧或两侧卵巢囊性肿块,由于反复出血,囊肿穿破后新的出血又被包裹,在大囊周围

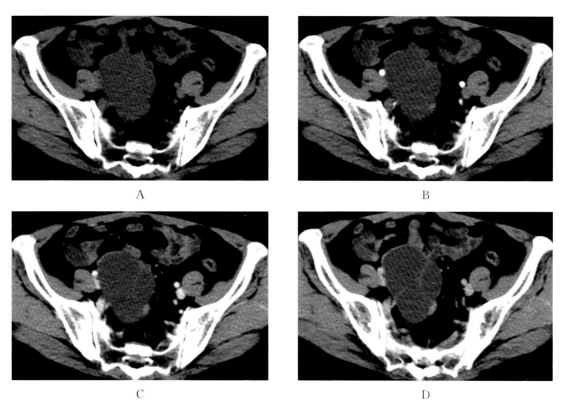

图 14-3-3　卵巢浆液性囊腺瘤 CT 表现

与图 14-3-1 为同一患者,右侧卵巢浆液性囊腺瘤。CT 平扫(A)显示右侧附件区囊状低密度肿块影,呈水样密度;增强后动脉期、静脉期和延迟期(B~D)示囊壁及分隔轻度强化,囊壁分隔呈细线样,病灶左后壁可见结节状突起。

常伴多数小的囊肿,呈卫星束样改变,另外,出血可导致分层现象,显示液-液平面。

(3)卵巢黏液性囊腺瘤:常表现为含较多分房的巨大囊性肿块,分房密度或信号常不一致,当分房较少及单房时则与卵巢浆液性囊腺瘤两者难以鉴别。

## (五)诊断关键要点

(1)卵巢良性浆液性囊腺瘤为卵巢上皮肿瘤中最常见的一种,可分为单纯性和乳头状两种,多发于 30~40 岁。

(2)单房或少房,形态也较规则,囊内分隔细、少。

(3)各囊腔间密度相似且均匀,水样密度/信号,壁薄,边界清楚,增强后囊壁及分隔轻度强化,囊壁分隔呈细线样,表面光滑。

(4)囊内壁乳头状突起少见,若出现乳头状突起,直径一般小于 5 mm。

(5)少数囊壁或囊内可见点状或条片状钙化。

# 卵巢黏液性囊腺瘤

## (一)概述

卵巢黏液性囊腺瘤(mucinous cystadenomas of ovary)在良性卵巢上皮性肿瘤中发病率居第 2 位,仅次于浆液性囊腺瘤。95% 以上为单侧性,发现时往往体积较大。卵巢黏液性囊腺瘤大多数为良性,预后良好。

临床表现:黏液性囊腺瘤多见于生育年龄女性,以 30~50 岁为多。肿瘤较小者无任何症状,随肿瘤增大可出现腹部肿块、腹胀、腹痛等,并可生长为人体最大的肿瘤。中等大小的肿瘤,囊内液黏稠,比重大,较易扭转而引起腹痛。黏液性囊腺瘤自发破裂可产生腹水,也可因破裂导致肿瘤经腹膜播散形成腹膜假黏液瘤,15%~25% 肿瘤间质可呈现黄素化反应,因而引起月经失调或已绝经后出血等。

### (二)病理表现

大体病理:黏液性囊腺瘤呈圆形或椭圆形,肿瘤大小不一,小到数厘米,大到30 cm以上,多囊或多房,包膜厚,灰白色,外表面光滑;囊腔内可见胶冻样黏液,囊内结节或乳头结构不常见。

镜下表现:黏液性肿瘤的被覆上皮类似于宫颈内膜和肠上皮,乳头状结构和隐窝样结构被覆单层柱状细胞,细胞顶端有透明黏液,细胞核位于基底部(栅栏状)或为伴有杯状细胞的肠型上皮,纤维胶原性囊壁和间质。部分黏液性囊腺瘤可能有立方形上皮,类似于浆液性囊腺瘤,但是胞质内有黏液,而且没有纤毛细胞。

免疫组化:黏液上皮呈CK(pan)、EMA及CEA阳性,同时嗜铬素染色显示在肠型黏液上皮内散在的嗜银细胞和Paneth细胞。

示例如图14-3-4所示。

### (三)影像学表现

**1. 超声表现**

卵巢黏液性囊腺瘤体积常较大,甚至可充满盆腔、腹腔;多房性,囊内房隔较多、大小不等的囊腔为其特征,囊内壁绝大多数光滑,房内呈无回声或密集点状回声。示例如图14-3-5所示。

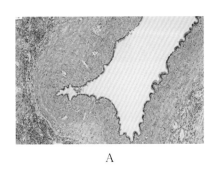 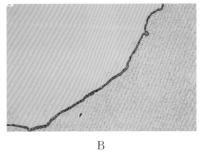 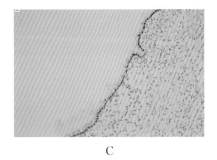

A                    B                    C

图 14-3-4  卵巢黏液性囊腺瘤病理表现

患者女性,48岁,右侧卵巢黏液性囊腺瘤。镜下可见纤维性囊壁,内衬单层柱状黏液上皮,细胞核位于基底层,无异型性(HE,×100)(A)。免疫组化:PAX-8(+)(B),CK7(+)(C)。

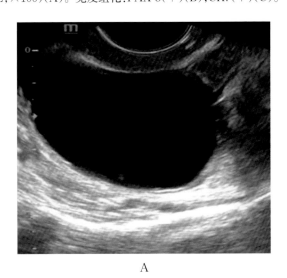 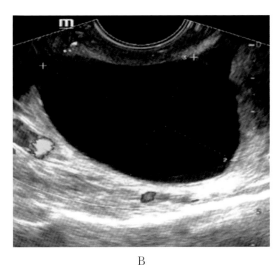

A                    B

图 14-3-5  黏液性囊腺瘤超声表现

与图14-3-4为同一患者,右侧卵巢黏液性囊腺瘤。盆腔右侧无回声肿块(A),边清规则,内可见光带分隔。CDFI(B):其内未见明显血流信号。

**2. CT表现**

肿瘤常表现为盆腔内较大肿块,巨大者可占据大部分盆腹腔。表现为圆形或椭圆形多房囊性;多数肿瘤囊壁及分隔薄而均匀,很少有乳头状突起,分房形态各异,有时不规则,肿瘤密度一般较浆液性囊腺瘤略高。不同分房密度可相同或差异,取决于囊液的蛋白含量;部分分房密度类似于实性结节的密度,需要CT增强来鉴别,增强后囊壁和分隔强化。部分分房内还可见分房。钙化发生率较浆液性囊腺瘤低。示例如图14-3-6所示。

**3. MRI表现**

黏液性囊腺瘤分房形态不一,大小不等,若见分房内分房(囊内囊),为典型表现。囊液内因含蛋白成分较多较稠,囊液信号可高于浆液性囊腺瘤,$T_1WI$序列呈低信号、高低混杂信号或等低混杂信号,$T_2WI$序列呈高信号为主,各囊之间信号可不一致,DWI序列呈高低混杂信号、高信号、等信号、低信号,增强后囊壁和分隔发生强化,若出现小囊簇拥大囊的征象,对诊断黏液性囊腺瘤有帮助;另外,囊内囊也是黏液性囊腺瘤的特征性表现。少数肿瘤囊壁或分隔毛糙,小结节状突起少见。示例如图14-3-7所示。

## (四)鉴别诊断

(1)浆液性囊腺瘤:大部分为单房,囊液信号均匀,各囊腔间密度相似且均匀,呈水样密度/信号,壁薄,边界清楚。若出现乳头状突起,直径一般小于5mm,乳头呈轻度强化。

(2)子宫内膜异位囊肿(卵巢巧克力囊肿):临床有典型的周期性痛经史,囊肿较小,由于反复出血,囊肿穿破后新的出血又被包裹,呈葡萄串状或大囊周围小囊,囊性信号因反复出血而致信号变化多样,特征性的$T_1WI$序列高信号,一般高于蛋白囊液的信号强度,$T_2WI$序列可见"阴影征"。

(3)成熟囊性畸胎瘤:属于生殖细胞肿瘤,又称皮样囊肿,病理上通常含3个胚层组织,以外胚层为主,因其成分复杂而致信号混杂,多数含脂肪组织,有时见脂-液平面,CT与MRI检出成熟脂质成分是诊断囊性畸胎瘤的关键,可与卵巢囊腺瘤相鉴别。

## (五)诊断关键要点

(1)卵巢黏液性囊腺瘤在良性卵巢上皮性肿瘤中发病率居第2位,仅次于浆液性囊腺瘤;好发于30~50岁的生育期女性,大多数预后良好。

(2)影像学表现为卵巢多房囊性肿块,肿瘤体积常较大,可充满盆腹腔。

(3)卵巢囊性肿块的分房形态各异,大小不一,分隔薄而均匀,可见分房的囊性肿块内再分房,囊内囊征象为典型影像学表现。

(4)囊液信号/密度可高于浆液性囊腺瘤,各囊之间信号可不一致,$T_2WI$序列呈高信号为主,$T_1WI$序列及DWI序列信号可呈多样性。

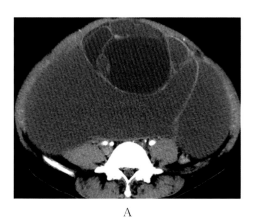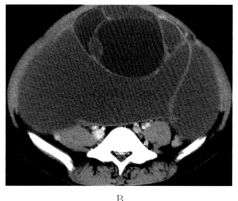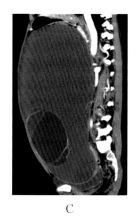

A　　　　　　　　　　　　　B　　　　　　　　　　　　　C

**图14-3-6　卵巢黏液性囊腺瘤CT表现**

患者女性,17岁,右侧卵巢黏液性囊腺瘤。腹盆腔内完整巨大囊性病变,椭圆形多房囊性,不同分房内的囊液密度有所差异,增强动脉期及静脉期(A、B)示囊壁及分隔薄而均匀,呈轻中度强化;矢状位增强(C)是肿瘤占据腹腔及盆腔。

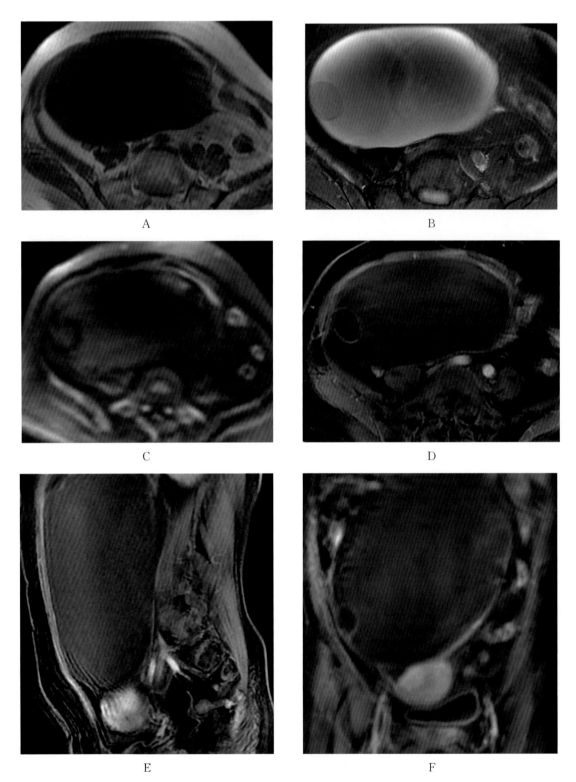

图 14-3-7　卵巢黏液性囊腺瘤 MRI 表现

患者女性,58岁,右侧卵巢黏液性囊腺瘤。腹盆腔内见巨大囊性包块影,$T_1WI$序列(A)呈低信号,$T_2WI$-FS序列(B)呈高信号,囊内可见相对稍低信号的小囊(囊内囊),囊壁光滑;DWI序列(C)呈稍低信号,MRI多平面增强(D~F)显示囊壁及分隔呈轻中度强化。

（5）囊壁和分隔有强化，但较薄，壁结节少见，分隔与壁结节增强后轻中度强化。

（邱　俊　董江宁　吴瑶嫒）

# 二、卵巢卵泡膜细胞瘤/纤维瘤

## （一）概述

卵泡膜细胞瘤-纤维瘤组（thecoma-fibroma group）是最常见的卵巢性索-间质组织来源的肿瘤，属于单纯间质细胞瘤，其发病率约占所有卵巢肿瘤的4%，占卵巢性索间质肿瘤的76.5%，为一组良性的卵巢性索间质肿瘤，极少数具有低度恶性潜能。

本病好发于中年人，30岁之前的发病率不足10%。它们是起源于卵巢髓质的一组良性肿瘤，根据其所含卵泡膜细胞和纤维母细胞成分比例的不同，可分为以下三个亚型：① 卵泡膜细胞瘤，几乎全部由卵泡膜细胞构成。② 卵泡膜纤维瘤，由卵泡膜细胞和纤维母细胞两组成分按不同比例构成。③ 纤维瘤，由纤维母细胞构成，几乎不含卵泡膜细胞。

鉴于该肿瘤具有重叠的多向组织学分化特点，病理学上有时也很难精确分类，2014年世界卫生组织（WHO）第4版《女性生殖器官肿瘤组织学分类》建议将其称为卵泡膜细胞瘤-纤维瘤组肿瘤，2020年第5版仍沿用第4版的定义。由于其中大多数可以产生和分泌雌激素，因此患者可表现为绝经后不规则阴道流血、月经异常、子宫内膜增生、子宫肌瘤和其他高雌激素血症相关症状，部分患者可合并腹盆腔积液、CA125升高等。卵泡膜细胞瘤-纤维瘤绝大部分为良性肿瘤，该肿瘤合并胸腹腔积液时，命名为Meigs综合征，手术切除后积液即可吸收，预后良好。

## （二）病理表现

大体病理：肿瘤呈圆形、椭圆形或分叶状实性病灶，均有完整包膜，病灶内可见大小不等坏死囊变区，切面呈灰白或灰黄色，质地硬，部分可见囊性变。

镜下表现：由卵泡膜细胞及纤维母细胞构成，伴有胶原化及钙化，呈带状或编织状排列，可见假小叶成分。

免疫组化：常用的免疫组织化学标志物有α-抑制素、Calretinin、CD99、WT1、melan-A、CD56、CD10等。示例如图14-3-8所示。

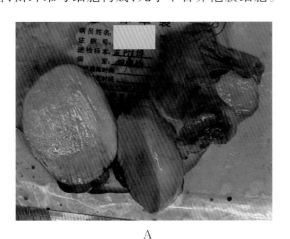
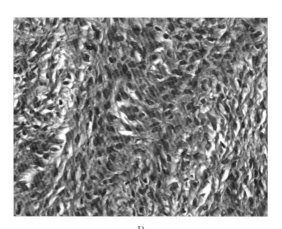

A　　　　　　　　　　　　　B

**图14-3-8　卵巢卵泡膜细胞/纤维瘤的病理学表现**

患者女性，94岁，右侧卵巢卵泡膜纤维瘤。大体标本（A）：右附件不规则多结节状肿物一枚，大小为17.5 cm×17.5 cm×5 cm，部分切面呈囊性，囊壁厚约0.2 cm，内含清亮液体，部分切面呈实性，切面灰黄灰白，质韧。镜下表现（×400）（B）：可见肿瘤细胞成片排列，与纤维素相间分布，瘤细胞境界不清，圆形或卵圆形，部分细胞质表现为一定程度的空泡化，核分裂象少见。免疫组化：Vim（+），Inhibin α（+），SMA（+/−），Desmin（−），CD10（−），ER（+），Ki-67（+，<3%）。

### (三)影像学表现

**1. 超声表现**

单侧附件区均匀低回声囊实性团块,边界清楚,呈圆形、椭圆形或分叶状,内部血供少,多数后方回声衰减,少数肿瘤内部可出现液化。

**2. CT 表现**

单发的类圆形或分叶状囊实性肿块,边界清楚,平扫实性成分密度多较均匀,接近或低于同层面肌肉密度,常出现大片囊变区,增强扫描强化较弱,部分瘤体动脉期内部出现细小迂曲的血管影,多期增强可见强化程度呈缓慢渐进性升高。可有包膜,厚度不均,增强强化程度高于肿瘤实性部分;肿瘤内部可有出血、钙化。可伴有胸腹腔积液、子宫内膜增厚或子宫肌瘤。

**3. MRI 表现**

多为单发的实性或囊实性肿块,边界清楚,$T_1WI$ 序列多为等、低信号,$T_2WI$ 序列呈混杂信号,DWI 序列呈稍高信号,ADC 值不低或稍低,增强扫描呈不均匀结节状、云絮状强化,表现为延迟性轻至中度强化,强化程度低于子宫肌层。$T_2WI$ 序列信号的高低与肿瘤内所含纤维母细胞成分的多少密切相关,信号越低,所含的纤维母细胞成分越多,反之则越少。卵巢卵泡膜细胞瘤-纤维瘤组肿瘤的囊变具有一定的影像学特征,囊变位置主要有中央型、周围型、外生型及弥漫型,囊变形态可有类圆形、裂隙状、点状等,但是无论哪种类型的囊变,其边界均较清晰。肿瘤内卵泡膜细胞与纤维母细胞成分的含量,与增强特征有直接关系,肿瘤含卵泡膜细胞成分越多,强化越明显,含纤维母细胞成分越多,强化程度相对越轻。同时可伴有腹盆腔积液、子宫内膜增厚、子宫肌瘤等。示例如图 14-3-9 所示。

### (四)鉴别诊断

(1)卵巢颗粒细胞瘤:附件区单发的卵圆形或浅分叶状囊实性或实性肿块影,信号混杂,边界清楚。其中以囊实性最为常见,多合并出血,形成液-液平面。增强扫描实性成分中、重度强化。可合并

盆腔积液、子宫内膜增厚、子宫肌瘤或子宫腺肌症。肿瘤内"海绵状"或"蜂窝状"小囊变和瘤内出血是其典型影像学特征。

(2)子宫浆膜下肌瘤或阔韧带肌瘤:多表现为宫旁的实性肿块,其 $T_2WI$ 序列信号也多为低信号,但肌瘤与子宫的关系密切,强化程度与子宫肌层近似。附件肌瘤的囊变区与实性成分分界模糊,而卵泡膜纤维瘤内囊变区与实性区分界清楚。

(3)卵巢硬化性间质瘤:是一种罕见的卵巢间质良性肿瘤,多见于20~30岁育龄期妇女,也可发生于儿童和绝经期妇女,因其具有内分泌功能而表现出相应的临床症状。表现为单发的类圆形肿块,边界清楚,有包膜,$T_2WI$ 序列呈稍低信号,周围可见迂曲的血管流空信号,$T_1WI$ 序列呈稍低信号,病灶内部可见高低混杂的梳齿样信号,增强扫描实性部分不规则明显强化,延迟期持续向心性强化,类似肝脏血管瘤样的"早出晚归"样强化。

(4)卵巢囊性腺纤维瘤:起源于生殖上皮细胞,可见于任何年龄,发病高峰在40~50岁。表现为包含实性成分的囊性肿块,实性部分、囊壁及分隔 $T_2WI$ 序列呈明显低信号,其内可见散在多发的囊性高亮信号,即"黑海绵征",为其特征性表现。

(5)卵巢支持-间质细胞瘤:多发生在绝经期前妇女,75%在30岁以下,出现女性男性化。一般表现为实性分叶状肿块,偶可伴有少许囊性部分,$T_2WI$ 序列呈低信号,增强明显强化。

(6)卵巢 Brenner 瘤:可见于任何年龄人群,多发生于绝经后的女性,边界清楚的实性肿块含有少许囊变,$T_2WI$ 序列呈低信号,实性成分中见斑点状、结节状或云絮状的钙化,为其特征性表现。

### (五)诊断关键要点

(1)卵巢卵泡膜细胞瘤/纤维瘤的 MRI 主要表现为卵巢囊实性肿块,有包膜,边缘光整。

(2)肿瘤的实性部分 $T_2WI$ 序列低信号是其特征性表现,尤其是卵巢纤维瘤以实性成分为主,表现为特征的 $T_2WI$ 序列低信号。

(3)实性区 DWI 序列呈稍高信号,ADC 值不低或稍低,符合良性肿瘤特点。

(4)MRI 多期增强扫描呈轻至中度的渐进性强

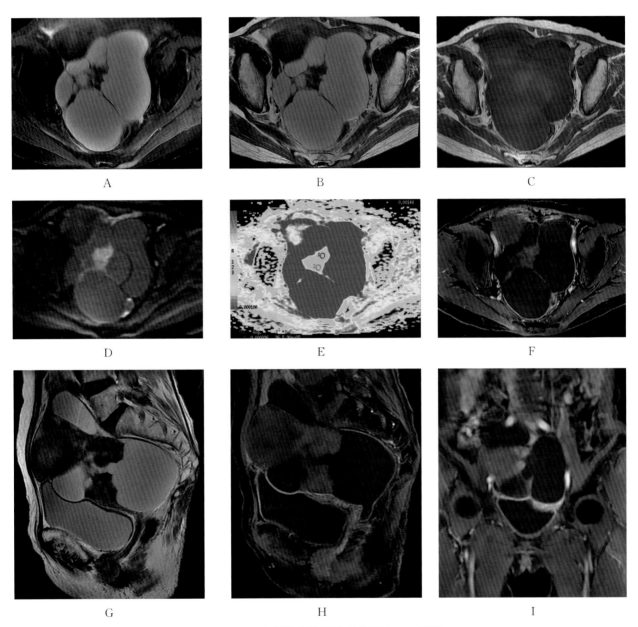

图 14-3-9　卵巢卵泡膜细胞/纤维瘤的 MRI 表现

与图 14-3-8 为同一患者，右侧卵巢卵泡膜细胞/纤维瘤。$T_2WI$ 抑脂序列(A)、$T_2WI$ 序列(B、G)、$T_1WI$ 序列(C)可见盆腔内一较大分叶状肿块，呈囊实性，其内见多发囊变区及分隔影，囊壁光整，大部分实性区 $T_2WI$ 序列呈低信号，合并少量盆腔积液；DWI 序列(D)、ADC 图(E)可见肿块实性区呈稍高信号，ADC 值为 $(0.996\sim1.03)\times10^{-3}\,mm^2/s$，囊液扩散不受限；轴位增强(F)、矢状面增强(H)、冠状面增强(I)示右侧附件区肿块实性区及囊壁、分隔呈轻至中度强化。

化,低于子宫肌层强化程度。

(5)可合并 Meigs 综合征,即腹盆腔、胸腔积液,随着肿瘤切除,积液可自行吸收。

(6)可引起高雌激素相关症状,如子宫内膜增厚、子宫肌瘤或子宫腺肌症。

(方梦诗　董江宁)

# 三、卵巢(囊)腺纤维瘤

## (一)概述

卵巢腺纤维瘤(ovarian adenofibroma,OAF)及卵巢囊腺纤维瘤(ovarian cystadenofibroma,CAF)是一组少见的来源于卵巢表面的生发上皮和间质组织的卵巢肿瘤,属于卵巢上皮性肿瘤的一种特殊类型。

本病多见于卵巢,也可见于副卵巢、输卵管、卵巢韧带等卵巢外区域。其发病率较低,占全部卵巢肿瘤的 1.0%~1.3%,发病年龄多在 40~60 岁之间,发病高峰年龄为 40~49 岁,也有文献报道好发于年长及绝经后妇女。多单侧发病,少数可双侧。肿瘤按照上皮细胞类型可分为浆液性、黏液性、子宫内膜样、透明细胞型及混合型等,以浆液性最多见。按照上皮细胞的分化程度分为良性、交界性及恶性,以良性居多,恶性较为罕见。肿瘤可表现为囊性、囊实性及实性,与上皮、间质成分的比例及上皮细胞的分泌活动有关。肿瘤的纤维间质中的腺体如呈腺管状,为腺纤维瘤;如呈囊性扩张,则为囊腺纤维瘤。

临床表现:多数患者无症状,多为体检或子宫、卵巢其他病变手术时偶然发现。当瘤体较大时压迫邻近器官可出现腹胀、腹痛、尿频等不适,合并子宫或(和)卵巢病变时可出现月经异常、阴道不规则流血等。肿瘤无内分泌功能,可同时伴发其他卵巢肿瘤,肿瘤标志物 CA125 多数正常,部分患者可升高。本病采用手术治疗,预后较好,若肿瘤演变为交界性或癌变,则应采取交界性上皮肿瘤或浸润性卵巢癌的手术方式。

## (二)病理表现

大体病理:肿瘤表现为大小不等的圆形、卵圆形或不规则分叶状肿块,外壁光滑,内壁附着数量不等的乳头状或砂粒样突起,多为宽基底、色灰白、质硬。多房囊性者囊内可见分隔,囊壁及分隔不同程度增厚,大部分囊液清亮,合并少量出血者内囊液略浑浊,陈旧性出血呈咖啡色。实性者质硬、切面灰白,见多发大小不等的小囊样改变。

镜下表现:囊壁为纤维组织,内衬单层柱状上皮,囊壁结节由纤维和腺上皮两种成分组成。以显著的纤维性间质内散在腺管样结构为其病理特征。纤维成分呈粗乳头状增生,被覆腺上皮,部分区域腺上皮内陷,在纤维间质内形成腺腔样结构,局部纤维可广泛胶原化。若上皮细胞复层化或出现乳头簇结构,且细胞异型明显,当以上形态范围超过 10% 时,但无明确间质浸润,则诊断为交界性囊腺纤维瘤;如出现明显的间质浸润,则恶变为浆液性癌。

免疫组化:结蛋白(Desmin)灶性阳性,波形蛋白(Vim)弥漫强阳性。

示例如图 14-3-10 所示。

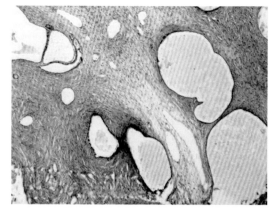

**图 14-3-10　卵巢腺纤维瘤病理学表现**

患者女性,48岁,双侧卵巢子宫内膜样腺纤维瘤。镜下表现:卵巢纤维间质内见多量腺管样结构,上皮呈输卵管样,局部上皮增生(HE,×100)。

## （三）影像学表现

**1. 超声表现**

良性OAF形态规则，边界清晰，多为单房或多房囊性（伴或不伴乳头状突起），或为囊实性，实性成分呈不均匀或均匀低回声，实性或乳头状突起后方出现回声衰减的表现，即"阴影征"，是因为乳头状突起实际上是坚硬的纤维组织，它们反射声波，表现为高回声，后方伴有声影，是CAF的特异性超声特征。CDFI示肿块内乳头状突起内无或仅有少许血流信号。约有30%的病例在囊壁及乳头间有钙盐沉着形成同心圆状排列，称为"砂粒体"。交界性或恶性CAF形态不规则，肿块内实性成分更多，实性部分或乳头状突起内可见丰富血流信号。

**2. CT表现**

卵巢（囊）腺纤维瘤典型的CT表现为卵巢附件区囊实性肿块，在实性成分内发现多个大小不等的囊泡或微囊，称这种表现为"筛孔征"或"蜂窝征"，具有一定的特征性；CT对显示囊壁及乳头的砂粒体钙化具有独特价值。CT增强肿瘤的实性部分、增厚囊壁及分隔、壁结节呈轻度强化或不强化，病理上该区域为纤维间质成分，瘤体的囊性成分不强化。

**3. MRI表现**

卵巢（囊）腺纤维瘤表现为单侧或双侧附件区囊性或囊实性肿块，实性较少见，当肿瘤发生于卵巢表面或输卵管系膜区时卵巢正常形态可存在，瘤体大小不等，主要和囊腔大小相关，不同比例的囊腔与纤维间质是肿瘤的影像学基础。

（1）肿瘤表现为囊性时，囊腔可呈单房或多房，形态多为圆形、椭圆形或分叶状，囊壁$T_2WI$序列呈等及低信号，规则的囊壁出现带状增厚或突起，此征象称为"地毯征"，是其特征性表现之一；囊性伴囊壁乳头状突起，是该病的另一个较为重要的特征，镜下乳头为富含纤维组织的轴心表面覆以同囊内壁相同的上皮组织。

（2）肿瘤表现为囊实性肿块时，实性、囊壁及分隔含有纤维成分，$T_1WI$序列呈中等偏低信号，$T_2WI$序列呈明显低信号（与骨盆肌肉相比），部分实性内见多发大小不等囊腔，囊腔分布于中央或边缘，呈

蜂窝状或海绵状结构，称为"蜂窝征"或"黑海绵征"。"黑海绵征"被认为是本病特征性表现，即在$T_2WI$序列呈明显低信号的实性成分内见散在单发或多发的囊性高信号影，从而形成黑色背景上配以高信号的影像特征。

（3）囊液的信号：囊液的成分不同，其信号表现不一，囊性成分$T_1WI$序列多呈低信号，$T_2WI$序列呈高信号，部分囊液合并出血时$T_1WI$序列可呈高信号。

（4）DWI序列示囊壁或实性成分呈等低或稍高信号，ADC值多较高，扩散无受限。

（5）动态增强扫描实性成分大部分呈轻、中度渐进性强化，TIC曲线多呈缓慢流入，囊液无强化。

（6）当肿瘤囊壁厚薄不均伴多发乳头，或实性成分$T_2WI$信号增高呈高低混杂信号，实性血供增加时，应警惕交界性或恶性的可能。交界性或恶性卵巢腺纤维瘤可出现腹腔积液，恶性OAF可出现腹膜种植转移及淋巴结转移。

示例如图14-3-11所示。

## （四）鉴别诊断

（1）卵巢卵泡膜细胞瘤-纤维瘤组：为性索间质组织来源的良性肿瘤，常分泌雌激素导致子宫内膜增厚、阴道流血等。多单侧发病，肿瘤体积较小时密度或信号均匀，较大时可出现囊变、出血、钙化等，是肿瘤增大缺乏血供而引起变性所致；卵泡膜纤维瘤由于含卵泡膜细胞及纤维细胞两种成分，$T_2WI$序列呈高低混杂信号，而纤维瘤仅含纤维细胞成分，$T_2WI$序列呈明显低信号，具有一定的特征性；增强扫描肿瘤多呈轻度渐进性强化。结合子宫内膜增生、盆腔积液等Meigs综合征表现，可资鉴别。

（2）卵巢囊腺瘤：表现为单房或多房囊性肿块，囊壁及分隔薄而规则，呈等T2信号，囊液伴出血可呈短T1、短T2信号，增强囊壁及分隔呈轻中度强化；而OAF囊壁$T_2WI$序列可呈低信号及局部囊壁增厚呈"地毯征"，可与囊腺瘤鉴别。卵巢交界性囊腺瘤囊壁及分隔厚薄不均，可见壁结节或乳头状实性突起，囊壁、分隔或实性成分$T_2WI$序列多呈等及稍高信号，增强实性成分呈中度或明显强化，需与交界性OAF鉴别，而交界性OAF实性内可见$T_2WI$

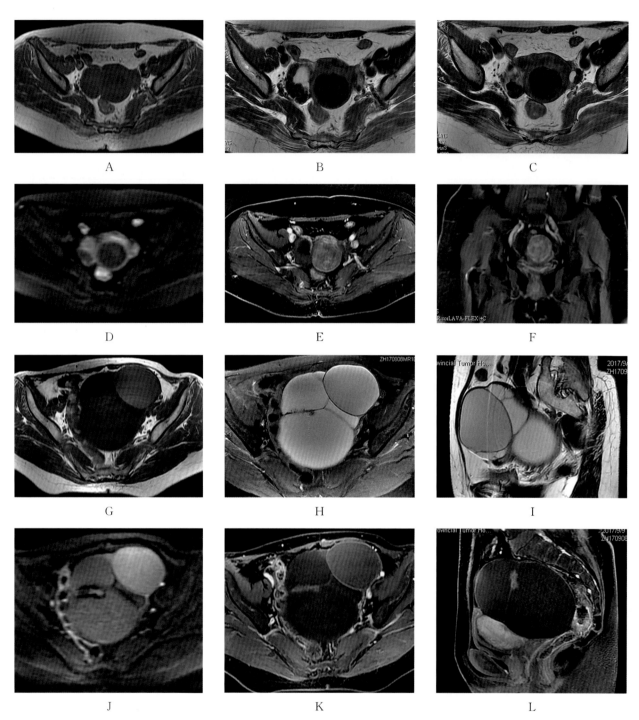

**图 14-3-11　卵巢腺纤维瘤 MRI 表现**

A~F 与图 14-3-10 为同一患者,双侧卵巢子宫内膜样腺纤维瘤。$T_1WI$、$T_2WI$ 序列(A~C)示双侧附件区椭圆形囊实性肿块,边界清晰,实性成分 $T_1WI$、$T_2WI$ 序列均呈低信号,囊性成分 $T_1WI$ 序列呈等信号,$T_2WI$ 序列呈高信号;DWI(D)示肿瘤呈低信号及稍高信号,ADC 值约 $1.37×10^{-3}$ mm²/s;动态增强扫描(E、F)示实性成分呈轻度强化,囊性成分无强化;合并子宫后壁肌瘤。

G~L 为另一患者,女,55 岁,左侧卵巢浆液性囊腺纤维瘤,局部交界性。$T_1WI$、$T_2WI$ 序列平扫(G~I)示左侧附件区见不规则多房囊性肿块,边界清楚,囊液 $T_1WI$ 序列呈低信号及稍高信号,$T_2WI$ 序列呈高信号,$T_2WI$ 序列示囊壁及分隔呈低信号及等信号,大部分囊壁光滑,局部囊壁带状增厚呈"地毯征",并见多发乳头状及绒毛状低及稍高信号突起;DWI 序列(J)示囊壁及乳头状突起呈低信号;增强(K~L)示囊壁及分隔呈轻度强化,乳头状突起呈轻至中度强化。

序列低信号纤维成分,以资鉴别。

（3）卵巢 Brenner 瘤:是一种罕见的卵巢上皮性肿瘤,分为良性、交界性及恶性,可分泌雌激素。表现为体积较大的囊实性或实性肿块,实性成分由于含有大量的纤维成分而 T$_2$WI 序列呈低信号;实性成分中可见大量不规则钙化灶,是其特征性表现,增强后实性成分呈中度或明显强化,病灶周围或内部伴增粗迂曲的血管影。

（4）子宫阔韧带肌瘤:是子宫肌瘤的特殊类型,表现为阔韧带区类圆形实性肿块,肿块内的平滑肌纤维成分在 T$_2$WI 序列呈低信号,少数可发生变性坏死而出现囊变区,需要与本病鉴别。子宫阔韧带肌瘤增强扫描多明显强化,多可见到流空的供血动脉,子宫动脉增粗,而卵巢腺纤维瘤多呈囊性或囊实性,增强扫描为乏血供,两者不难鉴别。

（5）卵巢囊肿或子宫内膜异位囊肿:卵巢 OAF 表现为单囊伴出血时,囊液均表现为高信号,与子宫内膜异位囊肿较难鉴别。后者囊壁强化明显伴有痛经,有助于鉴别。

（6）卵巢囊腺癌:好发于老年患者,可单侧或双侧发病,多表现为不规则多房囊实性肿块,囊壁厚薄不均,肿瘤实性成分在 T$_2$WI 序列呈稍高信号,增强扫描常明显强化,常合并大量腹水及腹膜、淋巴结、盆腔种植转移。交界性或恶性 OAF 形态亦不规则,实性成分增多、T$_2$WI 序列信号混杂,增强扫描为中度或明显强化,但其实性内可见低信号纤维成分,如伴有"黑海绵征",可作为与卵巢囊腺癌的鉴别要点。

## （五）诊断关键要点

（1）卵巢（囊）腺纤维瘤好发年龄为 40～60 岁,单侧、良性多见,多呈囊性及囊实性,实性少见。

（2）良性 OAF 及 CAF 形态规则,类圆形或分叶状,边界清楚;囊性表现时囊腔呈单房或多房,囊壁光滑,局部囊壁增厚呈带状,呈"地毯征";部分囊壁可见壁结节或乳头样突起。

（3）囊液成分 T$_1$WI 序列多呈低信号,T$_2$WI 序列呈高信号,部分囊液合并出血时 T$_1$WI 序列可呈高信号,T$_2$WI 序列呈低信号。因肿瘤实性成分、囊壁及分隔、壁结节或乳头内富含纤维成分,T$_1$WI 序列呈稍低信号,T$_2$WI 序列呈明显低信号,具有特征性;显著低信号的实性成分内见多个高信号小囊腔,称为"蜂窝征""筛孔征"或"黑海绵征",是其特征性 MRI 表现。

（4）OAF 及 CAF 的囊壁、壁结节或实性成分在 DWI 序列呈等低或稍高信号,ADC 值多较高;动态增强扫描实性成分呈轻、中度渐进性强化或无强化,囊性成分无强化。

（5）交界性或恶性卵巢（囊）腺纤维瘤实性成分明显增多,形态不规则,T$_2$WI 序列信号混杂,中等或明显强化,可伴腹盆腔积液,恶性者还可发生腹膜种植转移和淋巴结转移。

（6）OAF 及 CAF 可伴发同侧或对侧卵巢子宫内膜异位囊肿、囊腺瘤或畸胎瘤等其他卵巢肿瘤。

（宋德梅　董江宁　邱　俊）

# 四、卵巢硬化性间质瘤

## （一）概述

卵巢硬化性间质瘤(sclerosing stromal tumor of ovary,SST)是一种罕见的起源于卵巢性索间质、具有内分泌功能的良性肿瘤。SST 的发病率约占卵巢性索间质瘤的 1.5%～7%,好发于育龄期女性,也有幼儿及绝经后妇女发生 SST 的报道。通常单侧卵巢发病,40% 患者伴有腹水。SST 能分泌雌激素、雄激素,临床上出现性激素紊乱引起的月经异常、原发或继发不育、绝经后出血、男性化等症状。实验室检查常表现为性激素水平异常,肿瘤标志物一般正常,有文献报道可有少量至中等量腹水伴 CA125 升高,表现为 Meigs 综合征。一般预后良好,术后无复发或远处转移,术后卵巢功能可恢复正常。

## （二）病理表现

大体病理:肿瘤有完整包膜,表面光滑,呈类圆形或分叶状,切面呈实性或囊实性,灰白色,混杂有黄色区域,局部呈胶冻状,可有局灶性水肿及囊腔形成,个别病例有灶状钙化,血供丰富。

镜下表现:富细胞区、致密胶原纤维组织及疏松水肿区等多种组织并存,致密纤维、疏松水肿区及黏液变性的胶原纤维分隔富细胞区所形成的结节或假小叶结构为SST的病理特征,大小不一的多个假小叶错落分布。富细胞区内瘤细胞形态多样,以圆形、多角形、透明空泡样或印戒样上皮样细胞为主,夹杂数量不等的短梭形细胞,瘤细胞混杂形成巢状或索状,瘤细胞间及周围血管丰富,多为薄壁小血管,部分呈血窦样结构。

免疫组化:Vim(+)、SMA(+),Inhibin α(多数(+)。

示例如图14-3-12所示。

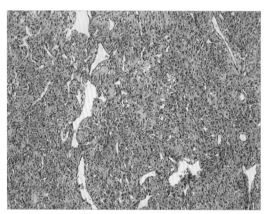

**图14-3-12 卵巢硬化性间质瘤病理学表现**
患者女性,26岁,左侧卵巢硬化性间质瘤。镜下表现:肿瘤细胞弥漫分布,呈上皮样,间质显著水肿,血管丰富,局部囊性变(HE,×100)。

## (三)影像学表现

### 1. 超声表现

SST的超声影像表现为卵巢附件区不均匀低回声肿块,形态规则,边界清晰,呈实性或以实性为主的囊实性肿块,实性部分回声不均匀,偶可见点状或弧形强回声,肿瘤后方回声多无改变;彩色多普勒超声显示周边血流信号比较丰富,呈"轮辐状"向心分布,具有特征性,频谱测得血流阻力指数偏低。

### 2. CT表现

卵巢附件区实性或囊实性肿块,类圆形或分叶状,边界清楚,平扫密度不均,边缘呈软组织密度,少数可伴有斑点状钙化,肿块内可见不规则低密度

区或囊变区;动脉期肿瘤边缘呈结节状、乳头状或条索状显著强化,静脉期呈渐进性、向心性强化,延迟期持续性显著强化,类似肝脏血管瘤的强化方式,中心部分低密度区始终不强化。

### 3. MRI表现

平扫表现为附件区类圆形或分叶状混杂信号肿块,边界清晰,肿块分三层结构,最外层$T_1WI$、$T_2WI$序列均为环形低信号,该层可能是被肿瘤压缩的卵巢皮质或肿瘤的包膜结构;中间层为$T_1WI$序列呈稍低信号、$T_2WI$序列呈等或稍高信号的实性成分,动态增强动脉期呈结节状、乳头状或绒毛状显著强化,绒毛间有条状弱强化区,强弱相间分布呈"梳征"样改变,具有特征性;静脉期、延迟期向心性强化,呈"快进慢出"的强化特征;最内层为$T_1WI$序列呈明显低信号、$T_2WI$序列呈明显高信号的不规则囊变区,全程无强化。$T_2WI$序列上表现为中间高信号区内团片状或索条状的等信号,犹如湖中的岛,肿块周缘以实质环绕,恰似湖的堤坝,从而表现为典型的"湖岛征"。在$T_2WI$及$T_2WI$-FS序列,肿瘤的包膜及实性成分周围可见丰富的流空血管,与SST假小叶及周围间质内血管丰富的病理特点一致,而其他卵巢肿瘤较少见到该征象,并可见卵巢静脉明显扩张。较高$b$值($b$值$\geqslant 800$ s/mm$^2$)的DWI序列显示肿瘤的实性成分为高信号,提示细胞密集度高,这也与假小叶内瘤细胞丰富一致,但平均ADC值较高,在$1.70\times10^{-3}$ mm$^2$/s以上,提示肿瘤为良性,而恶性肿瘤平均ADC值为$(0.85\pm0.15)\times10^{-3}$ mm$^2$/s,有助于和卵巢恶性肿瘤鉴别。示例如图14-3-13所示。

SST强化特征与其病理表现密切相关,肿瘤周边结节状、乳头状或绒毛状强化实性区代表假小叶结构内多种瘤细胞呈巢状或索状混杂形成的富细胞区,周边区域早期血管样显著强化是因为假小叶内富含血管;假小叶间为致密胶原纤维和疏松水肿结缔组织,增强表现为轻度不均匀延迟强化;肿瘤内囊变或黏液变区,增强扫描时始终无强化。

## (四)鉴别诊断

(1)卵巢纤维瘤:为性索间质组织来源的良性肿瘤,发病年龄多大于40岁,多发生于单侧卵巢,$T_1WI$序列呈均匀低信号,$T_2WI$序列呈更低信号,强

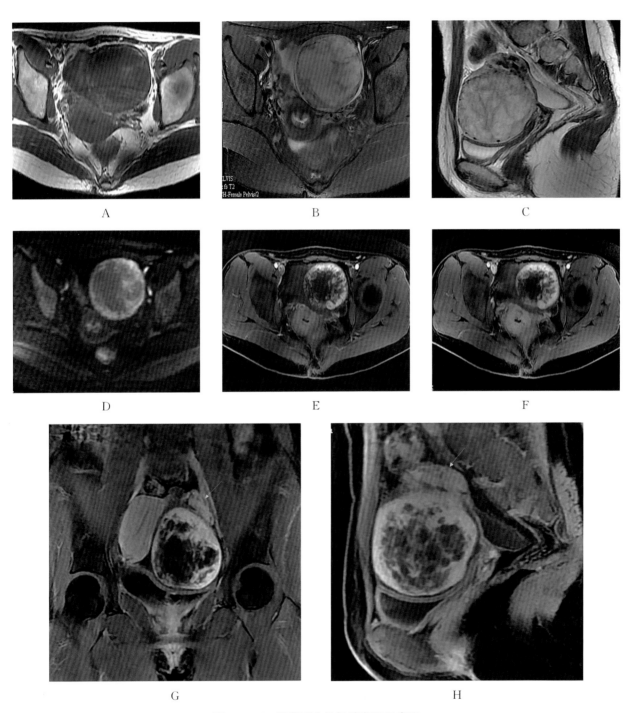

A　　　　　　　　　　B　　　　　　　　　　C

D　　　　　　　　　　E　　　　　　　　　　F

G　　　　　　　　　　H

图14-3-13　卵巢硬化性间质瘤MRI表现

患者女性,26岁,左卵巢硬化性间质瘤。$T_1WI$、$T_2WI$序列平扫(A～C)示左侧附件区椭圆形囊实性肿块,边界清楚,边缘见环形低信号包膜,信号混杂,实性呈条片状及索条状稍长T1、等或稍长T2信号,囊性呈长T1、长T2信号,$T_2WI$序列呈"湖岛征",包膜及实性周围见多发流空血管影(红箭头所示);盆腔可见少量积液;DWI序列(D)实性成分呈高信号,测ADC值为$1.71 \times 10^{-3}$ mm²/s;动态增强(E)早期周边实性成分呈条索状、乳头状或梳征样显著强化;动态增强(G、H)延迟期实性成分呈渐进性持续强化,中央见不规则片状低信号无强化区;左侧卵巢静脉明显增粗(黄箭头所示)。

化程度轻；而SST发病年龄轻，血供丰富，呈"快进慢出"的富血供强化，不难鉴别。

（2）卵泡膜细胞瘤：为性索间质组织来源的良性肿瘤，多见于绝经前后妇女，40岁前少见，肿瘤常分泌雌激素，多呈囊实性，易发生坏死、囊变和出血，$T_1WI$、$T_2WI$序列表现为混杂信号，增强后轻度强化，而SST呈富血供强化。

（3）卵巢颗粒细胞瘤：来源于卵巢性索间质的恶性肿瘤，50岁以上妇女多见，多单侧发病，表现为实性肿块，易出血、囊变，常轻中度强化，少数颗粒细胞瘤可富血供强化，但不会出现SST的三层结构，结合SST患者多为青年女性，不难鉴别。

（4）卵巢淋巴瘤：好发于绝经期前的中年妇女，为实性肿块，无明显出血、坏死，$T_1WI$序列呈等、低信号，$T_2WI$序列呈稍高信号，信号均匀，DWI序列呈明显高信号、ADC图呈低信号、ADC值明显降低，增强扫描呈轻中度均匀强化，病灶融合包绕血管，血管似漂浮于其中，呈现"血管漂浮征"。

（5）恶性卵巢上皮肿瘤或转移瘤：囊腺癌好发于老年患者，可单侧或双侧发病，多表现为盆腔内囊实性肿块，囊壁厚薄不均，瘤体内实质部分常明显强化，常合并大量腹水及腹膜、淋巴结、盆腔种植转移。卵巢转移瘤常为双侧、实性，少数为囊实性，可在卵巢外（主要在胃肠道）找到原发癌灶，常伴大量腹水，$T_2WI$序列常为高低混杂信号，增强扫描早期明显不均匀强化。

## （五）诊断关键要点

（1）SST好发于年轻女性，月经紊乱，可以合并腹水（Meigs综合征）。

（2）常单侧发病，类圆形或分叶状，实性或囊实性肿块，边界清楚，CT少数可见斑点状钙化。

（3）MRI平扫信号混杂，能够显示其三层结构：包膜、实性成分及囊变部分；$T_2WI$序列信号分布呈"湖岛征"，并在包膜及实性成分周围见多根流空的肿瘤血管。

（4）高 $b$ 值DWI序列肿瘤实性成分为高信号，但ADC值较高，这种高信号基础可能是肿瘤富血供T2穿透效应。

（5）动态增强CT与MRI表现相仿，动脉期肿块边缘实性成分呈结节状、乳头状或"梳状"显著强化，静脉期强化范围稍扩大，延迟期仍持续明显强化，呈"快进慢出、向心性强化"的表现。

（宋德梅　董江宁　邱　俊）

# 五、卵巢成熟畸胎瘤

## （一）概述

畸胎瘤（teratoma）是卵巢最常见的生殖细胞肿瘤，按组织学类型可分为四型：Ⅰ型，成熟畸胎瘤，又称囊性畸胎瘤或皮样囊肿，为良性肿瘤，最常见，占卵巢畸胎瘤的97%；Ⅱ型，未成熟畸胎瘤，多为囊实性，占卵巢畸胎瘤的1%～3%；Ⅲ型，成熟畸胎瘤恶变，其含有的各胚层组织均可继发恶变，恶变率为1%～2%，外胚层的上皮成分恶变较多，恶变为鳞癌最为常见，占75%～85%，其次为腺癌和类癌；Ⅳ型，单胚层畸胎瘤（高度特异分化畸胎瘤），包括卵巢甲状腺肿、类癌、神经外胚层肿瘤、皮脂腺肿瘤等。

卵巢成熟畸胎瘤（mature ovary teratoma，MOA）又称囊性畸胎瘤（cystic ovary teratoma）或皮样囊肿（dermoid cyst of ovary），肿瘤由来自内胚层、中胚层、外胚层3个胚层的成熟组织构成，其中以外胚层组织为主，是卵巢最常见的良性生殖细胞肿瘤，约占全部卵巢肿瘤的20%。

MOA绝大多数为良性，预后好，罕见恶变，恶变的比例为1%～2%。可发生于任何年龄，以20～40岁之间最常见。多为单侧，双侧少见。本病多无明显临床症状。可出现腹痛、腹胀、腹部不适。

## （二）病理表现

大体病理：肿瘤圆形或卵圆形，表面光滑分叶状，灰白色光泽，质软有弹性，肿瘤内充满黄色皮脂样物，囊内壁有向腔内突出或大或小一个至数个实质区，即所谓"头结节"。表面附不等量的毛发，部分肿瘤内可见牙齿及骨组织等。

镜下表现:肿瘤囊内由皮肤、骨组织、皮脂腺、汗腺、脉络膜、脑组织等2~3个胚层的多种成熟组织成分构成。

免疫组化:GFAP(+)、NSE(+)、S-100(+)、CD56(+)。

示例如图14-3-14所示。

## （三）影像学表现

### 1. 超声表现

在声像图上,囊性畸胎瘤呈液性无回声区,内有明显强回声点、团或"面团征"并伴有声影。有时还可见由囊液和脂质成分构成的脂-液分层表现,具有特征。

### 2. CT表现

卵巢成熟畸胎瘤根据瘤内脂肪含量差异,CT可分为脂肪瘤型、液脂型、头结节型、液性为主型及囊肿型。CT平扫常表现为囊性、囊实性肿块,边界清楚,内含脂肪、软组织密度成分和钙化,有时肿块内可见脂肪-液面,偶可在界面处见漂浮物,代表毛发团。CT增强扫描实性成分轻度强化,壁结节常无强化。示例如图14-3-15所示。

### 3. MRI表现

表现为盆腔内混杂信号肿块,内含脂肪信号、钙化、骨骼、毛发、皮脂或油脂是成熟畸胎瘤的典型MRI表现。脂肪、皮脂或油脂$T_1$WI序列

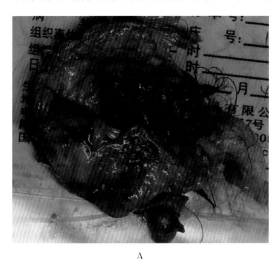
A

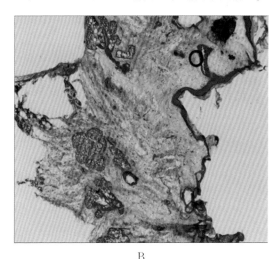
B

**图14-3-14　卵巢成熟畸胎瘤病理学表现**

患者女性,49岁,左侧卵巢成熟畸胎瘤。大体病理(A):肿瘤呈灰黄色,大小为7.0 cm×6.0 cm×2.0 cm,内含多量皮脂毛发,内见头一枚,大小为3.0 cm×1.5 cm×1.0 cm。镜下表现(HE,×40)(B):纤维性囊壁,囊壁衬覆复层鳞状上皮,可见大量皮脂腺、汗腺及毛囊皮肤附属器,另见少量成熟脑组织和少量脉络膜成分。

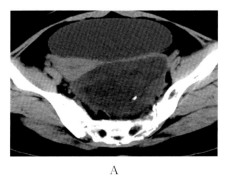
A

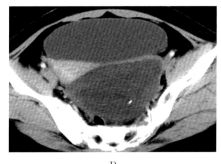
B

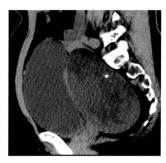
C

**图14-3-15　卵巢成熟畸胎瘤CT表现**

患者女性,41岁,左侧卵巢成熟畸胎瘤。CT平扫(A)盆腔内类圆形肿块,边界清晰,密度不均,内见点状高密度及脂肪密度,测其CT值为-34~-15 HU。增强扫描(B、C)肿块未见明显强化。

上为高信号,T₂WI序列上为中高信号,脂肪抑制序列信号明显减低,钙化与骨骼均为低信号。瘤内可见头结节或壁结节,呈等信号。成熟囊性畸胎瘤在DWI序列上弥散受限,ADC值比其他良性病变低,认为和肿瘤内角蛋白有关。示例如图14-3-16所示。

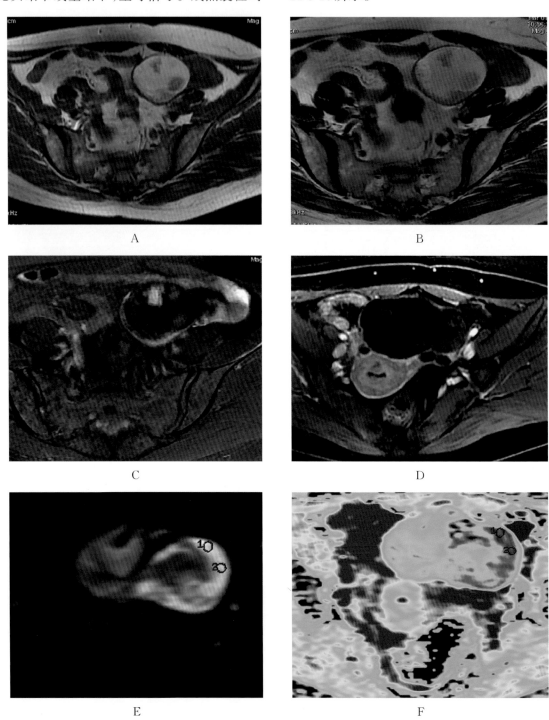

图 14-3-16　卵巢成熟畸胎瘤 MRI 表现

与图14-3-14为同一患者,左侧卵巢成熟畸胎瘤。肿瘤呈类圆形,边界清晰;T₁WI序列(A)肿块主体呈高信号,T₂WI序列(B)呈高信号,T₂WI抑脂序列(C)肿块信号减低,呈低信号;增强扫描(D)肿块主体无强化,实性成分轻度强化;DWI序列(E)呈稍高信号,ADC图(F)示 ADC 值为(0.27~0.31)×10⁻³ mm²/s。

## （四）鉴别诊断

（1）盆腔脂肪肉瘤：脂肪肉瘤多见于老年人，好发于盆腔腹膜后，体积多较大、呈侵袭性生长，可伴邻近组织侵犯，钙化少见。

（2）卵巢未成熟畸胎瘤：与卵巢成熟性畸胎瘤相比，肿块较大；未成熟畸胎瘤多为囊实性，病灶内软组织成分和分隔更多，$T_2WI$序列上囊实性成分呈波浪纹状改变，实性成分明显强化且扩散受限、ADC值低，肿瘤易侵犯子宫和直肠结构。

（3）卵巢成熟畸胎瘤恶变：患者年龄大于45岁（尤其绝经后）；肿瘤体积较大；肿块为不规则形或分叶状；壁结节明显强化、囊壁或分隔不规则增厚；腹膜直接侵犯或种植转移，当出现以上征象时，需高度警惕卵巢成熟畸胎瘤恶变的可能。

（4）盆腔子宫内膜异位囊肿：子宫内膜异位囊肿常合并出血，当出血处于亚急性晚期时$T_1WI$及$T_2WI$序列均为高信号，此时需与成熟畸胎瘤内的脂肪成分鉴别，采用频率饱和的脂肪抑制序列多可鉴别。需要注意的是，如果使用STIR序列抑脂，可能会存在假象，因为STIR抑制的并不仅仅是脂肪成分，还会抑制掉与脂肪T1弛豫时间相近的组织，如子宫内膜异位囊肿的亚急性出血成分，STIR抑脂后呈低信号，不要误诊为畸胎瘤。

（5）卵黄囊瘤并发成熟畸胎瘤：卵黄囊瘤是女性青少年及婴幼儿最常见的生殖细胞肿瘤，体积较大，实性或囊实性，易伴坏死、出血，增强扫描实性成分明显强化，AFP升高有助于鉴别。

## （五）诊断关键要点

（1）卵巢畸胎瘤育龄期女性多见。

（2）典型CT表现为盆腔内不均质肿块，内有脂肪、钙化、软组织和液体成分。

（3）典型MRI表现为囊性或囊实性的肿块，内含脂肪成分，$T_1WI$、$T_2WI$序列均为高信号，同反相位与脂肪抑制序列肿块内脂肪信号减低，确认脂肪成分是诊断本病的关键征象。

（4）多参数MRI技术有助于同不成熟畸胎瘤相鉴别，早期发现畸胎瘤的外胚层成分的局部恶变，从而有助于治疗决策。

（杨金晶　董江宁　陈玉兰）

# 六、卵巢甲状腺肿

## （一）概述

卵巢甲状腺肿（struma ovarii，SO）是卵巢罕见的高度分化的单胚层畸胎瘤，当肿瘤组织内的甲状腺组织超过50%，或未超过50%，但临床上具有甲状腺功能亢进症状，即可诊断为卵巢甲状腺肿。SO占卵巢肿瘤的0.3%～0.5%占所有卵巢畸胎瘤的2.7%～5%，大多数SO为良性肿瘤，恶变率不到5%。

SO多为单侧发病，6%可双侧发生。发病年龄跨度较大，多发生于育龄期妇女，青春期前较少发病，有文献报道SO与雌激素分泌相关，因为雌激素可以刺激甲状腺蛋白合成，从而刺激生殖器官中的甲状腺组织。此病还有一定地域性，沿海地区发病率较高，可能与沿海地区海产品丰富及水质含碘量过高有关，过量的碘摄入亦能促进促甲状腺激素（TSH）升高。

SO无典型临床症状，多为体检发现，少数出现腹痛、腹胀等类似卵巢恶性肿瘤的表现，部分患者会出现甲亢等临床症状。偶见胸腹腔积液和血清CA-125升高，称为假性Meigs综合征，表现为大量腹水，易误诊为腹腔恶性转移性肿瘤，但病理证实部分仍为正常的甲状腺组织，有研究认为甲状腺组织的腹腔脱离是导致腹水的主要原因。

## （二）病理表现

SO病理上属于卵巢生殖细胞肿瘤，畸胎瘤的特殊类型；在卵巢畸胎瘤中有5%～15%含有甲状腺组织成分，只有肿瘤内甲状腺组织超过50%，或未超过50%但临床上具有明显的甲状腺功能亢进症状,才能诊断SO。

大体病理:无论良性或者恶性,卵巢肿物可呈多房、囊性、囊实性或实性,内可见分隔,囊壁薄厚不均。内容物可为黄色/灰褐色胶冻样、陈旧性出血病灶、脂肪、毛发或清亮液体可见陈旧性出血灶或壁内见质硬乳头样结节。

镜下表现:可见成熟的甲状腺组织,可见大小不等的滤泡上皮,为单层立方或低柱状,腔内可见不等量的嗜伊红胶样物,与正常位置甲状腺病理学改变相似,当镜下见SO内甲状腺组织细胞出现细胞核异型性、核分裂象增加、血管浸润等现象则提示为恶性SO。

免疫组化:甲状腺相关指标TG及TTF-1部分呈阳性。

示例如图14-3-17所示。

## (三)影像学表现

### 1. CT表现

CT平扫表现:① 单侧卵巢病变,边界清晰,这与肿瘤包膜完整、表面光滑有关;② 肿块多呈囊实性,囊内密度较高,部分可见更高密度囊腔,这与囊内含有浓缩程度不同的T3、T4甲状腺球蛋白和甲状腺激素等物质有关;③ 实性部分多位于囊腔、间隔之间;④ 囊壁存在弧形或点线状钙化;⑤ 胸、腹

及盆腔内可见积液,可能与肿瘤侵犯胸、腹膜或肿瘤内囊液本身的机械性漏出有关,但胸、腹膜无增厚或出现种植转移现象。

CT增强表现:囊内液性成分无强化,肿瘤的实性成分、囊壁及分隔不同程度强化或明显强化,与甲状腺组织富血供强化有一定相似性。

示例如图14-3-18所示。

### 2. MRI表现

(1)多为单侧附件囊性或囊实性肿块,轮廓呈类圆形或分叶状,与周围组织分界清楚;囊性成分多呈多房囊状结构并伴有分隔。

(2)囊腔内MRI信号复杂,因囊液所含甲状腺激素及甲状腺球蛋白含量不同,各囊腔成分不一,$T_1WI$序列可出现长T1类似纯水样信号,亦可见等及稍高信号,此表现与甲状腺球蛋白胶质及黏性物质含量过高或囊内出血有关。

(3)部分囊内可出现$T_2WI$序列呈极低信号,$T_1WI$序列呈等或低信号,可能是由于囊内富含胶冻样物质,胶冻样物质氢质子含量少所致,亦可能与甲状腺滤泡富含碘相关,该表现具有特征性。

(4)增强扫描后实性成分、分隔以及囊壁明显强化,类似甲状腺组织,可能因为上述部位主要由甲状腺组织及富含血管的不成熟纤维基质构成。

(5)DWI序列显示肿瘤实性成分为高信号,但ADC值较高,反映扩散无受限,DWI序列高信号可能由于甲状腺组织富血供T2穿透效应导致,提示

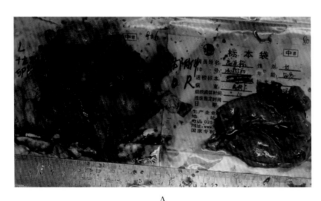

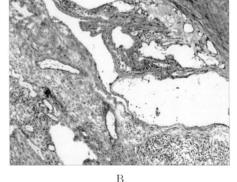

图14-3-17　卵巢甲状腺肿病理学表现

患者女性,54岁,右侧卵巢甲状腺肿,子宫多发肌瘤。大体病理(A):破碎的囊壁样碎组织,壁厚0.2 cm,其内见一多房囊性的灰白不规则组织,内含黏液胶冻样物。镜下表现(B):大小不一甲状腺滤泡样结构,内衬单层柱状上皮及红染的胶冻样物质。免疫组化:TTF-1(+),TG(+),PAX-8(+),CK7(+),MUC1(+),CK20(−),CDX-2(−),Ki-67(+,约3%)。

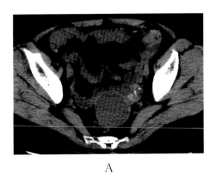
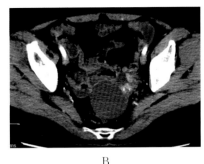
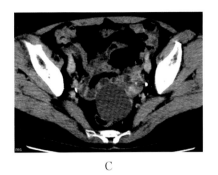

A　　　　　　　　　　　B　　　　　　　　　　　C

图 14-3-18　卵巢甲状腺肿的 CT 表现

患者女性,55岁,左侧卵巢甲状腺肿。CT平扫(A)示左侧附件区见不规则囊实性肿块影,轮廓不规则,边界尚清晰,实性密度不均匀,见点状及条弧状钙化灶,囊性成分密度较水密度稍高;增强后动脉期、静脉期(B、C)肿瘤实性成分呈明显渐进性强化,囊性成分未见明显强化。

肿瘤为良性。示例如图 14-3-19 所示。

### (四) 鉴别诊断

SO 主要与卵巢来源的囊性及囊实性肿瘤鉴别:

(1) 卵巢囊腺瘤:多为单囊或多囊结构,壁及分隔薄且光滑,囊液成分大多为单一的长 T1、长 T2 信号,囊内出血时或黏液性囊腺瘤囊内成分复杂,但囊壁及分隔等实性成分多呈 T2 较高信号,呈轻中度强化;而 SO 壁及分隔光滑,且明显强化,SO 在 $T_2WI$ 序列囊内可以出现极低信号,有助于鉴别。

(2) 子宫内膜异位囊肿:临床多有痛经史,常为双侧发病,囊肿大小不一呈卫星囊改变,囊液成分复杂,多表现 $T_1WI$ 及 $T_2WI$ 序列均为高信号,病变与周围组织粘连、分界不清。

(3) 卵泡膜细胞瘤-纤维瘤组:卵泡膜细胞瘤及卵巢纤维瘤同为性索间质来源的良性肿瘤,多为实性肿瘤,肿块较大时可发囊变,实性成分含有纤维成分时于 $T_2WI$ 序列表现为低信号,但一般肿块实性成分较多,囊壁不规则,且实性成分主要表现为轻度强化,临床上多伴有雌激素分泌症状,如子宫内膜增厚、阴道流血等;而 SO 多为囊实性肿块,实性成分呈富血供强化。

(4) 卵巢癌:多发生于绝经期妇女,可见呈囊实性或实性,囊内实性成分较多,囊壁不规则,常可见壁结节,同时实性成分 DWI 序列呈高信号、ADC 值低,

临床上常出现腹盆腔大量积液及 CA-125、CA19-9 等升高;虽然 SO 实性成分 DWI 序列呈等稍高信号,但平均 ADC 值较高,则提示为良性肿瘤;SO 可有腹水但极少出现腹盆腔种植转移、淋巴结肿大;且肿瘤标志物多无异常。

(5) 卵巢转移癌:多有原发病史,两侧发病居多,肿块主要以实性为主,囊实性少见,有时伴随腹膜种植转移、淋巴结肿大以及腹盆腔大量积液等恶性征象,一般实性成分平均 ADC 值较低,结合原发瘤病史可鉴别。

### (五) 诊断关键要点

(1) 单侧卵巢的囊实性肿块,与周围分界清楚,单房或多房,实性成分少,滤泡囊液富含蛋白与胶样物质,$T_1WI$ 序列呈等或稍高信号。

(2) 实性成分和壁结节等实性成分为含碘的甲状腺组织 $T_2WI$ 序列呈中等偏低信号,MRI 增强或 DCE-MRI 动态增强明显富血供强化。

(3) 壁结节为正常的甲状腺成分,因富血供与 T2 穿透效应 DWI 序列呈稍高信号,但 ADC 值高,无扩散受限,呈现良性特征。

(4) 部分囊内可出现 $T_2WI$ 序列呈极低信号,$T_1WI$ 序列呈等或低信号,有学者认为是囊内富含胶冻样物质氢质子含量少所致,具有特征性表现。

(5) CT 可以较好地观察囊壁及实性成分钙化,其内出现的蛋壳样或弧形钙化具有特征性。

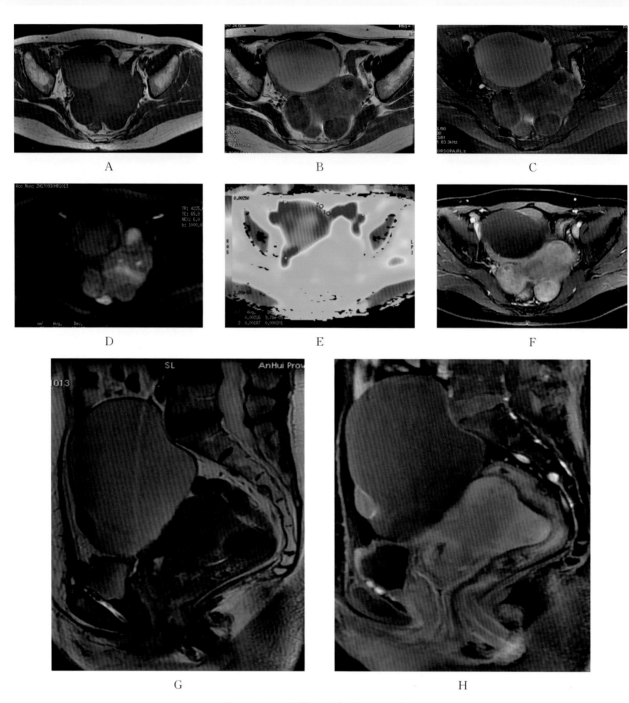

图 14-3-19 卵巢甲状腺肿的 MRI 表现

与图 14-3-17 为同一患者,右侧卵巢甲状腺肿,子宫肌壁间及浆膜下多发肌瘤。$T_1WI$ 平扫(A)示右侧附件巨大囊实性病灶,囊性成分不一,部分为长 T1 信号,部分呈稍短 T1 信号;$T_2WI$、$T_2WI$-FS 囊液主要为高信号(B、C),实性成分呈短 T2 信号,子宫肌壁间及浆膜下多发结节状低信号肿块;DWI 序列(D)实性成分呈稍高信号,ADC 图(E)示 ADC 值为$(1.87{\sim}2.16){\times}10^{-3}$ $mm^2/s$;$T_1WI$-FS 平扫增强(F)囊性成分无强化,囊变及实性成分明显强化,子宫肌壁间及浆膜下病灶均明显强化;矢状位 $T_2WI$ 及对应层面增强片(G、H)示 $T_2WI$ 对应为低信号结节呈明显强化。

(陈　东　董江宁　陈玉兰)

# 第四节　卵巢附件区肿瘤样病变

## 一、卵巢子宫内膜异位症

### （一）概述

子宫内膜异位症（endometriosis）是指具有活性的子宫内膜组织种植在子宫腔以外的部位，并生长、浸润和反复出血，形成以不同期龄的出血性囊肿为特征，包含腺体、间质和周围纤维化成分的子宫内膜异位性病变。本病分为以下四种临床病理类型：① 腹膜型；② 卵巢型，最为常见，占80%以上；③ 深部浸润型；④ 其他部位少见型。

卵巢子宫内膜异位症（endometriosis of ovary，EMO）是指有活性的子宫内膜组织种植在卵巢后生长、浸润及周期性反复出血，又称子宫内膜异位囊肿或巧克力囊肿。EMO在子宫内膜异位症中最为常见，占17%～44%。EMO在组织学上虽然为良性，但却有增生、浸润、转移及复发等类似恶性肿瘤表现的特点。

卵巢子宫内膜异位症是一种常见的妇科疾病。流行病学调查显示，EMO月经初潮前无发病，多见于生育年龄妇女，以25～45岁多见，具有家族倾向性，可能为一种多基因遗传病。绝经后用激素补充治疗的妇女也有发病者，生育少、生育晚的妇女发病高于生育多、生育早者。目前被普遍认可的病因是子宫内膜种植学说。此外，子宫内膜异位症的发生还可能与机体的免疫功能、遗传因素、环境因素等有关。

临床表现：子宫内膜异位症是雌激素依赖性疾病，痛经是其主要症状，表现为继发性痛经，且随着病情的进展而逐渐加重。其次为月经异常，部分患者可有经量增多、经期延长、月经淋漓不尽或月经前点滴出血等症状。子宫内膜异位症患者不孕率高达40%。一般表现为深部性交痛，月经来潮前性交疼痛更明显。EMO可随着经期囊内压力增大而出现破裂，多次出现的小的破裂，可造成一过性的下腹部或盆腔深部疼痛。卵巢子宫内膜异位症的治疗仍以手术为首选方案，但手术治疗存在创伤、术后易复发、深部子宫内膜异位症的病灶无法彻底切除等弊端。

### （二）病理表现

大体病理：早期卵巢子宫内膜异位症的病灶在卵巢表面上皮及皮层中呈紫褐色斑点或小泡，肉眼观异位的子宫内膜病灶呈深蓝色，并有纤维组织包裹，病情加重后，其斑点会逐渐转变为暗褐色黏稠囊肿。腹腔镜下看到典型内异症病灶，即可确定诊断，可疑时取活体组织病理学检查。

镜下表现：子宫内膜异位病灶由腺体、间质和周围的纤维化成分组成，对循环中激素可有反应，可随卵巢激素水平变化而周期性充血、肿胀、出血等。病灶周围组织出现明显纤维化，在显微镜下可以看到子宫内膜的间质、子宫内膜的腺体、红细胞以及含铁血红素等成分，它主要是因子宫内膜组织种植在卵巢内生长浸润、反复出血所致。少数子宫内膜异位病灶缺少腺体，只有间质、纤维化和出血成分，称为间质型子宫内膜异位症。

示例如图14-4-1所示。

### （三）影像学表现

**1. 超声表现**

超声表现是诊断子宫内膜异位症的重要方法，可以确定囊肿的位置、大小及形状。声像图表现多为大小不等的囊状肿物，囊壁薄厚不一，多为单侧，

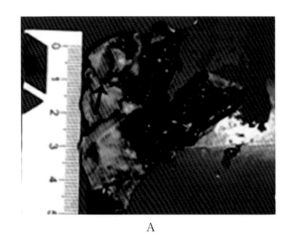 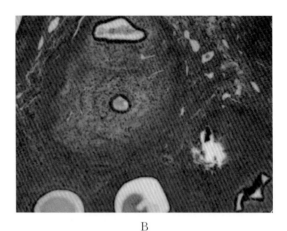

A             B

**图14-4-1　卵巢子宫内膜异位囊肿病理学表现**

患者女性,34岁,卵巢子宫内膜异位囊肿。大体病理(A):卵巢子宫内膜异位囊肿的病灶呈息肉状隆起的紫褐色小泡。镜下表现(HE,×100)(B):由囊性扩张的内膜腺体和纤维化间质等组成。

囊内可见细小颗粒状回声,如与周围组织粘连较重则边界不清。EMO患者经彩色多普勒超声诊断的准确率为88.46%。

**2. CT表现**

通常表现为盆腔内囊性肿块并囊腔内积血。由于出血时间不同而有不同的CT密度,既可为水样密度,也可表现为高密度囊肿。多数病灶因周围组织粘连成为轮廓不清、密度不均的囊性肿块。增强表现为囊壁不规则强化而囊内容物无强化。

**3. MRI表现**

卵巢附件子宫内膜异位病灶因病灶内出血量、子宫内膜细胞量及基质量、平滑肌增殖及纤维化的不同而MRI表现多种多样。

卵巢子宫内膜异位症具有特征性MRI表现,是诊断卵巢子宫内膜异位症最佳的影像学方法,诊断准确率在95%以上。准确辨识不同期龄出血的MRI信号是正确诊断卵巢子宫内膜异位症的关键。MRI信号常会随着患者卵巢囊肿的出血情况呈现出周期性的变化,当患者出现急性出血时,其血肿内含铁血红蛋白含量将会显著升高,此时其MRI信号呈现为$T_1WI$序列高信号、$T_2WI$序列低信号;若患者为亚急性出血,则其$T_1WI$以及$T_2WI$序列均为高信号;若患者为慢性出血,其卵巢内囊肿以水样居多,其$T_1WI$序列呈低信号而$T_2WI$序列呈高信号,并且在其囊壁周边会出现低环形信号。

EMO囊液与髂腰肌的$T_1WI$序列信号比值(T1R)以及囊液增强梯度回波$T_2^*$加权血管成像(enhuanced $T_2^*$ weighted angiography, ESWAN)序列的有效横向弛豫率($R2^*$)值可以有效鉴别EMO与卵巢其他囊性病变,EMO的囊液内含有大量含铁血黄素、去氧血红蛋白等顺磁物质,导致T1R及$R2^*$值高于卵巢其他囊性病变(输卵管积脓、输卵管积水、卵巢囊性肿瘤及卵巢生理性囊肿)。

"阴影征"(shading sign)是指在$T_2WI$和/或$T_2WI$-FS序列,高信号的囊液中有片状或云朵状低信号影,多位于重力依赖的近地侧,也可弥漫分布于整个囊性病灶。该征象是由于长期反复周期性出血导致囊液含高浓度的铁和蛋白质成分,致使T2弛豫时间缩短、信号丢失。该征象具有一定的特征性。示例如图14-4-2、图14-4-3所示。

**(四)鉴别诊断**

(1)卵巢囊性成熟畸胎瘤(皮样囊肿):好发于育龄期妇女,单侧多见,发生扭转时出现疼痛。皮样囊肿内含液性脂质成分,在$T_1WI$序列呈高信号、$T_2WI$序列呈稍高或高信号,需要与EMO鉴别。皮样囊肿CT表现为盆腔内边界清晰的混杂密度囊性肿块,病灶内找到负值的成熟脂肪成分、等密度的软组织成分和高密度的钙化与骨化成分;肿块内可见脂液分层;囊壁局限性增厚伴突向腔内的结节(称皮样栓),结合上述3个征象不难鉴别。MRI多

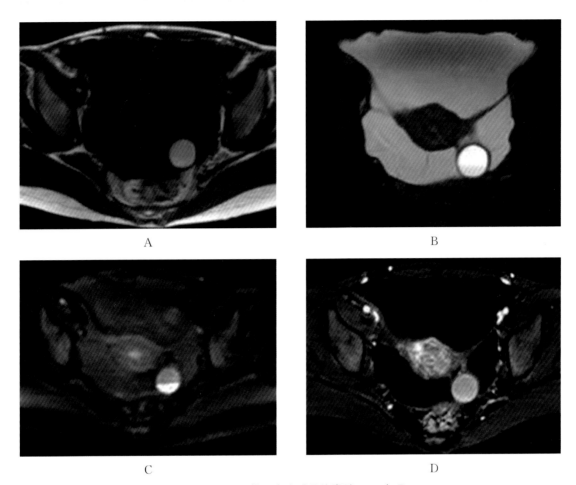

图 14-4-2　卵巢子宫内膜异位囊肿 MRI 表现

患者女性,42岁,左侧卵巢子宫内膜异位症(子宫内膜异位囊肿)。左侧附件区见类圆形短 T1、长 T2信号,
$T_2$WI抑脂序列可见"阴影征"和液-液平面征。DWI序列为混杂高信号,未见强化。另见盆腔多量积液。

序列结合频率饱和法抑脂技术将 $T_1$WI 序列高信号的脂肪成分与出血成分有效区分是鉴别诊断的关键要点。卵巢成熟囊性畸胎瘤的脂质成分在 $T_2$WI-FS 序列中呈低信号,为其特征。

(2)输卵管附件脓肿:好发于育龄期女性,通常表现为附件肿块、发热、白细胞计数升高、下腹盆腔疼痛和/或阴道分泌物等。CT 表现为单房或多房附件肿块,囊性或囊性为主的肿块为其特征性表现,增强后呈管状、多房性明显强化。MRI 表现: $T_1$WI 序列上呈低信号,可因黏度或蛋白质浓度而异, $T_1$WI 序列上可以看到沿脓腔内壁的高信号,是由于肉芽组织的形成和出血;输卵管脓肿在 $T_2$WI 序列上常表现为充满液体、扩张、扭曲的腊肠样结构,且呈不均匀高信号;扩散加权像上输卵管内脓液因黏稠而扩散受限呈高信号、ADC 值低;增强后

输卵管壁和增厚的脓肿壁均明显强化、相邻腹膜或肠壁强化,而脓液不强化。结合上述特征不难鉴别。

(3)卵巢甲状腺肿:是一种比较少见的卵巢良性单胚层畸胎瘤,通常单侧发病,其内部主要是甲状腺组织,当肿瘤内含甲状腺成分达50%以上时诊断为卵巢甲状腺肿。CT 表现:多为囊性或囊实性肿块,密度不均匀,实性成分因含甲状腺组织在 CT 平扫时为高密度,合并斑点状、线样钙化,增强扫描实性成分明显强化,不同于 EMO。MRI 鉴别要点:因囊液所含甲状腺激素及甲状腺球蛋白,囊液成分在 $T_1$WI 序列呈稍高信号影,需要与 EMO 鉴别。卵巢甲状腺肿实性成分因富含甲状腺组织在 $T_2$WI 序列呈明显低信号,增强后明显强化,与卵巢巧克力囊肿不同,据此不难与 EMO 鉴别。

(4)卵巢冠囊肿:是女性附件区较常见的囊性

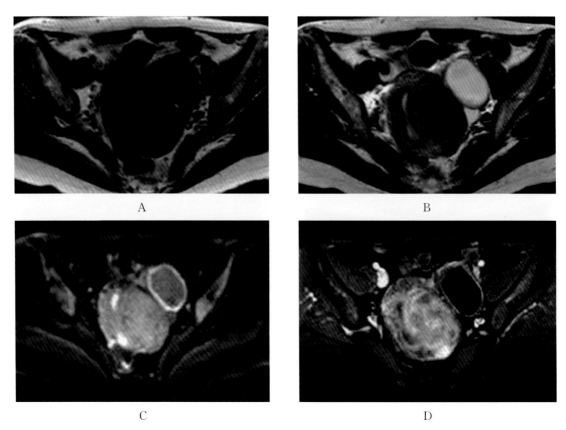

A

B

C

D

**图14-4-3　卵巢子宫内膜异位囊肿MRI表现**

患者女性,45岁,左侧卵巢子宫内膜异位症。左侧附件区见囊状$T_1WI$序列呈低信号,$T_2WI$序列呈高信号,其内混有片状$T_1WI$序列呈高信号,$T_2WI$序列呈低信号影,并见"阴影征";DWI序列示外周为环状高信号,增强示囊壁轻度强化。另见子宫左侧壁腺肌瘤。

病变,占$10\%\sim20\%$,绝大多数为良性单纯性囊肿,但有约$25\%$为赘生性囊肿。卵巢冠囊肿CT和MRI表现为圆形或卵圆形、单房、边界清楚、薄壁的卵巢附件区囊性病变。MRI表现:$T_1WI$序列呈低信号,$T_2WI$序列通常呈高信号,信号强度类似于同层面膀胱内的尿液信号,信号均匀,无"阴影征";正常卵巢受压,卵巢与囊肿分离具有重要提示意义。

### (五)诊断关键要点

(1)卵巢子宫内膜异位症又名卵巢子宫内膜异位囊肿、卵巢巧克力囊肿。

(2)CT平扫在卵巢附件区可见与子宫紧密粘连的囊性肿块,囊液的密度较高,大多数CT值介于$20\sim50$ HU之间;囊肿内局灶性高密度影为卵巢子宫内膜异位囊肿较特异的CT征象,成分为血凝块;CT多期增强扫描时这种高密度的血凝块与囊液不

强化;囊壁和纤维分隔呈轻度或明显强化。

(3)卵巢子宫内膜异位囊肿的囊液在$T_1WI$序列呈高信号,$T_1WI$与$T_2WI$抑脂序列、三维扰相梯度回波$T_1WI$序列均呈高信号,借此可与卵巢成熟畸胎瘤(皮样囊肿)进行鉴别。

(4)EMO病灶在$T_2WI$与$T_2WI$-FS序列呈高、低混杂信号,高信号的囊液中见低信号阴影,这种"阴影征"为本病特征性表现之一。

(5)EMO病灶的囊壁$T_2WI$序列可见"勾边效应",类似黑铅笔勾画的效果,为其典型特征之一。

(6)因反复多次出血、含铁血黄素沉积,形成$T_2WI$序列上的"黑点征""阴影征",多为慢性多次出血的特异性征象,可与卵巢功能性囊肿相鉴别。

(7)卵巢巧克力囊肿的囊壁不均匀或均匀增厚,囊壁和分隔的纤维成分MRI增强后渐进性强化,而囊液几乎无强化。

(8)EMO囊液在磁敏感扩散加权序列(SWI,

如 ESWAN)的 R2*值高于卵巢其他囊性病变(比如输卵管积脓、输卵管积水、卵巢囊性肿瘤及卵巢生理性囊肿)。

(9) EMO 大囊肿周围伴小囊肿的"卫星囊"现象,部分囊肿由于反复出血,易与周围组织粘连,呈现特征性的"尖角征"。

(吴明明　马宜传　董江宁)

# 二、输卵管卵巢脓肿

## (一) 概述

输卵管卵巢脓肿(tuboovarian abscess,TOA)为输卵管卵巢化脓性炎症,是女性盆腔炎性疾病(pelvic inflammatory disease,PID)严重的晚期并发症之一,以双侧附件发病为主,少数为单侧。多由生殖道逆行感染经子宫内膜上行蔓延引起,常为厌氧菌和需氧菌混合感染所致,炎症也可经血行、淋巴道感染或细菌直接进入薄壁或破裂的囊状卵泡或黄体而累及卵巢所致,少部分附件感染是因阑尾炎、憩室炎或其他盆腔炎症直接扩散而来。

TOA 好发于育龄期妇女,绝经后少见。大部分

输卵管卵巢脓肿继发于盆腔急、慢性炎症。临床表现多样,常以急性起病多见,表现为下腹痛伴发热,可出现阴道排液,尿频、尿急、尿痛等尿道刺激症状,实验室检查白细胞升高;少数表现为间断性腹部隐痛、胀痛、腰骶部酸痛等间断性症状;部分患者仅表现为盆腔包块,而无明显临床症状,可能与机体抵抗力较强有关或者急性炎性转化为慢性感染可能。TOA 破坏了正常的附件结构,导致患者不孕不育。

## (二) 病理表现

大体病理:炎症首先引起输卵管黏膜肿胀、间质水肿,进而发生输卵管黏膜退变脱落导致输卵管黏膜粘连闭锁,脓液聚积于管腔形成输卵管脓肿,输卵管伞端与卵巢发生粘连导致卵巢周围炎,炎症经卵巢排卵破孔蔓延至卵巢实质形成卵巢脓肿,并与输卵管脓肿相互粘连贯穿形成输卵管卵巢脓肿,脓肿壁由肿胀的输卵管与卵巢间质共同组成。炎症可进一步蔓延,导致腹膜炎、毗邻器官炎症及脓肿发生。

镜下表现:输卵管脓肿表现为输卵管壁充血、水肿,管壁内见大量粒细胞、单核细胞浸润及少量淋巴细胞浸润,部分可见因出血导致的大量红细胞影。卵巢脓肿表现为卵巢体积增大,充血、水肿明显,间质见丰富炎性细胞浸润。病灶周围也可见炎性细胞浸润。示例如图 14-4-4 所示。

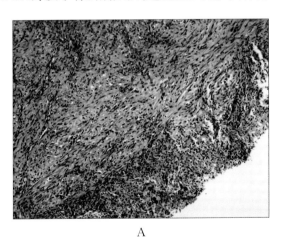
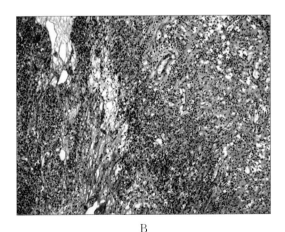

A　　　　　　　　　B

**图 14-4-4　输卵管及卵巢慢性化脓性炎病理学表现**

患者女性,44岁,左侧输卵管及卵巢慢性化脓性炎。镜下表现(HE,×100)(A):左输卵管腔囊状扩张,管壁纤维组织增生,伴变性及坏死,见肉芽组织增生,多量急慢性炎细胞及泡沫样组织细胞浸润。右侧输卵管慢性炎(B):镜下见输卵管管壁纤维组织增生,多量急慢性炎细胞浸润,右侧卵巢囊状滤泡及白体形成,间质出血。

## (三) 影像学表现

**1. 输卵管卵巢脓肿的常见表现**

常表现为双侧附件区输卵管管壁增厚(>3 mm)、扭曲扩张,输卵管积脓。扭曲的输卵管形态可呈多样性,这与输卵管解剖及其病理改变有关。输卵管积脓时,输卵管内膜炎性渗出、粘连,导致输卵管管腔及卵巢伞端狭窄甚至闭锁,因此输卵管出现扩张与狭窄相间,再加上周围的渗出牵拉,使整个输卵管扭曲。由于CT、MRI只能显示扭曲、积脓的输卵管的某一截面,因此表现为"腊肠样""蜂窝样""串珠样",且以多房状、蜂窝状多见。下面分别叙述CT、MRI表现。

(1) CT表现:CT平扫表现为输卵管管壁增厚,伴"腊肠样""蜂窝样"的较均匀低密度影,CT值为15~50 HU,当病变富含脓细胞或出血时,密度可增高,甚至可达50 HU以上。扩张的输卵管腔内炎性细胞、坏死组织和蛋白质等高分子物质由于重力作用而发生沉积,形成"液-液"分层。CT增强后增厚的输卵管管壁明显均匀性强化,脓液不强化。

(2) MRI表现:增厚的输卵管管壁$T_1WI$序列呈等、低信号,$T_2WI$序列呈等信号。而不同类型病原体形成的脓肿其脓液黏稠度差异导致$T_1WI$序列信号迥异,$T_1WI$序列可表现为高、低等信号,$T_2WI$序列均呈高信号。在脓肿形成期时,脓肿的内壁的肉芽组织和出血导致$T_1WI$序列表现为高信号。脓液富含多种炎性细胞、坏死组织和蛋白质的黏稠液体,DWI序列呈高信号。脓液"液-液"分层时表现为:$T_1WI$序列上层呈低信号影、下层呈等信号影,$T_2WI$序列上层呈高信号影、下层呈稍高信号影,DWI序列上层呈低信号影,下层呈高信号影。CT/MRI增强扫描后,均表现为脓液不强化,增强后管壁均匀明显强化,典型的脓肿壁可见分层样强化(脓肿壁由外向内分别由水肿带、纤维肉芽组织、炎症组织构成)。

**2. 输卵管卵巢脓肿其他表现**

少数表现为附件区厚壁的多房囊实性肿块,这是由于输卵管卵巢同时发生慢性化脓性炎症,卵巢脓肿一般位于中心,呈1个较大的或多个大小不等

的脓腔,迂曲扩张的输卵管呈卫星样病灶分布于外围,呈"3字征"。这是输卵管卵巢脓肿较特征的表现。CT与MRI表现为多房囊实性肿块,囊内侧壁光滑、无壁结节,MRI上实性部分呈稍长 T1、稍长 T2信号,CT上呈稍高密度,囊性部分 MRI 呈长 T1、长 T2信号;CT 为低密度影,增强扫描表现为厚壁及分隔明显强化,静脉期强化最明显,囊性部分无强化。

**3. 伴随征象**

(1) 输卵管系膜及子宫圆韧带的增厚及移位:因炎症水肿及纤维增生造成的子宫骶韧带及输卵管系膜的增厚,卵巢脓肿推移子宫圆韧带。

(2) 继发盆腔的结缔组织炎、腹膜炎:表现为肠系膜、大网膜、腹膜及盆壁结构增厚粘连。CT上见盆腔脂肪间隙模糊,$T_2WI$脂肪抑制序列上见斑片状高信号渗出,伴不同程度腹腔、盆腔积液,炎症累及毗邻肠管可导致局部肠管壁增厚。

示例如图14-4-5、图14-4-6所示。

## (四) 鉴别诊断

(1) 输卵管积水:临床症状轻,病灶形态与输卵管卵巢脓肿相似,也可表现为扭曲腊肠样,但管径增粗不如输卵管卵巢脓肿明显,且壁薄界清、密度低。输卵管周围组织无炎性渗出等表现。

(2) 子宫内膜异位症:血肿可表现液-液平面及$T_1WI$序列高信号,并可与周围组织有不同程度粘连导致病灶边界毛糙不清,但其病灶形态表现为多房囊性及卫星囊,病灶相对孤立,各囊腔之间互不相通、不具有连续性,且其囊内或各囊腔间出血时期不同,而表现出病灶信号多样性等。DWI扩散不受限。

(3) 卵巢囊腺瘤:与囊实性的输卵管卵巢脓肿相鉴别。囊腺瘤缺少感染中毒症状及慢性盆腔炎症病史。肿瘤实性成分较多且壁厚薄不均,多可见壁结节,DWI序列上囊液呈低信号,与输卵管卵巢脓肿的脓液在DWI序列上的高信号不同。

(4) 阑尾脓肿:急性期表现为阑尾增粗(宽度直径>6 mm)和阑尾壁增厚(厚度>3 mm)及周围的炎性渗出(盲肠或阑尾周围脂肪密度增高、盲肠壁增厚、盲肠周围积液);进展期可形成阑尾

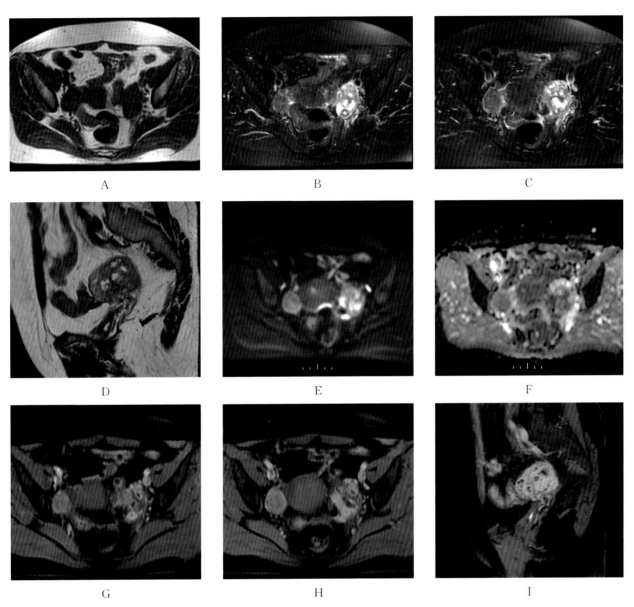

**图 14-4-5 输卵管卵巢脓肿 MRI 表现**

患者女性，47 岁，左侧输卵管卵巢脓肿。MRI 表现为左侧附件区多房厚壁的囊实性肿块，$T_1WI$ 序列（A）呈等低信号，横断位 $T_2WI$-FS（B、C）及矢状位 $T_2WI$ 序列（D）上呈稍高信号，囊壁光整，无壁结节。DWI（$b=800$ s/mm²）（E）上囊性部分呈高信号，ADC 图（F）信号减低，ADC 值为 $1.1\times10^{-3}$ mm²/s，而实性部分 DWI 序列（E）呈等信号，ADC 图（F）信号无减低。增强扫描后（G～I）实性部分呈明显强化，囊性部分无强化。

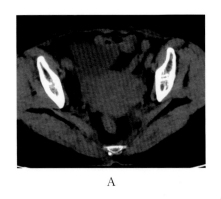
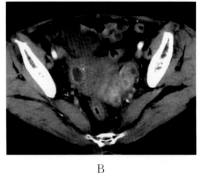
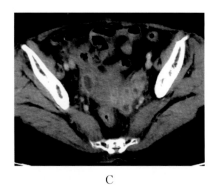

A      B      C

图 14-4-6 双侧输卵管卵巢脓肿 CT 表现

患者女性,64岁,双侧输卵管卵巢脓肿。CT平扫(A)双侧附件区见不规则等密度灶,中央见更低密度区,周围脂肪间隙模糊,骶前筋膜增厚;增强扫描后动脉期(B)右侧输卵管呈腊肠样扩张,左侧附件区见蜂窝状强化灶,囊壁明显强化,囊壁光整。低密度区无强化;静脉期(C)更清晰显示增厚的输卵管管壁及低密度无强化脓液。

脓肿及穿孔,系膜及大网膜的包裹形成,阑尾区肿块,并见肠腔外气体。但多无子宫阔韧带前移。

## (五)诊断关键要点

(1)输卵管卵巢脓肿以育龄期女性的急性发病多见,表现为下腹痛伴发热,白细胞升高;慢性者,多有盆腔炎的病史。

(2)输卵管管壁增厚(>3 mm),伴明显强化,出现特征性的"腊肠样"与"串珠样"扩张。

(3)输卵管卵巢均发生化脓性炎症时,表现为附件区的多房囊实性肿块,典型者可见"3字征",但肿块无壁结节,囊壁光整;增强后囊壁及分隔强化。

(4)输卵管卵巢脓肿形成时,具有典型的MRI特征:脓肿壁 $T_1WI$ 序列呈环形高信号,$T_2WI$ 序列信号稍低。脓液 $T_2WI$ 序列上呈明显高信号,DWI序列扩散受限也呈高信号、ADC图呈低信号,ADC值低,增强后脓液无强化,脓肿壁环形强化。

(5)出现盆腔的结缔组织炎、腹膜炎等继发征象:输卵管系膜及宫骶韧带的增厚,子宫圆韧带的受压移位,骶前脂肪间隙模糊,盆腔少量积液等。

(吴瑶媛 董江宁 方梦诗)

# 三、卵巢冠囊肿

## (一)概述

卵巢冠囊肿(parovarian cyst,POC),又称输卵管系膜囊肿,也叫卵巢旁囊肿(paraovarian cyst)、输卵管旁囊肿(paratubal cyst),是指位于输卵管系膜或阔韧带与卵巢门之间的囊肿,占附件肿块的 10%~20%。

从胚胎学的角度看,泌尿生殖系统包括中肾系统、副中肾系统、肾结构及性腺。在性腺分化以前,不论男女都有两对纵行的管道,都位于生殖嵴的外侧,分别称为中肾管和副中肾管。性腺分化以后,女性中肾管逐渐退化,副中肾管则不受抑制而发育为女性的内生殖器。其实女性中肾系统并非完全退化消失,输尿管、膀胱三角区及相邻的尿道是由中肾管衍化来的,中肾管头部的小管在成年女性的宽韧带内、子宫颈侧旁、阴道的侧旁等部位成为残迹而被保留下来。大部分的残迹组织可以长期保持稳定而无改变,但少数中肾管残迹可以发展成为囊肿,即中肾管囊肿。副中肾管是在胚胎5~6周时体腔间皮向内凹陷形成,其尾部经过融合、腔化而形成子宫、宫颈及阴道上段,其向腹腔内开口的一段,则在之后形成输卵管。在此过程中,可伴有副管腔或憩室形成,继而发展成为副中肾管囊肿。卵巢冠囊肿好发于卵巢与子宫之间的阔韧带内,基于以上胚胎发育机理,POC分为中肾管囊肿、副中肾管囊肿及间皮来源囊肿。

卵巢冠囊肿为良性非赘生性囊肿,常单发,直径多数为6~10 cm,平均为4.7 cm,单房为主。卵巢冠囊肿与卵巢完全分开,卵巢可受挤压而贴附于囊壁,绝大多数为单纯性囊肿。赘生性囊肿以浆液性乳头状囊腺瘤为主要病理类型,极少数为恶性(占2%~3%),多见于生育期年龄且囊肿直径大于5 cm者。

临床表现:可发生于任何年龄段,以30~49岁多见,常无症状,多于妇科术中或影像检查偶然发现,但当囊肿较大时可有腹胀、腹痛、下腹坠胀、尿频及尿急等压迫症状。POC位于右侧并伴腹痛时,临床易误诊为阑尾炎。较大的POC受重力影响,与子宫之间易形成蒂,剧烈运动时易发生扭转。

## (二)病理表现

大体病理:在阔韧带内、输卵管与卵巢之间及子宫阴道侧方的卵巢冠囊肿,呈圆形或椭圆形,囊壁菲薄,输卵管亦被拉长,似爬于囊肿之上。切开囊肿,剖面呈单房,囊内充满低比重清液,如果囊腔过度扩张,则内衬的立方形上皮可成为扁平上皮。

镜下表现:囊肿内衬通常仅由致密纤维组织或受压的卵巢间质窄带组成。囊壁偶见小簇退化的黄体细胞。有时有完全或部分明显的上皮细胞内衬。中肾管囊肿通常具有明确的肌壁内衬扁平上皮细胞,而副中肾管囊肿则为平滑肌和柱状上皮细胞。间皮细胞囊内的上皮是扁平上皮细胞,囊壁周围有纤维组织或脂肪样包膜。示例如图14-4-7所示。

## (三)影像学表现

超声是卵巢冠囊肿首选的影像学方法,对于超声难以诊断的病例,MRI具有重要的诊断价值。

**1. 超声检查**

卵巢冠囊肿可分为:

(1)单房型:囊壁光滑,壁薄,囊液清亮,透声好,大小变化很大,囊肿同侧能发现正常的卵巢组织且与卵巢有清晰界限,CDFI下偶可探及点状血流信号。当膀胱排尿后多数囊肿可随之活动。小囊肿一般位于宫旁或直肠子宫陷窝,大者位于子宫上方与膀胱相邻。

(2)多房型:囊肿较大,囊壁薄,内有分隔光带,囊液透声性好。当合并感染时囊壁增厚,欠光滑,囊内液体透声较差。

(3)囊内乳头状结节型:一般为单房,有包膜,囊内有乳头状结节,单发或多发。

示例如图14-4-8所示。

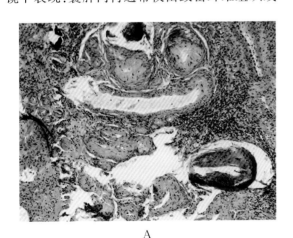

A

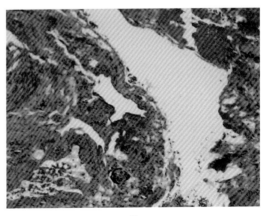

B

**图14-4-7　卵巢冠囊肿病理学表现**

患者女性,60岁,左侧卵巢冠囊肿。术中探及左侧输卵管见直径约6 cm大小囊性包块,包膜完整,表面光滑,镜下见内衬纤毛柱状上皮,囊壁内可见含铁血黄素颗粒沉着。

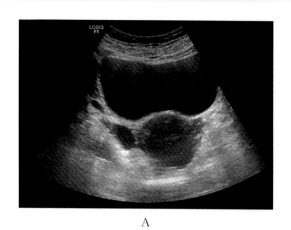
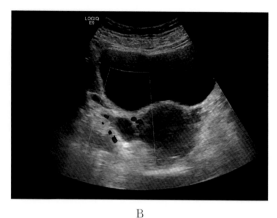

A        B

**图 14-4-8　卵巢冠囊肿的超声影像表现**

患者女性，46岁，右侧卵巢冠囊肿。右侧卵巢（A）大小形态正常，右侧附件区查见一无回声包块，与卵巢分界清楚，无回声包块形态规则，呈蛇形，边界清楚，壁薄光滑，内液尚清。彩显（B）未见明显血流。

### 2. MRI 表现

卵巢冠囊肿的 MRI 表现与其他卵巢囊肿相仿，多数表现为单侧附件区单房囊性肿块，囊壁薄而光滑，同侧阔韧带包绕囊性病灶，呈抱球样改变，即"抱球征"。"抱球征"是指卵巢冠囊肿将子宫阔韧带前后叶撑开，影像上表现为撑开的子宫阔韧带前叶或后叶呈掌中抱球状包绕输卵管系膜囊肿（卵巢冠囊肿）。少数 POC 表现为一侧卵巢附件区较大圆形或类圆形囊性肿块，边缘逐渐变小为管状影，管腔与较大囊腔相通，形成头大尾巴小的"蛇形"表现，原因主要是 POC 病灶向阻力较小一侧延续生长，虽然该征象在卵巢冠囊肿中出现率较低，但其对卵巢冠囊肿的诊断有一定特异性。

病灶的形态对诊断亦有一定帮助，卵巢冠囊肿张力低，多为类圆形或类椭圆形，易受周围结构挤压而致接触面变平或凹陷，或病灶向阻力较小的间隙生长而局部突出。

POC 与卵巢其他囊肿 MRI 鉴别诊断的关键在于显示同侧卵巢。在 $T_2WI$ 序列发生卵巢冠囊肿的同侧卵巢因受压导致花环样排列的多个高信号小卵泡结构移位。MRI 多序列、多方位成像和高组织分辨率使其易于识别 POC 与受压的卵巢，但 40 岁以后卵巢开始萎缩，不仅体积缩小，而且缺乏上述特征性表现，导致受压卵巢显示率明显下降。

示例如图 14-4-9 所示。

### 3. CT 表现

卵巢冠囊肿常呈圆形、卵圆形或肠管状，多为单房性，密度低且均匀，CT 值一般低于 20 HU，典型 POC 位于输卵管走行处，囊壁菲薄，囊液密度低而均匀，直径比单纯囊肿要大，CT 增强后囊肿无强化，紧贴囊肿上方的输卵管则强化，尤其是冠状位 MPR 重建像能更好地显示此征象，有助于本病同卵巢其他囊肿相鉴别。

### （四）鉴别诊断

卵巢冠囊肿主要与卵巢生理性囊肿、卵巢子宫内膜异位囊肿及囊性卵泡膜细胞-纤维瘤鉴别：

（1）卵巢滤泡囊肿：表现为单房，其内密度均匀（浆液或少量血性液体），壁薄，可伴囊壁的环形强化，直径 3～8 cm，一般不超过 5 cm，常于 2 个月经周期内消失。

（2）卵巢黄体囊肿：在 MRI 上，黄体囊肿的壁较卵泡囊肿更厚，增强扫描壁呈锯齿状明显强化，反映增厚的黄体化细胞层血供丰富，囊肿内少量出血时，偶尔可呈高信号。

（3）卵巢子宫内膜异位囊肿的特征性表现为：① 囊液在 $T_1WI$ 序列呈高信号；② $T_2WI$ 序列上囊壁不均匀增厚，高信号囊液内见片状低信号的阴影征；③ $T_2WI$ 抑脂图像上可见"勾边效应"，类似黑铅笔勾画的效果，这是巧克力囊肿（卵巢冠囊肿）的典型表现之一；④ 其他伴随征象：大囊肿周围伴小囊肿的"卫星囊"现象，部分囊肿由于反复出血，易与周围组织粘连，呈现特征性的"尖角征"。依据上

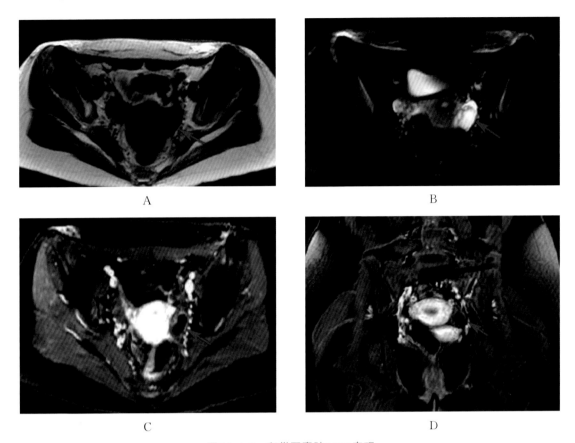

图14-4-9　卵巢冠囊肿MRI表现

患者女性,17岁,左侧卵巢冠囊肿。T$_1$WI序列(A)示左侧附件区囊性病灶(红箭头)呈等低信号。T$_2$WI序列(B)示病灶(红箭头)呈明显的高信号,前内侧可见受压的左侧卵巢残留及小卵泡影。横断面增强扫描、冠状面增强扫描(C,D)示病变囊状信号未强化,病灶囊壁轻度强化(红箭头),病灶形态似蛇形(红箭头)。

述征象不难与POC鉴别。

### (五) 诊断关键要点

(1) 卵巢冠囊肿又称卵巢旁囊肿、输卵管系膜囊肿,是位于输卵管系膜或阔韧带与卵巢门之间的囊肿。

(2) 卵巢冠囊肿张力较低呈"蛇形",易受周围结构挤压而变形;卵巢其他囊肿则张力较高,多为圆形。

(3) CT、MRI表现为女性附件区有一个单房薄壁囊性病变合并基本正常或受压推移的卵巢时应考虑本病。

(4) 超声检查时可适当加压探头,若见囊肿与卵巢背离运动,则为卵巢冠囊肿;若二者同步运动,则为卵巢囊肿可能性更大。

(5) T$_1$WI序列呈低信号、T$_2$WI序列通常呈高信号,信号强度类似于同层面膀胱内尿液信号,信号一般较均匀,囊壁薄而光滑,MRI显示正常卵巢与囊肿分离时具有重要提示意义。

(卢楚鸣　马宜传　董江宁)

## 四、卵巢扭转

### (一) 概述

卵巢扭转(ovarian torsion,OT)是指卵巢在外力或有基础疾病的前提下,发生卵巢蒂扭转、持续发展则导致卵巢发生急性缺血、梗死、出血的妇科急腹症,是儿童急腹症之一,病情危急、进展迅速,典型症状表现为突然下腹部疼痛或疼痛加剧,可伴有发热及白细胞增高,因此,影像学方法早期诊断、及时治疗对保留患儿卵巢功能具有重要意义。

卵巢扭转依病因可分为原发性和继发性两类,临床以后者较为多见。原发性卵巢扭转多见于儿童及青春期女性,由于卵巢在激素作用下发生生理性增大,加之儿童卵巢系膜较长且松弛,在剧烈运动或腹腔压力突然变化等情况下即可能发生扭转。单侧扭转多见,好发于右侧,右:左=3:2。右侧为回盲部所在,蠕动较剧烈且右侧盆腔较左侧宽广;左侧卵巢与乙状结肠相邻,后者起缓冲垫作用,一定程度上限制了卵巢的活动度。多数继发性卵巢扭转继发于卵巢肿块,成人卵巢扭转常继发于畸胎瘤、囊肿、囊腺瘤等良性肿瘤。检查方法首选超声,MRI可显示卵巢扭转的原发病,对病因诊断具有重要价值。

## (二)病理生理机制及其病理学表现

儿童易发生卵巢扭转与儿童卵巢系膜较长、盆腔体积相对较大、附件活动度大、小儿喜欢活动有关。当剧烈运动、体位突然改变、输卵管痉挛、腹腔内压力突然变化时即可发生扭转。

卵巢扭转的病理生理机制:卵巢由双重动脉供血,卵巢外侧走行于卵巢悬韧带的卵巢动脉+卵巢内侧走行于卵巢韧带的子宫动脉卵巢支。卵巢动脉起源于腹主动脉,卵巢静脉起于卵巢发出蔓状静脉丛上行,伴随同侧卵巢动脉,走行于腹膜后,左汇入左肾静脉,右汇入下腔静脉。卵巢淋巴管与同侧的输卵管、子宫基底部淋巴管汇合,再与同侧卵巢静脉伴行。卵巢血管蒂扭转,首先造成静脉和淋巴回流受阻,卵巢水肿瘀血,体积增大;当血管蒂扭转阻碍动脉血流时,则卵巢组织出现坏死。示例如图14-4-10所示。

## (三)影像学表现

### 1. CT表现

① 卵巢体积增大:小于5岁的幼女卵巢直径<1 cm;青春前期<4 cm;如果女童卵巢直径≥5 cm,应高度怀疑卵巢扭转。② 密度增高:增大的卵巢表现为密度增高,因为卵巢扭转最初的血流改变是静脉受压、回流受阻,而动脉血供正常,导致卵巢充血肿大、密度增高。③ 卵泡周缘征:卵巢静脉回流受阻、卵巢间质内压增高、液体转入卵泡而形成显著增大的卵巢周围滤泡,CT表现为卵巢周边大小一致的圆形低密度影,此征象在薄层图像且多平面观察时显示得更清晰,是诊断原发性卵巢扭转的特征性表现。④ 包膜下积液征:卵巢包膜下聚集的卵泡破裂,表现为卵巢包膜下新月形积液,提示病情严重、卵巢出现坏死的可能。⑤ 对于继发性卵巢扭转,CT可以发现附件区肿块影,畸胎瘤是卵巢扭转常见原因,多伴有钙化、脂肪。⑥ 盆腔积液,卵巢动

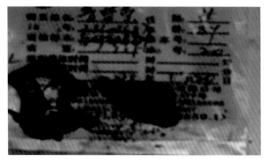
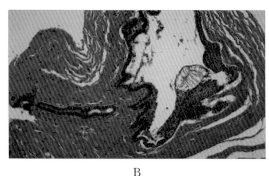

|  A  |  B  |

**图14-4-10　卵巢成熟性畸胎瘤伴卵巢蒂扭转病理学表现**

患者女性,8岁,左侧卵巢成熟性畸胎瘤伴卵巢蒂扭转。大体病理(A):(左侧卵巢囊肿)灰白囊壁样组织,大小为3.0 cm×2.5 cm×0.3 cm,囊壁光滑菲薄,另见皮脂、毛发样物,大小为2.5 cm×2.0 cm×1.0 cm。病理诊断:(左侧卵巢)囊性成熟性畸胎瘤。镜下表现(B):纤维性囊壁,见少量软骨成分,囊壁衬覆复层鳞状上皮,可见皮脂腺、汗腺及毛囊皮肤附属器,间质为增生的纤维结缔组织,伴充血、出血。

脉持续受压阻塞可致卵巢血管破裂,严重者卵巢或卵巢肿瘤亦可发生破裂,出现盆腔积液。⑦子宫患侧移位征:患侧卵巢系膜因扭转导致缩短,牵拉子宫向患侧移动。⑧增强:扭转早期卵巢动脉尚未完全受阻,扭转的卵巢组织可表现为轻度至中度强化,周围外移水肿的卵泡无强化,周围血管迂曲、增粗,当扭转进展、动静脉完全闭塞时,扭转的卵巢实质无强化。

**2. MRI 表现**

MRI对软组织分辨率高,且无电离辐射,可多平面及多参数成像,对显示扭转、增粗的卵巢蒂具有显著优势。①单侧卵巢增大:患侧卵巢较健侧有不同程度的增大,边缘光滑,包膜饱满,$T_2WI$呈混杂稍高信号。②蒂样突起征:是卵巢血管蒂扭转的直接征象,表现为增大的卵巢一侧鸟嘴样或果蒂样突起,其结构包括增粗的卵巢血管,有时还含有扩张的输卵管。③果盘征:周围外移卵泡,$T_2WI$卵巢外带卵泡增大排列呈串珠状高信号,因形状酷似水果盘,也称为"果盘征",这一征象在冠状位或矢状位更加显著。④包膜下积液征:卵巢包膜下聚集的卵泡破裂,包膜下可见新月形高信号影。⑤子宫患侧移位征:患侧卵巢系膜因扭转导致缩短,牵拉子宫向患侧移动。⑥MRI增强扫描:扭转早期静脉血供受阻,肿瘤充血水肿,肿瘤实性部分、囊壁增粗的蒂轻度强化,蒂周可见瘀血扩张的血管,扭转后期动脉血供受阻,易出血、坏死,患侧卵巢强化程度常常低于健侧卵巢或无强化。示例如图14-4-11、图14-4-12所示。

### (四)鉴别诊断

(1)小儿肠管重复畸形:影像学表现为单房囊性肿块,囊内无分隔。囊肿可位于肠腔内、肠壁内或肠腔外的系膜缘,肠内和壁内的囊肿大多为球形,多与肠管不相通,肠腔外的囊肿大多为管状,位于系膜缘,一端或两端与肠腔相通,亦有不相通的。典型影像学征象可见双环"晕轮征"。

(2)小儿输卵管旁囊肿:输卵管旁囊肿起自于输卵管系膜或子宫阔韧带,为中肾旁管(米勒管)的胚胎残余组织形成,较少见的情况是由中肾管(沃尔夫管)胚胎残余组织形成。输卵管旁囊肿通常见于30~40岁女性,MRI上,输卵管旁囊肿表现为边界清晰、表面光滑的圆形或椭圆形包块,壁菲薄且光整。包块内部$T_1WI$序列呈低信号、$T_2WI$序列呈高信号,信号强度均匀一致,增强扫描一般无强化。包块邻近可见正常卵巢影。

(3)肠源性囊肿:是一种罕见的先天性、发育性畸形,为"囊肿内壁衬有能分泌黏液的类似于胃肠道上皮组织"。肠源性囊肿可发生于舌至肛门的任何部位,以回肠、回盲部发病率最高。卵巢冠囊肿位置较低,与附件关系密切,增强扫描观察卵巢血管有助于鉴别。

(4)盆腔表皮样囊肿:表皮样囊肿是神经管闭合期间,外胚层细胞移行异常所致的少见的先天性肿瘤。影像学表现与肿瘤内角蛋白和胆固醇结晶的含量有关。肿瘤内若伴有钙盐沉着、陈旧出血,信号复杂;DWI序列多为高信号;增强后多无强化。

### (五)诊断关键要点

(1)卵巢扭转临床表现突然的下腹剧痛,可伴恶心、呕吐、发热及白细胞升高等,以儿童及青春期女性多见。

(2)CT检查速度快,密度分辨率高,适用于急腹症检查。卵巢扭转CT表现为单侧卵巢增大,密度增高,卵巢包膜下积液及盆腔积液,子宫向患侧移位,典型者可见卵巢周边大小一致的圆形低密度影,增强扫描蒂样突起内常见漩涡状卵巢血管强化,壁及间隔可强化,后期患侧卵巢强化程度常常低于健侧卵巢或无强化。

(3)MRI表现为单侧卵巢体积增大、蒂样突起征、果盘征、包膜下积液征、子宫患侧移位征等,扭转早期静脉血供受阻,肿瘤充血水肿,增强扫描肿瘤实性部分、囊壁与增粗的蒂轻度强化,蒂周可见瘀血扩张的血管,扭转后期动脉血供受阻,患侧易出血、坏死,卵巢强化程度常常低于健侧卵巢或无强化。

(4)CT、MRI不仅可以用于诊断卵巢扭转,还可检出是否合并卵巢肿瘤和卵巢,为临床决策提供科学依据。

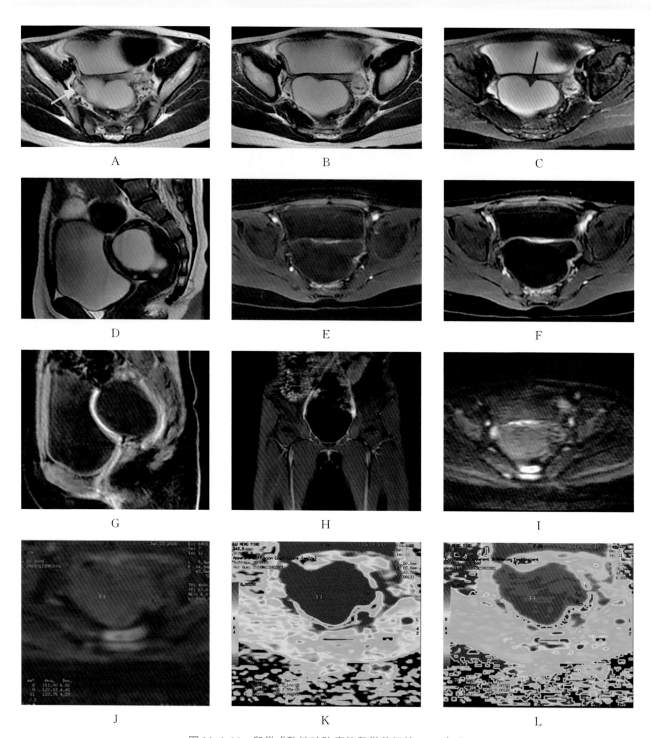

**图14-4-11 卵巢成熟性畸胎瘤伴卵巢蒂扭转MRI表现**

与图14-4-10为同一患者,左侧卵巢成熟性畸胎瘤(少脂质)伴卵巢蒂扭转。右侧卵巢位置形态大小正常(A,黄色箭头);左侧卵巢少脂质的成熟畸胎瘤,囊液在$T_2$WI与$T_2$WI抑脂序列均呈高信号,囊壁薄(B),抑脂后囊液的信号无降低;左侧卵巢受压变扁,位于囊性肿块的左后方,受压的左侧卵巢内见多个细小发育的卵泡(C,蓝色箭头),左侧卵巢(蓝色箭头)与囊性肿块(图C,红色箭头)一起移位到子宫后方的Douglas窝,盆腔有少量积液;残留的左侧卵巢(位于左后方)基质增厚,多期增强均不强化(E~H)。DWI图(I、J)示病灶囊性部分呈低信号,实性部分呈稍高信号。ADC图(K、L)示病灶囊性部分ADC值约$3.0\times10^{-3}$ mm²/s,实性部分ADC值$2.1\times10^{-3}$ mm²/s。

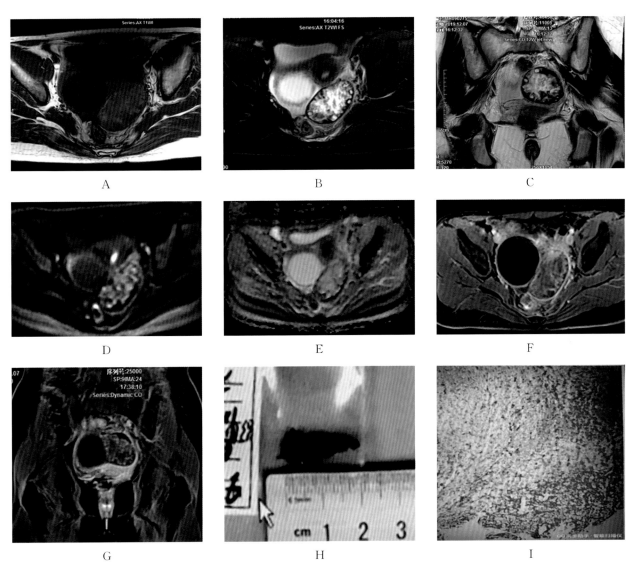

A　　　　　　　　　　　B　　　　　　　　　　　C

D　　　　　　　　　　　E　　　　　　　　　　　F

G　　　　　　　　　　　H　　　　　　　　　　　I

图14-4-12　左侧卵巢系膜(冠)囊肿伴卵巢扭转的MRI表现

患者女性,15岁,跑步时突然下腹痛,进行性加重。左侧卵巢体积明显肿胀增大,$T_1WI$序列信号不均(A),横轴位$T_2WI$-FS序列(B)及冠状位$T_2WI$序列(C)肿大的左侧卵巢内见条片状短T2出血(含铁血黄素沉着)信号及高信号液体影;DWI序列上呈混杂高信号,ADC图呈不均匀稍高信号(D、E);多期增强扫描示左侧卵巢肿块的囊壁轻中度强化,囊内成分无强化,邻近的腹膜增厚强化(F、G)。右侧附件区见一类圆形囊性肿块(术后病理证实为扭转到右侧附件区的左侧卵巢冠囊肿),呈长T1、长T2信号,病灶周围见片状长T1、长T2液体渗出信号(A~C);DWI序列上呈低信号,ADC图呈高信号(D、E),多期增强扫描囊壁呈轻度强化,囊液无强化(F、G)。肉眼所见(H):左附件以卵巢固有韧带、输卵管根部为蒂扭转720°,蒂部无缺血、坏死改变,组织颜色正常,左输卵管系膜有一囊肿(输卵管系膜囊肿),直径约6cm,囊肿表面局部颜色略暗,左卵巢增大,直径大小约4cm,颜色略暗,表面有一直径0.6cm破口,无活动性出血。病理诊断(I):左侧卵巢扭转伴出血,左侧输卵管系膜(左侧卵巢冠)囊肿扭转到右侧附件区。

(贾好东　杨　钱　方梦诗　董江宁)

# 第五节 卵巢/输卵管恶性肿瘤

## 一、卵巢浆液性癌与黏液性癌

### (一)概述

卵巢浆液性癌(serous carcinoma of ovary)和黏液性癌(mucinous carcinoma of ovary),是卵巢上皮性恶性肿瘤(epithelial ovarian cancer,EOC)中最常见的类型。根据2020年世界卫生组织(World Health Organization,WHO)最新的EOC的病理学分类,卵巢浆液癌又分为低级别浆液性癌和高级别浆液性癌。其中以高级别浆液性癌最为多见,占全部卵巢恶性肿瘤的40%~60%。

卵巢浆液性癌多见于围绝经期及绝经后的老年妇女,低级别浆液性癌双侧多见,多由浆液性囊腺瘤恶变而来。卵巢黏液性癌发病率低,单侧多见,好发年龄在30~50岁,发病年龄相对年轻。卵巢浆液性腺癌实验室检查多有CA125的升高,黏液腺癌除了CA125升高之外,可伴有CA19-9的升高。

临床上,早期症状较轻,不易发现,晚期多表现为腹部迅速生长的肿块,常伴有压迫症状,血性腹水,消瘦、乏力等表现,死亡率较高。黏液性癌早期患者的预后较好,Ⅰ期患者的5年生存率达90%。但晚期患者的生存率显著低于浆液性癌。2013年国际妇产科联盟(International Federation of Gynecology and Obstetrics,FIGO)对卵巢癌分期指南进行了更新,目前临床上仍沿用此标准,2013版FIGO分期标准见表14-5-1。

表14-5-1 卵巢癌FIGO分期(2013版)

| 分期 | 特征 |
| --- | --- |
| Ⅰ期 | 肿瘤局限于卵巢或输卵管 |
| Ⅰa | 肿瘤局限于单侧卵巢(包膜完整)或输卵管;卵巢和输卵管表面无肿瘤;腹水或腹腔冲洗液中无癌细胞 |
| Ⅰb | 肿瘤局限于双侧卵巢(包膜完整)或输卵管;卵巢和输卵管表面无肿瘤;腹水或腹腔冲洗液中无癌细胞 |
| Ⅰc | 肿瘤局限于单侧或双侧卵巢或输卵管,同时存在以下任意一种情况: |
| Ⅰc1 | 手术导致肿瘤破裂 |
| Ⅰc2 | 手术前肿瘤包膜已破裂或卵巢、输卵管表面存在肿瘤 |
| Ⅰc3 | 腹水或腹腔冲洗液中发现癌细胞 |
| Ⅱ期 | 肿瘤累及一侧或双侧卵巢或输卵管,并有盆腔扩散(在骨盆入口平面以下)或原发性腹膜癌 |
| Ⅱa | 肿瘤蔓延或种植于子宫和(或)输卵管和(或)卵巢 |
| Ⅱb | 肿瘤蔓延到其他盆腔组织 |
| Ⅲ期 | 肿瘤累及单侧或双侧卵巢、输卵管或原发性腹膜癌,伴有细胞学或组织检查证实的盆腔外腹膜转移或腹膜后淋巴结转移 |
| Ⅲa | 腹膜后淋巴结转移,伴或不伴显微镜下盆腔外腹膜病灶转移 |
| Ⅲa1 | 仅有腹膜后淋巴结阳性(细胞学或组织检查证实) |
| Ⅲa1(i) | 转移灶最大直径≤10 mm |
| Ⅲa1(ii) | 转移灶最大直径≥10 mm |
| Ⅲa2 | 显微镜下盆腔外腹膜受累,伴或不伴腹膜后淋巴结阳性 |
| Ⅲb | 肉眼可见盆腔外腹膜转移,病灶最大径线≤2 cm,伴或不伴腹膜后淋巴结阳性 |
| Ⅲc | 肉眼可见盆腔外腹膜转移,病灶最大径线>2 cm,伴或不伴腹膜后淋巴结阳性(包括肿瘤蔓延至肝和脾包膜,但未转移到器官实质内) |
| Ⅳ期 | 超出腹腔外远处转移 |
| Ⅳa | 胸腔积液中发现癌细胞 |
| Ⅳb | 腹腔外器官实质转移(包括肝脾实质转移、腹股沟淋巴结和腹腔外淋巴结转移) |

美国放射学学院(ACR)于2018年发表的白皮书中提出卵巢-附件影像报告和数据系统(Ovarian-Adnexal Reporting and Data System, O-RADS),更新了一套新标准,用于卵巢附件肿块良恶性的临床诊断,而2020年ACR在线发表的O-RADS MRI风险分层和管理系统再次为卵巢附件肿瘤的诊断和治疗方式的选择增添新的依据,具体内容见表14-5-2。

表14-5-2 O-RADS MRI风险分层和管理系统(2020年版)

| O-RADS MRI评分 | 风险分类 | 恶性肿瘤的阳性预测值 | MRI征象 |
|---|---|---|---|
| 0 | 无法评估 | 不适用 | 不适用 |
| 1 | 正常卵巢 | 不适用 | ① 卵巢无病变;<br>② 绝经前妇女出现的3cm以内的正常卵泡;<br>绝经前妇女出现的3cm以内的出血性囊肿;<br>③ 绝经前妇女出现的3cm以内的黄体,伴或不伴出血 |
| 2 | 几乎良性 | <0.5% | ① 单房卵巢囊肿:任何形式的囊液,没有强化的囊壁,没有强化的实性成分;<br>② 单房卵巢囊肿:单一囊液或子宫内膜异位囊肿,囊壁光滑并强化,没有强化的实性成分;<br>③ 含脂肪成分的病灶,但无强化的实性成分;<br>④ 含在T$_2$WI和DWI上呈均匀性的显著低信号的实性成分;<br>⑤ 扩张的输卵管,囊液为单一的水样液体,需满足以下2个条件:1)光滑的薄壁或输卵管皱襞,并强化;2)无强化的实性成分;<br>⑥ 卵巢旁的囊肿:任何液体成分,光滑且薄,有或无壁强化,但无强化的实性成分 |
| 3 | 低风险 | 0.5%~5% | ① 单房囊性病灶:蛋白质性,出血性或黏液性成分,光滑的囊壁强化,但无强化的实性成分(但绝经前3cm以内的出血性囊肿属于2分);<br>② 多房囊性病灶:任何液性成分,不含脂质,无强化的实性成分,囊壁以及分隔光滑并强化;<br>③ 病灶内含实性成分(除T$_2$WI和DWI为显著低信号的实性成分外):DCE显示TIC曲线为低风险型(Ⅰ型);<br>④ 扩张的输卵管:1)非单纯的液性成分并强化的光滑薄壁/输卵管皱襞;2)单纯液性成分,并强化的光滑薄壁/输卵管皱襞;以上2种情况均无强化实性成分 |
| 4 | 中风险 | 5%~50% | ① 病灶内含实性成分(除T$_2$WI和DWI为显著低信号的实性成分外),有以下2种情况:1)TIC曲线为中风险型(Ⅱ型);2)如果不能做DCE,则实性病灶增强后30~40秒时,强化程度小于等于子宫肌层;<br>② 病灶内含有脂肪成分,并且有大量强化的实性成分 |
| 5 | 高风险 | 50%~90% | ① 病灶内含实性成分(除T$_2$WI和DWI显著低信号的实性成分外),有以下2种情况:1)TIC曲线为高风险型(Ⅲ型);2)如果不能做DCE,则实性病灶增强后30~40秒时,强化程度大于子宫肌层,则为5分;<br>② 腹膜、肠系膜、大网膜呈结节状或不规则增厚,伴/不伴腹水 |

## (二)病理表现

低级别浆液性癌和黏液性癌属于Ⅰ型EOC;高级别浆液性癌属于Ⅱ型EOC。Ⅰ型EOC来源于卵巢的良性病变,多由卵巢囊腺瘤恶变而来;Ⅱ型EOC则源自输卵管上皮内瘤变,随后扩散至卵巢和卵巢外,其生物学行为具有高度恶性。

卵巢高级别浆液性癌多见,占卵巢浆液性腺癌的90%。镜下通常由实性细胞团块组成,有裂隙样腔隙,且常有乳头状、腺样和筛状区域;坏死常见,核大,深染和多形性;常有大的奇异形核或多核,核仁通常明显,可很大,嗜酸性;核分裂象很多,常有非典型核分裂象,沙粒体多少不一。

低级别浆液性癌仅占卵巢浆液性癌的10%。镜下有多种结构模式,单个细胞和形状不规则的小细胞巢杂乱地浸润间质,微乳头或较少见的大乳头,外围分开的透明空隙,不同的浸润模式通常并存。多有并存的交界性浆液性肿瘤/非典型增殖性浆液性肿瘤成分。坏死少见,沙粒体很常见,核分裂活性很低(通常小于3/10 HPF)。

卵巢黏液性癌通常体积较大,肿瘤表面光整,富含胶冻样黏液。其组织病理学中,由于肿瘤细胞学的异型性,肿瘤内常有良性、交界性、癌组织成分交织存在。通常以膨胀性及破坏性两种方式浸润

性生长,但以膨胀性生长为主。

卵巢浆液性癌的乳头可向囊壁内外生长,向外生长致使浆液性癌细胞种植于腹腔,而黏液性癌乳头一般不向壁外生长,但一旦黏液性癌破裂,则会在腹腔内形成假性黏液瘤。示例如图14-5-1所示。

## (三)影像学表现

卵巢浆液性癌和黏液性癌影像上均可表现为附件区囊实性肿块,根据肿瘤囊性和实性成分多少,CT与MRI影像上可分3型:① Ⅰ型囊性为主(囊性成分>2/3);② Ⅱ型囊实性(实性成分占1/3~2/3);③ Ⅲ型实性为主(实性成分>2/3)。低级别浆液性癌及黏液性癌通常表现为Ⅰ型和Ⅱ型,高级别浆液性癌通常表现为Ⅱ型和Ⅲ型。具体表现在以下几个方面:

(1)肿瘤体积较大,形态不规则:Ⅰ型和Ⅱ型多表现为多房囊实性肿块,肿瘤体积较大。Ⅲ型高级别浆液性癌大小无特异性。

(2)囊壁及分隔CT与MRI表现:囊壁及分隔不规则增厚毛糙,最厚处至少大于3 mm。囊壁及分隔在CT上表现为软组织密度影,$T_1WI$序列呈低信号,$T_2WI$序列呈等信号,增强后囊壁及分隔均有不同程度强化。囊壁增厚、分隔及多房等征象并不是卵巢上皮癌的可靠征象,因为良性的卵巢黏液性

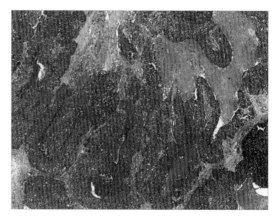

A          B

图14-5-1 卵巢浆液性癌的病理学表现

患者女性,54岁,双侧卵巢高级别浆液性癌。大体病理(A):双侧卵巢附件灰白囊肿样物,切面呈囊性,内含清亮液体,部分区域呈乳头状。镜下表现(B):见实性细胞核大,深染和多形性,呈团块状生长,有乳头状、腺样和筛状区域,伴有坏死。

囊腺瘤、卵巢囊腺纤维瘤也能出现。卵巢黏液性癌常出现大囊套小囊的"囊套囊"征象。

(3) 壁结节/乳头及肿块实性成分CT与MRI表现:壁结节是卵巢上皮性肿瘤特征性表现,且壁结节的多寡与肿瘤的恶性程度呈正相关,大多数良性病变壁结节数目少。壁结节及实性成分可以向腔内外生长,CT上表现为软组织密度影,MRI上壁结节及实性成分$T_1WI$序列为低信号,$T_2WI$序列上为等及稍高信号。壁结节/乳头及肿块实性成分在DWI序列呈高信号,平均ADC值小于$1.20 \times 10^{-3}$ mm²/s,增强后呈中度强化。Ⅲ型实性成分为主的卵巢黏液性和浆液性癌,实性成分多出现坏死,肿瘤血管生成增多,强化明显。高级别卵巢浆液性癌的实性成分ADC值普遍低于低级别浆液性癌及黏液性癌。

(4) 钙化:卵巢浆液性癌常有钙化,但CT检出率低。囊壁或软组织成分的不规则钙化,是卵巢浆液性癌的重要CT征象。需要注意的是MRI对钙化不敏感。

(5) 囊液的密度或信号:卵巢黏液性癌的囊液较浆液性的CT值高,可能为出血或含蛋白水分。浆液性囊液内出血时密度也可升高。MRI上黏液性囊液在$T_1WI$序列上呈稍高信号,而浆液性囊液$T_1WI$序列呈低信号。$T_2WI$序列都表现为水样高信号。

(6) 腹腔种植转移:腹腔种植多位于大网膜、肠系膜、右膈下腹膜,子宫直肠凹。部分种植于肠道表面。密度或信号特点与肿瘤原发灶一致。

① 大网膜转移主要为癌细胞直接种植或横膈淋巴引流被阻塞后,大部分逆行至大网膜所致。CT、MRI表现为网膜呈饼状、结节状增厚,大者可形成肿块,为稍高密度影或长T1、长T2信号。

② 右膈下腹膜转移,表现为右膈下腹膜不规则增厚、结节影或软组织影。这与腹腔内液体流动及生理特点有关。

③ 子宫直肠窝的转移灶,CT与MRI表现为子宫直肠窝结节状软组织块影,增强后明显强化,为癌细胞穿破肿瘤壁直接种植在腹膜面所致。在DWI和IVIM-DWI序列呈高信号,ADC值及$D$值低。

④ 腹水是腹腔种植的标志,有囊外结节的肿瘤易产生大量腹水。3.5%～12%卵黏液性癌,肿瘤囊壁破裂,造成腹膜种植转移,形成腹膜假性黏液瘤,

呈胶冻样。黏液性癌腹水密度及$T_1WI$序列上的信号高于浆液性癌的,其密度或信号强度与肿瘤黏液成分接近。

(7) 淋巴结转移:多表现为主动脉旁、髂内和髂外淋巴结的肿大,短径大于1.0 cm,CT、MRI可见包膜毛糙不整,DWI序列呈高信号,增强后中等及以上程度强化,常伴有中心坏死。

(8) 邻近结构侵犯:肿瘤局部延伸时,如输尿管受累,则发生肾积水;侵犯子宫时,造成宫旁脂肪密度增高,子宫增大而形态不规则。

示例如图14-5-2、图14-5-3所示。

## (四) 鉴别诊断

(1) 卵巢囊腺瘤:卵巢囊腺瘤一般为囊性,实性成分较少,囊壁及分隔菲薄且厚薄一致。一般无腹水及淋巴结肿大。DWI序列有利于两者的鉴别,浆液性癌和黏液性癌DWI序列出现高信号成分,ADC值低于$1.2 \times 10^{-3}$ mm²/s。而良性者,ADC值均大于$1.7 \times 10^{-3}$ mm²/s。双能量CT的能谱曲线斜率(K值)、碘浓度(IC)及标准化碘浓度(NIC)对两者的鉴别有着一定的价值,K值、IC及NIC均高于囊腺瘤。动脉期NIC诊断效能最高,AUC为0.861,阈值为0.07,灵敏度为78.9%,特异度为80.0%。

(2) 卵巢透明细胞癌:多为单房、边界清晰、形态规则的囊实性肿块,实性成分表现为边缘光滑突向囊内的单个或多个壁结节,囊性成分所占比例较实性成分多,纤维分隔少;而卵巢浆液性癌及黏液性癌为边界欠清、形态不规则的囊实性肿块,并且实性成分表现为突向囊内及囊外生长的结节影,纤维分隔多见。

(3) 卵巢子宫内膜样癌:子宫内膜样癌囊壁、房间隔及壁结节与卵巢浆液及黏液性癌征象基本相同,但子宫内膜样癌患者近30%合并子宫内膜异位症,近20%伴发子宫内膜癌。

(4) 卵泡膜纤维瘤:为卵巢功能性良性肿瘤,常伴有雌激素水平升高,阴道流血。CT、MRI也表现为卵巢囊实性肿块。该肿瘤具有以下特点:少血供、轻度渐进性强化;$T_2WI$及$T_2WI$-FS序列上瘤内有低信号的纤维成分;DWI序列一般无扩散受限,ADC值高;合并Meigs综合征时伴腹水,但原发瘤切除后腹水消失。

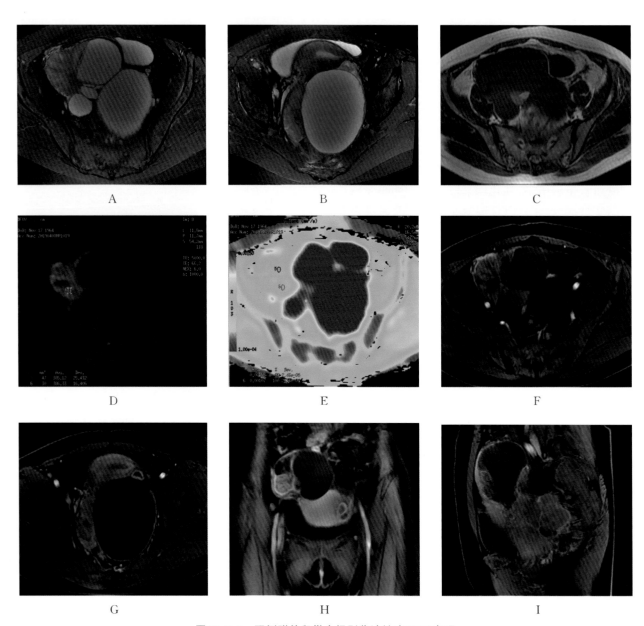

图 14-5-2　双侧附件卵巢高级别浆液性癌 MRI 表现

与图 14-5-1 为同一患者,双侧高级别卵巢浆液性癌。$T_2$WI-FS 序列(A、B)示双侧附件区囊实性肿块,实性成分为稍高信号; $T_1$WI 序列(C)上部分囊液见高信号出血;DWI 序列(D)($b=1000 \ s/mm^2$)呈高信号;ADC 值(E)为 $1.0\times10^{-3} \ mm^2/s$。横断位、冠状位及矢状位(G~I)分别显示肿瘤囊壁及实性成分呈中度不均匀强化。

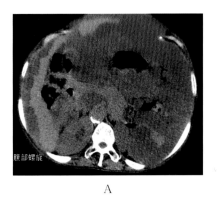
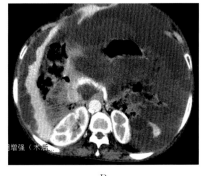
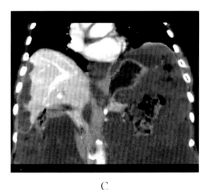

A         B         C

**图14-5-3　卵巢黏液性癌伴腹膜假性黏液瘤的CT表现**

患者女性,72岁,卵巢黏液性癌术后2年,腹膜假性黏液瘤形成。CT平扫(A)示腹腔内见广泛胶冻样低密度结节及肿块,增强后(B、C)呈轻中度不均一强化,肝缘呈扇贝状压迹。

(5)卵巢颗粒细胞瘤:同属于卵巢功能性的低度恶性肿瘤,也分泌雌激素,多伴有子宫体积增大、内膜增厚。CT、MRI表现为边界清楚的囊实性肿块,有较厚的包膜。实性成分中的小囊呈"蜂窝状",大囊间有厚壁分隔,囊内壁及分隔光滑,无壁结节。肿瘤实性成分DWI序列为高信号、ADC值低;囊壁及实性成分强化明显。

(6)卵巢恶性Brenner瘤:CT上表现肿块实性成分可见大片钙化,具有特征性。MRI上实性成分在$T_2WI$序列见明显低信号成分是其特点,增强后强化程度低于子宫,强化曲线呈速升平台型,无腹盆腔积液,少见播散转移,多直接侵犯邻近脏器。

### (五)诊断关键要点

(1)卵巢浆液性癌好发于中老年女性,黏液性癌发病年龄相对较年轻,实验室检查多有CA125和(或)CA19-9的升高。

(2)CT、MRI表现为单侧或双侧附件区囊实性肿块伴囊壁结节及分隔,壁结节可向腔内外生长。高级别浆液性癌的实性成分可以从癌结节到肿块完全实性。CT可清楚显示肿瘤实性成分中的钙化。

(3)卵巢浆液性癌及黏液性癌实性成分DWI呈高信号,ADC值多小于$1.20\times10^{-3}$ mm²/s。

(4)CT、MRI增强后肿瘤囊壁及肿瘤实性成分呈中度不均一强化,高级别浆液性癌实性成分多,呈明显强化并见不规则坏死囊变区。

(5)黏液性癌囊液因富含蛋白信号或密度增高,

$T_1WI$序列呈稍高信号,CT值高于水,容易出现"囊套囊"及腹膜假性黏液瘤征象;而高级别浆液性癌更易出现大量腹水、腹膜饼状及结节状广泛种植转移。

(吴瑶媛　王传彬　董江宁)

## 二、卵巢透明细胞癌

### (一)概述

卵巢透明细胞癌(ovarian clear cell carcinoma, OCCC),是上皮性卵巢癌的组织学亚型之一。本病占卵巢恶性肿瘤的5%~25%,仅次于卵巢高级别浆液性癌(high-grade serous carcinoma,HGSC)。世界卫生组织2020版将卵巢透明细胞肿瘤划分为良性、交界性及恶性三类,其中OCCC发病率远高于交界性与良性卵巢透明细胞肿瘤。OCCC发病率具有人种与地域的差异,亚裔较白人与黑人高发,日本发病占比约25%,并且有逐年上升与年轻化的趋势。北京协和医院的资料显示,我国OCCC占比约9.7%。

OCCC好发于48~58岁围绝经期和绝经期女性。血清CA125是最广泛的卵巢肿瘤标志物,有学者认为仅有40%~50%的早期卵巢癌患者血清CA125高于临界值。不同研究表明OCCC和子宫内膜样癌的发生与卵巢子宫内膜异位症(endometriosis,EMs)均有显著相关性。此外,其危险因素还包括初潮较早、绝经晚、无生育及使用口服避孕药频率偏低等，可能因为女性排卵次数多增加了相关EMs的风险。此外，OCCC是最常见的并发副肿瘤性高钙血症和静脉血栓栓塞的卵巢上皮癌。早期OCCC患者预后好，而晚期预后甚至差于高级别浆液性囊腺癌。

### (二)病理表现

**大体病理**：肿瘤多发生于单侧卵巢，从实性、囊实性至囊性为主，包膜完整，在子宫内膜样囊肿内出现鱼肉样实性结节，实性成分可能是单纯癌灶，也可能是腺纤维瘤背景。

**镜下表现**：肿瘤细胞形态呈多样性，呈扁平或立方细胞(透明、嗜酸性、靴钉样)，肿瘤排列呈管状、囊状、乳头状和实性片状，如果为发生在子宫内膜的透明细胞癌，则常浸润子宫肌层(80%)；肿瘤细胞也可含有颗粒嗜酸性胞质。① 管囊状的特点是肿瘤细胞排列呈管状或囊性结构；② 乳头状的特点是乳头轴心透明变性；③ 实性片状的特点是透明细胞混杂嗜酸性细胞呈片状分布，并被纤维血管间质所分隔。肿瘤中通常总有细胞核异型性显著的细胞同时存在，因此，OCCC都被认为是高级别卵巢上皮癌。在混合性癌中，OCCC可合并子宫内膜样癌或HGSC。

免疫组化：OCCC表达PAX8、Napsin A和HNF-1β，少数表达ER/PR。不同于卵巢浆液性癌，不表达WT1，少数可表达p53。

示例如图14-5-4所示。

### (三)影像学表现

(1) OCCC多单侧发生，发现时体积常较大，形态规则、包膜完整，并且肿瘤以单房囊性成分为主的囊实性肿块多见，肿瘤实性成分向腔内突出。

(2) 囊液的CT与MRI表现：OCCC细胞具有分泌功能，囊内可含有黏蛋白及糖蛋白，囊液可表现为水状、黏液性巧克力色液体。在CT平扫中，当CT值>20 HU，囊液内可能伴有出血或坏死，CT值<20 HU，囊液以浆液成分为主。$T_1WI$序列信号复杂，囊液内高信号区可能是由子宫内膜异位症引起的囊内出血所致，对应CT上的较高密度区(CT值>20 HU)。

(3) 肿块实性成分CT与MRI表现：肿块实性成分多为偏侧性，形态不规则，大小不一，呈附壁结节状、岛屿状或栓子状，我们称之为"囊中有实"，部分实性部分密度不均，可见坏死囊变区，称之为"实中有囊"，在$T_2WI$序列表现更为明显。实性部分多呈明显持续强化及DWI序列显示其扩散受限，其周

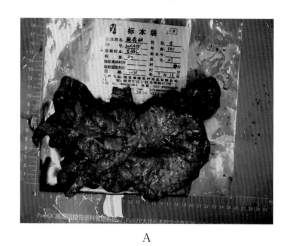

A

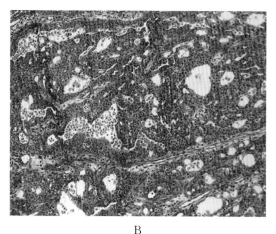

B

图14-5-4 卵巢透明细胞癌病理学表现

患者女性，54岁，卵巢透明细胞癌。大体病理(A)：灰白囊性肿瘤，大小为18.0 cm×11.0 cm×6.0 cm，剖面呈囊实性，实性区大小为16.0 cm×11.0 cm×5.0 cm，剖面灰黄，质软，部分区域为囊性区，大小为8.0 cm×6.0 cm×5.0 cm，囊液已流失。包膜外似见管样组织。镜下表现(B)：癌细胞腺样排列，其间散在透明细胞及嗜酸性细胞，细胞异型性明显，核分裂象易见。免疫组化：CK(+)，HNF1-β(+)，p53(−)，p16(−)，PAX-8(+)，ER(中等强度+，约35%)，PR(强+，约30%)，WT1(−)，Napsin A(+)，CR(−)，CD15(−)，Ki-67(+，约40%)。

缘可见供血血管,部分可见增粗的卵巢动脉,其在DWI序列上呈高信号,ADC图信号降低。部分病灶囊壁或实性部分内可见钙化。

(4)进展期患者更易伴腹水及腹盆腔静脉血栓。示例如图14-5-5所示。

（四）鉴别诊断

(1)卵巢子宫内膜样腺癌:与OCCC影像学表现多有重叠。前者常为单囊占位且有壁结节,实体成分明显强化,ADC值较低。实性结节多呈中央型生长,成分较密实,中心可见裂隙状囊性积液或坏死。值得注意的是,子宫内膜样腺癌较OCCC更易伴盆腔子宫内膜异位症。

(2)卵巢高级别浆液性囊腺癌:与子宫内膜异位症无关,血清CA125常明显升高。与OCCC相比,高级别浆液性囊腺癌形态更不规则,肿瘤以多囊为主,分隔常厚薄不均,囊内实性成分多表现为不规则团块状并明显强化。腹膜种植转移及腹盆腔积液多见。

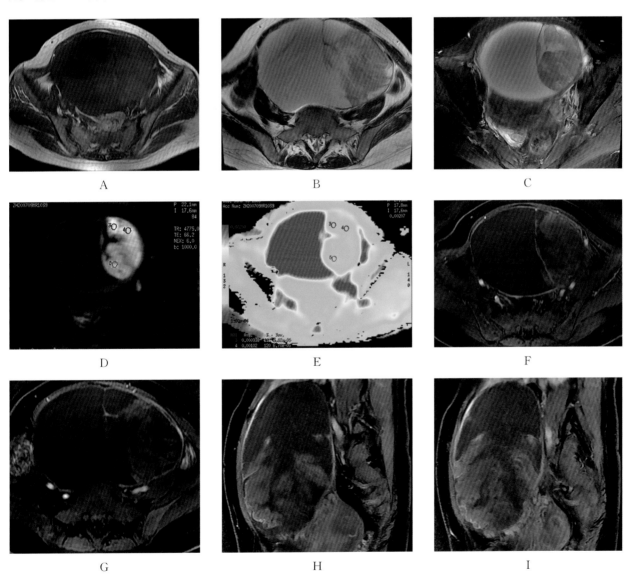

图14-5-5　卵巢透明细胞癌的MRI表现

与图14-5-4为同一患者,左侧卵巢透明细胞癌。左侧附件区(A~C)囊实性肿块,实性成分呈等T1、稍长T2信号。DWI序列($b=1000\ s/mm^2$)(D)示实性成分呈高信号。实性成分ADC值(E)为$(0.84\sim1.02)\times10^{-3}\ mm^2/s$。横断位及矢状位(F~I)显示肿瘤囊壁及实性成分呈中度不均匀强化。

(3)卵巢生殖细胞肿瘤:好发于年轻女性。其中卵黄囊瘤成分常较复杂,且血清 AFP 水平明显升高。无性细胞瘤常见坏死及纤维分隔,部分含有合体滋养层细胞,可使血 HCG 水平升高。

(4)卵巢甲状腺肿:由于囊腔内富含甲状腺激素或甲状腺球蛋白,平扫高密度囊液为其较明显的特征,实性部分增强扫描多呈明显强化;$T_2WI$ 实性成分呈低信号,增强后明显强化,邻近结构无受侵。

(5)卵巢性索-间质细胞肿瘤:卵巢颗粒细胞瘤属于功能性肿瘤,通常表现为多房性囊性肿块,一般无壁结节,常伴雌激素升高,子宫内膜增厚。卵巢卵泡膜细胞-纤维瘤常因含有纤维成分,$T_1WI$ 序列呈低信号,$T_2WI$ 序列信号更低,多期增强呈轻度延迟强化;也伴有子宫内膜增厚和 Meigs 综合征。

## (五)诊断关键要点

(1)卵巢透明细胞癌好发于围绝经期女性,卵巢子宫内膜异位症是其发病危险因素之一。

(2)单侧卵巢来源单房囊实性肿块,多以囊性成分为主,肿块形态较规则,包膜完整、光滑、边界清晰。

(3)实性成分多为偏侧性突向腔内,呈附壁结节状、岛屿状或栓子状。DWI 序列呈高信号,ADC值较低,增强后多呈明显持续强化。

(4)当囊性部分表现为高密度、$T_1WI$ 序列上呈高信号,考虑囊液伴出血、坏死及伴随子宫内膜异位可能。

(5)当并发有腹水、腹盆腔静脉栓塞症时,更倾向进展期。

(尚 瑾 董江宁)

# 三、卵巢子宫内膜样癌

## (一)概述

卵巢子宫内膜样癌(ovarian endometrioid ade-nocarcnoma,OEC),是上皮性卵巢癌的组织学亚型之一,组织学上类似子宫内膜癌。OEC 占所有卵巢上皮性癌的 13%~15.8%,84%~95% 的 OEC 为 Ⅰ级和 Ⅱ级癌。研究表明 OEC 和 OCCC 的发生与卵巢子宫内膜异位症(endometriosis,EMs)均有显著相关性,高达 42% 的 OEC 与同侧盆腔或卵巢子宫内膜异位症有关,高达 11%~30% 的 OEC 同时合并子宫内膜样癌。

OEC 好发于中老年人,患者年龄为 31~85 岁(中位年龄 53 岁),42% 的患者年龄在 50 岁以下。临床表现没有明显特殊,主要为盆腔肿块,阴道间断流血、月经频发、紊乱等,术前肿瘤标志物如 CA125 及 CA19-9 明显升高,提示上皮组织来源的恶性肿瘤。CA125 水平差异很大,但以 CA125 轻度升高最为常见。OEC 家系一级亲属或卵巢癌家族史均为 OEC 发病的高危因素。肿瘤分期是 OEC 重要的预后因素之一,OEC 往往比上皮性卵巢癌其他亚型预后更好,Ⅰ、Ⅱ、Ⅲ 和 Ⅳ 期的生存率分别为 95%、84%、59% 和 29%。

## (二)病理表现

大体病理:肿瘤通常为单侧发生,且体积较大(平均大小为 15 cm),外表尚光滑。切面常呈囊实性,可见广泛出血或坏死。由子宫内膜异位症发展而来的肿瘤,肉眼可见含有巧克力色液体的子宫内膜异位囊肿,并有一个或多个息肉样结节从壁上向腔内突出。

镜下表现:子宫内膜样癌的形态谱系较广,类似于子宫的子宫内膜样癌。最常见的是大小不一、背靠背融合的腺体。腺体衬覆子宫内膜样上皮,管腔边界清晰。细胞核通常为圆形或卵圆形,染色质深而较粗颗粒,细胞轻到中度异型。大约一半的肿瘤伴有鳞状化生,通常呈桑葚样(温和的卵圆形或梭形细胞聚集的类圆形细胞巢,不伴角化),很少见伴有角化及细胞间桥的显著鳞化。有时会出现角蛋白渗出性肉芽肿。细胞可伴有分泌性,可见黏液分化以及非特异性的透明细胞变。有时存在良性或交界性子宫内膜样腺纤维瘤的成分。

免疫组化:OEC 通常 WT1、Napsin A 阴性,大多数病例呈野生型 p53 表达,81%~85% 表达 ER/PR。与卵巢透明细胞癌相反,OEC 通常 PR 阳性和 Napsin A 阴性。

示例如图14-5-6所示。

## （三）影像学表现

（1）OEC多为大、单侧、囊实性肿块。OEC的成分与肿块的大小有关，病灶越大越容易囊变，根据囊、实性比例不同，分为囊内结节型、囊壁增厚型及混合型，且病灶越大，囊变的囊腔越大，肿瘤实性成分向腔内突出。

（2）OEC囊性成分的CT与MRI表现：OEC囊液在$T_1WI$序列上多呈低信号，部分囊液CT平扫呈稍高密度，$T_1WI$-FS序列呈高信号（出血），$T_2WI$序列呈高信号，且囊液扩散不受限。

（3）OEC实性成分的CT与MRI表现：肿块实性成分较多，呈向心性生长，密度或信号多样且不均匀（含出血、囊变信号）。实性部分多扩散受限，其在DWI序列上呈高信号，ADC图信号降低，增强后明显强化。

（4）伴随征象：可伴有盆腔多发结节、盆腔积液，多数患者伴有盆腔子宫内膜异位症征象。当合并子宫内膜异位症、巧克力囊肿或原发性子宫内膜样癌时，需要高度警惕OEC的可能性。示例如图14-5-7所示。

## （四）鉴别诊断

（1）卵巢透明细胞癌：OCCC与OEC同属与子宫内膜异位症相关的卵巢癌常见组织类型，影像学表现具有一定相似性。而OCCC的壁结节通常较小，表现为局灶性、偏心或息肉样生长模式，而OEC的壁结节为大的异质性混合肿块，表现为多灶性、同心性或广泛的结节样生长。

（2）卵巢高级别浆液性囊腺癌：高级别浆液性囊腺癌多呈囊实性，形态更不规则，分隔常厚薄不均，病灶内见乳头体是其特征性改变，而OEC较少见乳头体，囊腺癌可见钙化，较早就出现盆腔侵犯、腹膜种植转移及腹盆腔积液，内分泌尚正常，患者子宫内膜多正常，血清CA125常明显升高。

（3）卵巢生殖细胞肿瘤：好发于年轻女性。① 卵黄囊瘤是起源于原始生殖细胞的恶性肿瘤，儿童及年轻女性多见，肿瘤成分常较复杂，并可使血清AFP持续升高。② 无性细胞瘤常见坏死及纤维分隔，可使血HCG水平升高。③ 卵巢甲状腺肿由于囊腔内富含甲状腺激素或甲状腺球蛋白，CT平扫高密度囊液为其较明显的特征，CT增强扫描实性部分呈明显强化；卵巢甲状腺肿实性成分在$T_2WI$序列为明显低

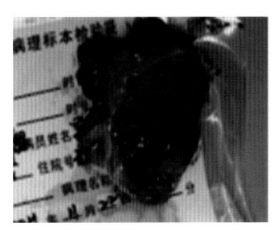
A

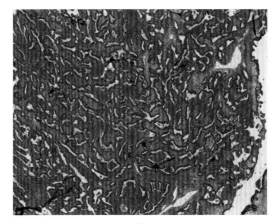
B

**图14-5-6　卵巢子宫内膜样癌病理学表现**

患者女性，37岁，卵巢子宫内膜样癌。大体病理(A)：(右侧附件)灰黄不规则肿块，大小为6 cm×4 cm×3 cm，切面呈囊实性，实性区大小约4 cm×3.5 cm×3 cm，切面灰黄质嫩，囊性区内含血性液体，囊壁厚0.1～0.2 cm，内壁尚光滑，肿块上附迂曲输卵管一条，长6 cm，最粗径1 cm，见伞端。镜下表现(B)：子宫内膜样腺癌，Ⅱ级，伴桑葚样化生，浅表浸润。免疫组化：CK7(+)，ER(+)，PR(+)，CEA(−)，CD10(−)，WT1(−)，p53(−)，p16(+)，Vim(−)，HNF1-β(−)，Ki-67(+，约5%)。

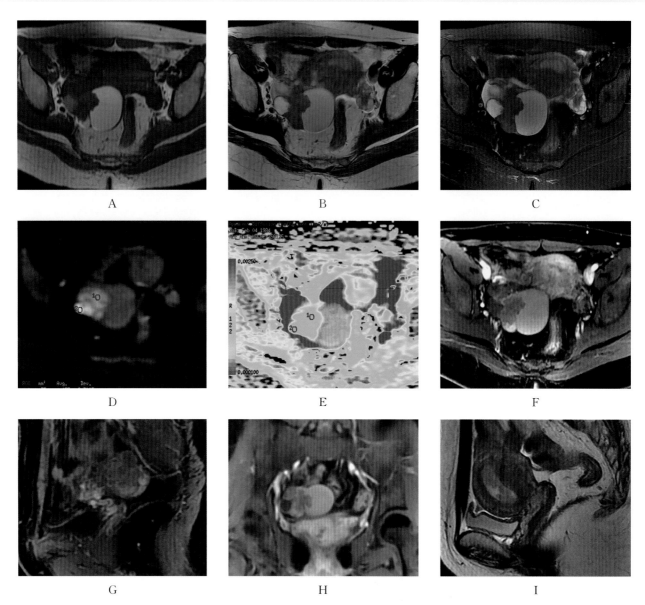

图 14-5-7　卵巢子宫内膜样癌的 MRI 表现

与图 14-5-6 为同一患者,右侧卵巢子宫内膜样癌。右侧附件区(A～C)囊实性肿块,实性成分呈等 T1、稍长 T2 信号。DWI 序列($b=1000\ \text{s/mm}^2$)(D)示实性成分呈高信号。实性成分 ADC 值(E)为$(0.916\sim1.10)\times10^{-3}\ \text{mm}^2/\text{s}$。横断位、矢状位及冠状位(F～H)显示肿瘤囊壁及实性成分呈中度不均匀强化。矢状位(I)示子宫内膜明显增厚伴软组织信号结节。

信号,囊液因富含蛋白在 $T_1WI$ 序列为稍高及高信号,实性成分因富血供导致的 T2 穿透效应而在 DWI 序列呈高信号但 ADC 值也高,MRI 增强后明显强化。

(4)卵巢性索-间质细胞肿瘤:以颗粒细胞瘤多见,肿瘤内一般无壁结节,囊实性病灶呈海绵样分布为其特征,此肿瘤属于功能性肿瘤,常伴雌激素水平高,可引起子宫内膜增生及盆腔积液,但很少出现腹腔种植转移。

(5)卵巢转移瘤:病灶多为双侧,有原发肿瘤病史,主要见于胃和结肠肿瘤转移。可伴大量腹腔积液及网膜转移,较少并发子宫内膜癌。

(五)诊断关键要点

(1)卵巢子宫内膜样癌多见于围绝经期女性,EMs 是其发病危险因素。

(2)单侧卵巢来源肿块,病灶大,囊实性成分为主。

（3）实性成分多向腔内向心性生长，呈结节型、囊壁增厚型及混合型，生长过程中可出现裂隙征。实性成分在 DWI 序列上呈高信号，ADC 值较低，增强后明显的不均匀强化。

（4）当其囊性部分在 CT 平扫表现为高密度、$T_1WI$ 序列上呈高信号，提示瘤内伴随子宫内膜异位继发出血，有一定的提示诊断价值。

（5）当发现卵巢的囊实性肿块及子宫体的内膜癌同时存在时，要首先考虑到 OEC 的可能性。

（尚　瑾　董江宁）

# 四、卵巢颗粒细胞瘤

## （一）概述

卵巢颗粒细胞瘤（ovarian granulosa cell tumor，OGCT）又称卵巢粒层细胞瘤，是起源于卵巢纯性索组织的低度恶性卵巢性索-间质肿瘤，它也是最常见的恶性卵巢性索-间质肿瘤，发病率占卵巢恶性肿瘤的 2%～5%。

根据临床特点及组织病理学差异，OGCT 分为成人型卵巢颗粒细胞瘤（adult granulosa cell tumor of ovary，AGCT）和幼年型卵巢颗粒细胞瘤（juvenile granulosa cell tumor，JGCT），其中 AGCT 是最为常见的恶性卵巢性索间质肿瘤，约占所有 OGCT 的 95%，发病高峰为 50～55 岁，而 JGCT 的发病年龄早，约 80% 的 JGCT 患者在 30 岁前发病，但也可罕见于老年女性，属于潜在恶性肿瘤。尽管绝大部分患者就诊时多为早期，但仍有一部分患者出现复发转移及本病相关的死亡。因此影像学早期检出与诊断本病对临床治疗具有重要意义。

OGCT 具有分泌激素的功能，包括雌激素、抑制素（inhibin）、雄激素以及抗米勒管激素（anti-Müllerian hormone，AMH）等，而其中以雌激素最为常见，故临床多表现为与雌激素升高的相关症状。若儿童期发病可表现为性早熟或阴毛发育，青少年或成年人可表现为阴道不规则流血，甚至部分患者经长期的雌激素作用而发生子宫内膜增生或子宫内膜癌。而仅 2%～3% 的 OGCT 分泌雄激素，可表现为痤疮、多毛等症状。OGCT 发生的早期可无明显的临床症状，偶然于体检、剖宫产或行其他手术等过程中发现。晚期患者可表现为类似于上皮性卵巢癌的症状，如腹胀、消瘦、纳差、恶心、呕吐以及排便习惯改变等。

OGCT 的发病机制目前尚不清楚，研究发现转录因子 FOXL2（Forkhead box L2）的基因突变与 AGCT 的发生相关，而与 JGCT 的发生无相关性。目前手术仍是首选的治疗手段，FIGO Ⅰ 期患者的 5 年生存率可达到 95%。对于早期有生育要求的患者，可行保留生育功能手术，更高的期别应进行全面分期手术，对于晚期患者，术后一般推荐辅助化疗。

## （二）病理表现

大体病理：AGCT 和 JGCT 的肿瘤均以囊实性肿块最为常见。体积较大的 OGCT 瘤体可出现不同程度的出血、坏死，可能提示预后不佳。

镜下表现：组织学上分为高分化、低分化及其他类。高分化型微滤泡结构显著，30%～50% 的肿瘤表现为 Call-Exner 小体，即分布在瘤细胞群中的许多囊性小区，由核碎裂或核固缩形成。低分化型分为丝带型（颗粒细胞单行曲折排列）和肉瘤样颗粒细胞增生。但是在恶性变过程中，可以表现为微滤泡型、滤泡型、梁索型、岛屿型中的某一种或多种组织学类型混合存在。AGCT 和 JGCT 的诊断主要依据组织形态学区分。前者在团索排列的肿瘤细胞中有腺样或花环样腔隙，形成特征性的微滤泡结构，即 Call-Exner 小体，腔隙含有嗜酸性分泌物。核沟也是 AGCT 具有诊断价值的特征之一，即所谓咖啡豆样核，在 AGCT 中较为常见。而 JGCT 不见 Call-Exner 小体，代之以形状不一、大小不等的滤泡结构，滤泡内含有嗜碱性分泌物，并且异形核瘤细胞更为常见，核分裂活跃性更显著。

免疫组化：该检测技术在 OGCT 的辅助鉴别诊断中具有重要作用，对于病理组织形态疑似 OGCT 的病例，推荐应用 Inhibin α、Calretinin、CD99、EMA、CK、FOXL2、ER、PR、Ki-67 作为免疫标志物组合。

示例如图 14-5-8 所示。

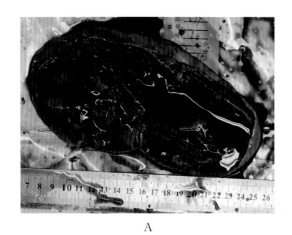 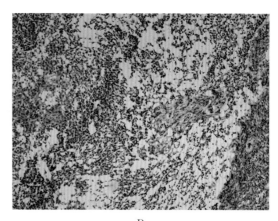

A                                  B

**图14-5-8　卵巢颗粒细胞瘤的病理学表现**

患者女性,37岁,左侧卵巢颗粒细胞瘤。大体标本(A):左附件灰白红肿块,大小为17 cm×15 cm×8 cm,切面呈囊实性,内含清亮液体,实性区域7 cm×4 cm×1.5 cm,切面灰白红质嫩。镜下表现(HE,×100)(B):可见多发小圆细胞巢状分布,并见多个微囊结构,部分区域细胞丰富,核分裂象易见。免疫组化:CD68(−),CK(pan)(少数+),Vim(+),Inhibin α(−),ER(+,80%),PR(+,90%),Calretinin(−),CD10(−),Ki-67(+,30%),CK7(−),EMA(−),CD99(+),WT1(−),CD56(−)。

## (三)影像学表现

### 1. 超声表现

多数为单侧圆形或卵圆形不均匀囊实性肿块,包膜完整,囊内壁光整、锐利,内可见有分隔,分隔厚薄不一,实性成分内可见较丰富血流,在CDFI血流分级中,中等程度及丰富彩色血流信号所占最高。伴随征象:子宫内膜增厚或息肉形成、子宫平滑肌瘤、腹盆腔积液。

### 2. CT表现

盆腔内较大的圆形或椭圆形、不规则形肿块,多单发,病灶边界清,呈囊性、囊实性或实性,以囊实性居多,囊内壁光滑,无壁结节,病灶内分隔厚薄不均,可伴有出血,钙化少见。增强扫描实性部分、囊壁及分隔不同程度强化,多呈中重度强化(与肌肉相比),多数病灶侧卵巢和(或)子宫的血管增粗。部分患者伴有子宫体积增大、子宫内膜增厚、腹水等,但无明显异常肿大淋巴结。

### 3. MRI表现

卵巢附件区单发的卵圆形或浅分叶状囊性、囊实性或实性肿块影,信号混杂,边界清楚。其中以囊实性最为常见,肿瘤实性成分(非出血、囊变区,与肌肉信号相比)T$_1$WI序列呈等或稍高信号,T$_2$WI

序列呈稍低、稍高或混杂信号。DWI序列呈高信号,ADC值稍低。多合并出血,形成液液平面。增强扫描实性成分中、重度强化。可合并盆腔积液、子宫内膜增厚、子宫肌瘤或子宫腺肌症。肿瘤内"海绵状"或"蜂窝状"小囊变和瘤内出血是其典型特征。示例如图14-5-9所示。

## (四)鉴别诊断

(1)卵泡膜纤维瘤组:为实性或囊实性肿块,有包膜,边缘光整,多为分叶状,CT平扫密度等或低于子宫密度,实性部分T$_2$WI序列低信号是其特征性表现,增强扫描呈轻中度强化,DWI序列呈等或稍高信号,ADC值不低,可合并胸腔及腹腔积液,亦可引起高雌激素相关体征,如子宫内膜增厚、子宫肌瘤或子宫腺肌症。

(2)卵巢囊腺癌:可双侧发病,形态多不规则,边界模糊,囊壁及囊内间隔厚薄不均,囊内壁欠光滑,常有附壁结节,增强扫描实性成分及囊壁或间隔明显强化,DWI提示肿瘤实性区扩散受限。另外,囊腺癌一般无雌激素增高引起的临床表现,且多伴有腹水、大网膜及腹膜转移。

(3)卵黄囊瘤:好发于青少年女性,多以腹痛、腹胀、腹部肿块等症状就诊,CT也多表现为囊实

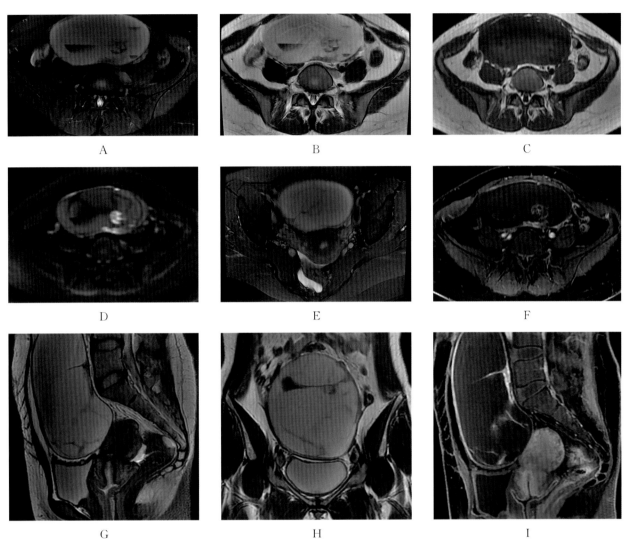

图14-5-9　卵巢颗粒细胞瘤MRI表现

与图14-5-8为同一例患者,左侧卵巢颗粒细胞瘤。$T_2WI$抑脂序列(A)、$T_2WI$序列(B)、$T_1WI$序列(C)可见盆腔内一较大卵圆形肿块,呈囊实性,其内见多发囊变区及分隔影,部分囊液可见分层表现,$T_1WI$局部见灶性高信号(出血);DWI序列(D)、$T_2WI$序列抑脂(E)、轴位增强(F)可见肿块位于左侧附件区,部分实性区及囊液DWI序列呈高信号表现,合并盆腔积液,增强扫描囊壁及分隔、实性区呈明显强化(相对肌肉);矢状面$T_2WI$序列(G)、冠状面$T_2WI$序列(H)、矢状面增强(I)可见分隔厚薄不均,宫颈部黏膜增厚。

性,但囊内壁可见壁结节,增强扫描实性部分、囊壁及分隔呈渐进性明显强化,且实验室检查AFP水平常升高,早期即可发生远处转移。

(4)子宫浆膜下或阔韧带肌瘤:当OGCT以实性肿块为主且与子宫关系密切时,应与子宫浆膜下或阔韧带肌瘤鉴别,肌瘤主要构成成分为致密的平滑肌组织,其$T_2WI$序列呈明显稍低信号,较为特征性,且增强扫描明显强化,强化强度与邻近正常子宫肌层大致相仿,不难鉴别。

(五)诊断关键要点

(1)卵巢颗粒细胞瘤在影像学上分为多发囊变型、薄壁单一囊变型、厚壁单一囊变型、均匀实质型、不均匀实质型,其中多发囊变型最多见。

(2)MRI表现为囊实混合性肿块,具有海绵样外观;病灶越大,囊性成分比例越高;多合并出血信号。

(3)肿瘤实性区DWI序列呈高信号,ADC值稍低。

(4)增强扫描肿瘤实性成分呈中至重度强化。

(5)合并盆腔积液、子宫内膜增厚或子宫肌瘤、子宫腺肌症。

(6)与雌激素升高有关的临床症状:儿童期发病表现为性早熟或阴毛发育,青少年或成年人表现为阴道不规则流血。

(方梦诗 董江宁)

# 五、卵巢 Brenner 瘤

## (一)概述

卵巢 Brenner 瘤是 1907 年由 Fritz Brenner 首次报道而得名,是一种非常罕见的卵巢上皮性肿瘤,占所有卵巢肿瘤的 5%,占卵巢上皮肿瘤的 10%。其定义为:在卵巢纤维间质中见移行细胞样上皮巢(类似尿路上皮细胞)的一种肿瘤。

Brenner 瘤分为良性、交界性及恶性,良性Brenner 瘤相对最为常见,交界性和恶性 Brenner 瘤少见,约占 Brenner 肿瘤总数的 10% 以下。肿瘤的病因尚不清楚,研究认为 Brenner 肿瘤可能来源于输卵管腹膜连接处的 Walthard 细胞巢,而 Walthard细胞巢是化生性移行上皮形成的细胞巢,陷入输卵管旁组织内,大多数 Brenner 肿瘤位于此处。

卵巢 Brenner 瘤可发生于任何年龄,以 50 岁以上妇女多见,常单侧发生,双侧少见,经常与其他上皮性肿瘤(最常见为囊腺瘤)共存;95% 为良性,由于肿瘤体积较小,患者多无明显临床症状;交界性或恶性 Brenner 瘤最常见的临床表现是腹部肿块、腹痛和绝经后出血。有文献报道绝经后出血可能与雌激素活性有关的子宫内膜增生所致。实验室检查无特异阳性发现;部分患者血清 CA125 和雌激素水平升高,恶性者多见 CA125 显著升高,可作为包括卵巢 Brenner 瘤在内的卵巢上皮性肿瘤良恶性鉴别的首选参考指标及疗效监测的重要依据。在世界卫生组织第 5 次女性生殖肿瘤分类中,恶性Brenner 瘤现在被认为是高级别浆液性癌的一种变型,良性和交界性 Brenner 瘤具有良好的临床病程和预后,而恶性 Brenner 瘤的复发率高,预后差。

## (二)病理表现

大体病理:良性 Brenner 瘤大多数肿瘤都很小(<2 cm),只有极少数直径超过 10 cm,质韧、橡胶状、质均一、边界分明,切面呈灰白色或黄色,可有钙化,常合并其他肿瘤,最常见的是囊腺瘤。

镜下表现:通常由致密的纤维瘤间质和微小的、椭圆形到不规则的移行上皮/尿路上皮细胞巢组成,通常显示微囊腔内含有嗜酸性或黏液性物质;管腔内可见移行细胞、黏液细胞、纤毛细胞或立方细胞,常见局灶性或广泛性钙化,间质可透明。

免疫组化:通常表达 GATA3、CK7、p63、S-100P、AR、Uroplakin 和血栓调节蛋白。良性 Brenner 瘤通常表现出低的有丝分裂活性,无明显的上皮异型性。

交界性 Brenner 瘤表现为典型的大肿瘤(中等大小约 12 cm),囊性和乳头状腔突起。实性区域通常与良性 Brenner 瘤成分相同。少数情况下,可能表现为完全实体瘤。镜下表现为乳头状结构,纤维瘤样间质中的上皮巢显著增生、结构比较复杂,细胞非典型性,但没有间质侵犯。免疫组织化学表现为 p63 和 GATA3 在细胞学上通常为阳性。

恶性 Brenner 瘤虽然已知起源于良性和交界性Brenner 瘤,但它们类似于浸润性尿路上皮癌,具有基质侵袭性,表现为具有促结缔组织间质反应的浸润性巢。大体表现为体积大的囊性肿块,伴有管腔乳头状突起,上皮层次增多、细胞核深染、多形性和明显的核分裂活性、出现病理性核分裂象为其特点,偶尔见瘤巨细胞,由于肿瘤具有致密的纤维瘤样背景,可能难以检测到间质浸润,但促纤维结缔组织反应有助于辅助鉴别间质浸润。免疫组织化学表现通常为 p63 和 GATA3 阳性。

示例如图 14-5-10 所示。

## (三)影像学表现

### 1. 超声表现

超声检查肿块实性部分为低回声,囊性部分为

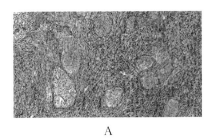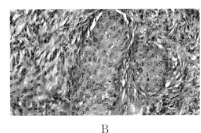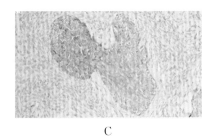

A B C

图14-5-10　卵巢良性Brenner瘤病理学表现

患者女性,64岁,左侧卵巢良性Brenner瘤。镜下显示致密纤维间质(HE,×100)(A)中见边界清楚的卵圆形肿瘤细胞巢;肿瘤细胞(HE,×400)(B)大小一致,胞质透亮或弱嗜酸性,细胞核卵圆形,可见小核仁,缺乏核异型性和核分裂象。免疫组化(C):CK(＋),CK7(部分＋),EMA(＋)。

无回声区,囊性无回声区内可有细小低回声分隔。卵巢良性实性Brenner瘤多伴有不定形钙化,后方回声衰减明显,呈"蛋壳征",彩色多普勒血流显像(CDFI)显示瘤内血流不丰富,Brenner瘤呈低回声常伴钙化,且钙化具有一定的特征性。

**2. CT表现**

多数卵巢Brenner瘤以实性肿物为主,少数肿瘤有单发小囊变区,交界性及恶性肿瘤有较多囊变或呈囊实性,常伴有钙化。良性Brenner瘤以实性

成分为主,CT平扫肿块的密度与盆壁肌肉接近,少见坏死,密度较均匀,CT增强肿瘤呈轻至中度强化,交界性及恶性肿瘤则为明显强化。较特征的CT表现为肿瘤的实性部分内可见广泛的无定形钙化,主要是间质退行性改变的结果,据此可以与卵巢其他常见实体肿瘤相鉴别,示例如图14-5-11所示。

**3. MRI表现**

由于卵巢Brenner瘤含有纤维成分,典型良性Brenner瘤实性成分在T₁WI、T₂WI序列均呈等低信

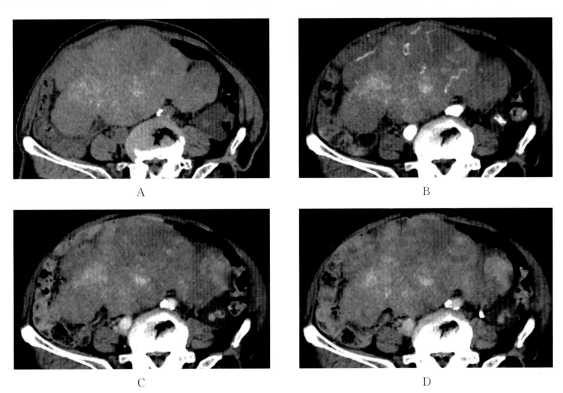

A B

C D

图14-5-11　卵巢良性Brenner瘤CT表现

患者女性,66岁,左侧卵巢良性Brenner瘤。CT平扫(A)示盆腹腔巨大实性为主肿块影,形态不规则,边界清楚,其内见散在不定性钙化,CT三期增强(B~D)呈轻中度强化,动脉期(B)可见迂曲血管影进入。

号,尤其是在 $T_2WI$ 及 $T_2WI$-FS序列,与盆壁的骨骼肌信号相似,为其特征性表现之一;DWI序列呈等低信号,ADC图呈等高信号,提示良性Brenner瘤无扩散受限;MRI增强早期肿瘤实性成分轻度强化,静脉期与延迟期呈进一步中度强化,但强化程度低于正常子宫肌层的强化程度。如果与其他肿瘤共存,如合并黏液性囊腺瘤,则显示病变同时具有囊性( $T_2WI$ 高信号)和实性( $T_2WI$ 低信号)成分,前者代表囊腺瘤成分,后者代表Brenner瘤成分。

交界性和恶性Brenner瘤通常起源于良性Brenner瘤,表现为体积较大的肿瘤;完全实性肿瘤较少出现,最常见表现为巨大的囊实性肿块,囊变多位于病灶中心,分隔不均匀,有乳头状突起。乳头状突起在 $T_2WI$ 序列上表现为相对较低的信号(高于肌肉信号),在动态增强呈快速而持续的强化,囊性分隔持续强化。交界性和恶性Brenner瘤在影像表现上常难以区分,但恶性Brenner瘤细胞增殖密度高且异型性明显,DWI序列及体素内不相干运动扩散加权成像时呈高信号,ADC值与真扩散系数 $D$ 值低,有一定的鉴别价值,但最终需根据组织病理学检查进行鉴别。

示例如图14-5-12所示。

### (四)鉴别诊断

实性卵巢Brenner瘤需与卵巢纤维瘤、卵泡膜细胞瘤鉴别;囊实性Brenner瘤需与卵巢囊腺癌、Krukenberg瘤鉴别;囊性Brenner瘤需与卵巢囊腺瘤鉴别。

(1)卵巢纤维瘤:起源于卵巢表面的上皮和其下的卵巢间质,属卵巢性索间质的良性肿瘤,常表现为单侧附件区实性圆形或卵圆形肿块,边缘光滑,其实性成分的密度与信号较均匀,由于卵巢纤维瘤缺乏血供,增强后呈轻度强化或几乎不强化,强化程度较Brenner瘤轻,钙化也较Brenner瘤少见,有助于二者鉴别。

(2)卵泡膜细胞瘤:来源于性索间质组织的少见肿瘤,绝大多数为良性;CT与MRI显示为卵巢附件区囊实性肿块,边缘清晰,囊变成分多见,但范围较小,呈有壁的小囊状结构,在 $T_2WI$ 序列呈明显的高信号,而实性成分在 $T_2WI$ 序列呈条片状低信号,

DWI序列表现为等高信号、ADC值高,增强后呈轻度强化;而大多数卵巢Brenner瘤为实性肿块,常见钙化,可与之鉴别。

(3)卵巢囊腺癌:囊实性卵巢Brenner瘤需要与卵巢囊腺癌鉴别,后者为最常见的卵巢上皮源性恶性肿瘤,其中绝大多数由浆液性囊腺瘤恶变而来,单侧或双侧附件区囊实性肿块伴囊壁结节及多发纤维分隔,并且壁结节可向腔内外生长;增强后肿瘤囊壁及肿瘤实性成分呈中度不均一强化,高级别浆液性囊腺癌实性成分多,呈明显强化并见不规则坏死区;实验室检查多有CA125和(或)CA19-9的升高。

(4)Krukenberg瘤:为卵巢转移瘤的一种,最常见的原发肿瘤依次是胃肠道癌、胰腺癌、乳腺癌和子宫恶性肿瘤;常为双侧发病,可找到原发病灶,且钙化极少见。常表现为卵圆形边界清晰的实性或囊实性肿块,实性部分及囊壁增强后也多可见明显强化;好发于生育期女性,尤其31~40岁高发;实验室检查示CEA、CA19-9阳性率较高。

(5)卵巢囊腺瘤:CT表现为边界清楚、光滑的囊性肿块,囊壁及分隔的厚度均小于3 mm,增强后囊壁及分隔可见强化,部分黏液性囊腺瘤表现为囊内高密度影,且部分囊腺瘤的囊壁和乳头间质内可见圆形的砂粒体,为该肿瘤的特征表现,因此囊性肿块伴钙化的囊腺瘤较难与囊性Brenner瘤相鉴别,但囊性Brenner瘤往往为交界性和恶性,肿瘤实性成分在DWI序列呈高信号、ADC值较低,而且其瘤内因含纤维成分在 $T_2WI$ 序列为低信号,可与卵巢囊腺瘤鉴别。

### (五)诊断关键要点

(1)卵巢良性Brenner瘤占大多数,交界性少见,恶性更少见。多见于绝经后老年女性。

(2)Brenner瘤常为单侧发病,可与其他肿瘤并存,最常伴发的为卵巢黏液性囊腺瘤。

(3)卵巢附件区实性肿块伴针尖状细小钙化灶及大量不定形钙化为其特征性CT表现。

(4)卵巢良性Brenner瘤实性成分在 $T_2WI$ 及 $T_2WI$-FS像呈显著的低信号,与盆壁肌肉信号相仿,CT与MRI增强后呈轻度至中度的渐进性强化,强化程度低于正常子宫肌层,也为其影像学特征性表现。

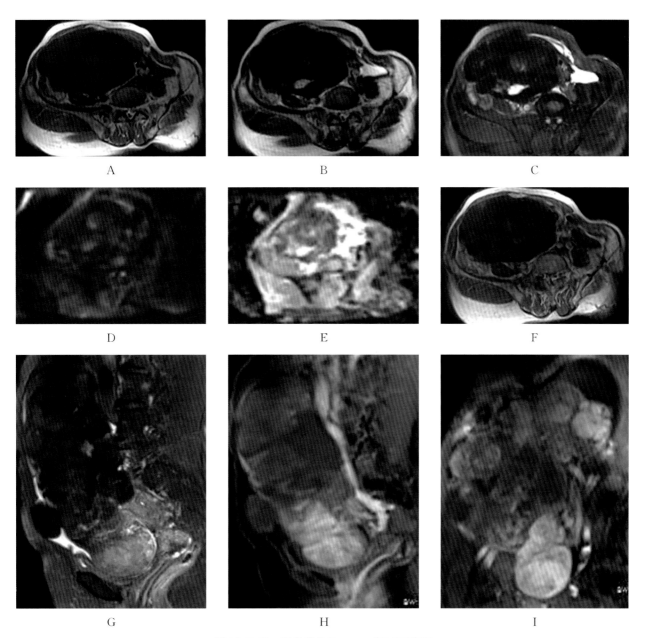

**图14-5-12　卵巢良性Brenner瘤MRI表现**

与图14-5-11为同一患者,左侧卵巢良性Brenner瘤。T₂WI序列(B)、T₂WI-FS序列(C)和矢状位T₂WI-FS序列(G)显示盆腹腔实性为主的低信号肿块,与盆壁肌肉信号相仿,形态不规则,边界清楚,内有囊变,T₁WI序列(A)亦呈低信号,DWI序列与ADC(D、E)以低信号为主,增强动脉期脂肪饱和像(F)呈轻度强化,静脉期及延迟期抑脂像(H、I)示肿块呈中等度渐进性强化。盆腔少量积液。

(5) 交界性与恶性Brenner瘤通常体积较大,完全实性肿瘤较少出现,最常见表现为巨大的囊实性肿块,囊变多位于病灶中心,分隔不均匀,囊腔内有壁状乳头状突起,MRI多平面增强有助于显示此细节征象。

(6) 交界性与恶性Brenner瘤实性成分$T_2$WI序列上信号相对较低(但高于肌肉),动态增强表现为快速持续强化,ADC值与真扩散系数$D$值低为其相对特征。

(邱　俊　董江宁)

# 六、卵巢卵黄囊瘤

## (一) 概述

卵巢卵黄囊瘤(ovarian yolk sac tumor,OYST)起源于原始生殖细胞,沿卵黄囊或卵黄方向分化的恶性生殖细胞肿瘤。因其形态与大鼠胎盘的内胚窦十分相似,故又名卵巢内胚窦瘤(endodermal sinus tumor)。OYST好发于11~30岁女性,常为单发。国内报道卵黄囊瘤是卵巢恶性生殖细胞瘤的较常见的类型,约占原始生殖细胞肿瘤的20%,国外文献报道发病率仅次于无性细胞瘤,是卵巢第二常见的恶性生殖细胞肿瘤,约占所有卵巢恶性肿瘤的1%。

常见临床症状为盆腔肿块、腹胀、慢性盆腹腔痛,其中约75%的卵巢卵黄囊瘤患者的首发症状为慢性盆腹腔痛,因囊内出血、卵巢囊肿扭转、肿瘤包膜破裂等急腹症被发现,约占10% OYST患者以急腹症就诊,约10%的患者表现为无症状的盆腔包块。因具有高度恶性、易转移的特点,约50%以上在确诊时已发生转移;转移途径主要是直接浸润和种植转移,常出现腹腔积液,可向盆腹腔、大网膜、肠管表面等处转移,远处转移以肝、肺多见。

卵黄囊瘤可以合成、分泌AFP,血清学检查AFP含量常显著升高,部分患者CA125升高,HCG不升高。AFP是胎儿早期由卵黄囊、远端小肠和肝脏产生的,出生后24小时迅速下降,6个月后正常,来自卵黄囊的

恶性肿瘤仍保留合成AFP的能力,可成倍增高,因此血清AFP水平可用于监测卵巢卵黄囊疗效及复发。

## (二) 病理表现

**大体病理**:卵黄囊瘤表层均有包膜且部分呈结节状,质软且脆,其色以淡黄和灰白为主,并伴黏液感。切面呈囊、实性混合,囊性结构多以蜂窝状改变为主,实性结构多呈鱼肉状。

**镜下表现**:镜下结构复杂,组织排列多样,主要可分为以下3类:① 疏松网状结构,为卵黄囊瘤最常见的基本结构,瘤细胞排列成疏松的网状或筛状,腔隙或囊壁被覆扁平、立方或柱状上皮细胞。② Schiller-Dural小体,简称S-D小体,是由上皮细胞围绕小血管组成一种血管套样结构,是其特征性结构。③ 透明小体,散在分布于瘤细胞胞浆内或黏液样基质中,HE染色呈红色透明小体,PAS染色强阳性。其他较少见的结构模式有多泡卵黄囊结构、实性结构、肝样结构、基底膜样物质、腺样结构。细胞核的共同特点是:细胞核大,空泡状,核仁明显。

**免疫组化**:表达AFP,但通常仅为局灶阳性;Glypican-3(GPC-3)比AFP染色强但是特异性较差。生殖细胞肿瘤标志物SALL4和LIN28阳性。广谱CK阳性,但CK7阴性。不表达OCT4、SOX2。

示例如图14-5-13所示。

## (三) 影像学表现

### 1. 超声表现

YST可表现为盆腔卵巢附件区实性、囊性、囊实性异常回声的肿块。① 以实性不均质回声肿块为主,实性区内可见形状不规则的液性暗区。② 当以囊性成分为主时,囊壁厚度不均匀,有不同的实性结构突向囊腔。彩色多普勒超声提示肿瘤实性部分血流信号较丰富,以中、低血流阻力为主。示例如图14-5-14所示。

### 2. CT表现

CT平扫表现为等或低密度软组织肿块,肿块内密度不均匀,内见斑片状低密度区,这可能是由于肿瘤组织呈海绵状、质脆、易破裂出血,且肿瘤生长迅速,瘤内常出现坏死、囊变区;合并出血时,瘤

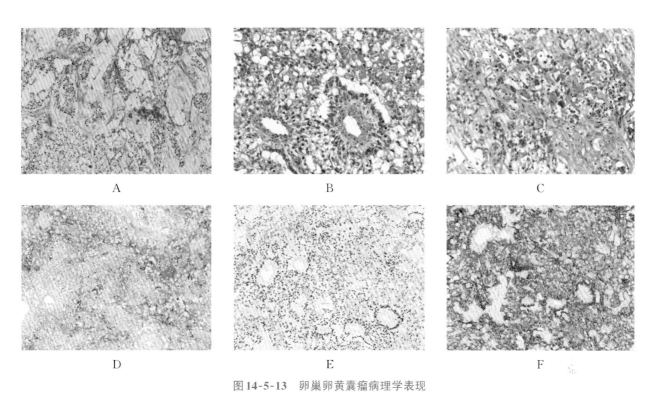

图 14-5-13　卵巢卵黄囊瘤病理学表现

患者女性,17岁,右侧卵巢卵黄囊瘤。镜下表现:肿瘤排列成微囊、网状结构(A),可见特征性的内胚窦样结构(S-D 小体,B)以及嗜酸性透明小球(C);免疫组化(D~F):APF(+),SALL4(+),GPC-3(+)。

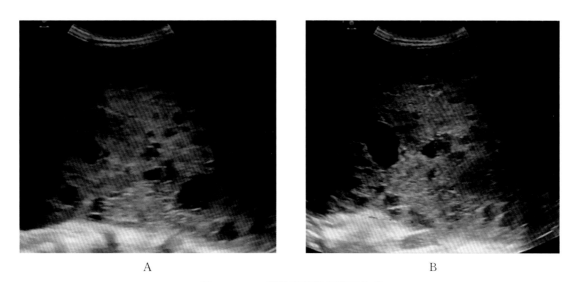

图 14-5-14　卵巢卵黄囊瘤超声表现

与图 14-5-13 为同一患者,右侧卵巢卵黄囊瘤。超声显示腹盆腔囊实性包块,包块以实性成分为主,并包含多个囊性结构,CDFI:实性成分内见点条状彩色血流信号。

内可见片状高密度影。单一的OYST瘤内钙化、脂肪影少见,如果瘤内检出成熟脂肪密度的成分,则提示合并畸胎瘤。OYST合并成熟畸胎瘤是其特征之一。CT增强扫描动、静脉期,肿块多不均匀强化;延迟期持续强化,且强化范围扩大,有逐步强化的特征,并可见肿瘤内部明显强化的小点状或管状血管样影,即"亮点征",代表肿瘤内部增多扩张的血管。示例如图14-5-15所示。

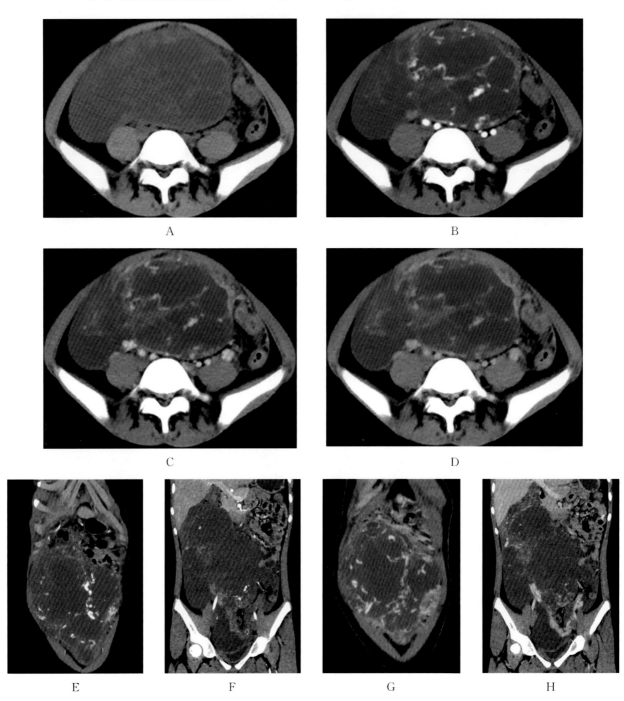

A      B

C      D

E      F      G      H

**图14-5-15　卵巢卵黄囊瘤CT表现**

患者女性,13岁,右侧卵巢卵黄囊瘤。CT平扫(A)表现为低密度软组织肿块,密度不均匀,肿瘤内可见囊变区,增强后动脉期(B、E、F)肿瘤呈不均匀强化,可见多发迂曲、扩张的血管影——"亮点征",静脉期(C、G、H)及延迟期(D)肿块持续强化,强化范围有所扩大。

### 3. MRI表现

MRI信号特点可直接反映肿瘤的组织特征。卵巢卵黄囊瘤常表现为盆腔内附件区巨大囊实性肿块,在$T_1WI$序列上以等、低信号为主,由于肿瘤组织质地松软较脆、易出血,$T_1WI$序列上可表现为高信号,$T_2WI$序列呈等、高、混杂信号,囊性病灶内可有分隔,囊壁可有结节。肿瘤生长迅速,肿块较大时其内多可见囊变、坏死区。如果OYST合并成熟畸胎瘤,其脂肪成分在MRI具有特征性表现,即$T_1WI$序列为高信号与盆腔或皮下脂肪信号相似,$T_2WI$抑脂序列后呈低信号,反相位像上见勾边影。肿瘤血供丰富,增强扫描后实性部分呈显著不均匀强化,坏死、囊变区无强化,行动态增强并绘制动态增强曲线,实性结节的动态增强曲线以速升速降型多见,而囊性成分不强化。由于肿瘤血管丰富、粗细不等、迂曲成团,MRI可见瘤体内散在、显著的条状或点状流空信号,为本病的特征性表现。

示例如图14-5-16所示。

### (四)鉴别诊断

(1)卵巢囊腺癌:最常见的卵巢上皮源性恶性肿瘤,发病年龄一般为30~50岁,表现为单侧或双侧附件区囊实性肿块伴囊壁结节及多发纤维分隔,

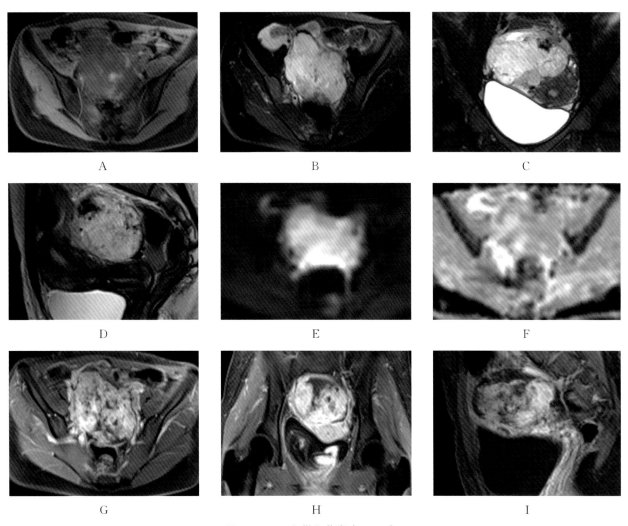

A

B

C

D

E

F

G

H

I

**图14-5-16　卵巢卵黄囊瘤MRI表现**

患者女性,33岁,右侧卵巢卵黄囊瘤。盆腔以实性成分为主的肿块影,$T_1WI$像(A)以稍低信号为主,其内见高信号出血,在$T_2WI$-FS像上(B、C)及矢状位$T_2WI$序列(D)以高信号为主,可见更高信号的囊变区以及点状、条状、团状流空信号影。DWI序列(E)呈高信号为主,ADC图(F)呈不均匀稍低信号。MRI多期多平面增强(G~I)肿块呈明显不均匀强化,坏死、囊变区无强化。

并且壁结节可向腔内、外生长;增强后肿瘤囊壁及肿瘤实性成分呈中度不均一强化,高级别浆液性癌实性成分多,呈明显强化并见不规则坏死区;实验室检查多有 CA125 和(或)CA19-9 的升高,而 AFP 不高。

(2) 卵巢混合性生殖细胞瘤和无性生殖细胞瘤:均好发于年轻女性;混合型生殖细胞瘤成分复杂,密度不均匀,肿瘤内部可见不同程度钙化和脂肪,据此可与卵黄囊瘤进行鉴别。无性生殖细胞瘤为实性分叶状肿块,其内可见条索状纤维分隔,临床常伴有 HCG 和碱性磷酸酶升高,卵巢附件区实性肿块伴 DWI 扩散受限是无性生殖细胞瘤显著特征,不同于 OYST。

(3) 卵巢未成熟畸胎瘤:是一种少见的恶性肿瘤,由胚胎性组织构成,好发于女性儿童及年轻妇女。以囊实性肿块为主,肿块内含散在局灶性的脂肪,卵巢未成熟畸胎瘤实性成分血供丰富,MRI 表现为明显的网格状强化,DWI 实性成分呈高信号,ADC 值低。实验室检查可见 CA125 与 AFP 升高,其中 CA125 明显升高。

(4) 颗粒细胞瘤:最常见的恶性卵巢性索-间质肿瘤,属于低度恶性肿瘤。其具有分泌雌激素的功能,故临床多表现为与雌激素升高的相关症状;AFP 不高。以成年型卵巢颗粒细胞瘤多见,发病高峰为 50~55 岁,影像分型以多发囊变型最多见,病灶越大,囊性成分比例越高,MRI 表现为多房状囊性肿块,囊内易合并出血(液-液平面),实性成分扩散受限。

## (五) 诊断关键要点

(1) 卵黄囊瘤为卵巢罕见的高度恶性的生殖细胞肿瘤,发病年龄轻,多见于 30 岁以下女性,单侧常见。

(2) OYST 肿瘤生长迅速,并能分泌甲胎蛋白(AFP),AFP 的显著升高是本病的特征之一,AFP 动态监测有助于评估疗效。

(3) 盆腔卵巢附件区巨大囊实性肿块为 OYST 主要影像学表现,肿块实性成分 CT/MRI 增强后呈明显强化,动态增强曲线以速升速降型多见;囊性成分不强化。

(4) OYST 肿瘤血供丰富,迂曲走行,MRI 表现瘤体内散在、显著的条状或点状流空信号,增强 CT 上表现为"亮点征"。

(5) OYST 易转移,转移途径主要是直接浸润邻近器官和腹膜种植转移,伴有腹腔积液。

(邱　俊　董江宁)

# 七、卵巢无性细胞瘤

## (一) 概述

卵巢无性细胞瘤(dysgerminoma of ovary)是一种少见的起源于原始生殖细胞的低至中度卵巢恶性肿瘤,占原发性卵巢肿瘤的 1%~2%,是最常见的恶性生殖细胞肿瘤之一。有报道称单纯型无性细胞瘤占所有原始生殖细胞肿瘤的比例为 32%,其次为不成熟畸胎瘤,占所有原始生殖细胞肿瘤的 28%。卵巢无性细胞瘤一般分为单纯型和混合型(含绒癌、卵黄囊瘤及未成熟畸胎瘤成分)。恶性卵巢无性细胞瘤生殖细胞瘤是根据国际妇产科联盟(International Federation of Gynecology and Obstetrics, FIGO)卵巢上皮癌分期系统进行分期的,约 72% 的卵巢无性细胞瘤患者发现时处于 FIGO Ⅰ 期。

卵巢无性细胞瘤好发于儿童和年轻女性,90% 的患者发病年龄小于 30 岁,大多数发生于 10~30 岁。早期大多数无明显临床症状,肿瘤迅速生长后多以腹痛、腹胀及盆腔包块为主,可伴发生殖器官发育不全。患者常出现血乳酸脱氢酶(LDH)增高,3%~5% 的病例可有 HCG 升高,若肿瘤产生活化性维生素 D,可出现副肿瘤性高钙血症。单纯型卵巢无性细胞瘤的治疗因疾病阶段而异。由于患者通常年龄较小,因此通常提倡在初次手术时对所有分期患者进行保留生育能力的手术。卵巢无性细胞瘤对化疗极为敏感,是否进行术后辅助化疗取决于肿瘤分期,术后化疗对于大于 Ⅰ A 期的患者是必要的。本病预后良好,5 年生存率为 95%,10 年无病生存率为 90.8%。

## （二）病理表现

大体病理：肿瘤80％为单侧，20％为双侧。多为实性或实性成分为主的囊实性病灶，圆形、卵圆形或分叶状，直径大小不等，表面光滑，包膜完整。切面一般呈分叶状，质地均一，常伴有出血及坏死。实性成分一般表现为特征性的质韧或质软，偶见质硬表现。囊液一般为黄色至血性液体。当出现沙砾状钙化提示可能伴有性腺母细胞瘤，坏死则提示可能混合其他生殖细胞成分。

镜下表现：由大而一致的肿瘤细胞排列成片状、岛状、条带状、实性管状、假腺状，周围包绕含有淋巴细胞的数量不等的结缔组织间质。肿瘤细胞表现不等，可自有黏附性的中等至较大、分界清晰的多边形细胞，至分界不清、呈合体片状，核分裂常见。胞质可自透明表现（73％）至嗜酸性（53％）、嗜双色性（25％）不等。结缔组织间质表现不一，从常规纤细的纤维血管网间隔表现而形成典型腺泡状至致密的透明变性均可见，罕见情况下呈黏液样。灶性坏死和出血较常见，少数病例可见小点状或斑状钙化，偶尔可见相对较大、圆形或卵圆形的钙化

小体。约5％的病例中可出现个别或聚集的合体滋养层样巨细胞，它们可分泌HCG。

免疫组化：表达 Oct4、c-Kit、PLAP、D2-40、NANOG、SALL4。NSE 和 CD117 也有较高的表达率，少数细胞表达 CAM5.2、AE1/AE3（点状），不表达 CK7、CK20、EMA、HMW keratin、CD30 和 Vim。

示例如图14-5-17所示。

## （三）影像学表现

卵巢无性细胞瘤约80％为单侧，20％为双侧。发现时体积常较大，圆形、卵圆形或分叶状，常有较完整的纤维包膜，并且肿瘤以实性或实性成分为主的囊实性病灶多见。

### 1. CT表现

肿瘤内坏死、出血、囊变或斑点状或线状钙化。增强实性成分呈渐进性轻、中度强化。肿瘤表面及纤维间隔内可见邻近增粗的卵巢或子宫动脉供血，纤维血管呈"间隔样排列"；静脉期多发迂曲小血管汇入肿瘤周边，呈"卵巢血管蒂征"。

### 2. MRI表现

肿瘤内见明显低信号的纤维血管间隔，肿块被

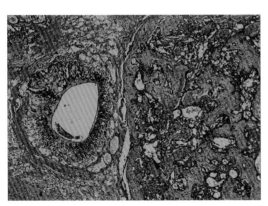
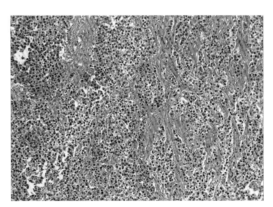

A            B

图14-5-17 卵巢无性细胞瘤病理学表现

患者女性，12岁，（右侧）卵巢混合性生殖细胞瘤，由卵黄囊瘤（约占50％）和无性细胞瘤（约占50％）构成。大体病理：（右附件＋部分网膜）灰白不规则组织，大小为17.0 cm×12.0 cm×5.0 cm，上附输卵管长5.0 cm，径0.5 cm，见伞端，肿块切面灰白黄，部分出血，一侧连网膜组织，大小为10.0 cm×5.0 cm×0.6 cm；另见灰黄碎组织，大小为6.0 cm×5.0 cm×1.5 cm；另见部分网膜，大小为10.0 cm×10.0 cm×0.8 cm。免疫组化：卵黄囊瘤成分 CK（＋），EMA（＋），AFP（＋），GPC3（＋），HepPar-1（局灶＋），PLAP（＋），CD117（－），D2-40（－），HCG（－），CD30（－），Ki-67（＋，约60％）；无性细胞瘤成分 PLAP（＋），CD117（＋），D2-40（＋），AFP（－），HCG（－），CD30（－），HepPar-1（－），GPC3（－），CK（－），EMA（－），Ki-67（＋，约40％）。

纤维血管间隔分隔成多个大小不一的结节状区域。肿块实性成分在 $T_1WI$ 序列呈等、稍低信号；在 $T_2WI$ 序列呈等及稍高信号，纤维血管间隔多呈低信号；间质水肿时，则呈明显的高信号。增强后肿瘤的纤维血管间隔增强呈明显强化，其实性部分多呈轻、中度渐进性强化。肿块实性成分常常扩散受限，在 DWI 序列上呈高信号，ADC 图为低信号、ADC 值低。

本病转移少见，以淋巴结转移或直接侵犯多见。

混合型卵巢无性细胞瘤多为无性细胞瘤与卵黄囊瘤混合，更容易发生坏死、囊变，表现为囊实性肿块，边缘不规整，实性成分肿瘤血管丰富呈蔓状或丛状，表现为不均匀明显强化，恶性度高。

示例如图 14-5-18 所示。

## （四）鉴别诊断

（1）卵巢卵黄囊瘤：与卵巢无性细胞瘤同样是起源于原始生殖细胞的恶性肿瘤，好发于青少年男性，平均年龄 5~30 岁。卵黄囊瘤血清 AFP 升高明显，恶性程度高，病灶成分常较复杂，密度明显不均，坏死、囊变明显，钙化罕见，"血管间隔"发生率相对较低。增强血管丰富，迂曲成团，呈不均匀强化，可见扭曲血管影。肿瘤易破裂引起腹膜广泛种植转移。

（2）子宫浆膜下/阔韧带肌瘤：多见于 30~50 岁育龄期妇女，发病年龄稍大，瘤标正常，无血清 LDH、HCG 的升高。子宫形态轮廓不规整，肌瘤膨胀性生长压迫周围正常肌层，周边小静脉、淋巴管扩张或水肿在 $T_2WI$ 序列上于肿瘤周边部见环形高信号带。子宫附件肌瘤供血血管来源于子宫动脉分支，肌瘤外表有一层包绕肌壁的纤维束和结缔组织构成的假包膜，增强扫描可见肿瘤血供的来源。肌瘤的强化程度较正常肌层低。

（3）卵巢性索-间质细胞肿瘤：卵巢卵泡膜瘤与颗粒细胞瘤多见于中老年女性，病程较长，属于功能性肿瘤，分泌雌激素，伴有子宫内膜增生、息肉等；通常表现为多房性囊性肿块，而无性细胞瘤大多数为实性或实性成分为主的肿块，不难鉴别。

（4）卵巢转移瘤：多见于老年人，病灶双侧多见，有原发肿瘤病史，主要见于胃和结肠肿瘤转移。可伴大量腹腔积液及网膜转移等其他转移征象。

## （五）诊断关键要点

（1）卵巢无性细胞瘤好发年轻女性（多 30 岁之前），部分患者血清 LDH、HCG 明显升高。

（2）多为单侧卵巢来源实性或实性成分为主囊实性肿块，常有较完整的纤维包膜，边界清晰。

（3）肿瘤内可见纤维血管呈"间隔样排列"及实质成分结节样改变，静脉期可见"卵巢血管蒂征"。

（4）肿瘤血供丰富，但实质呈轻、中度渐进性延迟强化。由于无性细胞瘤细胞密度较高，故在 DWI 序列呈明显高信号，ADC 值较低。

（5）混合型卵巢无性细胞瘤恶性度高，其卵黄囊瘤的成分常发生坏死囊变，边缘不规整，实性部分及纤维间隔强化较明显，包膜及实质内可见明显迂曲肿瘤血管。

（尚　瑾　董江宁　王传彬）

# 八、卵巢支持-间质细胞瘤

## （一）概述

卵巢支持-间质细胞瘤（Sertoli-Leydig cell tumor，SLCT）也称睾丸母细胞瘤或男性母细胞瘤，是一组男性性索-间质分化的肿瘤，由分化程度不等的支持细胞（Sertoli 细胞）、睾丸型间质细胞（Leydig 细胞）、网状上皮细胞以及非特异的性腺间质细胞以不同比例混合构成。

2020 年 WHO 卵巢肿瘤组织病理学分类，将其分为高分化型、中分化型、低分化型和网状型，其中中分化、低分化和网状型可伴异源成分，包括间叶性或黏液性上皮、类癌，提示肿瘤具有恶性潜能。影响卵巢支持间质细胞瘤预后的高危因素主要有 FIGO 分期、肿瘤分化程度、网状结构和异源成分。研究表明，ⅠA 期的卵巢支持间质细胞瘤患者 FSS 术后复发率为 8%，根治性手术患者的复发率为 6%，但复发后死亡的风险高达 70%。

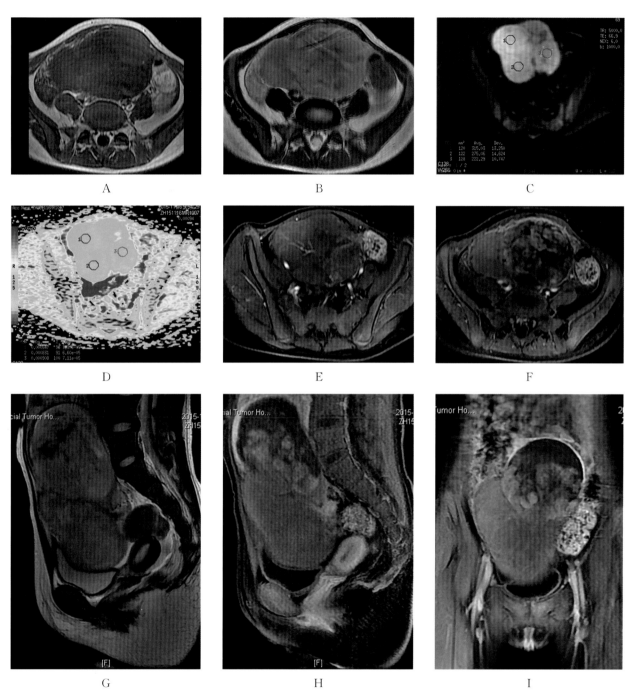

**图 14-5-18　卵巢无性细胞瘤（混合型）的 MRI 表现**

与图 14-5-17 为同一患者,(右侧)卵巢混合性生殖细胞瘤,由卵黄囊瘤(约占 50%)和无性细胞瘤(约占 50%)构成。右侧附件区(A、B)示实性成分为主的囊实性肿块,呈结节融合状改变,下缘实性成分内散在短 T2 信号分隔影,实性成分呈等 T1、稍长 T2 信号。DWI 序列($b$=1000 s/mm²)(C)示实性成分呈高信号。实性成分 ADC 值(D)为(0.831~0.908)×10⁻³ mm²/s。横断位、矢状位及冠状位增强(E~I)显示肿瘤内可见纤维血管间隔,实性成分肿瘤血管丰富,呈不均匀明显强化。静脉期增强矢状位肿瘤周边可见"卵巢血管蒂征"(H)。

临床表现:SLCT 发病年龄 1~84 岁均有报道,约 75% 的患者年龄小于 30 岁,其占所有卵巢肿瘤的比例不足 0.5%。SLCT 是卵巢肿瘤中最易引起男性化特征的肿瘤,起初被命名为"雄激素细胞瘤",70%~85% 的患者合并雄激素过高的临床表现,如多毛、痤疮、声音低沉、喉结增大、乳房萎缩、阴蒂增大等;部分可合并雌激素过高的表现,如不规则阴道流血、月经过多及绝经后出血等,同样应注意排除子宫内膜病变;也有部分病例可不表现出性激素异常。对于有内分泌紊乱的患者,术前完善相关性激素检测可以为诊断提供依据,并可作为术后疗效评估和复发的检测指标。

## (二)病理表现

大体病理:肿瘤通常为单侧,呈圆形或卵圆形,部分病灶局部呈分叶状,可表现为实性、囊实性或囊性肿块。伴异源性分化者囊内液体呈胶冻样,切面灰白色,或灰黄色,质地中等或较韧。

镜下表现:镜下肿瘤细胞主要由两种细胞成分构成:一种为分化较好的支持细胞(Sertoli 型细胞),排列成实心或空心小管,细胞柱状,胞质稀少或明显淡染,胞核小、卵圆形或成角,似葵花籽,核分裂象少见;另一种为间质细胞(Leydig 细胞)单个或成片分布于间质中,特别在实性、小管周围,细胞类圆形,胞质丰富,嗜酸性,颗粒状,细胞核圆,居中或偏于一侧,纤维性间叶组织比较丰富,由排列紧密的梭状细胞组成,伴有多少不等的胶原纤维。

免疫组化:免疫组化 EMA、Inhibin α、CR、CD99 及 β-Catenin 在大部分 SLCT 病例中阳性,CK(pan)、Vim 在有些病例中呈阳性。CD56、FOXL2、DICER-1、WT1 和 CD10 在鉴别诊断中也有帮助。ER、PR 可弥漫或局灶阳性。

示例如图 14-5-19 所示。

## (三)影像学表现

SLCT 单侧居多,可表现为卵巢附件区实性、囊实性或囊性肿块,囊实性最常见。肿瘤包膜多数完整、亦有部分自发破裂。肿瘤体积较大时可表现为多房囊性,含有异源黏液性上皮时,囊内壁及分隔可见不规则实性成分。

### 1. CT 表现

CT 平扫肿瘤实性成分与同层面肌层相比多呈等密度,肿瘤多富血供,CT 增强扫描实性成分早期强化明显,内部肿瘤血管丰富,动态增强扫描肿块多呈渐进性强化,表明肿瘤内含有纤维成分。

### 2. MRI 表现

① 囊性为主型:囊性部分呈水样信号,病理上

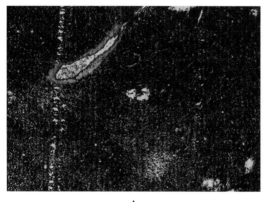

A

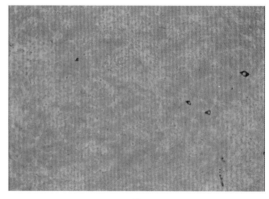

B

**图 14-5-19 卵巢支持-间质细胞瘤病理学表现**

患者女性,50 岁,(右侧)卵巢支持-间质细胞瘤,中分化。大体病理:(右侧附件)灰白红结节一枚,大小为 20 cm×15 cm×8 cm,切面呈囊实性,质硬,上附输卵管一条,长 9 cm,径 0.5 cm,见伞端。镜下所见(A):分化较好的支持细胞,排列成实心或空心小管,细胞柱状,胞质稀少或明显淡染,胞核小、卵圆形或成角,似葵花籽,核分裂象少见;单个的间质细胞分布其中。免疫组化(B):EMA(−),CD10(−),CD99(+),Vim(+/−),Inhibin α(+),Calretinin(少数细胞+),CK(pan)(−),WT1(+),Ki-67(+,25%)。

对应透亮囊液,也可表现为T₁WI序列高信号,对应肿瘤内部合并出血,实性成分显示为局部囊壁或分隔增厚,或沿囊壁或分隔生长的宽基底实质区;② 实性肿块为主型:肿块的实性部分MRI表现为T₁WI序列等信号,由于肿瘤分化程度以及纤维间质成分不同,T₂WI序列信号可呈稍高、等或低信号,DWI序列呈高信号、ADC图呈低信号。MRI增强肿瘤实性成分多数呈明显强化,动态增强TIC曲线呈速升-平台型。增强动态曲线特征有别于其他实性性索间质肿瘤如卵泡膜纤维瘤,而与卵巢上皮恶性肿瘤TIC曲线形态差别不明显,但卵巢上皮癌的MRI表现为单发圆形实性肿块的则少见。

SLCT影像学表现多样,高分化、低分化及中等分化均可呈实性或囊实性表现。SLCT表现为囊实性时,影像无明显特征,与其他上皮性肿瘤,尤其是交界性上皮肿瘤鉴别困难。SLCT表现为实性肿块时,有一定的特征,单侧附件区圆形或类圆形实性肿块,边界清楚,包膜完整,T₁WI序列呈等信号,T₂WI序列呈稍高信号,在DWI图像上表现为明显高信号,ADC为低信号,呈弥散受限改变。增强扫描提示肿瘤富血供,囊壁、附壁结节及实性部分均明显强化。文献报道SLCT伴异源性成分以及网状型的病例均表现为囊性或囊实性,病灶直径往往较大。影像学表现结合临床特征、激素水平可提高术前诊断准确率。

示例如图14-5-20所示。

## (四)鉴别诊断

(1)卵巢颗粒细胞瘤:与SLCT不同,颗粒细胞瘤多分泌过多雌激素,分泌雄激素者罕见,60%发生于绝经后期,6%发生于青春期前。最常见的成人型颗粒细胞瘤典型表现为囊实性病灶呈海绵样分布,常伴变性及囊腔内出血,呈典型的液-液平面。

(2)卵泡膜纤维瘤组:85%发生于绝经后女性,该肿瘤也具有雌激素分泌功能。肿瘤实性成分多见,极少见囊性或囊实性肿块,边界多清晰。纤维含量较SLCT多,肿瘤平扫密度常低于肌肉或与肌肉密度相近,增强扫描早期呈轻度强化甚至无强化,动态增强扫描呈轻度渐进性强化,含卵泡膜成

分较多时强化可较明显。

(3)卵巢硬化性间质瘤:好发于20~30岁女性,与SLCT发病年龄相近,为实性或囊实性肿块,囊变时平扫见"湖岛征"。该类肿瘤为极富血供肿瘤,其平扫与SLCT难以鉴别,但增强扫描肝脏血管瘤样强化具有特征性,表现为早期肿块边缘实性成分呈结节状、乳头状或梳状显著强化,静脉期强化范围扩大,延迟期仍持续明显强化,呈"快进慢出、向心性强化"。

(4)卵巢高级别浆液性囊腺癌:高级别浆液性囊腺癌多呈囊实性改变,形态不规则,分隔常厚薄不均,较早就出现盆腔侵犯、腹膜种植转移及腹盆腔积液,内分泌尚正常,少见血清睾酮水平升高。而卵巢SLCT转移及腹水少见,肿瘤多呈边界清晰的良性生长方式。

(5)卵巢生殖细胞肿瘤:好发于年轻女性。其中卵黄囊瘤是起源于原始生殖细胞的恶性肿瘤,儿童及年轻女性多见,肿瘤成分常较复杂,并可使血清AFP持续升高;无性细胞瘤常见纤维血管分隔,可使血HCG水平升高;卵巢甲状腺肿由于囊腔内富含甲状腺激素或甲状腺球蛋白,平扫高密度囊腔为其较明显的特征,实性部分增强扫描多呈明显强化。

(6)卵巢转移瘤:病灶多为双侧,有原发肿瘤病史,主要见于胃和结肠肿瘤转移。较少并发激素水平明显异常。

## (五)诊断关键要点

(1)卵巢支持-间质细胞瘤好发年轻女性(多小于30岁),多数患者血清睾酮水平升高。

(2)多为单侧卵巢来源,常有较完整的纤维包膜,边界清晰。肿瘤呈实性、囊实性或囊性,以囊实性肿块最常见。在MRI上囊性为主型瘤体内见水样信号囊性成分,囊性部分T₁WI序列呈低信号、T₂WI序列呈高信号;实性成分显示为局部囊壁或分隔增厚,或沿囊壁或分隔生长的宽基底实质区,T₁WI序列呈等低信号、T₂WI序列呈稍高信号。囊性部分合并出血时,囊液内可见液-液平面。

(3)实性肿块为主型病灶血供丰富,动态增强实性成分呈明显强化,TIC曲线呈速升-平台型;实

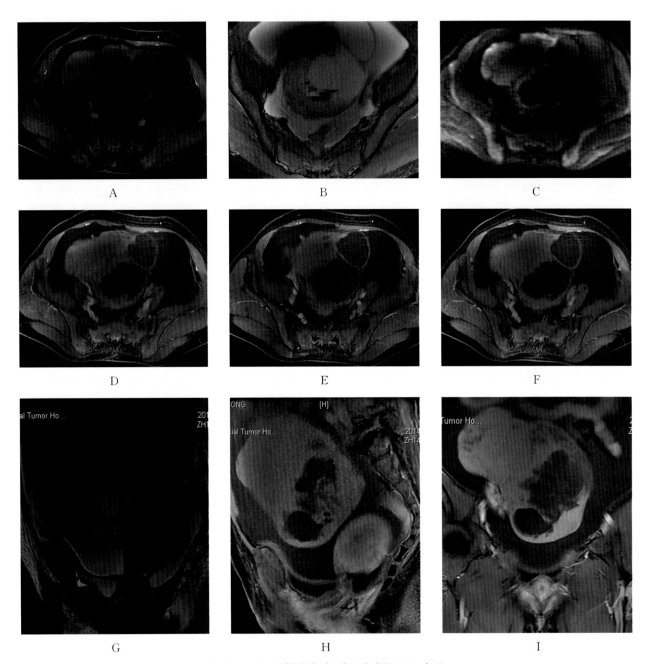

图 14-5-20　卵巢支持-间质细胞瘤的 MRI 表现

与图 14-5-19 为同一患者,(右侧)卵巢支持-间质细胞瘤。右侧附件区(A、B)囊实性肿块,实性成分呈等 T1、稍长 T2 信号。DWI 序列($b=1000$ s/mm²)(D)示实性成分呈高信号。横断位、矢状位及冠状位(D~I)显示肿瘤囊壁及实性成分呈明显强化。横轴位(B)及矢状位(G)T₂WI 序列示病灶内有 T₂WI 序列低信号纤维分隔影。

性成分细胞密度较高,在DWI序列呈高信号、ADC值较低。

(4)当发现年轻女性卵巢肿块及血清睾酮水平升高同时存在时,要首先考虑到SLCT的可能性。

（尚　瑾　董江宁　王传彬）

# 九、卵巢恶性畸胎瘤/畸胎瘤恶变

## (一)概述

卵巢生殖细胞肿瘤可分为四型,即:Ⅰ型,成熟畸胎瘤(mature teratoma,MT),又称囊性畸胎瘤或皮样囊肿,良性,最多见;Ⅱ型,未成熟畸胎瘤,占卵巢畸胎瘤的1%～3%,为恶性肿瘤;Ⅲ型,成熟畸胎瘤恶变,罕见;Ⅳ型,单胚层畸胎瘤(高度特异分化畸胎瘤),包括卵巢甲状腺肿、类癌和腺类癌、甲状腺肿类癌、恶性神经外胚层肿瘤。卵巢成熟畸胎瘤内任何一种或几种成分发生恶变则称为卵巢成熟畸胎瘤恶变(mature teratoma with malignant transformation),恶变成分可包含内、中、外三胚层成分,理论上任何胚层成分都有发生恶变的可能,其恶变率仅为0.2%～2%,最多的是鳞癌,其余是腺癌、腺鳞癌、类癌、甲状腺癌、恶性黑色素瘤、肉瘤、淋巴瘤等。

畸胎瘤恶变可发生于任何年龄段,但绝经后妇女(年龄＞40岁)多见,伴血清肿瘤标志物升高,如鳞状细胞癌抗原(SCC-Ag)、CEA、CA125、CA19-9等。临床表现为无明显诱因下出现腹痛、腹胀及腹部肿块。畸胎瘤的发生目前趋向于原始生殖细胞来源学说,其性染色体核型为46XX,卵巢畸胎瘤恶变则存在多种染色体畸变,但病因至今不详,有学者推测本病是在良性卵巢成熟畸胎瘤长期存在的基础上才发生恶变的。卵巢畸胎瘤发生恶变后,主要通过直接浸润和腹盆腔播散种植转移,淋巴结转移其次,血行转移比较少见。早期预后良好,中晚期治疗效果不理想。预后危险因素包括肿瘤大小、临床分期、组织分化程度、包膜是否破裂、血管浸润

情况等。

一般认为卵巢成熟畸胎瘤恶变的治疗应遵循卵巢上皮性癌的治疗原则,全面的手术分期＋满意的肿瘤细胞减灭术是治疗的基石,辅以化疗、放疗、免疫治疗等综合治疗,并且应根据病理明确恶变成分的不同来源,有针对性地选用化疗方案,如Ⅱ～Ⅲ期鳞癌变的卵巢成熟畸胎瘤患者,可辅助紫杉醇＋铂类化疗。对Ⅰ期年轻患者可行保留生育功能的手术,对无生育要求者应行全面的手术分期。

## (二)病理表现

**大体病理:**灰红色囊壁样组织,囊内见皮脂、毛发及牙齿,囊内可见头节,头节切面呈灰红色,实性,质中,或表现为囊壁外见一肿物与之相连,切面呈灰白、灰黄色,实性,质脆,或囊实性肿块,实性部分切面呈灰黄色,质软,部分区域可见出血、坏死。

**镜下表现:**因恶变成分多样,恶变为不同的组织类型的癌其表现也不尽相同,如成熟畸胎瘤恶变为鳞状细胞癌镜下可见分化成熟的多胚层成分,最常见的是皮肤及其附属器,并见鳞状细胞癌成分,囊壁增生的纤维结缔组织中见肿瘤细胞排列成巢状,细胞大小不等、排列紊乱、重度异型、核分裂象易见,有角化珠形成。恶变为类癌,镜下表现包括岛状类癌、梁状类癌、甲状腺肿性类癌及黏液性类癌,具有一般神经内分泌肿瘤的均一圆形核、染色质细腻、核分裂象少等病理特征。恶变为甲状腺癌,镜下可见泡状核、核拥挤、核沟等典型甲状腺乳头状癌细胞学改变。

**免疫组化:**常用的免疫组织化学标志物有CK5/6、p40、p63、p16、CK-L、CK20、CAM5.2、Villin、CDX-2、SATB2、PAX8、CK7、CA125、ER、PR、CD56、CgA、Syn、NSE、PCK、Ki-67。因恶变成分不同,免疫标记结果各不相同:卵巢成熟畸胎瘤恶变为鳞癌,CK5/6、p40、p63表现强阳性;恶变为腺癌,除弥漫表达CK-L、CK20、CAM5.2之外,肠道标志物Villin、CDX-2、SATB2也弥漫表达;恶变为类癌,神经内分泌肿瘤免疫标志物CD56、CgA、Syn、NSE、PCK、CK-L不同程度阳性。

示例如图14-5-21所示。

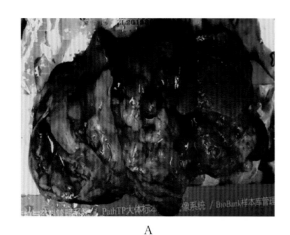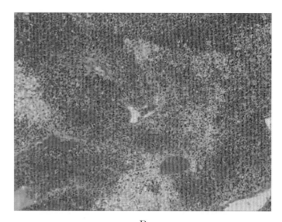

A                B

**图14-5-21　卵巢成熟畸胎瘤恶变的病理学表现**

患者女性,32岁,右侧卵巢囊性成熟性畸胎瘤(皮样囊肿)伴恶变,恶变成分为横纹肌肉瘤,肿块大小为21.5 cm×11.8 cm×7.2 cm。免疫组化:Desmin(+),Myogenin(+),MyoD1(+),Vim(+),SMA(弱+),CK(pan)(−),S-100(−),GFAP(−),Syn(−),CgA(−),AFP(−),Ki-67(+,约70%)。

## (三)影像学表现

### 1. 超声表现

超声图像上可见典型囊性成熟畸胎瘤的表现,囊性部分透声差,可见点状、线状回声及不规则偏强回声团,早期病变局限于囊内时,表现为囊内低回声区;当恶变成分向外生长,则于囊性肿块旁见偏低实性肿块回声,边界欠清,CDFI示实性肿块内血流信号。

### 2. CT表现

卵巢成熟畸胎瘤以单侧多见,表现为体积较大的不规则或分叶状肿块,以囊性为主或囊实混合成分的肿块,瘤内见脂肪及钙化密度,此为提示卵巢成熟畸胎瘤重要辅助征象。值得注意的是,明显强化的头节及囊壁或分隔不规则增厚(最厚处大于等于3 mm)均为提示成熟畸胎瘤恶变的重要征象。增厚的囊壁局部边界不清、合并直径大于5 cm的实性头结节时应怀疑恶变;肿块直接侵犯邻近脏器或腹膜种植转移、伴或不伴腹水均提示恶变;恶变的畸胎瘤可有淋巴结转移。

### 3. MRI表现

卵巢成熟畸胎瘤的典型MRI征象:① 肿块通常较大(≥10 cm),单侧多见。② 常规通过$T_1WI$、$T_2WI$及$T_2WI$抑脂序列观察病灶内脂肪成分,也可

通过化学位移成像(反相位显示信号衰减区)观察。③ 其他征象有:脂液分层、漂浮物、软组织突起(Rokitansky结节)、低信号牙齿等。以上征象可单独或多种组合存在。

继发恶变征象:① 囊性肿块内或旁边出现较大的实性结节,或囊壁、分隔明显不规则增厚,上述实性区扩散受限并且明显不均匀强化;伴有周围结构浸润、与邻近结构(如膀胱、子宫、肠管)分界不清;以上征象提示恶变。② 可合并腹水、腹盆腔多发种植转移,或淋巴结转移。

示例如图14-5-22所示。

## (四)鉴别诊断

(1)卵巢成熟性畸胎瘤:亦称皮样囊肿,育龄期女性多见,多为囊性,实性罕见,囊内可见漂浮的毛发、脂球,形成"浮球征",亦可见头节、多较小且无强化,部分可见脂-液平面,边界清晰。

(2)卵巢未成熟畸胎瘤:为恶性肿瘤,以儿童及年轻女性多见(≤30岁),CA125多升高。表现为单侧卵巢附件区囊实性或实性为主的肿块,体积较大,含有包膜,边界清楚,肿块信号混杂,呈现网格状或蜂房状征象,具有一定特征性,DWI提示肿块实性区扩散受限,增强扫描明显强化;肿块实性区内散在分布的骨化或钙化灶及脂肪灶,部分钙化边

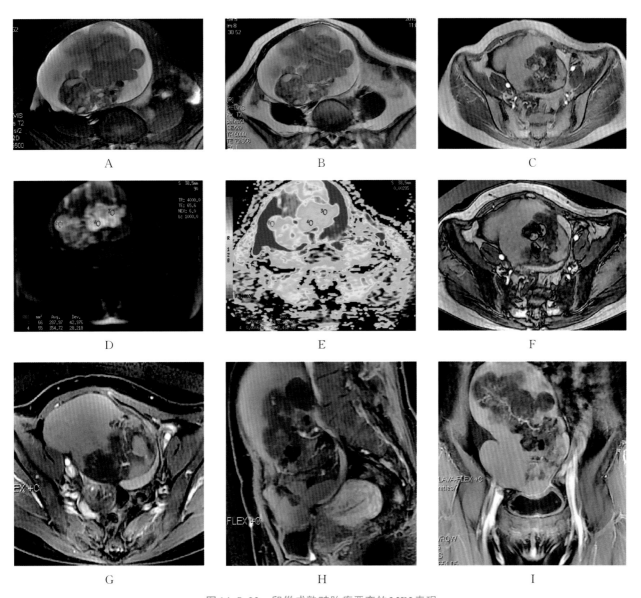

**图14-5-22　卵巢成熟畸胎瘤恶变的MRI表现**

与图14-5-21为同一患者,右侧卵巢囊性成熟畸胎瘤(皮样囊肿)伴恶变(横纹肌肉瘤)。$T_2WI$抑脂序列(A)、$T_2WI$序列(B)、$T_1WI$同相位序列(C)可见右侧附件区巨大分叶状囊实性肿块,有包膜,内部见较大的不规则头节影(长径约14.7 cm),头节信号不均、可见小囊变区,周围囊液呈短T1、长T2信号,合并少量盆腔积液;DWI序列(D)、ADC伪彩图(E)可见肿块实性区扩散受限,ADC值约$0.646\times10^{-3}$ mm²/s,囊液扩散不受限;反相位(F)可见肿块内存在少许信号衰减区(脂肪成分);增强(G～I)示头节区不均匀强化,内部可见肿瘤血管影、囊液无强化,子宫、膀胱呈受推挤改变。

缘模糊;可合并腹水、腹膜转移征象。

(3)卵巢囊腺癌:是最常见的卵巢恶性肿瘤,可双侧发病,多有分隔,囊壁及分隔厚薄不一,壁结节、实性成分、囊壁及分隔明显强化,可见钙化,但不含脂肪,易于鉴别。

(4)含畸胎瘤成分的混合型生殖细胞瘤:由于组成成分比例的不同而在影像学上表现各异,可表现为含有脂肪成分的非均质的卵巢实性肿块或囊性成熟性畸胎瘤包含有实性增强部分,后一种表现类似于畸胎瘤恶变。此时血清AFP和HCG的升高有助于混合型生殖细胞瘤的诊断。

(5)卵黄囊瘤:又称内胚窦瘤,是一种高度恶性的生殖细胞肿瘤,多见于儿童及年轻女性。临床发现时往往已有远处转移、腹水等征象。通常表现为体积较大的下腹部与盆腔单发囊实性肿块或实性肿块伴坏死区,血供丰富,有包膜但常破裂,其内可见多个大小不等的边界模糊的囊性区域(具有一定特征性),常伴腹水,钙化少见,血清AFP升高。

(6)卵巢颗粒细胞瘤:附件区单发的卵圆形或浅分叶状囊实性或实性肿块影,信号混杂,边界清楚,其中以囊实性最为常见,多合并出血,形成液-液平面;增强扫描实性成分中、重度强化;可合并盆腔积液、子宫内膜增厚、子宫肌瘤或子宫腺肌症;肿瘤内"海绵状"或"蜂窝状"小囊变和瘤内出血是其典型特征。

(7)无性细胞瘤:起源于有性分化以前的原始生殖细胞,80%的患者年龄小于30岁,以实性肿块为主要表现,多数有纤维组织形成的包膜以及分隔,在$T_1WI$和$T_2WI$序列上均呈低信号,有一定特征性。

## (五)诊断关键要点

(1)卵巢成熟畸胎瘤内任何一种或几种成分发生恶变则称为卵巢成熟畸胎瘤恶变。恶变为鳞癌、腺癌相应的肿瘤标志物升高。

(2)具有成熟畸胎瘤的典型征象:单侧卵巢囊性或囊实性肿块,体积较大(直径≥10 cm),CT与MRI显示钙化、脂肪成分。

(3)肿块实性区发生恶变的征象为:头结节直径>5 cm;不规则增厚的囊壁、肿块分隔厚度≥3 mm。

(4)实性区DWI扩散受限呈高信号、ADC值低;肿块实性成分明显不均匀强化及肿瘤血管生成。

(5)可合并腹水、周围结构侵犯及腹盆腔种植转移及淋巴结转移征象。

(方梦诗　董江宁　陈玉兰)

# 十、卵巢未成熟畸胎瘤

## (一)概述

卵巢未成熟畸胎瘤(immature teratoma,IT)是指除三胚层来源的成熟组织外还有未成熟组织的畸胎瘤,这种未成熟性使畸胎瘤具有复发和转移的潜能,所含未成熟组织常见于神经上皮组织。它属于卵巢恶性生殖细胞肿瘤,恶性程度高,多发生于儿童及年轻妇女,占卵巢恶性生殖细胞肿瘤的35%~38%,占卵巢畸胎瘤的2%~3%,占卵巢恶性肿瘤不足1%。临床常表现为腹部包块、腹痛等,其CA125的值与阳性率远高于成熟性畸胎瘤。

IT在病理学上的确诊依据是发现未成熟的神经上皮组织,可含有幼稚的间叶组织和软骨等未成熟成分。根据肿瘤内未成熟神经上皮组织量的多少,将其分为Ⅰ~Ⅲ级,Ⅰ级:少量未成熟神经上皮,即任一切片中少于1个低倍视野(×40);Ⅱ级:中量未成熟神经上皮,即任一切片中达1~3个低倍视野(×40);Ⅲ级:大量未成熟神经上皮,即任一切片中大于3个低倍视野(×40)。其中Ⅰ级最多见。

IT的治疗方法和预后取决于肿瘤的分级与分期。出于对生育功能的保护,病理Ⅰ级与FIGO Ⅰ期的患者只需接受单侧卵巢切除术;只有更高分级分期的患者才需要进行辅助化疗。术后即时(7天内)化疗是影响疗效的重要因素,化疗方案常选取BEP方案(博来霉素+依托泊苷+顺铂)和BVP方案(博来霉素+长春新碱+顺铂)。IT治疗后易复发,经过反复多次手术或化疗后,肿瘤细胞有自发地向成熟方向转化的倾向,因此术后应定期复查,对于复发瘤可采取多种有效化疗措施,争取肿瘤向良性、成熟性转化,延长患者生存期。

## (二)病理表现

大体病理及镜下表现:肿瘤通常巨大,直径可达28 cm,肉眼观肿块有包膜,囊实性,切面灰白色至深棕色,斑驳状,可见较多灰白色鱼肉样或胶冻样物,可见小囊,囊内含毛发、浆液、黏液或血液,实质性区域质软,呈鱼肉状,灰白或粉红色,常见出血坏死。镜下可见由源于3个胚层的各种成熟和未成熟组织组成,主要是神经上皮组织,这种神经上皮细胞可形成菊花团、神经管或弥漫成片。

免疫组化:常用的免疫组织化学标志物有SALL4、CD30、D2-40、glypiean-3、ER、CA125等,SALL4在部分未成熟畸胎瘤中可呈局灶阳性。

还有一种情况需要指出的是,约1/4的IT可伴发腹膜胶质瘤病,即成熟性神经胶质结节在腹膜表面呈播散性种植,神经胶质细胞分化成熟,无明显异型性及核分裂象,部分结节周围伴淋巴细胞浸润和小血管增生以及异物巨细胞反应,部分结节周围伴纤维化,GFAP阳性定位于细胞质,SOX2阳性定位于细胞核。示例如图14-5-23所示。

## (三)影像学表现

### 1. 超声表现

较大的卵巢囊实性肿块,内部呈破絮状或粗网络状的中等回声,以上特征合并成熟囊性畸胎瘤特征性图像(如面团征、短线回声、脂液分层征等),卵巢囊实性肿块实性或包膜上见血流,频谱≤1.0,RI≤0.5。结合病史如年轻患者、盆腔快速增大包块,可诊断为IT。

### 2. CT表现

卵巢附件区起源的囊实性混杂密度肿块,实性成分较多,体积较大,可跨越腹盆腔生长,单侧发生多见,呈类圆形或分叶状,多数肿块包膜完整、边缘清晰,部分肿瘤实性成分可凸出包膜致包膜不完整,边界不清晰;囊内可见多个大小不等小囊腔,壁厚薄不一,实性部分呈片絮状,内可见散在不规则、裂隙状、簇状脂肪密度及不规则形、条形、点线状钙化影。值得注意的是,其钙化边缘存在模糊、清晰兼有的表现,增强扫描实性部分及囊壁呈不均匀渐进性强化,多数合并腹水,可出现大网膜转移及邻近器官转移。示例如图14-5-24所示。

### 3. MRI表现

IT表现为卵巢附件起源的盆腔内体积较大、边缘分叶、边界清楚的网格状或蜂房状囊实性肿块,实性区域内散在分布的骨化(低信号)、脂肪灶(高信号)为其特征性表现。肿块实性成分较多,而囊性成分为水样液体信号;实性成分内盘曲的带状稍长T2信号是其另一特征性征象(病理基础为脑回样神经胶质组织区);实性成分DWI序列呈高信号、ADC值低;MRI增强扫描后病灶内实性成分呈不均匀网格状显著强化。肿块内的脂肪成分多表现为

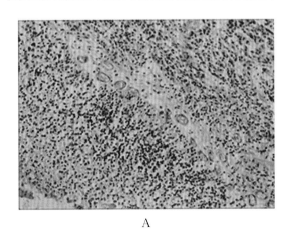
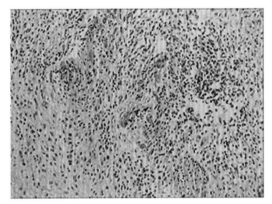

A          B

**图14-5-23 卵巢未成熟畸胎瘤的病理学表现**

患者女性,25岁,右侧卵巢未成熟性畸胎瘤,Ⅲ级,内含大量脑组织,其中未成熟神经外胚层成分总量大于3个低倍视野。

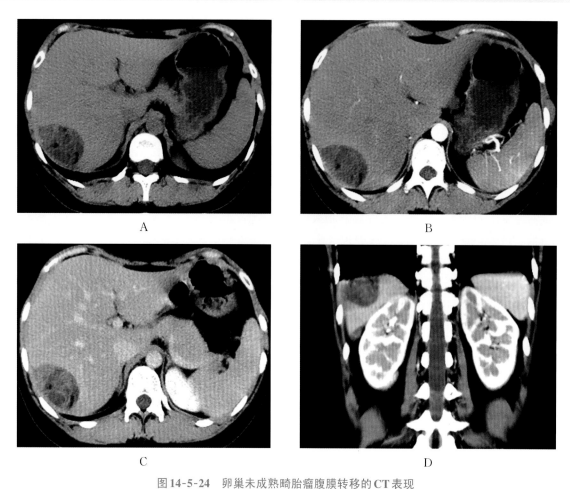

图 14-5-24　卵巢未成熟畸胎瘤腹膜转移的 CT 表现

与图 14-5-23 为同一患者,卵巢未成熟畸胎瘤腹膜转移。CT 平扫(A)、动脉期(B)、静脉期(C)示肝右后叶局部右侧膈下区见一囊实性肿块,其内见点状钙化灶及散在少许脂肪密度区,并见多发囊变区,CT 增强扫描呈蜂房状不均匀强化,肝胃间隙另见小结节影;增强冠状面重建(D)示右侧膈下不均匀强化肿块。

散在局限的脂肪灶,$T_1WI+T_2WI$-FS 及同/反相位确认少量脂肪组织,结合上述征象,有助于未成熟畸胎瘤的诊断。示例如图 14-5-25 所示。

## (四)鉴别诊断

(1)卵巢成熟性畸胎瘤:亦称皮样囊肿,其发生率明显高于未成熟畸胎瘤,可发生于任何年龄,以育龄期妇女多见。多为囊性,实性罕见,囊内可见漂浮的毛发、脂球,形成"浮球征",亦可见头结节。

(2)畸胎瘤恶变:发病年龄一般大于 45 岁,80% 恶变为鳞癌,其发生于囊壁的鳞状上皮层并透壁生长,形成与囊肿内壁呈钝角的不规则肿块,并常侵犯到邻近盆腔器官,血清鳞状细胞癌抗原的升高有助于诊断。

(3)含畸胎瘤成分的混合型生殖细胞瘤:由于组成成分比例的不同而在影像学上表现各异,可表现为含有脂肪成分的非均质的卵巢实性肿块或囊性成熟性畸胎瘤包含有实性增强部分,后一种表现类似于畸胎瘤恶变。此时血清 AFP 和 HCG 的升高有助于混合型生殖细胞瘤的诊断。

(4)卵黄囊瘤:又称内胚窦瘤,是一种高度恶性的生殖细胞肿瘤,多见于儿童及年轻妇女。临床发现时往往已有远处转移、腹水等征象。通常表现为体积较大的下腹部单发囊实性肿块或实性肿块伴坏死区,血供丰富,有包膜但常破裂,其内可见多个大小不等的边界模糊的囊性区域(具有一定特征性),常伴腹水,钙化少见,血清 AFP 升高。

(5)卵巢颗粒细胞瘤:附件区单发的卵圆形或浅分叶状囊实性或实性肿块影,信号混杂,边界清楚,其

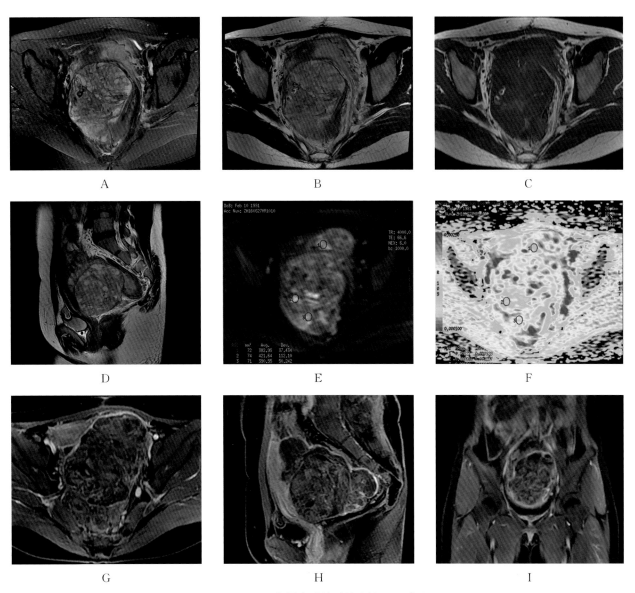

A　　　　　　　　　　　B　　　　　　　　　　　C

D　　　　　　　　　　　E　　　　　　　　　　　F

G　　　　　　　　　　　H　　　　　　　　　　　I

图 14-5-25　卵巢未成熟畸胎瘤的 MRI 表现

与图 14-5-23 为同一患者,右侧卵巢未成熟畸胎瘤。$T_2$WI 抑脂序列(A)、$T_2$WI 序列(B、D)、$T_1$WI 序列(C)可见子宫后方 Douglas 窝内较大分叶状囊实性肿块,有包膜,内部呈网格样表现,并见少许脂肪信号灶,内部多发不均质实性区,囊性部分呈长 T1、长 T2 信号,囊壁厚薄不一,合并少量盆腔积液;DWI 序列(E)、ADC 图(F)可见肿块实性区扩散受限,ADC 值约 $0.916 \times 10^{-3}$ mm²/s,囊液扩散不受限;增强(G~I)示肿块实性区及囊壁、分隔呈不均匀蜂房状强化,子宫受推挤移位。

中以囊实性最为常见,多合并出血,形成液-液平面;增强扫描实性成分中、重度强化;可合并盆腔积液、子宫内膜增厚、子宫肌瘤或子宫腺肌症;肿瘤内"海绵状"或"蜂窝状"小囊变和瘤内出血是其典型特征。

(6)无性细胞瘤:起源于有性分化以前的原始生殖细胞,80% 的患者年龄小于 30 岁,以实性肿块为主要表现,多数有纤维组织形成的包膜以及分隔,在 $T_1$WI 和 $T_2$WI 序列上均呈低信号,有一定特征性。

(五)诊断关键要点

(1)卵巢未成熟畸胎瘤以儿童及年轻女性多见(≤30 岁),CA125 多升高。单侧卵巢附件区囊实性或实性为主的肿块,体积较大,含有包膜,边界清楚。

(2)肿块 $T_2$WI 及 $T_2$WI-FS 序列信号混杂,呈

现网格状或蜂房状征象,具有一定特征性。DWI提示肿块实性区扩散受限,增强扫描明显强化。

(3)CT显示肿块实性区内散在分布的骨化或钙化灶及脂肪灶,部分钙化边缘模糊。

(4)卵巢未成熟畸胎瘤为恶性肿瘤,可合并腹水、腹膜转移征象,全腹部CT增强结合MPR重建,有利于转移灶的检出。

(5)MRI显示卵巢未成熟畸胎瘤原发灶影像学特征具有优势,CT对原发灶钙化和腹膜转移灶显示具有优势。

(方梦诗 董江宁 陈玉兰)

# 十一、卵巢淋巴瘤

## (一)概述

卵巢恶性淋巴瘤(lymphoma of ovary,LO)发生率极低,约为卵巢肿瘤的1.5%,占恶性淋巴瘤的0~0.3%,但在女性生殖系统中卵巢是淋巴瘤最常累及的器官。发病年龄范围宽,但最常见于40岁以上的女性,多为双侧发病。

LO可分为原发性和继发性,以后者多见。一般认为卵巢淋巴瘤起源于黄体内的淋巴细胞,呈浸润性生长,但不破坏卵巢实质,偶尔会发生囊变和坏死。卵巢原发恶性淋巴瘤的诊断标准为:① 肿瘤局限于卵巢或以卵巢病变为主,肿瘤仅累及邻近淋巴结或直接浸润邻近组织;② 远距离病灶必须在原发癌发现数月后出现;③ 虽有其他部位受累,但以卵巢为主;④ 组织学分类和诊断参照2008年世界卫生组织(WHO)标准,临床分期参照淋巴瘤Ann-Arbor(Cotswolds修订)分期系统。卵巢淋巴瘤的临床表现多样,多表现腹痛、腹胀、腹部包块、闭经、子宫出血等,一般以盆腔包块多见,且以此为首发症状,常有血清标志物CA125的升高。

## (二)病理表现

卵巢淋巴瘤病理表现与其他部位淋巴瘤相似,所有类型的淋巴瘤均可发生,其中以弥漫性大B细胞淋巴瘤最常见。

大体病理:肿瘤有包膜,但不完整。切面呈白色、褐色或灰红色,偶尔有小囊变。

镜下表现:肿瘤细胞更易于排列呈索状、岛状、梁状,偶尔形成滤泡样的结构并常有硬化性间质。部分病例卵巢的卵泡结构仍保留,而部分病例卵巢结构完全破坏。

免疫组化:弥漫性大B细胞淋巴瘤CD20和CD79a均阳性,CD3和CD45RO阴性;Burkitt淋巴瘤CD20、CD79a、CD10和Bcl-6均阳性,Bcl-2阴性,Ki-67指数>95%;T细胞淋巴瘤CD3、CD45RO阳性,CD20、CD79a均阴性,Ki-67指数30%~50%。

 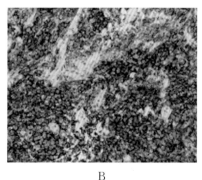 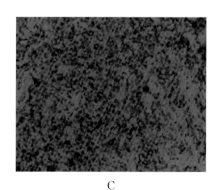

A　　　　　　　　　　　　B　　　　　　　　　　　　C

**图14-5-26　卵巢弥漫性大B细胞淋巴瘤病理学表现**

患者女性,68岁,卵巢弥漫性大B细胞淋巴瘤。镜下(HE,×200)(A)可见肿瘤细胞间黏附性较差,弥漫成片分布,肿瘤细胞大,核浆比高,核染色质粗,核仁明显,核分裂象易见。免疫组化(B、C):CK20(−),CK7(−),CK(pan)(−),LCA(+),CD3(−),CD20(+),CD79a(+),CD10(−),Bcl-6(部分+),MUM1(+)少数,Ki-67(+,60%),c-Myc 20%(+),EBER(−),CD5(−)。

## （三）影像学表现

### 1. 超声表现

超声是评估卵巢疾病最常用的影像学检查手段。卵巢淋巴瘤多表现为附件区的实性弱回声团块，回声多均匀，边界清晰，病灶实性区血流信号丰富，囊变区与肿瘤大小基本无相关性，其血流信号相对于实性病灶较稀疏。示例如图14-5-27所示。

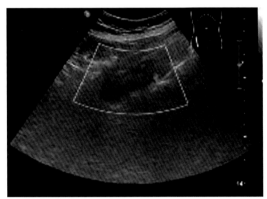

**图14-5-27　卵巢弥漫大B细胞淋巴瘤超声表现**
患者女性，60岁，右卵巢弥漫大B细胞淋巴瘤。右侧盆腔内见低回声区，境界清，内部回声欠均匀，CDFI内部见丰富分支状血流信号，PW测及动脉频谱。

### 2. CT表现

CT平扫表现为肿瘤呈类圆形等密度肿块，边界清晰，可单侧或双侧同时受累，以双侧受累多见。病灶内无出血及钙化，部分病灶边缘有时可以见到呈线性排列的囊性灶。增强扫描表现为轻度或中度的均匀强化。可伴有肠系膜、腹盆腔淋巴结受累。示例如图14-5-28所示。

### 3. MRI表现

卵巢淋巴瘤的形态学与CT表现相似，MRI可提供最佳的卵巢肿块的成像特征；与邻近臀部肌肉相比，肿瘤在$T_1WI$序列上呈等或略低信号，$T_2WI$序列以中等高信号为主，信号相对均匀，部分病灶边缘可见小囊变区；DWI序列弥散受限，呈明显高信号，ADC值显著降低。增强后表现为轻度或中度均匀强化。示例如图14-5-29所示。

## （四）鉴别诊断

（1）卵巢癌：发病早期就出现囊变坏死，并以囊实性肿块为主，CT平扫呈低密度，MRI平扫呈长T1、长T2信号，密度、信号不均匀，钙化常见，增强扫描病灶实质性部分及分隔明显强化，往往伴有腹膜、大网膜的种植性转移，以及明显环形强化的肿大淋巴结。

（2）卵巢转移瘤：原发肿瘤常见的部位为消化道及乳腺等，通常双侧发病，以囊实性肿块为主要表现，形态不规则，信号不均匀，侵犯周围组织且界限不清，囊变时囊壁及实性成分的明显强化为转移性卵巢癌的特征性表现。

（3）卵巢纤维瘤：多为实性肿瘤，由于含有纤维成分，在无变性坏死时与卵巢淋巴瘤有同样的MRI

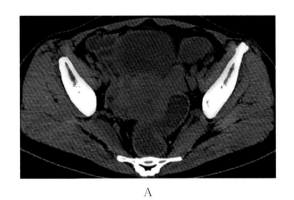
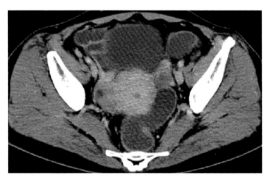

| A | B |
| --- | --- |

**图14-5-28　卵巢弥漫大B细胞淋巴瘤CT表现**
患者女性，53岁，卵巢弥漫大B细胞淋巴瘤。双侧附件区均可见类圆形肿块，形态规则，边界清晰；CT横断位平扫（A）见肿块呈等密度，密度尚均；横断位增强后（B）两侧病灶均表现为轻度强化，右侧附件区病灶边缘见小囊变区。

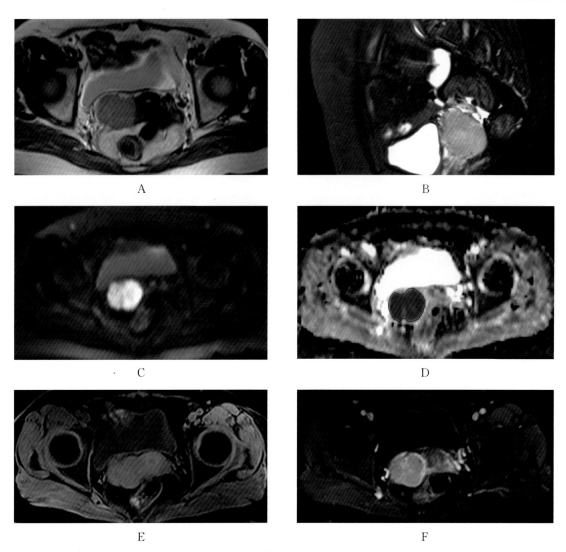

图 14-5-29　卵巢弥漫大 B 细胞淋巴瘤 MRI 表现

与图 14-5-26 为同一患者,右卵巢弥漫大 B 细胞淋巴瘤。右侧附件区类圆形肿块,形态规则,边界清晰;$T_2WI$ 横断位及抑脂矢状位像(A、B)示病灶呈中等信号;DWI 序列(C)显示病灶扩散受限呈高信号,ADC 图(D)示病灶呈低信号,ROI 区域 ADC 值为 $(0.674\sim0.680)\times10^{-3}\,mm^2/s$。$T_1WI$ 抑脂横断位平扫及增强(E、F)示右卵巢淋巴瘤病灶平扫呈等信号,边界尚清,增强后呈均匀强化。

表现,即平扫 $T_1WI$ 和 $T_2WI$ 序列均为中低信号。

(4)卵巢无性细胞瘤:好发于 20~30 岁,多为实性肿块,单侧多见(85%~90%),有包膜及分叶,边缘光整,少数有囊性变,增强后常常能显示明显强化的纤维血管分隔。卵巢淋巴瘤呈轻度强化,明显扩散受限,有助于做出鉴别。

(五)诊断关键要点

(1)卵巢淋巴瘤好发于绝经期前的中年女性。

(2)盆腔单侧或双侧均质实性肿块,边缘光整,无明显囊变、坏死、出血、钙化。

(3)超声回声/CT 密度/MRI 信号多较均匀,接近或略低于盆壁肌肉。

(4)DWI 序列呈明显高信号,ADC 值明显降低,反映了其细胞密度高的特征。

(5)增强扫描呈轻至中度均匀强化,可伴有盆腔等部位淋巴结肿大。

(顾亮亮　冯　峰)

# 十二、卵巢转移瘤

## （一）概述

卵巢具有内中外三个胚层，卵巢肿瘤的组织学类型可分为：① 卵巢上皮肿瘤；② 性索间质肿瘤；③ 生殖细胞肿瘤；④ 间叶和血液系统来源肿瘤；⑤ 卵巢转移瘤（secondary tumors of the ovary，STOs），定义为起源于卵巢以外其他脏器的原发恶性肿瘤转移到卵巢的恶性肿瘤，占卵巢恶性肿瘤的 10%～25%，其常见的原发灶是胃、结直肠、乳腺、生殖道和阑尾的癌组织，少见的是胰胆管系统、肺、小肠、造血系统恶性肿瘤如淋巴瘤和白血病。转移途径有：① 血道转移；② 淋巴转移；③ 种植转移；④ 直接蔓延。卵巢转移瘤的主要临床表现为腹痛、绝经后阴道流血、体重下降，部分合并腹水。

STOs 流行病学数据差异比较大，有明显的地域性差别。发病年龄与原发肿瘤有关，源于肠道者年龄偏大，源于乳腺者大多年轻。Krukenberg 瘤（Krukenberg tumor，KT）是最常见的 STOs，占 30%～40%，是以印戒细胞伴间质假肉瘤样增生为特征的一种特殊类型的 STO，70% 的 Krukenberg 瘤来源于胃。不同来源的肿瘤转移至卵巢的途径不同，血行扩散在结肠癌中最常见，结直肠癌 STO 血管侵袭率达 67%，淋巴管侵袭率几乎为零。逆行淋巴转移常发生在胃癌，原因在于胃黏膜下淋巴管丛丰富，癌细胞容易通过乳糜池扩散至卵巢，而且腹膜后淋巴结转移常导致淋巴管阻塞，淋巴液也可逆流进入卵巢。

恶性肿瘤一旦发生卵巢转移，标志着患者进入晚期，预后差，5 年生存率低。由于原发肿瘤不同，STOs 预后略有差异：源自生殖器官的 STOs 预后优于生殖器官以外来源者（中位总生存期 48 个月/12 个月）。有关卵巢转移瘤预后的影响因素有：① 单侧性与双侧性；② 术前 CA125 水平；③ 原发灶是否切除；④ 术前卵巢转移瘤大小；⑤ 转移灶是否局限于盆腔；⑥ 是否存在腹膜播散；⑦ 减瘤术的范围；⑧ 是否存在腹水。在对卵巢转移瘤患者进行充分的影像学评估的基础上，进行分类管理，制定个体化、精准化治疗策略，进而指导临床实践，有助于改善患者预后。

## （二）病理表现

卵巢转移癌因其来源不同，其病理表现与原发灶相似。

大体病理及镜下表现：双侧卵巢受累，肿块一般小于 10 cm，镜下可见卵巢表面种植灶，呈多结节状生长，伴卵巢间质浸润，以及明显的淋巴血管侵犯（尤其是卵巢门和卵巢周围），单一形态的细胞浸润，瘤细胞团漂浮在黏液中，广泛的腹腔内转移及纤维结缔组织浸润。Krukenberg 瘤镜下富含黏液、印戒腺癌细胞，并含有纤维间质浸润，通常源自胃肠道癌转移，绝大多数源自胃癌，少数源自乳腺、结肠和其他部位。阑尾低级别黏液性肿瘤卵巢转移病例可见卵巢内大小不一的多灶性黏液池样结构，部分黏液池周衬覆高柱状黏液上皮。卵巢转移性肺腺癌镜下肿瘤细胞呈微乳头状、乳头状、复杂腺体状。

免疫组化：常用的免疫组织化学标志物有 CK7、CK20、CDX-2、PAX-8、WT-1、p16、β-Catenin、P504-s、ER、e-cadherin、CK19、MUC-1、DPC-4、Mammoglobin、GCDFP-15、GATA-3、CA-125、Vim、p53 等。CK7 和 CK20 在鉴别卵巢原发性黏液癌和下消化道转移性卵巢癌方面起重要作用。CK7 和 CK20 的表达随疾病分期而变化，因此应在组织病理学的背景下进行解释。

示例如图 14-5-30 所示。

## （三）影像学表现

**1. 超声表现**

双侧卵巢见囊实性或实性为主肿块，其内可存在无回声区、内壁光滑、无分隔及壁结节，无回声暗区仅 1～2 个，彩色多普勒显示肿瘤内血流多在中心呈放射状向周边伸延，RI 多在 0.3～0.5 之间，部分病例可同时观察到增厚的腹膜。

**2. CT 表现**

一般累及双侧卵巢，可为囊性、囊实性、实性肿块，其中以囊实性肿块为主（实性成分较多），肿块大小不等，多数肿块与周围组织分界清楚，大部分

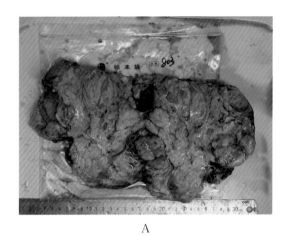
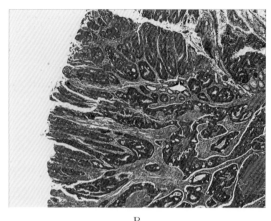

A          B

**图 14-5-30　卵巢转移瘤的病理学表现**

患者女性,42岁,右侧卵巢转移性腺癌。大体标本(A):右附件灰白肿块一枚,大小约 18 cm×16 cm×11 cm,肿块切面灰白质嫩。镜下表现(×100)(B):腺管被覆异型上皮,细胞核大、复层,细胞核可达细胞腔面,核仁明显,核分裂象多见,腺体分化较差,伴有局部的筛状结构,腔内可见坏死,呈浸润性生长。免疫组化:CK20(+),CDX-2(+),PAX-8(−),Ki-67(+,约40%)。

密度不均,若肿块以囊性为主、则表现为多囊,增强扫描肿块实性区及囊壁、分隔均见明显强化。同时如果有原发肿瘤病史,如消化道恶性肿瘤,可伴腹膜增厚、污垢样表现及腹水,故双侧卵巢肿块应首先考虑转移瘤。

示例如图 14-5-31 所示。

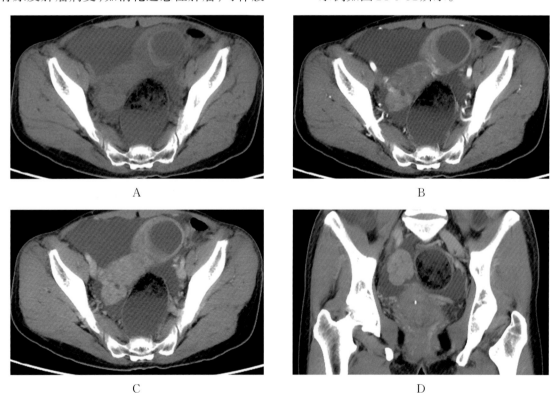

A          B
C          D

**图 14-5-31　双侧卵巢 Krukenberg 瘤的 CT 表现**

患者女性,42岁,胃印戒细胞癌伴双侧卵巢转移。CT平扫(A)、动脉期(B)、静脉期(C)示左侧附件区见一囊实性肿块,其内见边界清晰的囊变区,囊壁光整且较厚,肿块实性区及囊壁明显强化,伴盆腔大量积液;增强冠状面重建(D)示右侧附件区浅分叶实性肿块,内部可见少许囊变区。

**3. MRI表现**

肿块边缘光滑,呈分叶状、多结节样,双侧受累多见,以囊实性或实性为主,$T_1WI$序列呈不均匀等低信号,$T_2WI$实性成分呈等及稍高信号,DWI扩散受限而呈高信号,增强扫描实性区及分隔明显强化,一般不伴有壁内结节表现。若实性区内出现边界清晰的囊变区则有助于卵巢转移瘤的诊断。可同时伴有腹水、腹膜增厚或其他位置的种植转移征象。不同原发瘤的STOs有各自特征,如Krukenberg瘤的典型表现为双侧、实性、$T_2WI$非均质信号的肿块;结肠癌来源的STOs常为双侧、含有不同实性成分的囊性肿块;源自阑尾的STOs常为双侧卵巢黏液性肿瘤,伴腹膜假性黏液瘤;乳腺癌来源的STOs为双侧、相对较小的、实性多结节病灶;源自胆道、胰腺的STOs可呈多房囊性,与原发卵巢黏液性恶性肿瘤相似,可同时发生肿瘤转移至其他器官或弥漫性腹膜播散;恶性淋巴瘤或白血病卵巢受累通常呈弥漫性病变,MRI表现包括实性肿块、中等信号强度,$T_2WI$序列见高信号分隔,后者明显强化。

MRI凭借多方位成像和良好的组织对比度及多参数成像的优势,在评价卵巢肿瘤的良恶性及病变范围等方面具有重要的诊断价值。近年来功能成像如扩散加权成像(DWI)、灌注加权成像(PWI)、磁共振波谱(MRS)及酰胺质子转移(APT)成像的发展和应用,使MRI在卵巢肿瘤的诊断、预后及疗效评价等方面发挥越来越重要的作用。卵巢肿瘤MRI与CT各有优势:CT扫描速度快、覆盖范围大,同时显示原发灶、腹膜转移灶、卵巢转移灶及腹水征象;多参数MRI在显示卵巢转移癌组织成分、细胞密度、微血管生成等方面具有优势。

示例如图14-5-32所示。

## (四)鉴别诊断

(1)卵巢浆液性囊腺癌:可双侧发生,形态多不规则,边界模糊,囊壁及囊内间隔厚薄不均,囊内壁欠光滑,常有附壁结节,增强扫描实性成分及囊壁或间隔明显强化,DWI提示肿瘤实性区扩散受限。晚期卵巢原发浆液性囊腺癌多伴有腹水、腹膜转移时,有时需要与消化道原发恶性肿瘤伴卵巢转移鉴别,主要依据患者临床病史并排除胃肠道起源后不难作出诊断。

(2)卵巢黏液性囊腺癌:多由卵巢黏液性囊腺瘤发展而来,表现为单房或多房囊实性肿块,特征性表现为瘤内出现细线样钙化且伴有囊内子囊或囊内胶冻样物,囊壁厚、不规则,可有乳头状物突出囊外或突入囊内,增强后囊壁及实性成分呈现明显强化,则多提示为黏液性囊腺癌。

(3)卵巢卵泡膜纤维瘤组的Meigs综合征:主要表现为卵巢实性或囊实性肿块,有包膜、边缘光整;肿瘤实性部分$T_2WI$低信号是其特征性表现,实性区ADC值不低或稍低,符合良性肿瘤特点,呈轻至中度渐进性强化;可合并胸腹腔积液(Meigs综合征),手术切除后积液即可被吸收;同时可伴发高雌激素相关症状。

(4)卵巢颗粒细胞瘤:附件区单发的卵圆形或浅分叶状囊实性或实性肿块影,信号混杂,边界清楚,其中以囊实性最为常见,多合并出血,形成液-液平面;增强扫描实性成分中、重度强化;可合并盆腔积液、子宫内膜增厚、子宫肌瘤或子宫腺肌症;肿瘤内"海绵状"或"蜂窝状"小囊变和瘤内出血是其典型特征。

(5)卵巢Brenner瘤/纤维上皮瘤:多见于绝经期妇女,绝大多数为单侧发病,多数为良性病变,常与卵巢黏液性或浆液性囊腺瘤合并发生。良性者多为不均匀实性或囊实性肿块,常为多房,囊壁及分隔多光整,与周围结构分界清晰;交界性者多为实性,与周围结构分界欠清;恶性者的囊性部分可见壁结节。多合并点状、斑片状或不规则多形性钙化为其特征性表现。

(6)卵巢支持间质细胞瘤:单侧附件区椭圆形囊实性或实性肿块,边界清晰,包膜完整,呈等T1、稍长T2信号,DWI扩散受限,增强呈进行性、明显强化(富血供),囊壁及间隔厚薄不均,局部增厚呈宽基底实质区;囊壁、间隔及实性部分钙化少见,极少合并出血。临床上多伴有血清睾酮水平升高,表现为女性男性化。

## (五)诊断关键要点

(1)卵巢转移瘤具有原发肿瘤病史。

(2)多数为双侧卵巢受累,呈囊实性或实性为

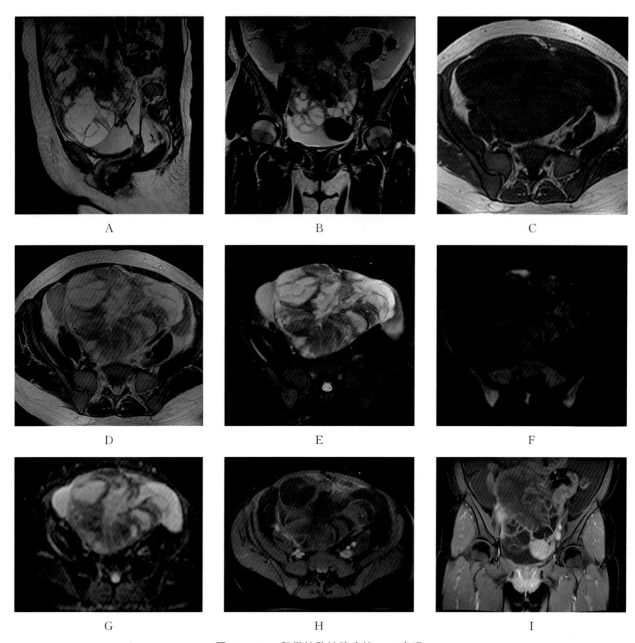

图 14-5-32　卵巢转移性腺癌的 MRI 表现

患者女性,42岁,乙状结肠浸润性癌伴右侧卵巢转移。T₂WI序列(A、B、D)、T₁WI序列(C)、T₂WI抑脂序列(E)可在右侧附件区见一分叶状囊实性肿块,其内见多发不均质实性区,囊性部分呈长 T1、长 T2信号,囊壁尚光整、未见明显壁结节表现,合并盆腔积液;DWI序列(F)、ADC图(G)可见肿块实性区及囊壁扩散受限,囊液扩散不受限;轴位增强(H)、冠状面增强(I)示右侧附件区肿块实性区及囊壁、分隔明显强化,肿块与其左侧的乙状结肠壁粘连,该段乙状结肠可见沿肠壁浸润性生长的肿块。

主,病灶边界清楚。

（3）当出现囊变区时,囊内壁一般较光整、无壁结节表现。

（4）DWI提示肿块实性区扩散受限,增强扫描明显强化。

（5）可合并腹水、腹膜增厚或其他部位的转移征象。

（方梦诗　董江宁）

# 十三、原发性输卵管癌

## （一）概述

原发性输卵管癌(primary fallopian tube carcinoma,PFTC),起源于输卵管黏膜上皮的恶性肿瘤。它是非常少见的女性生殖系统恶性肿瘤,占女性生殖系统恶性肿瘤的0.14%～1.8%,主要发生在绝经后妇女,平均年龄为55岁。病因尚不明确,不孕与生育少可能是其主要的发病因素,输卵管癌患者中有不孕史者占30%～60%。

病理上,浆液性癌是输卵管癌最常见的类型,占肿瘤的70%～90%,其次是子宫内膜样癌(10%～15%)和移行细胞癌(10%)。黏液性癌、透明细胞癌、鳞状癌和未分化癌罕见(合并率为8%～10%)。

原发性输卵管癌常见于壶腹部,其次为伞端;常常单发,双侧占10%～26%。肿瘤呈结节状或乳头状,突入到输卵管腔,或呈浸润性生长,形成特征性梭状或香肠状肿块。肿瘤常分泌浆液,导致输卵管扩张和输卵管积水。因肿瘤呈囊实性,常被误诊为卵巢囊腺癌。大量的液体进入子宫或腹膜,导致宫内液体积聚或腹水。

临床表现:本病好发于绝经后妇女,临床表现均为腹痛腹胀、盆腔包块及阴道出血或排液等非特异性症状。阴道间歇性大量血清样排泄物或出血、腹部绞痛随阴道排泄物排出后缓解和盆腔扪及肿块被认为是原发性输卵管癌的典型三联征,三联征仅出现在6%～15%的患者中。

## （二）病理表现

大体病理:肿瘤表现为一个或多个黄色至褐色结节或肿块,充满输卵管管腔,出血或坏死常见。

镜下表现:肿瘤细胞缺乏纤毛,显示不同的形态特征,核增大,核浆比例增加,核深染或染色质不

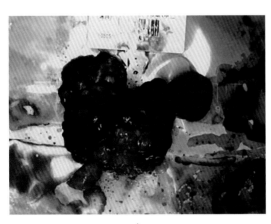

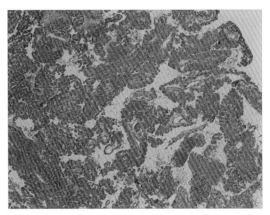

A             B

**图14-5-33　原发性输卵管癌的病理学表现**

患者女性,66岁,原发性右侧输卵管癌。大体病理(A):肉眼观察肿瘤表面粗糙不平,切面灰白质嫩,局部呈囊性,内含清亮液体,大小为6.5 cm×6.5 cm×2.5 cm。镜下表现(B):肿瘤由复层上皮的复杂乳头形成不规则的裂隙样腔隙,可见迷宫样或筛孔状结构。肿瘤细胞呈高级别,核增大,核深染,染色质不规则分布,核仁明显,核膜不规则,核分裂象多见。可见坏死。免疫组化:CK7(＋),CK20(＋/－),WT1(＋),Vim(－),ER(－/＋),PR(－),p53(＋),p16(＋),HNF-1β(－),Ki-67(＋)。

规则分布,极性消失,核仁明显或核分裂象。

免疫组化:无特异性诊断价值的肿瘤标志物可供参考。原发输卵管上皮癌大部分为p53弥漫强阳性,瘤细胞Ki-67增殖指数明显升高。偶尔有弥漫强p16表达。

示例如图14-5-33所示。

## (三)影像学表现

### 1. 超声表现

附件区腊肠形囊实性低回声包块或实性不均质包块,包块内部可见血流。示例如图14-5-34所示。

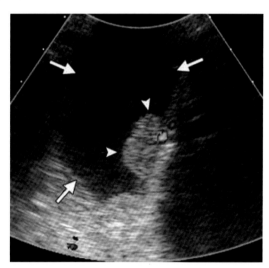

**图14-5-34 原发性输卵管癌的超声表现**

患者女性,69岁,原发性左侧输卵管癌。多普勒超声图像:左侧附件区囊实性结构,囊性为输卵管(白箭头),实性结节呈乳头状突向输卵管腔内(白箭头)。CDFI:软组织结节内部见条状血流信号。

### 2. CT表现

附件区实性或囊实性肿物,若以实性肿块为主,可表现为腊肠状实性肿物;若以输卵管积水为主,PFTC通常表现为充满液体的管状附件结构,内见结节状或乳头状实性成分;也可表现为多房囊性肿块。CT平扫实性成分密度与邻近肌肉密度相近,增强后呈中度强化,但低于子宫肌层。可伴盆腔积液和宫腔内积液。

### 3. MRI表现

表现为附件区囊实性或实性肿块,特征性的形态征象是肿瘤呈腊肠样,也可呈管状囊性肿块伴管壁乳头状软组织结节或呈不规则形,周围可见扩张积液的输卵管。与邻近肌肉相比,实性成分在$T_1WI$序列上呈等或稍高信号,$T_2WI$及$T_2WI$抑脂序列上呈稍高或中等高信号,信号均匀;扩散加权成像DWI序列呈明显高信号,ADC图呈低信号、ADC值低;多期增强呈持续性渐进性中度强化。输卵管癌的囊液$T_1WI$序列呈低信号,$T_2WI$序列呈高信号,若伴输卵管积血,囊液$T_1WI$序列可呈高信号。冠状位、矢状位可进一步显示肿瘤与相连的输卵管或扩张积液的输卵管。可伴盆腔积液和宫腔积液。示例如图14-5-35所示。

## (四)鉴别诊断

(1)卵巢癌:女性生殖系统常见恶性肿瘤,在影像学甚至病理学上两者鉴别有时较为困难。卵巢癌多为囊实性肿块,多数直径>5 cm,囊性成分中可见乳头状结节;囊壁及囊内分隔最厚处在3 mm以上,厚度不均匀;肿块实性部分明显强化、坏死区不强化;腹盆腔器官常受侵犯,腹膜多发结节状转移灶。卵巢癌很少呈迂曲管状或腊肠状形态,子宫圆韧带不易受累,一般无阴道排液及绝经后阴道流血症状。

(2)输卵管积脓:好发于年轻女性,盆腔炎常见并发症,临床上有发热,可蔓延累及卵巢。CT表现为附件区扭曲、腊肠形低密度影,病灶周围盆腔筋膜增厚,周围脂肪间隙模糊。$T_1WI$序列呈高低混杂信号,$T_2WI$序列呈高信号,脓液在DWI序列为高信号、ADC图呈明显低信号,部分病灶可见液-液平面,无实性结节或肿块。增强后脓肿壁和分隔强化。

(3)输卵管积水:表现为附件区囊性管状或弯曲状的水样密度或水样信号影,无实性成分,其边界清,管壁无结节。当输卵管极度扩张,产生折叠、褶皱时,易将管壁成分误诊为肿瘤软组织成分,应注意鉴别。

## (五)诊断关键要点

(1)原发性输卵管癌影像学表现为附件区管状、腊肠形囊实性肿块或实性肿块,周围有少量输

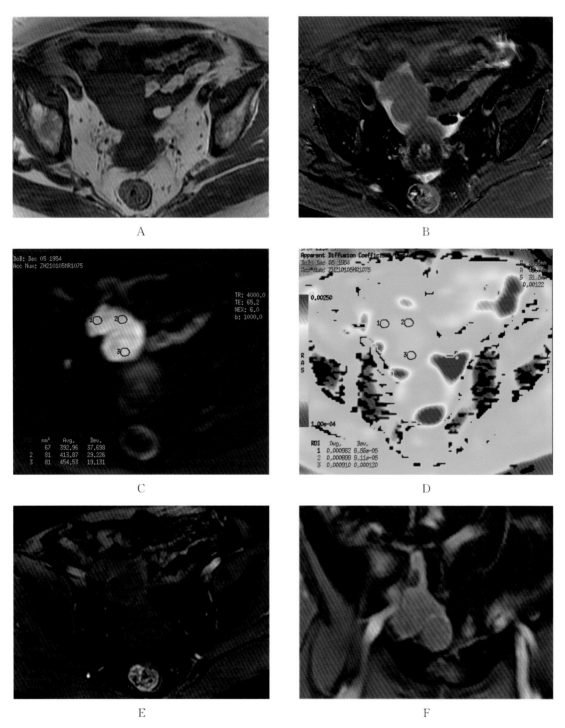

图14-5-35 输卵管癌的MRI表现

与图14-5-33为同一患者,原发性右侧输卵管癌。盆腔偏右肿块呈弯曲"腊肠状",边界清晰;无坏死囊变,与邻近肌肉相比,T₁WI序列(A)呈等、稍高信号,T₂WI抑脂序列(B)肿块呈中等高信号,信号尚均匀;盆腔少量积液(B);DWI序列(C)肿块呈高信号,ADC伪彩图(D),ADC值为(0.90~0.96)×10⁻³ mm²/s;增强后(E、F)呈持续性渐进性中度强化,冠状面增强(F)示肿瘤呈"腊肠状"走行。

卵管积液围绕时,表现为$T_2WI$肿瘤周边有薄层线条状液体高信号,该征象是PFTC的典型表现。

(2)实性成分CT的密度、MRI的信号与邻近盆壁肌肉相近;实性成分$T_2WI$序列呈稍高信号,信号较均匀;多期增强后肿瘤呈渐进性延迟强化,强化较均匀,低于子宫肌层强化。

(3)DWI序列呈高信号,ADC呈低信号,表现为扩散受限等恶性肿瘤特征。

(4)CT的MPR重组和MRI连续多平面观察,显示附件区病变具有随输卵管分布的形态特征,对PFTC的诊断至关重要。

(5)输卵管扩张积水是重要的间接征象。

(陈 芳 阚 宏 董江宁)

# 参考文献

[ 1 ] Yu O, Scholes D, Schulze-Rath R, et al. A US population-based study of uterine fibroid diagnosis incidence, trends, and prevalence: 2005 through 2014[J]. Am J Obstet Gynecol, 2018,219(6):591.e1-591.e8.

[ 2 ] Schwartz L B, Zawin M, Carcangiu M L, et al. Does pelvic magnetic resonance imaging differentiate among the histologic subtypes of uterine leiomyomata [J]. Fertil Steril, 1998,70(3):580-587.

[ 3 ] 韦超,董江宁,方昕,等.DCE-MRI定量参数预测高强度超声消融术治疗症状性子宫肌瘤首次体积消融率价值[J].临床放射学杂志,2016,35(4):545-550.

[ 4 ] Wei C, Fang X, Wang C B, et al. The predictive value of quantitative DCE metrics for immediate therapeutic response of high-intensity focused ultrasound ablation (HIFU) of symptomatic uterine fibroids [J]. Abdom Radiol (NY), 2018,43(8):2169-2175.

[ 5 ] 王苏波,赵振华,杨建峰,等.DWI及MR动态增强在鉴别不同病理类型子宫肌瘤中的应用价值[J].医学影像学杂志,2019,29(7):1171-1175.

[ 6 ] 鲁辛健,班允清.磁共振成像在子宫肌瘤诊治中的应用进展[J].影像研究与医学应用,2019,3(24):8-9.

[ 7 ] Wei C, Li N, Shi B, et al. The predictive value of conventional MRI combined with radiomics in the immediate ablation rate of HIFU treatment for uterine fibroids[J]. Int J Hyperthermia, 2022,39(1):475-484.

[ 8 ] 张利祥,董江宁,方昕,等.体素内不相干运动扩散加权成像预测子宫肌瘤供血程度与细胞密集度的初步研究[J].医学影像学杂志,2017,27(10):1962-1966.

[ 9 ] 陈勇,冯艺,赵彩霞,等.子宫腺瘤样瘤67例临床病理分析[J].安徽医药,2020,24(10):1992-1995.

[10] 王小捷,李冰,周英姿,等.伴有印戒样细胞特征的子宫腺瘤样瘤临床病理观察[J].海南医学,2021,32(18):2443-2445.

[11] 谭敏华,雷伟华,胡志雄,等.子宫腺瘤样瘤50例临床病理分析[J].诊断病理学杂志,2018,25(8):567-570.

[12] 蒙秋华,雷永霞,张文浩,等.子宫腺瘤样瘤与子宫肌瘤MRI表现比较[J].临床放射学杂志,2015,34(10):1617-1621.

[13] 艾婷,周军,常俊杰,等.子宫腺瘤样瘤10例临床病理及超声特征分析[J].实用妇产科杂志,2014,30(8):712-714.

[14] 熊东亮.子宫腺瘤样瘤临床病理及免疫组化特征分析[J].临床医药文献电子杂志,2019,6(76):137.

[15] Goode B, Joseph N M, Stevers M. Adenomatoid tumors of the male and female genital tract are defined by TRAF7 mutations that drive aberrant NF-κB pathway activation [J]. Mod Pathol, 2018, 31(4):660-673.

[16] 杨琼,刘剑羽,苏静.子宫腺肌瘤与子宫肌瘤3.0T MRI征象对比分析[J].中国医学影像技术,2011,27(1):139-142.

[17] 尹强,费凡,靳金岩,等.子宫腺肌病和子宫肌瘤鉴别诊断中MRI检查的应用与效果评估[J].实用妇科内分泌电子杂志,2021,8(13):138-140.

[18] 王幼娥,周喜英,王颢婷.子宫腺肌病临床病理特征及经阴道三维超声定量测量诊断价值[J].陕西医学杂志,2022,51(11):1393-1396.

[19] 陈程,叶苗苗,陈博,等.脂肪抑制$T_2WI$影像组学模型在子宫肌瘤和子宫腺肌瘤中的鉴别价值[J].温州医科大学学报,2020,50(8):647-651.

[20] 吴国华.MRI图像纹理分析对子宫肌瘤与子宫腺肌病的鉴别诊断价值研究[J].磁共振成像,2021,12(4):72-75.

[21] Ates S, Ozcan P, Aydin S, et al. Differences in clinical characteristics for the determination of adenomyosis coexisting with leiomyomas[J]. J Obstet Gynaecol Res, 2016, 42(3):307-312.

[22] Xu T, Wu S, Yang R, et al. Cotyledonoid dissecting leiomyoma of the uterus: A report of four cases and a

review of the literature[J].Oncol Lett, 2016, 4(11):2865-2868.

[23] 张晶,李全荣,武艳霞,等.39例子宫绒毛叶状分割性平滑肌瘤的荟萃分析[J].现代肿瘤学,2011,10(19):2063-2066.

[24] 周爽,刘晓虹.子宫绒毛叶状分割性平滑肌瘤1例[J].影像研究与医学应用,2020,11(4):232-233.

[25] 李晶奕,杨石平.MRI扩散加权成像对子宫平滑肌肉瘤的诊断价值[J].中国现代医药杂志,2020,22(2):32-35.

[26] Maskey‑Warzęchowska M, Chojnowska M, Ptaszyński K, et al. Metastasising leiomyoma of the uterus with pulmonary involvement‑case report[J]. Adv Respir Med, 2017, 85(4):211-215.

[27] 李敏,申太忠,马凤荣,等.多发良性转移性平滑肌瘤影像表现一例[J].中华放射学杂志,2015,12(49):958-959.

[28] 左玉强,高志红,柳青,等.肺良性转移性平滑肌瘤临床、影像及病理学对照研究[J].临床肺科杂志,2020,8(25):1223-1227.

[29] 谭国强,龙晚生,马雁秀,等.良性转移的平滑肌瘤的CT表现[J].放射性实践,2012,5(27):532-535.

[30] Le Guen P, Poté N, Morer L, et al. Spontaneous regression of miliary pattern after delivery benign pulmonary metastasizing leiomyoma[J]. American Journal of Respiratory and Critical Care Medicine, 2021, 7(203):906-907.

[31] 梁清华,林明明,于华龙,等.14例肺良性转移性子宫平滑肌瘤影像学表现及文献回顾[J].临床放射学杂志,2019,38(4):746-750.

[32] 李秀丽,周鹏,许国辉,等.良性转移性平滑肌瘤影像学表现[J].实用放射学杂志,2014,(12):2110-2111,2116.

[33] Patrizi L, Ticconi C, Borelli B, et al. Clinical significance of endometrial abnormalities:An observational study on 1020 women undergoing hysteroscopic surgery[J]. BMC Womens Health, 2022, 22(1):106.

[34] Lee Y, Kim K A, Song M J, et al. Multiparametric magnetic resonance imaging of endometrial polypoid lesions[J]. Abdom Radiol (NY), 2020, 45(11):3869-3881.

[35] 毛永江,张新玲,郑荣琴,等.子宫内膜息肉的超声造影表现[J].中华医学超声杂志(电子版),2011,8(11):2361-2365.

[36] 刘晓玉,沈媛.子宫内膜息肉的发病机制[J].广东医

学,2020,41(17):1824-1827.

[37] 俞琤,沈超.子宫内膜息肉的影像学表现[J].中国计划生育和妇产科,2021,13(7):30-32.

[38] 邱丽蓉,牛战琴.子宫内膜息肉的诊治进展[J].中华老年多器官疾病杂志,2021,20(11):876-880.

[39] Candelier J J. The hydatidiform mole[J]. Cell Adh Migr, 2016, 10(1-2):226-235.

[40] Zeng C, Chen Y, Zhao L, et al. Partial hydatidiform mole and coexistent live fetus:A case report and review of the literature[J]. Open Med (Wars), 2019, 14:843-846.

[41] Jiao L, Wang Y, Jiang J, et al. Centralized surveillance of hydatidiform mole:7‑year experience from a regional hospital in China[J]. Int J Gynecol Cancer, 2022, 32(2):147-152.

[42] Jauniaux E, Memtsa M, Johns J, et al. New insights in the pathophysiology of complete hydatidiform mole[J]. Placenta, 2018, 62:28-33.

[43] Sefidbakht S, Hosseini F, Bijan B, et al. Qualitative and quantitative analysis of diffusion-weighted imaging of gestational trophoblastic disease:Can it predict progression of molar pregnancy to persistent form of disease[J]. Eur J Radiol, 2017, 88:71-76.

[44] Sunde L, Singh R, Ravn K, et al. Hydatidiform mole diagnostics using circulating gestational trophoblasts isolated from maternal blood[J]. Mol Genet Genomic Med, 2021, 9(1):e1565.

[45] 谢幸.妇产科学[M].9版.北京:人民卫生出版社,2018:324-328.

[46] Lawler S D, Povey S, Fisher R A, et al. Genetic studies on hydatidiform moles. Ⅱ. The origin of complete moles[J]. Annals of Human Genetics, 2012, 46(3):209-222.

[47] 张苗苗,刘艳艳,林小影.经二维和三维阴道超声回顾性分析葡萄胎早孕期图像特点[J].影像研究与医学应用,2021,5(15):114-115.

[48] 赵维敬,梁宇霆,王新莲.葡萄胎的MRI表现与认识[J].医学影像学杂志,2021,31(6):1038-1041.

[49] 沈梅,郭俭,吕蓓,等.完全性葡萄胎和部分性葡萄胎的临床分析[J].中国妇产科临床杂志,2019,20(3):264-265.

[50] 黎昕,代海洋,涂建新.妊娠早期完全性葡萄胎的MRI诊断[J].磁共振成像,2016,7(5):379-382.

[51] Sun C, Wang X M, Liu C, et al. Intravenous leiomyomatosis:diagnosis and follow-up with multislice com-

puted tomography[J]. AJS, 2010, 200:e41-e43.
[52] 张枢书,张松,王晶晶.MSCT对侵犯心血管系统的子宫静脉内平滑肌瘤病诊断的价值探讨[J].中国CT和MRI杂志,2020,18(8):117-119.
[53] Jalaguier-Coudray A, Allain-Nicolai A, Thomassin-Piana J, et al. Radio-surgical and pathologic correlations of pelvic intravenous leiomyomatosis[J]. Abdom Radiol(NY), 2017,42(12):2927-2932.
[54] Wang H C, Wang Y B, Chen X H, et al. Uterine intravenous leiomyomatosis with intracardiac extension and pulmonary benign metastases on FDG PET/CT: A case report[J]. Korean J Radiol, 2016, 17(2): 289-294.
[55] Fornaris R J, Rivera M, Jiménez L, et al. Multimodality evaluation of intravenous leiomyomatosis: A Rare, benign but potentially life-threatening tumor[J]. Am J Case Rep, 2015,16:794-800.
[56] 王蛟,张宁宁,杨清.子宫静脉内平滑肌瘤病48例临床分析[J].国际妇产科学杂志,2020,47(5):554-557,601.
[57] 周清,马凤华,刘佳,等.子宫静脉内平滑肌瘤病的MRI表现[J].中国医学计算机成像杂志,2016,22(3):243-248.
[58] Peng H J, Zhao B, Yao Q W, et al. Intravenous leiomyomatosis: CT findings[J]. Abdom Imaging, 2012, 37:628-631.
[59] 刘洁,李淑健,高雪梅.静脉内平滑肌瘤病2例并文献复习[J].国际医学放射学杂志,2021,44(2):222-226.
[60] 彭娴静,金征宇.静脉内平滑肌瘤病的临床表现与影像学评估[J].中国医学科学院学报,2010,32:179-184.
[61] 刘元涛,孙浩然.静脉内平滑肌瘤的CT和MRI表现[J].医学影像学杂志,2019,29(9):1535-1538.
[62] 黄社磊,吴明祥,弋春燕,等.子宫平滑肌瘤病的临床分析及影像学特点[J].中国CT和MRI杂志,2021,19(5):71-74.
[63] 夏星璐,李娟清,林俊.病灶局限在盆腔的静脉平滑肌瘤病81例临床分析[J].中华妇产科杂志,2022,57(1):39-45.
[64] 王文文,侯丽娟.181例阔韧带肿瘤的病例分析[J].首都医科大学学报,2021,42(1):164-166.
[65] 黄彦.比较单纯经腹超声和经腹联合经阴道超声诊断子宫阔韧带肌瘤的应用价值[J].影像技术,2020,32(1):52-53.
[66] 王彬,代燕增,张艳.特殊部位子宫肌瘤的CT诊断及鉴别诊断[J].世界最新医学信息文摘,2018,18(41):134-138.
[67] 陈玉兰,钱银锋,董江宁,等.基于3.0T MRI对卵泡膜纤维瘤与阔韧带平滑肌瘤的鉴别诊断[J].实用医学杂志,2020,36(17):2428-2432.
[68] 韦超,王传彬,李乃玉,等.MR-$T_2$WI-影像组学区分不同病理亚型子宫肌瘤的诊断价值[J].临床放射学杂志,2021,40(12):2329-2334.
[69] 刘宇佳,陈亮,田春梅,等.巨大卵巢卵泡膜细胞瘤与阔韧带子宫肌瘤的MRI鉴别诊断[J].临床放射学杂志,2019,38(8):1455-1458.
[70] Jha S, Singh A, Singh S, et al. Huge broad ligament leiomyoma with cystic degeneration: A diagnostic and surgical challenge[J]. J Obstet Gynaecol Res, 2020, 46(5):791-794.
[71] 沈洁,郑莹.中国实现全球消除宫颈癌阶段性目标的研判[J].上海预防医学,2021,33(12):1196-1200.
[72] 夏昌发,乔友林,张勇,等.WHO全球消除宫颈癌战略及我国面临的挑战和应对策略[J].中华医学杂志,2020,100(44):3484-3488.
[73] 李翠平,李信响,董江宁,等.IVIM-DWI参数及纹理特征术前鉴别宫颈癌亚型的价值[J].临床放射学杂志,2020,39(6):1127-1132.
[74] Shi B, Dong J N, Zhang L X, et al. A combination analysis of IVIM-DWI biomarkers and $T_2$WI-based texture features for tumor differentiation grade of cervical squamous cell carcinoma[J]. Contrast Media Mol Imaging, 2022, 2022:2837905.
[75] Li C, Zheng M, Zheng X, et al. Predictive Ki-67 proliferation index of cervical squamous cell carcinoma based on IVIM-DWI combined with texture features[J]. Contrast Media Mol Imaging, 2021, 2021: 8873065.
[76] Lin T T, Li X X, Lv W F, et al. Diagnostic value of combined intravoxel incoherent motion diffusion-weighted magnetic resonance imaging with diffusion tensor imaging in predicting parametrial infiltration in cervical cancer[J]. Contrast Media Mol Imaging, 2021, 2021:6651070.
[77] Cohen P A, Jhingran A, Oaknin A, et al. Cervical cancer[J]. Lancet, 2019, 393(10167):169-182.
[78] Zheng X, Guo W, Dong J, et al. Prediction of early response to concurrent chemoradiotherapy in cervical cancer: Value of multi-parameter MRI combined with clinical prognostic factors[J]. Magn Reson Imaging,

2020,72:159-166.

[79] Zhang Y, Zhang K, Jia H, et al. Feasibility of predicting pelvic lymph node metastasis based on IVIM-DWI and texture parameters of the primary lesion and lymph nodes in patients with cervical cancer[J]. Acad Radiol, 2022,29(7):1048-1057.

[80] Merz J, Bossart M, Bamberg F, et al. Revised FIGO staging for cervical cancer - A new role for MRI[J]. Rofo, 2020,192(10):937-944.

[81] 陈芳,段华,王克杨,等.原发性子宫大B细胞淋巴瘤一例报告及文献复习[J].现代生物医学进展,2020,20(19):3683-3686.

[82] 顾亮亮,冯峰,毛咪咪.女性生殖系统淋巴瘤CT及MRI表现[J].肿瘤影像,2022,31(1):81-86.

[83] 萨日娜,吕兴隆.宫颈淋巴瘤的MRI诊断[J].实用放射学杂志,2021,37(7):1149-1151,1160.

[84] 叶琼玉,罗振东,张宝芳,等.子宫淋巴瘤的影像学表现分析并文献复习[J].中国中西医结合影像学杂志,2019,17(2):189-191.

[85] 余燕青,熊一峰,梅金红.3例子宫体原发性非霍奇金淋巴瘤的临床病理观察[J].重庆医学,2017,46(14):1927-1930.

[86] Slonimsky E, Korach J, Perri T, et al. Gynecological lymphoma: A case series and review of the literature[J]. J Comput Assist Tomogr, 2018,42(3):435-440.

[87] Meyer H J, Pönisch W, Schmidt S A, et al. Clinical and imaging features of myeloid sarcoma: A German multicenter study[J]. BMC Cancer, 2019,19(1):1150.

[88] Gill H, Loong F, Mak V, et al. Myeloid sarcoma of the uterine cervix presenting as missed abortion[J]. Arch Gynecol Obstet, 2012,286(5):1339-1341.

[89] Meyer H J, Beimler M, Borte G, et al. Radiological and clinical patterns of myeloid sarcoma[J]. Radiol Oncol, 2019,53(2):213-218.

[90] Ngu I W, Sinclair E C, Greenaway S, et al. Unusual presentation of granulocytic sarcoma in the breast: A case report and review of the literature[J]. Diagn Cytopathol, 2001,24(1):53-57.

[91] 彭剑峰,王虹壬,王娟婷,等.宫颈原发性粒细胞肉瘤的MRI诊断及文献复习[J].国际医学放射学杂志,2019,42(4):470-473.

[92] 佐晶,程敏,李卓,等.宫颈原发造血系统肿瘤临床病理分析及文献复习[J].癌症进展,2016,14:444-448.

[93] Magdy M, Abdel Karim N, Eldessouki I, et al. Myeloid sarcoma[J]. Oncol Res Treat, 2019,42(4):224-229.

[94] 王蛟,杨清.宫颈髓系肉瘤1例报道及文献复习[J].中国医科大学学报,2021,50(4):374-377.

[95] 伏媛,魏小芳,刘菲,等.原发性宫颈粒细胞肉瘤1例[J].临床血液学杂志,2017,30(8):717-718.

[96] Gui W, Li J, Zhang Z, et al. Primary hematological malignancy of the uterine cervix: A case report[J]. Oncol Lett, 2019,18(3):3337-3341.

[97] Mullen C, Beverstock S, Roddie H, et al. Myeloid sarcoma of uterine cervix: A case report with review of the literature[J]. Gynecol Oncol Rep, 2022,39:100931.

[98] Lu K H, Broaddus R R. Endometrial Cancer[J]. N Engl J Med, 2020,383(21):2053-2064.

[99] Amant F, Mirza M R, Koskas M, et al. Cancer of the corpus uteri[J]. Int J Gynaecol Obstet, 2018,143(Suppl 2):37-50.

[100] 耿华锋,张树颖,赫东芸.子宫内膜癌术前影像学应用进展[J].现代妇产科进展,2021,30(11):866-868.

[101] Shai A, Segev Y, Narod S A. Genetics of bendometrial cancer[J]. Fam Cancer, 2014,13(3):499-505.

[102] 朱梦颖,陈萍,常才,等.影像学技术在子宫内膜癌诊断中的应用[J].实用妇产科杂志,2020,36(6):408-412.

[103] Murali R, Soslow R A, Weigelt B. Classification of bendometrial carcinoma: more than two types[J]. Lancet Oncol, 2014,15(7):268-278.

[104] 张凯悦,钱立庭,董江宁,等.表观扩散系数值联合纹理分析术前预测Ⅰ型与Ⅱ型子宫内膜癌的价值[J].实用放射学杂志,2022,38(1):80-84.

[105] Zhang K, Zhang Y, Fang X, et al. Nomograms of combining apparent diffusion coefficient value and radiomics for preoperative risk evaluation in endometrial carcinoma[J]. Front Oncol, 2021,11:705456.

[106] Jiang X, Jia H, Zhang Z, et al. The feasibility of combining ADC value with texture analysis of $T_2WI$, DWI and CE-$T_1WI$ to preoperatively predict the expression levels of Ki-67 and p53 of endometrial carcinoma[J]. Front Oncol, 2022,11:805545.

[107] 殷倩,滕银成.MMRd相关子宫内膜癌分型及治疗进展[J].上海交通大学学报(医学版),2021,41(11):1509-1513.

[108] 高敏,魏丽惠,孙蓬明,等.子宫内膜癌组织中雌激素

受体相关受体亚型的表达及其意义[J].中华妇产科杂志,2005,40(11):756-760.

[109] 张群,肖川,宋芳,等.子宫颈高分化胃型黏液腺癌1例[J].临床与实验病理学杂志,2022,38(4):500-501.

[110] 魏云霞,高明勇,周新韩,等.宫颈微偏腺癌1例[J].医学影像学杂志,2013,23(11):1865-1866.

[111] 田芳,周庆云,王玥元,等.宫颈微偏腺癌4例报道[J].诊断病理学杂志,2015,22(8):507-509.

[112] Bell D W, Ellenson L H. Molecular Genetics of Endometrial Carcinoma [J]. Annu Rev Pathol, 2019, 14:339-367.

[113] Giglio S, Annibali V, Cirombella R, et al. miRNAs as Candidate Biomarker for the Accurate Detection of Atypical Endometrial Hyperplasia/Endometrial Intraepithelial Neoplasia [J]. Front Oncol, 2019, 9:526.

[114] Nougaret S, Horta M, Sala E, et al. Endometrial Cancer MRI staging: Updated guidelines of the european society of urogenital radiology [J]. Eur Radiol, 2019, 29(2):792-805.

[115] 顾亮亮,李海明,刘佳,等.MR扩散加权成像对Ⅰ型与Ⅱ型子宫内膜癌的鉴别诊断价值[J].放射学实践,2019,34(3):302-305.

[116] Bakir V L, Bakir B, Sanli S, et al. Role of diffusion-weighted MRI in the differential diagnosis of endometrioid and non-endometrioid cancer of the uterus[J]. Acta Radiol, 2017, 58(6):758-767.

[117] 于澜,王刚,李志明,等.子宫内膜间质肉瘤的CT及MRI影像学表现[J].临床放射学杂志,2020,39(4):715-719.

[118] Alabiad M A, Harb O A, Abdelfattah M T, et al. The values of Transgelin, Stathmin, BCOR and Cyclin-D1 expression in differentiation between Uterine Leiomyosarcoma (ULMS) and Endometrial Stromal Sarcoma (ESS); diagnostic and prognostic implications[J]. Surgical and Experimental Pathology, 2020, 3(1) 1-13.

[119] Huang Y L, Ueng S H, Chen K, et al. Utility of diffusion-weighted and contrast-enhanced magnetic resonance imaging in diagnosing and differentiating between high-and low-grade uterine endometrial stromal sarcoma [J]. Cancer Imaging, 2019, 19(1):63.

[120] Uchetha S, Sivaranjith J, Rema P, et al. Prognostic implication of primary treatment of uterine low-grade endometrial stromal sarcoma: A case series [J]. Indian J Surg Oncol, 2020, 11(S1):131-133.

[121] 杨璐,程敬亮,张勇,等.子宫内膜间质肉瘤的MRI表现[J].实用放射学杂志,2017,33(10):1565-1568.

[122] 伍雪,蔡春仙,林莉萍.子宫内膜间质肉瘤与子宫肌瘤变性的影像鉴别[J].实用放射学杂志,2020,36(6):934-938.

[123] 刘辉,李元朋,杨菁茹,等.子宫内膜间质肉瘤中BCOR、CD10和Cyclin D1的诊断意义[J].临床与实验病理学杂志,2020,36(5):552-556.

[124] Ried T, Gaiser T. A recurrent fusion gene in high-grade endometrial stromal sarcoma: A new tool for diagnosis and therapy? [J]. Genome Med, 2012, 4(3):20.

[125] 唐军,钱银锋,董江宁,等.子宫内膜癌肉瘤MRI表现与病理对照分析[J].实用放射学杂志,2020,36(2):251-254,262.

[126] 向柏林,唐新,徐仙凤.MRI定性定量参数在子宫癌肉瘤与子宫内膜癌诊断中的价值[J].浙江临床医学,2021,23(12):1801-1802,1805.

[127] Cherniack A D, Shen H, Walter V, et al. Integrated molecular characterization of uterine carcinosarcoma [J]. Cancer Cell, 2017, 31(3):411-423.

[128] Kamishima Y, Takeuchi M, Kawai T, et al. A predictive diagnostic model using multiparametric MRI for differentiating uterine carcinosarcoma from carcinoma of the uterine corpus[J]. Japanese Journal of Radiology, 2017, 35(8):1-12.

[129] Li L, Huang W, Xue K, et al. Clinical and imaging features of carcinosarcoma of the uterus and cervix [J]. Insights Imaging, 2021, 12(1):142.

[130] Ravishankar P, Smith D A, Avril S, et al. Uterine carcinosarcoma: A primer for radiologists[J]. Abdom Radiol (NY), 2019, 44(8):2874-2885.

[131] Dangoor A, Seddon B, Gerrand C, et al. UK guidelines for the management of soft tissue sarcomas[J]. Clin Sarcoma Res, 2016, 6:20.

[132] 张发林,雍昉,高明勇,等.子宫平滑肌肉瘤的MR诊断[J].放射学实践,2010,25(2):186-188.

[133] 毕秋,吕发金,肖智博,等.多参数MRI对子宫平滑肌肉瘤及不典型子宫肌瘤的鉴别诊断[J].磁共振成像,2018,9(2):108-112.

[134] Kurman R J. Blaustein's pathology of the female genital tract [M]. Berlin: Springer, 2011.

[135] Gigin L, Lan Y Y, Yu T H, et al. Comparison of the diagnostic accuracy of contrast-enhanced MRI and diffusion weighted MRI in the differentiation between uterine leiomyosarcoma/smooth muscle tumor with uncertain malignant potential and benign leiomyoma [J]. J Magn Reson Imaging, 2016, 43:333-342.

[136] Ueda H, Togashi K, Konishi I, et al. Unusual appearances of uterine leiomyomas: MR imaging findings and their histopathologic backgrounds [J]. Radio Graphics, 1999, 19(S1):S131-S145.

[137] 杨石平,李滢,夏黎明,等.MRI表观扩散系数及强化率对子宫肉瘤的诊断价值[J].实用放射学杂志,2021,37(11):1857-1860.

[138] 孙健豪,吴珍珍,毛宝宏,等.子宫平滑肌肉瘤盆腹腔广泛播散一例[J].国际妇产科学杂志,2022,49(1):49-52.

[139] Juhasz-Böss I, Gabriel L, Bohle R M, et al. Uterine leiomyosarcoma[J]. Oncol Res Treat, 2018,41(11):680-686.

[140] DeMulder D, Ascher S M. Uterine leiomyosarcoma: Can MRI differentiate leiomyosarcoma from benign leiomyoma before treatment? [J]. AJR Am J Roentgenol, 2018,211(6):1405-1415.

[141] Sun S, Bonaffini P A, Nougaret S, et al. How to differentiate uterine leiomyosarcoma from leiomyoma with imaging [J]. Diagn Interv Imaging, 2019, 100(10):619-634.

[142] Taylor E C, Irshaid L, Mathur M. Multimodality imaging approach to ovarian neoplasms with pathologic correlation [J]. Radiographics, 2021, 41(1):289-315.

[143] Buy J N, Ghossain M A, Sciot C, et al. Epithelial tumors of the ovary: CT findings and correlation with US[J]. Radiology, 1991,178(3):811-818.

[144] Pan S, Ding Z, Zhang L, et al. A nomogram combined radiomic and semantic features as imaging biomarker for classification of ovarian cystadenomas[J]. Front Oncol, 2020,10:895.

[145] 乔敏霞,时惠平,秦丹,等.卵巢囊腺瘤的MRI诊断及鉴别诊断[J].中国CT和MRI杂志,2014,12(4):29-31.

[146] 李晓旋,汪欣,王海花.良性卵巢囊腺瘤超声及病理诊断对照分析[J].深圳中西医结合杂志,2019,29(11):52-54.

[147] Chu L H, Lai H C, Liao Y T. Ovarian mucinous cystadenoma with a mural nodule of osteosarcoma: A case report [J]. Taiwan J Obstet Gynecol, 2021, 60(1):136-138.

[148] Gwanzura C, Muyotcha A F, Magwali T. Giant mucinous cystadenoma: A case report[J]. J Med Case Reports, 2019,13:181.

[149] Yang T W W, Ban E J, Lee J C, et al. Blunt abdominal trauma resulting in ovarian mucinous cystadenoma rupture [J]. ANZ J Surg, 2021, 91(1-2):197-198.

[150] Marko J, Marko K I, Pachigolla S L, et al. Mucinous neoplasms of the ovary: Radiologic-pathologic correlation [J]. Radiographics, 2019, 39(4):982-997.

[151] 石一复.《第4版WHO女性生殖器官肿瘤组织学分类》解读[J].国际妇产科学杂志,2014(6):697-704.

[152] Chen V W, Ruiz B, Killeen J L, et al. Pathology and classification of ovarian tumors [J]. Cancer, 2003, 97:2631-2642.

[153] Bremmer F, Behnes C L, Radzun H J, et al. Sex cord gonadal stromal tumors [J]. Pathologe, 2014, 35:245-251.

[154] 刘爱军.免疫组织化学技术在卵巢性索-间质肿瘤诊断中的应用及其局限性[J].中华病理学杂志,2010,39(1):62-65.

[155] 黄姗,刘丽,刘蓉.卵巢卵泡膜细胞(纤维)瘤与颗粒细胞瘤的CT诊断及鉴别价值[J].临床放射学杂志,2020,39(8):1816-1820.

[156] 郭晶晶,薛恩生,叶琴.卵巢卵泡膜细胞瘤超声征象及漏误诊分析[J].中国医学影像技术,2020,36(7):1061-1064.

[157] 李飞飞,韩长年,刘志钦.卵巢性索间质肿瘤MRI表现及病理相关性[J].昆明医科大学学报,2019,40(11):87-91.

[158] 李建慧,刘思远,谷鹏.卵泡膜细胞瘤-纤维瘤组肿瘤的MRI影像学特点[J].临床放射学杂志,2018,37(3):453-456.

[159] Nagawa K, Kishigami T, Yokoyama F, et al. Diagnostic utility of a conventional MRI-based analysis and texture analysis for discriminating between ovarian thecoma-fibroma groups and ovarian granulosa cell tumors[J]. J Ovarian Res, 2022,15(1):65.

[160] Shinagare A B, Meylaerts L J, Laury A R, et al. MRI features of ovarian fibroma and fibrothecoma with histopathologic correlation [J]. AJR Am J

Roentgenol, 2012,198(3):W296-303.

[161] Chung B M, Park S B, Lee J B, et al. Magnetic resonance imaging features of ovarian fibroma, fibrothecoma, and thecoma [J]. Abdom Imaging, 2015,40(5):1263-1272.

[162] Troiano R N, Lazzarini K M, Scoutt L M, et al. Fibroma and fibrothecoma of the ovary:MR imaging findings[J]. Radiology, 1997,204(3):795-798.

[163] Takeuchi M, Matsuzaki K, Kusaka M, et al. Ovarian cystadenofibromas:characteristic magnetic resonance findings with pathologic correlation [J]. J Comput Assist Tomogr, 2003, 27(6):871-873.

[164] Avesani G, Caliolo G, Gui B, et al. Pearls and potential pitfalls for correct diagnosis of ovarian cystadenofibroma in MRI:A Pictorial Essay [J]. Korean J Radiol, 2021,22(11):1809-1821.

[165] Tang Y Z, Liyanage S, Narayanan P, et al. The MRI features of histologically proven ovarian cystadenofibromas - an assessment of the morphological and enhancement patterns[J]. Eur Radiol, 2013,23(1):48-56.

[166] Taylor E C, Irshaid L, Mathur M. Multimodality imaging approach to ovarian neoplasms with pathologic correlation[J]. Radiographics, 2021,41(1):289-315.

[167] 陈继明,高红艳,李沁.卵巢囊性腺纤维瘤的临床与病理特点[J].现代肿瘤医学,2015,23(3):421-423.

[168] 洪居陆,高明勇,李慧,等.卵巢腺纤维瘤的临床CT和MRI表现[J].实用医学杂志,2017,33(17):2922-2925.

[169] 鲁钊,单明,温锋,等.卵巢囊性腺纤维瘤的CT及MRI诊断[J].中国临床医学影像杂志,2013,24(8):575-578.

[170] 陆小燕,田忠甫,顾海磊,等.卵巢腺纤维瘤临床及MRI特征:21例分析[J].中国医学影像技术,2020,36(10):1504-1507.

[171] 石双任,陈宏伟,鲍健.卵巢囊性腺纤维瘤CT及MRI表现[J].放射学实践,2012,27(10):1113-1116.

[172] 卢珊珊,沈丹华.第5版WHO女性生殖器官肿瘤分类的更新及解读[J].中华妇产科杂志,2021,56(8):588-592.

[173] Liu SJ, Lv W, Shi M. Sclerosing stromal tumor of the ovary in a perimenopausal woman:A case report [J]. Eur J Gynaecol Oncol, 2017,38(2):326-328.

[174] Momtahan M, Akbarzadeh-Jahromi M, Najib F S, et al. Different presentations of five rare cases of

sclerosing stromal tumor of the ovary [J]. Indian J Surg Oncol, 2018,9(4):581-584.

[175] 刘炳光,曹满瑞,朱志军,等.卵巢硬化性间质瘤MRI及病理表现[J].罕少疾病杂志,2013,20(4):40-43.

[176] 孙巍,孙英伟,温锋,等.卵巢硬化性间质瘤的CT诊断价值[J].中国临床医学影像杂志,2013,24(10):715-718.

[177] 何慧,王茂林.卵巢硬化性间质瘤的CT特征性表现及与病理对照分析[J].实用放射学杂志,2022,38(2):282-284.

[178] 袁林,周一敏,叶蕾,等.卵巢硬化性间质瘤的超声及临床病理特征[J].中国超声医学杂志,2022,38(3):326-328.

[179] 吴梦楠,黄志明,王若凝,等.MR多参数成像对卵巢成熟性囊性畸胎瘤影像征象分析[J].医学影像学杂志,2019,29(8):1521-1525.

[180] Gadducci A, Guerrieri M E, Cosio S.Squamous cell carcinoma arising from mature cystic teratoma of the ovary:A challenging question for gynecologic oncologists [J]. Crit Rev OncolHematol, 2019, 133(1):92-98.

[181] 邱颖,张乃春,刘丽丽,等.卵巢囊性成熟型畸胎瘤癌变临床病理观察[J].诊断病理学杂志,2021,28(8):631-634,638.

[182] Nakayama T, Yoshimitsu K, Irie H, et al.Diffusion-weighted echo-planar MR imaging and ADC mapping in the differential diagnosis of ovarian cystic masses:Usefulness of detecting keratinoid substances in mature cystic teratomas [J]. Journal of Magnetic Resonance Imaging, 2005, 22(2):271-278.

[183] 李杨,张丹,郭雪芹,等.卵巢畸胎瘤超声与病理特征对比分析[J].中华医学超声杂志(电子版),2017,14(11):824-828.

[184] 陈佩芬,张建发.CT对卵巢未成熟畸胎瘤与成熟性畸胎瘤的鉴别诊断价值[J].汕头大学医学院学报,2022,35(2):78-81.

[185] 沈小静,贺其志,娜依玛·巴亚西,等.卵巢成熟畸胎瘤恶变的临床病理特点分析[J].中华妇产科杂志,2018,53(12):863-866.

[186] 容豫,王金清,郭应坤,等.卵巢恶性畸胎瘤的CT表现[J].中国医学影像学杂志,2019,27(4):316-319.

[187] Khatchapuridze K, Kekelidze N, Tsitsishvili Z, et al. Papillary thyroid carcinoma in Struma Ovarii [J]. Gynecol Endocrinol, 2020,36(8):749-752.

[188] Li S, Yang T, Xiang Y, et al. Clinical characteristics and survival outcomes of malignant struma ovarii confined to the ovary [J]. BMC Cancer, 2021, 21 (1):383.

[189] Addley S, Mihai R, Alazzam M, et al. Malignant struma ovarii: surgical, histopathological and survival outcomes for thyroid-type carcinoma of struma ovarii with recommendations for standardising multi-modal management. A retrospective case series sharing the experience of a single institution over 10 years [J]. Arch Gynecol Obstet, 2021, 303(4):863-870.

[190] Siegel M R, Wolsky R J, Alvarez E A, et al. Struma ovarii with atypical features and synchronous primary thyroid cancer: A case report and review of the literature [J]. Arch Gynecol Obstet, 2019, 300 (6):1693-1707.

[191] Thomas J J, Maheshwari S, Alwaheedy M. Papillary carcinoma in struma ovarii: A radiological dilemma[J]. Cureus, 2021, 13(8):e17360.

[192] Li Z, Wang J, Chen Q. Struma ovarii and peritoneal strumosis during pregnancy [J]. BMC Pregnancy Childbirth, 2021, 21(1):347.

[193] 方梅,杨艳丽,张晶晶,等.卵巢甲状腺肿的CT表现[J].实用放射学杂志,2020,36(10):1631-1634.

[194] 陈东,董江宁,高飞,等.卵巢甲状腺肿MRI表现特征及其病理学基础[J].医学影像学杂志,2019,29(6):1009-1012.

[195] 袁一丹,韩丽萍,刘丽雅,等.卵巢子宫内膜异位症恶变临床分析[J].肿瘤基础与临床,2021,34(3):222-225.

[196] 边芳.卵巢子宫内膜异位症MRI特征分析[J].河南医学研究,2017,26(9):1625-1626.

[197] 杨海英,曾雪燕.卵巢子宫内膜异位症与卵巢癌的超声成像特征及鉴别诊断分析[J].重庆医学,2021,50(2):289-291,296.

[198] Sang L, Fang Q J, Zhao X B. A research on the protein expression of p53, p16, and MDM2 in endometriosis [J]. Medicine (Baltimore), 2019, 98(14):e14776.

[199] 张淑卿.子宫内膜异位症诊断与治疗进展[J].现代诊断与治疗,2022,33(6):799-801.

[200] 戴晴,郑宇觐.子宫腺肌病的超声诊断及进展[J].中国实用妇科与产科杂志,2019,35(5):501-505.

[201] 林益,李咏倩,齐聪,等.子宫内膜异位症的免疫学病理机制及中医药治疗策略[J].上海中医药大学学报,2020,34(2):101-106.

[202] 陆菁菁,夏宇.子宫内膜异位症的影像学诊断[J].山东大学学报(医学版),2019,57(6):40-45.

[203] 洪波.对98例子宫内膜异位症的临床分析[J].中国实用医药,2013,8(16):86-87.

[204] 刘洪云,肖礼英,黄仕雅.子宫肌瘤患者运用B超检查的特征及诊断价值分析[J].影像研究与医学应用,2022,6(12):159-161.

[205] Samantroy S, Mishra A, Panda J, et al. Ovarian Inguinal Hernia in Premenopausal Women: A Case Report[J]. Cureus, 2021, 13(12):e20846.

[206] Margarita V R, Mahan M, Haatal B D, et al. Pelvic inflammatory disease: Multimodality imaging approach with clinical-pathologic correlation [J]. Radiographics, 2016, 36:1579-1596.

[207] Peluso J J, Pru J K. Progesterone receptor membrane component (PGRMC) 1 and PGRMC2 and their roles in ovarian and endometrial cancer[J]. Cancers (Basel), 2021, 13(23):5953.

[208] 彭中琼,尤云峰,梁万强.卵巢冠囊肿的CT、MRI表现及误漏诊分析[J].中国中西医结合影像学杂志,2022,20(3):264-267.

[209] 李烨,刘爱连,孙美玉,等.多参数MRI对卵巢子宫内膜异位囊肿的诊断价值[J].中华放射学杂志,2016,50(3):201-204.

[210] 李烨,刘爱连,田士峰,等.增强T2*加权血管成像序列相位图技术在卵巢子宫内膜异位囊肿中的应用价值[J].磁共振成像,2016,7(7):501-505.

[211] 李斌,吴永峻.卵巢甲状腺肿的MRI表现[J].医学影像学杂志,2020,30(10):1893-1895.

[212] 周津如,杨奇奇,陈秀杰,等.卵巢甲状腺肿2例[J].中国CT和MRI杂志,2021,19(8):185,188.

[213] 王珊,张婷,陈伟,等.CT和MRI对输卵管卵巢脓肿的诊断价值[J].南京医科大学学报(自然科学版),2020,40(4):604-606.

[214] 武庆利,付剑平,李元,等.输卵管卵巢脓肿的低场MR诊断[J].临床放射学杂志,2011,30(6):839-842.

[215] 马春,明兵,曾琦,等.多层螺旋CT对输卵管卵巢脓肿及输卵管积水的诊断价值[J].中国医学影像学杂志,2014,22(2):87-90.

[216] 张家云,林文建,张景,等.附件脓肿的CT诊断[J].实用放射学杂志,2017,33(5):729-731.

[217] 夏琼琳,沈健,毛新峰,等.输卵管卵巢脓肿的CT、MR表现与病理对照分析[J].医学影像学杂志,

2013,23(8):1452-1456.

[218] 张志国,茅旭平,季丹,等.阑尾脓肿和右侧输卵管卵巢脓肿的CT鉴别诊断及征象分析[J].中国临床医学影像杂志,2018,29(7):520-523.

[219] 马春,惠庆桃,唐继芳,等.多层螺旋CT鉴别诊断女性阑尾周围脓肿与右侧输卵管卵巢脓肿[J].中国介入影像与治疗学,2020,17(6):360-363.

[220] 雷维民,韩瑞,张东友.输卵管卵巢脓肿影像学表现及误诊分析[J].实用放射学杂志,2017,33(2):251-253.

[221] Revzin M V, Mathur M, Dave H B, et al. Pelvic inflammatory disease:Multimodality imaging approach with clinical-pathologic correlation [J]. Radiographics, 2016,36(5):1579-1596.

[222] Fan H, Wang T T, Ren G, et al. Characterization of tubo-ovarian abscess mimicking adnexal masses:Comparison between contrast-enhanced CT, 18F-FDG PET/CT and MRI [J]. Taiwan J Obstet Gynecol, 2018,57(1):40-46.

[223] Patel R K, Garg A, Dixit R, et al. The role of "penumbra sign" and diffusion-weighted imaging in adnexal masses:Do they provide a clue in differentiating tubo-ovarian abscess from ovarian malignancy?[J]. Pol J Radiol, 2021,86:e661-e671.

[224] Lee D C, Swaminathan A K. Sensitivity of ultrasound for the diagnosis of tubo-ovarian abscess:A case report and literature review[J]. J Emerg Med, 2011, 40(2):170-175.

[225] Wang T, Li W, Wu X, et al. Tubo-ovarian abscess (with/without pseudotumor area) mimicking ovarian malignancy:Role of diffusion-weighted MR imaging with apparent diffusion Coefficient Values[J]. PLoS One, 2016,11(2):e0149318.

[226] Genadry R, Parmley T, Woodruff J D. Origin and clinical behavior of parovarian tumor [J]. Am J Obstet Gynecol, 1997, 129(8):873-880.

[227] Bertram C A, Klopfleisch R, Müller K. Ovarian lesions in 44 rabbits (Oryctoluscuniculus)[J]. J Vet Med Sci, 2017,79(12):1994-1997.

[228] Kim J H, Cho D H. Primary borderline parovarian tumor in pregnancy[J]. Obstet Gynecol Sci, 2015, 58(6):533-536.

[229] Qian L, Wang X, Li D, et al. Isolated fallopian tube torsion with paraovarian cysts:A case report and literature review[J]. BMC Womens Health, 2021,

21(1):345.

[230] 李娅.右侧附件蒂扭转、卵巢破裂合并卵巢冠囊肿1例[J].实用妇科内分泌电子杂志,2020,7(13):144-145.

[231] Yu X P, Wang L, Yu H Y, et al. MDCT-based radiomics features for the differentiation of serous borderline ovarian tumors and serous malignant ovarian tumors [J]. Cancer Manag Res, 2021, 13:329-336.

[232] 张雷,崔跃强.女性生殖系统副中肾管囊肿临床及影像学分析[J].临床放射学杂志,2020,39(9):1812-1815.

[233] 殷全红.输卵管系膜囊肿的CT表现及误诊分析[J].中国CT和MRI杂志,2012,10(2):81-83.

[234] 张大千,强金伟,蔡宋琪,等.卵巢冠囊肿的MRI研究[J].放射学实践,2014,29(8):953-956.

[235] 傅晓明,高波,周科峰,等.多层螺旋CT对卵巢囊腺瘤及囊腺癌的鉴别诊断及其影像学特点[J].医学影像学杂志,2019,29(7):1181-1184.

[236] 彭中琼,尤云峰,梁万强.卵巢冠囊肿的CT、MRI表现及误漏诊分析[J].中国中西医结合影像学杂志,2022,20(3):264-267.

[237] 丁永刚,蔡金华,秦勇,等.儿童卵巢扭转的MSCT表现[J].中国介入影像与治疗学,2015,12(6):349-352.

[238] Dhanda S, Quek S T, Ting M Y, et al. CT features in surgically proven cases of ovarian torsion-a pictorial review[J]. Br J Radiol, 2017, 90(1078):20170052.

[239] 邵剑波,郑楠楠,姚兴凤,等.儿童原发性卵巢蒂扭转的MSCT表现(附5例报告并文献复习)[J].放射学实践,2013,28(7):739-742.

[240] 杨泽胜,裴广华.儿童卵巢扭转的影像学研究进展[J].医学综述,2021,27(3):566-570.

[241] Batchala P P, Nepal P, Wankhar B, et al."Perifollicular rim sign" in an enlarged ovary-an additional non-contrast CT finding in ovarian torsion [J]. Emerg Radiol, 2021, 28(3):621-626.

[242] Gounder S, Strudwick M. Multimodality imaging review for suspected ovarian torsion cases in children [J]. Radiography (Lond), 2021, 27(1):236-242.

[243] 井勇,李刚锋,雷学斌,等.卵巢病变合并附件扭转的CT及MRI特征分析[J].实用放射学杂志,2021,37(6):961-964.

[244] Ghonge N P, Lall C, Aggarwal B, et al. The MRI

whirlpool sign in the diagnosis of ovarian torsion[J]. Radiol Case Rep, 2015, 7(3):731.

[245] 李继锋,潘军,刘志浩,等.卵巢扭转的CT与MRI表现[J].中国中西医结合影像学杂志,2019,17(3):295-298.

[246] 钱洛丹,吴慧,牛广明,等.传统影像特征与多序列影像组学模型对上皮性卵巢癌分型的价值[J].放射学实践,2021,36(5):621-627.

[247] 师晓华,郭丽娜.卵巢浆液性肿瘤的临床病理特征再探讨[J].中华妇产科杂志,2022,57(3):231-235.

[248] 张桂成,刘闯,岳福岭,等.卵巢透明细胞癌和高级别浆液性癌MRI鉴别诊断[J].实用放射学杂志,2021,37(12):2011-2016.

[249] 李思瑾,张莘,徐国才,等.上皮性卵巢癌的病理类型与术后紫杉醇联合铂类化疗疗效以及预后的关系[J].广东医学,2017,38(17):2645-2648.

[250] 林蔚.原发性卵巢黏液癌的临床病理特点及外显子组测序研究[D].北京:北京协和医学院(清华大学医学部)&中国医学科学院,2019.

[251] 邢宁,徐荣天,郭健飞,等.卵巢浆液性囊腺癌的螺旋CT表现[J].中国医学影像技术,2002,18(5):474-475.

[252] 张磊,黎昕,蓝博文,等.黏液性卵巢肿瘤的螺旋CT诊断[J].中国CT和MRI杂志,2009,7(5):58-60.

[253] Jian J, Li Y, Pickhardt P J, et al. MR image-based radiomics to differentiate type Ⅰ and type Ⅱ epithelial ovarian cancers [J]. Eur Radiol, 2021, 31(1):403-410.

[254] Nakai G, Yamada T, Yamamoto K, et al. MRI appearance of ovarian serous borderline tumors of the micropapillary type compared to that of typical ovarian serous borderline tumors: Radiologic-pathologic correlation [J]. J Ovarian Res, 2018, 11(7):1-10.

[255] Shinagare A B, Balthazar P, Ip I K, et al. High-grade serous ovarian cancer: Use of machine learning to predict abdominopelvic recurrence on CT on the basis of serial cancer antigen 125 levels[J]. Journal of the American College of Radiology: JACR, 2018, 15(8):1133-1138.

[256] 韩超,孔为民.2021年《国际妇产科联盟(FIGO)妇科恶性肿瘤指南》联合《美国国立综合癌症网络(NCCN)指南》解读卵巢癌、输卵管癌及原发性腹膜癌的诊治进展[J].中国临床医生杂志,2022,50(3):270-274.

[257] 田玉龙,邓克学,侯秋阳.卵巢透明细胞癌的CT、MRI表现及分期评估[J].中国中西医结合影像学杂志,2021,19(2):143-147.

[258] 赵丽梅,郭俊男,黄新发,等.卵巢透明细胞癌的磁共振影像诊断[J].现代医用影像学,2022,31(3):453-455.

[259] 黄丹萍,蔺红梅,刘灶松,等.卵巢透明细胞癌与高级别浆液性癌的磁共振鉴别诊断[J].放射学实践,2020,35(11):1464-1468.

[260] 赵育英,毛新峰,刘东,等.卵巢透明细胞癌的CT、MRI表现与病理对照分析[J].医学影像学杂志,2021,31(6):1042-1046.

[261] 中国医师协会妇产科医师分会妇科肿瘤学组.卵巢透明细胞癌临床诊治中国专家共识(2022年版)[J].中国实用妇科与产科杂志,2022,38(5):515-523.

[262] Gadducci A, Multinu F, Stefania C S, et al. Clear cell carcinoma of the ovary: Epidemiology, pathological and biological features, treatment options and clinical outcomes [J]. Gynecol Oncol, 2021, 162:741-750.

[263] 刘碧英,戚婉,兰鹏,等.卵巢子宫内膜样癌MRI诊断[J].现代医用影像学,2019,28(10):2152-2155.

[264] 王继东,李祥琳,张师前.子宫内膜异位症相关性卵巢癌病理学及分子生物学研究进展[J].医学综述,2020,26(24):4868-4872.

[265] 相世峰.卵巢子宫内膜样癌的MRI诊断与分期[J].医学影像学杂志,2016,26(11):2051-2053,2060.

[266] Moro F, Magoga G, Pasciuto T, et al. Imaging in gynecological disease (13): Clinical and ultrasound characteristics of endometrioid ovarian cancer [J]. Ultrasound Obstet Gynecol, 2018,52(4):535-543.

[267] Morioka S, Kawaguchi R, Yamada Y, et al. Magnetic resonance imaging findings for discriminating clear cell carcinoma and endometrioid carcinoma of the ovary[J]. J Ovarian Res, 2019,12(1):20.

[268] Shokralla H A, Fathalla A E. Granulosa cell tumors of the ovary: Retrospective analysis of 17 cases[J]. J Cancer Ther, 2015, 6(11):1027-1033.

[269] Torrel A, Trabert B, Desantis C E, et al. Ovarian cancer statistics[J]. CA Cancer J Clin, 2018, 68(4):284-296.

[270] Horta M, Cunha T M, Cunha T M. Sex cord-stromal tumors of the ovary: A comprehensive review and update for radiologists[J]. Diagn Interv Radiol, 2015, 21(4):277-286.

[271] Macut D, Ilic' D, Mitrovic' J A, et al. Androgen-secreting ovarian tumors [J]. Front Horm Res, 2019, 53:100-107.

[272] Farkkila A, Haltia U M, Tapper J, et al. Pathogenesis and treatment of adult-type granulosa cell tumor of the ovary[J]. Ann Med, 2017, 49(5):435-447.

[273] Shokralla H A, Fathalla A E. Granulosa cell tumors of the ovary:Retrospective analysis of 17 cases[J]. J Cancer Therapy, 2015, 6(11):1027-1033.

[274] Fang M, Dong J, Zhong Q, et al. Value of diffusion-weighted imaging combined with conventional magnetic resonance imaging in the diagnosis of thecomas and their differential diagnosis with adult granulosa cell tumors [J]. Acta Radiol, 2019, 60 (11):1532-1542.

[275] 韩丽萍,刘丽雅.卵巢非上皮性恶性肿瘤生育力保护[J].中国实用妇科与产科杂志,2019,35(6):626-631.

[276] 祝建芳,吴荔香,王成有.卵巢颗粒细胞瘤26例临床病理分析[J].实用妇产科杂志,2012,28(12):1060-1063.

[277] Li N Y, Shi B, Chen Y L, et al. The Value of MRI findings combined with texture analysis in the differential diagnosis of primary ovarian granulosa cell tumors and ovarian thecoma-fibrothecoma[J]. Front Oncol, 2021,11:758036.

[278] 邢正文,吴滢,王雪莉,等.8例儿童卵巢颗粒细胞瘤临床病理特征及预后分析[J].上海交通大学学报(医学版),2022,42(2):192-196.

[279] 樊兆丽,王洁,吴丽君,等.超声联合MRI对卵巢颗粒细胞瘤的诊断价值[J].医学影像学杂志,2021,31(12):2088-2092.

[280] Zanfagnin V, Lee T, Zhao CQ, et al. Advances in diagnosis, clinical management and molecular characterization of ovarian Brenner tumors[J]. Gynecol Obstet Clin Med, 2023,3(1):18-21.

[281] Montoriol P F, Hordonneau C, Boudinaud C, et al. Benign Brenner tumour of the ovary:CT and MRI features[J]. Clin Radiol, 2021,76(8):593-598.

[282] Costeira F S, Félix A, Cunha T M. Brenner tumors [J]. Br J Radiol, 2022,95(1130):20210687.

[283] Taylor E C, Irshaid L, Mathur M. Multimodality imaging approach to ovarian neoplasms with pathologic correlation [J]. Radiographics, 2021, 41(1):289-315.

[284] 王小艺,戴景蕊,朱正,等.卵巢Brenner瘤的CT表现[J].中华肿瘤杂志,2010,32(5):359-362.

[285] 周秀萍,王启亮,郑磊,等.卵巢Brenner瘤的超声诊断价值[J].中华超声影像学杂志,2015,24(3):268-269.

[286] Zhao Y, Mao X, Yao L, et al. Computed tomography imaging features of benign ovarian Brenner tumors[J]. Oncol Lett, 2018,16(1):1141-1146.

[287] Roma A A, Masand R P. Different staining patterns of ovarian Brenner tumor and the associated mucinous tumor[J]. Ann Diagn Pathol, 2015, 19:29-32.

[288] Meinhold-Heerlein I, Fotopoulou C, Harter P, et al. The new WHO classification of ovarian, fallopian tube, and primary peritoneal cancer and its clinical implications[J]. Arch Gynecol Obstet, 2016, 293:695-700.

[289] Duska L R, Kohn E C. The new classifications of ovarian, fallopian tube, and primary peritoneal cancer and their clinical implications[J]. Annals of Oncology, 2017, 28:i8-i12.

[290] Ni H, Li L, Xie Y, et al. Clinicopathological analysis of ovarian Brenner tumors [J]. Journal of Clinical and Pathological Research, 2022, 42(3):526-532.

[291] Weinberger V, Minar L, Felsinger M, et al. Brenner tumor of the ovary - ultrasound features and clinical management of a rare ovarian tumor mimicking ovarian cancer[J]. Ginekol Pol, 2018, 89(7):357-363.

[292] 卞巍,任鹏,王志峰,等.卵巢Brenner瘤8例CT及病理分析[J].现代实用医学,2019,31(3):403-405.

[293] 张伟,王兰荣,薛鹏,等.卵巢Brenner瘤的影像学表现及病理对照分析[J].中国医学影像技术,2014,30(8):1226-1229.

[294] 杨青,杨玲,沈海林,等.卵巢Brenner瘤的CT及MRI表现特征分析[J].临床放射学杂志,2021,40(5):960-964.

[295] Zheng R, Heller D S. Borderline Brenner tumor:A review of the literature [J]. Arch Pathol Lab Med, 2019,143(10):1278-1280.

[296] Outwater E K, Siegelman E S, Kim B, et al. Ovarian Brenner tumors:MR imaging characteristics [J]. Magn Reson Imaging, 1998,16(10):1147-53.

[297] 朱红霞,林平,李志,等.卵巢卵泡膜细胞瘤磁共振影像特征的分析[J].中国医学科学院学报,2020,

42(05):651-657.

[298] Li Y K, Zheng Y, Lin J B, et al. CT imaging of ovarian yolk sac tumor with emphasis on differential diagnosis[J]. Sci Rep, 2015,5:11000.

[299] Wang Y, Yang J, Yu M, et al. Ovarian yolk sac tumor in postmenopausal females:A case series and a literature review [J]. Medicine (Baltimore), 2018, 97 (33):e11838.

[300] Xie C L, Peng C R, Yan J X, et al. Ovarian yolk sac tumor in a patient with sexual differentiation disorder: A case description [J]. Quant Imaging Med Surg, 2021,11(7):3360-3366.

[301] Anfelter P, Testa A, Chiappa V, et al. Imaging in gynecological disease (17): Ultrasound features of malignant ovarian yolk sac tumors (endodermal sinus tumors) [J]. Ultrasound Obstet Gynecol, 2020, 56(2):276-284.

[302] 叶小剑,徐荣全,黄春燕,等.卵巢卵黄囊瘤的超声及临床、病理特征[J].中国医学影像技术,2017,33 (7):1029-1032.

[303] 佘祥冬.卵巢卵黄囊瘤诊疗进展[J].国际妇产科学杂志,2017,44(2):137-141.

[304] 李涛,桑琳,杜世华.卵巢卵黄囊瘤1例[J].牡丹江医学院学报,2020,41(4):84-86.

[305] 徐炼,王巍,何英,等.卵巢卵黄囊瘤46例临床病理分析[J].四川大学学报(医学版),2018,49(4): 680-682.

[306] 尹璐,叶兆祥,刘佩芳,等.卵巢卵黄囊瘤的MSCT诊断[J].临床放射学杂志,2013,32(1):96-98.

[307] 吴小伟,聂苗苗,席继辉,等.卵巢卵黄囊瘤的CT、MR表现与病理对照[J].功能与分子医学影像学,2015,4(1):592-596.

[308] 廖江,陈加优,郑祥,等.卵巢无性细胞瘤的影像学表现与病理对照研究[J].临床放射学杂志,2020,39(12):2486-2489.

[309] 陈兴发,陈晓丹,王运韬,等.卵巢无性细胞瘤的MRI表现[J].罕少疾病杂志,2021,28(4):1-3.

[310] 胡悦林,高秋,施全,等.儿童及青少年卵巢生殖细胞恶性肿瘤的影像表现及临床病理特征[J].中国临床医学影像杂志,2020,31(6):429-433.

[311] 郑力文,邓先琴,郭裕华,等.卵巢单纯型无性细胞瘤的影像学表现[J].中国CT和MRI杂志,2018,16(2): 26-30.

[312] Xu T, Sun F, Li Y. Long-Term Outcomes and Factors Related to the Prognosis of Pure Ovarian

Dysgerminoma: A Retrospective Study of 107 Cases [J]. Gynecol Obstet Invest, 2021,86(6):494-501.

[313] Warnnissorn M, Watkins J C, Young R H. Dysgerminoma of the ovary:An analysis of 140 cases emphasizing unusual microscopic findings and resultant diagnostic problems[J]. Am J Surg Pathol, 2021,45(8): 1009-1027.

[314] 潘文静,闫锐.妊娠合并卵巢支持-间质细胞瘤伴异源成分MRI表现1例报道及文献复习[J].临床医学研究与实践,2021,6(12):13-15.

[315] 陈井亚,王雅静,陈虎,等.卵巢支持-间质细胞肿瘤的CT诊断及临床病理特征[J].中国中西医结合影像学杂志,2020,18(6):609-611.

[316] 丁彩霞,李志斌,袁勇,等.卵巢支持-间质细胞瘤6例临床病理分析[J].现代肿瘤医学,2019,27(23): 4264-4268.

[317] 方如旗,周作福,陈霞平,等.卵巢支持-间质细胞瘤的MR表现与临床病理对照分析[J].中国临床医学影像杂志,2017,28(7):516-520.

[318] 宋德梅,方昕,董江宁,等.卵巢硬化性间质瘤3.0T MRI表现征象分析(附2例报告)[J].中国CT和MRI杂志,2017,15(1):98-100.

[319] WHO Classification of Tumours Editorial Board. WHO classification of tumours. Female genital tumours [M]. 5th Edition. Lyon: IARC Press, 2020:65.

[320] Ray-Coquard I, Morice P, Lorusso D, et al. Non-epithelial ovarian cancer: ESMO Clinical Practice Guidelines for diagnosis, treatment and follow-up [J]. Ann Oncol, 2018,29(S4):iv1-iv18.

[321] Gouy S, Arfi A, Maulard A, et al. Results from a monocentric long-term analysis of 23 patients with ovarian sertoli-leydig cell tumors [J]. Oncologist, 2019,24(5):702-709.

[322] Gadducci A, Guerrieri M E, Cosio S. Squamous cell carcinoma arising from mature cystic teratoma of the ovary: A challenging question for gynecologic oncologists [J]. Crit Rev Oncol Hematol, 2019, 133(1):92-98.

[323] Rathore R, Sharma S. Malignant transformation in mature cystic teratoma of the ovary: A retrospective study of eight cases and review of literature [J]. Prz Menopauzalny, 2018, 17(2):63-68.

[324] Bal A, Mohan H, Singh S B, et al. Malignant transformation inmature cystic teratoma of the ovary:

Report of five cases and review of the literature[J]. Arch Gyneeol Obstet, 2007, 275:179-182.

[325] Yamaoka T, Togashi K, Koyama T, et al. Immature teratoma of the ovary: Correlation of MR imaging and pathologic findings[J]. Eur Radiol, 2003, 13(2):313-319.

[326] 石玉香,霍记平,李莉,等.卵巢成熟性畸胎瘤恶变的临床病理学分析[J].实用妇产科杂志,2021,37(12):935-939.

[327] Hackethal A, Brueggnumn D, Bohlmann M K, et al. Squamous‐cell carcinoma in mature cystic temtoma of the ovary: Systematic review and analysis of published data[J]. Lancet Oncol, 2008, 9:1173-1180.

[328] 党琳琳,苏文敬.卵巢成熟性畸胎瘤恶变为纤维肉瘤1例[J].诊断病理学杂,2022,29(2):175-176.

[329] 苏家林,张赟,卢朝霞,等.卵巢成熟性畸胎瘤恶变的诊断及合理治疗[J].实用癌症杂志,2021,36(10):1705-1710.

[330] 王娟,黄小英,黄炳臣,等.卵巢成熟型囊性畸胎瘤恶变成鳞状细胞癌4例临床病理分析[J].临床与实验病理学杂志,2021,37(1):87-89.

[331] 杨旭丹,王雷,王晓卿,等.卵巢成熟性畸胎瘤恶变22例临床病理分析[J].临床与实验病理学杂志,2015,31(1):19-23.

[332] 容豫,王金清,郭应坤,等.卵巢恶性畸胎瘤的CT表现[J].中国医学影像学杂志,2019,27(4):316-319.

[333] 陈佩芬,张建发.CT对卵巢未成熟畸胎瘤与成熟性畸胎瘤的鉴别诊断价值[J].汕头大学医学院学报,2022,35(2):78-81.

[334] Luczak J, Baglaj M. Ovarian teratoma in children: A plea for collaborative clinical study[J]. J Ovarian Res, 2018, 11(1):75.

[335] 孙怀玉,王凤云,李明.超声联合肿瘤标志物对卵巢未成熟畸胎瘤的诊断分析[J].中国现代医学杂志,2018,28(23):122-124.

[336] Deodhar K K, Suryawanshi P, Shall M, et al. Immature teratomaof the ovary: Aclinicopathological study of 28 cases[J]. Indian J Pathol Microbiol, 2011, 54(4):730-735.

[337] Gershenson D M. Management of ovarian germ cell tumors[J]. J Clin Oncol, 2007, 25(20):2938-2943.

[338] 赵慧萍,李靖,郭丹丹,等.卵巢未成熟畸胎瘤的CT表现[J].放射学实践,2017,32(7):730-733.

[339] 潘地铃,马宏,吴荔香,等.卵巢未成熟畸胎瘤伴腹膜胶质瘤病4例并临床病理分析[J].临床与实验病理学杂志,2016,32(8):1054-1056.

[340] 陆宽,金丹,徐亮,等.卵巢未成熟性畸胎瘤与成熟性畸胎瘤的CT定量与征象分析[J].临床放射学杂志,2019,38(12):2357-2360.

[341] 朱宏,郭祥瑞,马玲.原发性卵巢非霍奇金淋巴瘤1例及相关文献复习[J].现代肿瘤医学,2020,28(3):444-447.

[342] 李武安,施素华,吴海星等.原发性女性生殖道淋巴瘤8例临床分析[J].现代妇产科进展,2023,32(9):692-694,697.

[343] 黄刚,马文婷,陈城,等.卵巢弥漫大B细胞淋巴瘤一例并文献复习[J].磁共振成像,2020,11(8):682-683.

[344] 邱焕,江明祥,邵国良,等.原发性卵巢恶性淋巴瘤的CT及MR表现分析[J].现代实用医学,2017,29(10):1308-1310,1405.

[345] 任玉兰,林洁,常彬,等.57例原发女性生殖系统淋巴瘤临床特征分析[J].中国癌症杂志,2020,30(12):1002-1007.

[346] 王晋,罗红,宋清芸,等.原发性女性生殖系统淋巴瘤的超声表现[J].中华妇幼临床医学杂志(电子版),2018,14(5):596-601.

[347] Rohena-Quinquilla I R, Lattin G E Jr, Wolfman D. Imaging of extranodal genitourinary lymphoma[J]. Radiol Clin North Am, 2016,54(4):747-764.

[348] Slonimsky E, Korach J, Perri T, et al. Gynecological Lymphoma: A case series and review of the literature[J]. J Comput Assist Tomogr, 2018, 42(3):435-440.

[349] Kubecek O, Laco J, Spacek J, et al. The pathogenesis, diagnosis, and management of metastatic tumors to the ovary: A comprehensive review[J]. Clin Exp Metastasis, 2017, 34:295-307.

[350] Crobach S, Ruano D, van Eijk R, et al. Somatic mutation profiles in primary colorectal cancers and matching ovarian metastases: Identification of driver and passenger mutations[J]. J Pathol Clin Res, 2016, 2(3):166-174.

[351] Kondi-Pafiti A, Kairi-Vasilatou E, Iavazzo C, et al. Metastatic neoplasms of the ovaries: A clinicopathological study of 97 cases[J]. Arch Gynecol Obstet, 2011, 284(5):1283-1288.

[352] 俞鹏飞,程向东.胃癌卵巢转移诊断和治疗中国专家共识(2021版)解读[J].肿瘤学杂志,2022,28(4):

259-263.

[353] Rosa F, Marrelli D, Morgagni P, et al. Krukenberg tumors of gastric origin: The rationale of surgical resection and perioperative treatments in a multicenter western experience [J]. World J Surg, 2016, 40(4): 921-928.

[354] Fang M, Huang S, Dong J, et al. A preliminary exploration using imaging methods to predict the possibility of the recurrence of serous ovarian cancer in patients undergoing total resection [J]. Front Oncol, 2022, 12:754067.

[355] Horn L-C, Einenkel J, Handzel R, et al. Morphology of secondary ovarian tumors and metastases [J]. Pathologe, 2014, 35(4):336-347.

[356] Killana S R, Uma P, Lakshmi A B, et al. Clinicohistopathological study and expression of CK7 and CK20 in mucinous tumors of gastrointestinal tract and ovary [J]. Int J Res Med Sci, 2022, 10(2):488-494.

[357] 解建军,张慧,任风梅,等.阑尾低级别黏液性肿瘤卵巢转移临床病理特点及免疫组化分析[J].诊断病理学杂志,2022,29(5):412-416.

[358] 许晶晶,郑源思,郑增光,等.卵巢转移性肺腺癌5例临床病理分析并文献复习[J].临床与实验病理学杂志,2022,38(3):294-298.

[359] 秦莉,赵秀娟,周琦.酰胺质子转移成像在妇科恶性肿瘤中的应用进展[J].中国医学影像学杂志,2022,30(5):524-528.

[360] 郭东辉,庞淑洁,李杰,等.对输卵管浆液性腺癌的新认识[J].中华病理学杂志,2012,41(7):490-493.

[361] Pectasides D. Fallopian tube carcinoma: A review [J]. Oncologist, 2006, 11(8):902-912.

[362] Filipe V G, João L D, Rita L, et al. Primary fallopian tube carcinoma: Review of MR imaging findings [J]. Insights Imaging, 2015, 6:431-439.

[363] Ma F H, Cai S Q, Qiang J W, et al. MRI for differentiating primary fallopian tube carcinoma from epithelial ovarian cancer [J]. J Magn Reson Imaging, 2015,42(1):42-47.

[364] Ghattamaneni S, Bhuskute N M, Weston M J, et al. Discriminative MRI features of fallopian tube masses [J]. Clinical Radiology, 2009, 64(8):815-831.

[365] 章梦薇,康林英,田晓梅,等.原发性输卵管癌的磁共振征象分析[J].中国医学计算机成像杂志,2014,20(4):344-347.

[366] 李洁,陈文新,吴晶涛,等.原发性输卵管癌影像学表现[J].放射学实践,2013,28(11):1144-1147.

[367] 王永杰,邹明,黄芳,等.原发性输卵管癌的MRI表现特征[J].实用放射学杂志,2021,37(8):1306-1309.

[368] 胡旭宇,周静,崔延安,等.CT和MRI对原发性输卵管癌及卵巢囊腺癌的鉴别诊断价值[J].中国肿瘤外科杂志,2022,14(5):459-462.

[369] 徐辉景,李志平,颜丹,等.基于MRI影像特征鉴别原发性输卵管癌和原发性上皮性卵巢癌的价值[J].中国临床医学影像杂志,2022,33(8):567-571.

[370] 杨艺,郭轶,刘历.原发性输卵管癌的MRI表现与误诊分析[J].实用放射学杂志,2018,34(2):253-255.

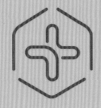

# CHAPTER FIFTEEN

第十五章

腹腔和腹膜后

# 第一节　腹膜后良性肿瘤

## 一、腹膜后副神经节瘤

### (一) 概述

腹膜后副神经节瘤来自于神经管的神经嵴细胞,它可以发育成为肾上腺髓质和周围神经系统中的副神经节(paraganglion)。肾上腺髓质和部分副神经节中富含嗜铬细胞,嗜铬细胞是一种大多角形神经内分泌细胞,胞质内含有大量可被二铬酸钾染成棕黄色的囊泡样颗粒。来源自肾上腺髓质中嗜铬细胞的内分泌肿瘤被称为嗜铬细胞瘤(pheochromocytoma)。来源自副神经节的副神经节瘤(paraganglioma)可以分为交感神经副神经节瘤和副交感神经副神经节瘤。交感神经副神经节瘤一般来源于交感神经副神经节中的嗜铬细胞,而副交感神经副神经节瘤一般来源于副交感神经副神经节中的球细胞。

副神经节瘤(paraganglioma, PGL)又称为异位嗜铬细胞瘤,起源于神经管的神经嵴细胞,WHO将其归类于神经内分泌肿瘤。本节介绍腹膜后副神经节瘤(retroperitoneal paraganglioma)的影像学表现、鉴别诊断及有关诊断要点。

原发于腹膜后的副神经节瘤在临床上比较少见,占腹膜后肿瘤的1%~3%,多见于30~50岁患者,无明显性别差异。

肿瘤可发生于腹膜后任意部位,其中肾动脉至腹主动脉分叉水平的主动脉区域为其好发部位,最常见于肠系膜下动脉起始处与腹主动脉分叉之间。

起源于交感神经的副神经节瘤具有分泌儿茶酚胺类激素的功能,如分泌肾上腺素、去甲肾上腺素和多巴胺等,具有典型的临床表现。临床上患者可表现为阵发性高血压、头痛、心悸等典型表现。根据有无典型临床症状,将腹膜后副神经节瘤分为无功能型、亚临床型和功能型。起源于副交感神经的副神经节瘤一般不分泌儿茶酚胺,以占位性表现为主,不引起继发性高血压。无功能型腹膜后副神经节瘤缺乏典型的临床症状,患者发现时病灶一般比较大。亚临床型腹膜后副神经节瘤由于分泌量小,不足以引发典型的临床症状,但在术中因牵拉刺激肿物可导致血压剧烈波动,因此术前需格外注意。

嗜铬细胞瘤/副神经节瘤的年发病率约为百万分之三,恶性嗜铬细胞瘤/副神经节瘤占所有嗜铬细胞瘤/副神经节瘤的14%~17%。

2017年AJCC发布第8版TNM分期系统,首次纳入嗜铬细胞瘤/副神经节瘤。在副交感神经副神经节瘤中,分泌儿茶酚胺类激素的肿瘤比较少见,转移性或恶性的肿瘤则更加少见。考虑到副交感神经副神经节瘤中恶性很少,而肿瘤分期系统主要是针对恶性肿瘤,故AJCC的TNM分期系统目前尚未涵盖副交感神经的副神经节瘤。

### (二) 病理表现

大体病理:肿瘤呈红白、灰白色,卵圆形、圆形或分叶状,大多有包膜。

镜下表现:肿瘤细胞主要由短梭形细胞和多边形细胞组成,肿瘤细胞呈巢状或簇状,部分排列成腺泡状或条索状,胞质较丰富,核圆形或椭圆形,核分裂象少见,间质富含毛细血管,由于肿瘤血供丰富,易引起出血、坏死和囊变。

免疫组化:瘤细胞CgA和Syn强阳性。

示例如图15-1-1所示。

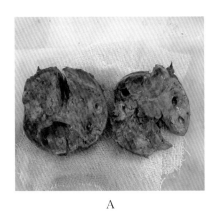
A

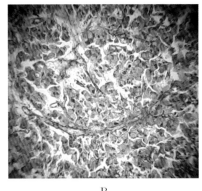
B

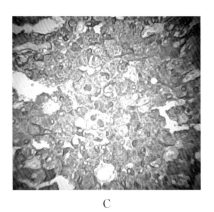
C

图 15-1-1　腹膜后副神经节瘤病理学表现

患者女性,41岁,左侧腹膜后间隙副神经节瘤。大体病理(A):肿块位于左肾与主动脉之间,与十二指肠相连,肉眼观察呈红褐色肿块。镜下表现(B):(HE,×100)肿瘤细胞呈圆形或多角形,细胞核位于中央,核异型性。免疫组化(C):Syn(＋),CgA(＋),NSE(＋),CD56(＋)。

## (三) 影像学表现

### 1. 超声表现

腹膜后副神经节瘤超声表现为腹膜后低回声肿块,多数为椭圆形,边缘分叶,边界清楚,内部回声较均匀,当肿瘤发生坏死、囊变时,肿瘤内部回声不均匀,可见包膜回声,后方回声不变化,局部可见侧方声影,肿瘤内部及周边可探及丰富的血流信号。示例如图15-1-2所示。

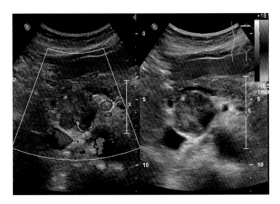

图 15-1-2　腹膜后副神经节瘤超声表现

患者女性,54岁,右侧腹膜后副神经节瘤。肿块位于胰腺头颈的后方腹膜后间隙,呈类圆形低回声的肿块,部分边界欠清,后方回声增强。CDFI:包块周边及内部可见点条状血流信号。

### 2. CT 表现

腹膜后副神经节瘤好发于腹膜后沿交感和副交感神经链走行区,CT平扫表现为类圆形肿块,边界较清,内部密度不均,多伴有坏死、囊变及出血,肿瘤内部发生钙化比较少见。CT多期增强动脉期肿瘤实性部分明显强化,肿块周围或实性成分内可见迂曲增粗的肿瘤血管,中央及边缘同时发生坏死囊变的肿瘤,其内见多发分隔,呈大小不一的网格状改变,即"破网征"样改变,静脉期及延迟期CT值可有不同程度减低或持续强化。对于恶性腹膜后副神经节瘤,肿瘤多呈分叶、不规则状,边界模糊,侵犯周围组织血管、淋巴结肿大及远处转移征象。示例如图15-1-3所示。

### 3. MRI表现

形态学表现与CT表现相似;在$T_1WI$序列上呈稍低或低信号,内部如有出血呈高信号,在$T_2WI$序列上信号不均匀,呈高信号,在同反相位上肿瘤信号一般无衰减,DWI序列为弥散不均匀受限,表现为高信号,ADC值较低。增强呈明显不均匀强化,动脉期呈"车辐样"强化,延迟期持续强化,坏死、囊变区不强化。在$T_1WI$、$T_2WI$、DWI及增强等多个序列中可见"椒盐征",即肿瘤内见点条状的血管流空非强化影及散在的局灶性高信号,肿瘤较大时出现"椒盐征"的概率更高。对于恶性腹膜后副神经节瘤,MRI较CT更易观察周围血管浸润程度。示例如图15-1-4所示。

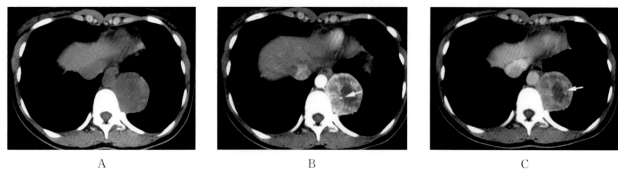

图15-1-3 腹膜后副神经节瘤CT表现

患者女性,32岁,左侧膈肌脚旁腹膜后副神经节瘤。CT平扫(A)示肿瘤大部分呈等密度,中心可见低密度坏死囊变区;CT增强动脉期(B)肿瘤明显富血供强化,CT值114 HU,内见明显粗大血管影(箭头);CT静脉期(C)肿块的强化程度有所减退,CT值80 HU,但强化范围扩大,提示对比剂向瘤体间质渗透;肿块的中央区域的坏死囊变区无强化(箭头),囊变区与实质部分分界欠清。

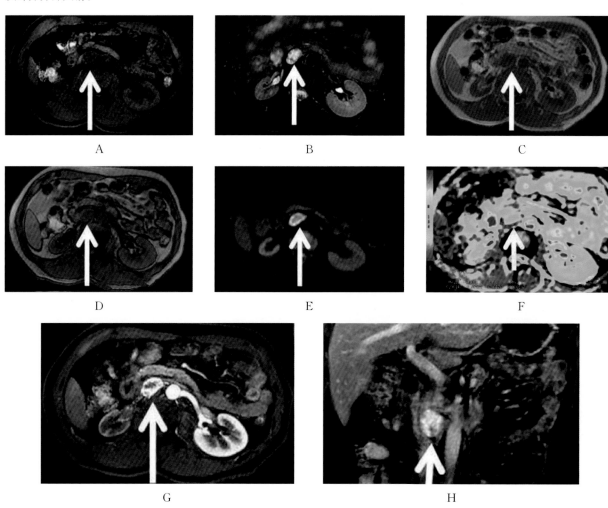

图15-1-4 膜后副神经节瘤MRI表现

患者男性,49岁,右侧腹膜后副神经节瘤,位于右侧腰椎体前方、下腔静脉和主动脉之间的腹膜后间隙。肿瘤在MRI平扫$T_1WI$序列(A)呈稍低信号;肿瘤在$T_2WI$序列(B)表现为高信号,瘤内囊性区域表现出更高的信号强度;肿瘤在同反相位上信号无衰减(C、D);DWI序列(E)肿瘤呈环形高信号;ADC伪彩图(F),肿瘤ROI的平均ADC值为$1.47×10^{-3}$ mm²/s;横轴位(G)MRI增强动脉期$T_1WI$像肿瘤明显不均匀强化;冠状位$T_1WI$增强延迟期像(H),肿瘤明显不均匀强化。

## （四）鉴别诊断

（1）腹膜后神经鞘瘤：起源于施万细胞的良性肿瘤，常见于中青年；影像学表现为边界清楚的圆形或椭圆形肿块，易发生坏死、囊变及出血，密度或信号不均匀，增强后实性成分大多数呈轻中度强化，囊变区无强化，可见靶环征和包膜延迟强化征，与神经干走行一致，多表现为长卵圆形。神经鞘瘤强化程度不及副神经节瘤。

（2）腹膜后节细胞神经瘤：多发生于青年人及成人；CT上表现为脊椎旁腹膜后间隙边界清楚的椭圆形或分叶状低密度肿块，内部常见钙化，肿瘤可部分或完全包绕血管，但血管腔并不受侵犯，增强后肿块强化不明显，部分肿瘤可见云雾状或条线形强化，延迟期可见肿瘤强化。MRI肿瘤表现为$T_1WI$序列呈低信号，$T_2WI$序列呈中等或高信号，在$T_1WI$、$T_2WI$序列上肿瘤可出现漩涡样外观，为节细胞神经瘤的特征性表现，肿瘤增强早期轻度强化或强化不明显，延迟期可见强化。

（3）腹膜后平滑肌肉瘤：常见于年龄大的女性，预后较神经源性肿瘤差。影像上通常表现为较大的边界不清的软组织肿块，内部可见坏死、出血或囊变区。MRI上可见特征性中心星芒状强化。肿块大，侵犯周围结构；DWI序列高信号、ADC值较低。

（4）腹膜后巨淋巴结增生症（Castleman病）：是一种良性淋巴组织增生性疾病，病理上分为透明血管型、浆细胞型和混合型，这里主要与透明血管型相鉴别。肿瘤在CT上表现为软组织肿块，密度较均匀，内部出现点状、分支状钙化为其少见的特征性表现，增强后肿块明显强化并呈"快进慢出"，是该肿瘤特征性表现之一。肿瘤MRI表现为$T_1WI$序列呈等或略高信号，$T_2WI$序列呈高信号，DWI序列呈高信号，ADC值降低；$T_2WI$边缘可见低信号流空血管，MRI增强模式与CT表现大致相仿。

## （五）诊断关键要点

（1）腹膜后副神经节瘤多见于30~50岁。部分患者有阵发性高血压、头晕、心悸等，实验室检查血清儿茶酚胺可升高。

（2）本病好发于腹主动脉旁交感神经节周围，CT平扫表现为腹膜后类圆形肿块，边界较清，密度不均。

（3）MRI平扫$T_1WI$序列上呈稍低或低信号，$T_2WI$序列上呈不均匀高信号；反相位与同相位比较，肿瘤的信号无衰减；DWI高信号，但多数患者ADC值较高，少数恶性腹膜后副神经节瘤ADC值低。

（4）部分肿瘤实性成分内可见迂曲增粗的肿瘤血管，在$T_2WI$、DWI及增强等多个序列中可见"椒盐征"，即肿瘤内见点条状的血管流空非强化影及散在的局灶性高信号。

（5）恶性腹膜后副神经节瘤可见侵犯周围组织血管、淋巴结肿大及远处转移征象。MRI较CT更易观察到周围血管和腹膜后间隙的侵犯。

（6）CT与MRI增强后均呈明显不均匀强化，呈"破网状""车辐样"强化，延迟期继续强化，坏死、囊变区不强化。

（潘书雅　杨宏楷　何永胜）

# 二、腹膜后神经鞘瘤

## （一）概述

神经鞘瘤是周围神经最常见的良性肿瘤，源自周围神经髓鞘的施万细胞，故又称施万细胞瘤，好发于头颈部和四肢的屈侧，位于腹膜后的神经鞘瘤（retroperitoneal Schwannoma，RS）少见，仅占周围神经鞘瘤的0.75%~2.60%、全部腹膜后肿瘤的4.0%。

腹膜后神经鞘瘤主要来自脊椎神经鞘细胞，包括第12胸神经前支及腰骶神经干的所有分支，生长位置有一定规律，好发于脊柱旁、肾脏内侧和盆腔骶前区等神经组织丰富的部位，与腰大肌及髂腰肌关系密切。RS多为单发，5%~18%的病例为多发神经鞘瘤，并与Ⅱ型神经纤维瘤病有关。因腹膜后组织相对疏松且腹腔适应性高，RS常生长巨大，压迫邻近结构时，才出现临床症状。文献报道，46.4%的RS被偶然发现，仅28.6%的患者出现与肿瘤相关的症状,且无特异性,常为腹痛或腹部不适等。

## (二)病理表现

大体病理:依据大体病理学表现,腹膜后神经鞘瘤大致分为三类:Ⅰ类和Ⅱ类肿瘤分别呈外生性和膨胀性生长,包膜表面的神经纤维未进入肿瘤内;Ⅲ类肿瘤呈纺锤状,神经纤维生长至肿瘤内部。

镜下表现:神经鞘瘤分为两种不同的微观模式:Antoni A 和 Antoni B。Antoni A 型由长梭形细胞构成,形成篱笆样变,当其分化良好时,排列成螺旋状或篱笆样的细胞核组成 Verocay 小体,其境界不清,不易发生囊性变;而 Antoni B 型光镜下表现为细胞稀松的网状结构,且肿瘤细胞呈多形性,可发生退行性变,从而导致瘤体的囊性变、出血,甚至钙化。

免疫组化:S-1000(+)等。

示例如图 15-1-5 所示。

## (三)影像学表现

### 1. 超声表现

腹部超声是诊断原发性腹膜后神经鞘瘤常用和初步的影像学检查手段。病灶多单发,体积较大,形态较规则,多具有完整包膜回声,以实性成分为主伴散在小液性区、乏血供、无淋巴结肿大和腹盆腔积液,是原发性腹膜后神经鞘瘤的重要声像学特征。另外检出靶环征和受累神经也是超声诊断神经鞘瘤的重要依据;23% 的 RS 可发生钙化。示例如图 15-1-6 所示。

### 2. CT 与 MRI 共性表现

(1)肿瘤好发于脊柱旁、肾周和盆腔骶前区等神经组织丰富的部位,与腰大肌关系密切,以肾周相对多见。

(2)肿瘤体积多较大、直径多大于 5 cm,单发,形态规则,边界较清,外以神经外膜构成包膜,当肿瘤边缘模糊者,要考虑恶性神经鞘瘤可能。

(3)肿瘤对周围邻近血管及器官可推压移位,无侵犯浸润,如压迫膀胱时可出现尿频、尿急症状。

(4)变性是腹膜后神经鞘瘤的表现之一,包括囊变、坏死、出血、钙化。

### 3. CT 表现

(1)CT平扫的密度取决于肿瘤的 Antoni A 区和 Antoni B 区的比例、排列和分布,组织学中央 Antoni A 区包括施万细胞、纤维母细胞、神经束膜细胞和胶原成分等密集排列,黏液样间质相对较少;Antoni B 区主要为非胶原纤维间质或黏液物质,细胞成分较少。Antoni A 区 CT 多为较高密度,Antoni B 区 CT 为水样密度,故神经鞘瘤可分为实

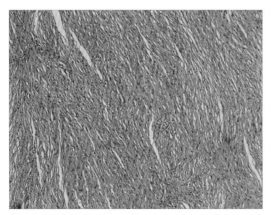
A

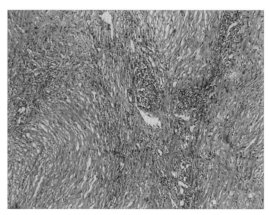
B

图 15-1-5 腹膜后神经鞘瘤病理学表现

患者男性,52岁,(左侧腹膜后)富于细胞型神经鞘瘤。大体病理:灰白肿物一枚,包膜完整,切面灰白质硬。镜下表现:主要见纤维型细胞平行排列呈束状、不规则排列呈漩涡状,夹杂疏松空泡状及囊状结构,见散在含铁血黄素沉着。免疫组化:S-100(+),Vim(+),CD17(−),CD34(−/+),DOG-1(−),SMA(−),Desmin(−),Ki-67(+,约5%)。

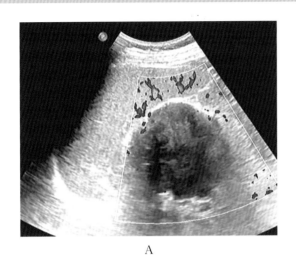
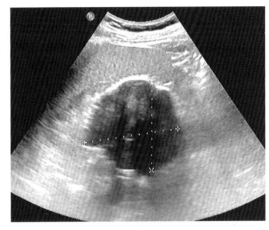

A            B

图 15-1-6 腹膜后神经鞘瘤的超声表现

与图 15-1-5 为同一患者,(左侧腹膜后)富于细胞型神经鞘瘤。左上腹膜后左肾上极内上方显示 75 mm×
68 mm×66 mm 的低回声区,边界欠规则,后方略衰减,CDFI:其内未见明显彩色血流信号。

质型、囊实型和完全囊变型,完全囊变者形成厚壁假囊肿样改变,完全囊变型及囊实型肿瘤内的囊壁均较光整。

(2) 增强扫描后典型的神经鞘瘤为渐进性延迟强化,坏死囊变区不强化,其强化程度和强化方式多样,可表现为均匀或不均匀片状强化、线条状强化或环形强化,即使在同一肿瘤内,显著强化与轻微强化亦可同时存在。有时可表现"靶环征","靶环征"为中央较高密度被较低密度的边缘环绕,且病灶中心较边缘强化显著,此具有特征性。完全囊变的神经鞘瘤内部不强化,囊壁呈进行性延迟强化;而完全实性病变呈渐进性延迟强化,主要强化呈云絮状、蜂窝状,于静脉期进一步呈轻度渐进性强化。

传统混合能量图像单一参数 CT 值,难以全面显示病灶的内在特性,而双能量 CT 的能谱曲线通过对其形态和位置的判断,可直观分析两个或多个病变不同单能量下 CT 值连续变化的趋势。肿瘤内部血管结构易与细胞密集区域相混淆,分辨不清,而能谱 CT 图像具有更高的信噪比,且能生成最佳 KeV 图像,尤其在动脉期能更好地显示瘤体内血管,也为更准确地测量病变区域 CT 值提供好的图像质量。总之,能谱 CT 实现了影像的多参数分析,提供最佳 KeV 图像,增加图像对比度噪声比,提供单能量 CT 值及碘基物质浓度。能谱 CT 等双能量 CT 的新技术适用于腹膜后神经鞘瘤与腹膜后其他肿瘤进行鉴别。示例如图 15-1-7、图 15-1-8 所示。

**4. MRI 表现**

(1) 腹膜后神经鞘瘤表现为腹膜后类圆形肿块,$T_1WI$ 序列呈低或等不均匀信号,$T_2WI$ 序列呈高低混杂信号;DWI 序列呈高信号,但 ADC 值也高。MRI 可以反映肿瘤 Antoni A 区和 Antoni B 区的病理改变,Antoni A 区呈实性信号,$T_1WI$ 信号与肌肉相等,$T_2WI$ 序列上信号较肌肉略高,而 Antoni B 区接近囊性信号,表现为 $T_2WI$ 序列显著高信号。

(2) 靶环征:$T_2WI$ 序列上,肿瘤中心呈稍低信号,周围成分呈高信号,包膜呈相对低信号。

(3) 脂肪包绕/脂肪尾征:常规平扫(非压脂)序列可见高信号脂肪组织包绕肿瘤或在肿瘤的一端形成尾征。

(4) 包膜征:$T_2WI$ 序列显示病灶边缘包膜结构,呈低信号,这是周围神经鞘瘤与神经纤维瘤的鉴别点。

(5) 增强扫描后神经鞘瘤为渐进性延迟强化,坏死囊变区不强化,其强化程度和强化方式多样,表现为实性成分与包膜渐进性延迟强化,黏液囊变区不强化或轻微强化。中心不强化的囊变区与肿瘤包膜延迟强化,有助于显示腹膜后神经鞘瘤的靶征。

示例如图 15-1-9 所示。

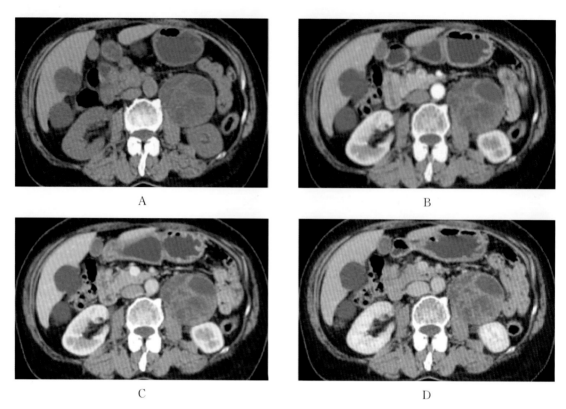

A                                                        B

C                                                        D

图 15-1-7　膜后神经鞘瘤伴囊变的 CT 表现

患者女性,61岁,左侧腹膜后神经鞘瘤伴囊变。腹膜后见一肿块影(A),密度不均,内可见条状分隔影,平扫 CT 值约 32 HU,增强后呈不均匀强化,囊变部分未见强化,动脉期(B)、门静脉期(C)、延迟期(D)CT 值约 43 HU、60 HU、68 HU,大小为 6.5 cm×5.6 cm×7.2 cm,病灶后内缘紧邻左侧腰大肌。

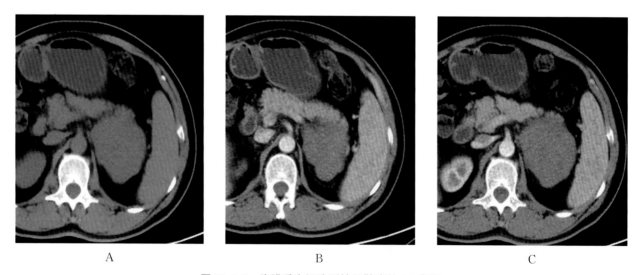

A                                    B                                    C

图 15-1-8　腹膜后富细胞型神经鞘瘤的 CT 表现

与图 15-1-5 为同一患者,(左侧腹膜后)富于细胞型神经鞘瘤。左侧肾前旁间隙可见一类圆形稍低密度肿块,大小约 8.7 cm×6.8 cm,边界清晰,边缘可见分叶,内部密度尚均匀,增强扫描动脉期呈轻度强化。

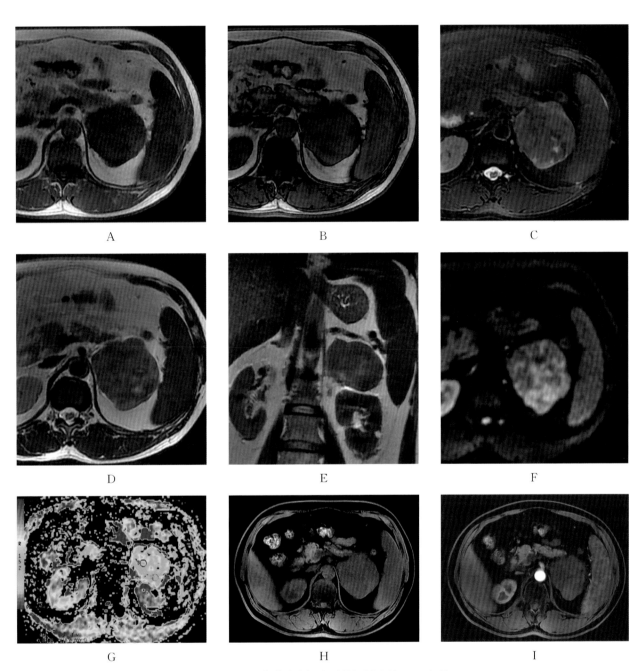

A                    B                    C

D                    E                    F

G                    H                    I

图 15-1-9　腹膜后富细胞型神经鞘瘤的 MRI 表现

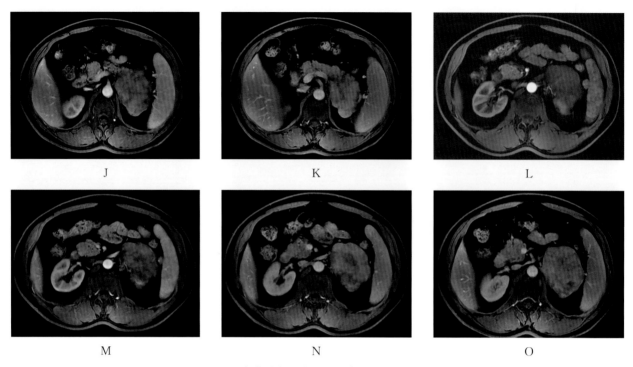

**图15-1-9 腹膜后富细胞型神经鞘瘤的MRI表现(续)**

与图15-1-5为同一患者,(左侧腹膜后)富细胞型神经鞘瘤。左侧肾前旁间隙见一类椭圆形肿块,边界清晰,边缘可见分叶,大小约8.7 cm×6.7 cm×6.1 cm,$T_1WI$序列呈等信号,$T_2WI$序列呈等高信号,DWI序列呈等高信号,ADC值为1.265×$10^{-3}$ mm²/s,病灶内可见小圆形囊变区,增强扫描实性成分呈渐进性强化,囊变区未见强化,另增强后可见病灶内走行小血管起自腹主动脉。

## (四)鉴别诊断

(1)腹膜后节细胞神经瘤:好发于10岁左右儿童及40岁以上女性,病灶密度均匀,与其他实质性肿瘤压迫周围血管不同,本病常沿周围器官间隙呈嵌入式生长,其周围血管形态多正常,增强扫描后无明显强化或呈轻度强化。

(2)腹膜后孤立性纤维瘤:多为边界清晰的软组织肿块、有完整包膜,肿瘤的密度与胶原纤维含量密切相关,MRI信号多样,与瘤内含多种成分有关;MRI增强呈轻度至显著强化,强化方式与肿瘤血管、瘤内细胞密集度和致密胶原的分布密切相关。动态多期增强扫描肿瘤呈"快进慢出"的表现是SFT的特征性表现,尤其在动脉期、门脉期肿块实质内、肿块表面见增粗、迂曲血管影具有典型特征。另外肿瘤的不均匀"地图样强化"较有特征性,这与肿瘤的组织学排列的形态有关。

(3)腹膜后平滑肌瘤:主要发生在绝经期前的女性,肿瘤的发生常与激素有关,盆腔为腹膜后平滑肌瘤最常见部位。肿瘤体积多较大,呈膨胀性生长,多呈实性为主的囊实性肿块,钙化少见,MRI典型表现为$T_1WI$及$T_2WI$序列呈低信号,增强扫描呈延迟强化。

(4)腹膜后炎性肌纤维母细胞瘤:IMT表现为腹腔、腹膜后混杂密度、信号肿块,$T_2WI$序列信号强度与肿瘤所含胶原纤维有关,Ⅰ型$T_2WI$序列信号最高,其次为Ⅱ型,Ⅲ型最低;肿瘤边缘多较毛糙,灶周脂肪间隙模糊,可见小片状、"晕环"状渗出影,邻近腹膜及肠壁增厚、粘连;增强呈不均匀延迟强化,有时呈花环样强化。

(5)腹膜后淋巴管囊肿(又名淋巴管瘤、淋巴管水瘤):呈多房或单房状,多房者多见,囊壁较薄,囊内可有多发纤细分隔,囊壁及分隔无钙化及壁结节,反复感染可见囊壁增厚甚至出现钙化。CT平扫密度接近水样密度,且较均匀,若囊内含有黏液、出血或感染积脓时密度不均匀增高,出血后可见液-液平面,下层密度高。MRI 平扫的 $T_2WI$ 或 $T_2WI$-FS 序列呈高亮信号。CT、MRI 增强后囊内容物无强化,囊壁及分隔轻度强化;另外囊肿内可见血管穿行征,有时淋巴管瘤内可出现脂肪密度影。

（6）腹膜后恶性神经鞘瘤:少见,体积相对较大,肿瘤呈分叶状、团块状,呈浸润性生长,易发生坏死、囊变,钙化多见,增强后往往早期明显强化,延迟强化不明显,易伴周围淋巴结转移或远处转移。

## （五）诊断关键要点

（1）腹膜后神经鞘瘤好发于脊柱旁、肾周和盆腔骶前区等神经组织丰富的部位,与腰大肌关系密切,以肾周相对多见。

（2）CT、MRI 显示腹膜后卵圆形肿块,形态规则,边缘光滑,肿块的长轴与神经干走行方向一致,典型的腹膜后神经鞘瘤表现为"靶环征""包膜征"。

（3）肿瘤对周围邻近血管及器官推压移位,无侵犯和浸润。

（4）神经鞘瘤易发生囊变,肿瘤的密度、信号和强化程度取决于肿瘤内细胞致密区（AntoniA 区）和细胞稀疏区（AntoniB 区）的比例、分布;增强后其富细胞区表现为轻度到显著的渐进性强化。$T_2WI$ 与增强结合可更好地显示"靶环征"。

（5）DWI 序列虽然呈高信号,但 ADC 值高,具有良性肿瘤特征。

（张曼曼　杨宏楷　何永胜）

# 三、腹膜后节细胞神经瘤

## （一）概述

腹膜后节细胞神经瘤（retroperitoneal ganglio-neuroma,RGN）是起源于交感神经节的原始神经嵴细胞的罕见神经源性肿瘤,为周围神经良性肿瘤,以腹膜后（32%～52%）和后纵隔（39%～43%）多见,而颈部（8%～9%）则少见。多发生于青年人及年轻成人,男女发病无差异性,临床上较为罕见。

肿瘤好发于脊柱两旁交感神经丛,钙化发生率较高,为边界清楚的椭圆形、半月形及分叶状肿物,部分或全部包绕大血管,对管腔无压迫,部分病灶沿周围器官间隙呈嵌入性生长,不侵犯周围组织和血管。由于腹膜后 RGN 生长缓慢且腹膜后生长空间较大,临床多无明显特异症状,体检发现多见。患者是否出现相关临床不适症状与瘤体大小及瘤体与周围组织结构的关系有关,当瘤体较大、对周围组织产生压迫时可出现腹部疼痛不适、腰背酸痛、腹部隆起等占位效应。

## （二）病理表现

大体病理:包膜完整,表面光滑,质地较韧。肿瘤切面呈结节状、灰白或灰黄色。

镜下表现:瘤体组织主要由神经纤维成分、大量黏液基质构成,相对少量的成熟神经节细胞及施万细胞成团或散在其中,偶可见分化较差的神经母细胞。镜下神经细胞增生成束,呈波浪状;节细胞瘤体较大,多分化良好,核大而圆且有明显核仁。

免疫组化:神经丝蛋白（NF）阳性,突触素（Syn）阳性,神经纤维细胞 S-100 蛋白阳性,人类自然杀伤细胞抗原-1（HNK-1）阳性,髓鞘碱性蛋白（MBP）阳性,胶质纤维酸性蛋白（GFAP）阳性。

示例如图 15-1-10 所示。

## （三）影像学表现

**1. 超声表现**

超声作为首选的辅助检查,能清晰地显示节细胞神经瘤病灶的相应部位、大小及其与周围邻近组织的关系。肿块呈低回声区,形态不规则,边界清,包膜欠光整,内部回声欠均匀,可见细小点状强回声散在分布。低回声区内可见点状及短棒状血流信号。示例如图 15-1-11 所示。

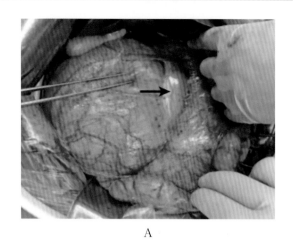

A

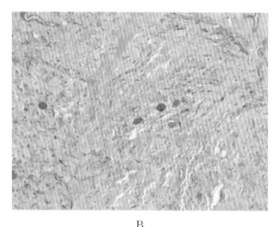

B

图 15-1-10　腹膜后节细胞神经瘤的病理学表现

患者女性,24岁,左侧腹膜后节细胞神经瘤。大体病理(A):肿瘤较大,紧邻肝下下腔静脉并部分包绕下腔静脉(黑箭头),瘤体血供丰富。镜下表现(B):瘤体主要由增生的神经纤维组成,神经节细胞体积较大,胞核大且有明显核仁。

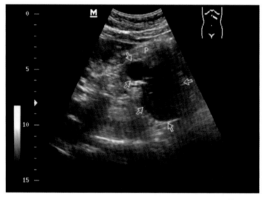

图 15-1-11　腹膜后节细胞神经瘤的超声表现

患者男性,34岁,左侧脊柱旁节细胞神经瘤。腹膜后下腔静脉、腹主动脉周围,胰体及胰尾后下方低回声区,形态不规则,边界清,包膜欠光整,内部回声欠均匀,低回声区内可见点状及短棒状血流信号。

**2. CT 表现**

CT平扫时为低密度,且低于肌肉密度。多数肿瘤密度均匀,部分肿瘤黏液变时可不均匀,瘤内大量黏液变时可呈囊性低密度。CT增强后部分肿瘤强化不明显,低于肌肉强化密度,部分肿瘤表现少量云雾状或条线形强化,瘤内可见细线样分隔,可轻度强化。部分肿瘤还有延迟强化的特点。示例如图15-1-12所示。

**3. MRI 表现**

$T_1WI$序列呈低信号,$T_2WI$序列成像表现为中等或高信号,肿瘤内神经节细胞和胶原纤维交织在$T_1WI$、$T_2WI$序列上出现漩涡样外观,为本病较为特征性的征象。$T_2WI$序列中病灶内非均匀的低信号与神经节细胞和神经纤维相对应。同时,肿瘤内黏液成分导致肿瘤质地较软,可沿周围组织器官间隙呈嵌入性、钻孔样生长。肿瘤一般包膜完整,边缘光滑,当肿瘤较大时可包绕血管,而血管形态多正常,未见明显侵犯。增强后早期轻度或无强化,延迟强化明显。示例如图15-1-13所示。

**(四)鉴别诊断**

(1)腹膜后神经鞘瘤:在CT上肿瘤表现为边界清楚的圆形或椭圆形肿物,增强扫描后轻度至明显均匀或不均匀强化,如瘤体为实性,中部呈散在点状高密度、周边呈类环状低密度为神经鞘瘤典型表现。在MRI的$T_1WI$序列上肿瘤通常表现为低信号,$T_2WI$序列上表现为不均匀高信号。而RGN很少发生囊变或坏死,增强扫描强化不明显。

(2)腹膜后淋巴管瘤:CT和MRI平扫均表现为水样病变特征,无钙化,增强扫描多无强化。淋巴管瘤亦可沿组织间隙塑形生长,且血管淋巴管瘤偶可呈血管瘤样强化,有时可见"液-液平面"。而RGN常于增强扫描静脉期和延迟期有轻度或中度强化,且有时可见钙化。

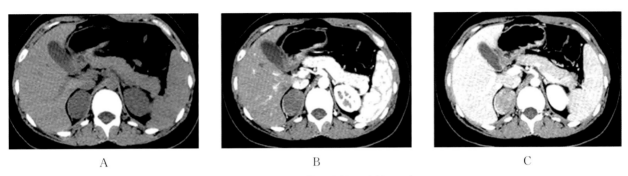

A                 B                 C

图 15-1-12 腹膜后节细胞神经瘤的 CT 表现

患者女性,14岁,右侧腹膜后右肾上腺内侧支 GN,CT 平扫肿瘤呈椭圆形,呈低密度,密度尚均匀,最大截面长径约3.8 cm,边缘清晰,平扫 CT 值约为32.1 HU(A),动脉期 CT 值约为33.9 HU,延迟期 CT 值约为51.2 HU,增强后呈延迟轻中度强化(B、C)。

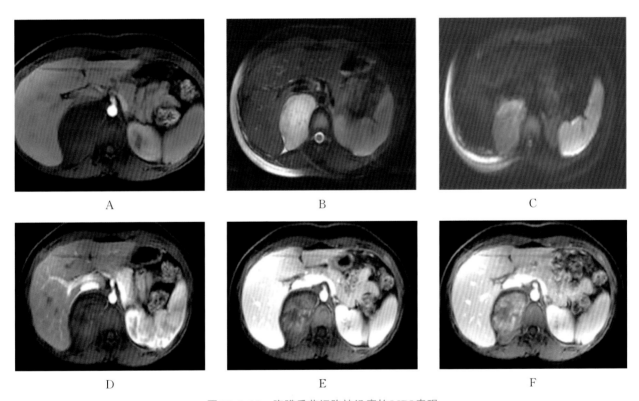

A                 B                 C

D                 E                 F

图 15-1-13 腹膜后节细胞神经瘤的 MRI 表现

患者女性,16岁。右侧腹膜后脊柱旁节细胞神经瘤。肿块呈椭圆形,沿腹膜后间隙生长,最大截面长径约为7.8 cm,$T_1WI$序列呈低信号(A),$T_2WI$序列呈高信号(B),DWI序列呈稍高信号(C),动脉期肿块强化不明显,门脉期及延迟期呈渐进性轻中度不均匀强化(D~F)。

（3）神经母细胞瘤：CT上75%～80%的腹膜后神经母细胞瘤出现钙化，其中沙砾状钙化是其特征。瘤体向周围浸润生长，易侵犯肾脏，并包绕大血管及其主要分支，称为"血管包埋征"，是与其他腹膜后恶性肿瘤不同之处，增强扫描不均匀强化，可更清晰显示大血管包埋征。病变早期就可侵犯周围淋巴结，可见淋巴结肿大或钙化。MRI表现$T_1$WI序列上肿瘤信号常低于或与肝实质相似，$T_2$WI序列上肿瘤信号较高且不均匀，DWI序列上肿瘤呈不均匀高信号，增强扫描呈轻度强化或不均匀显著强化。

（4）腹膜后副神经节瘤：CT平扫肿块呈圆或椭圆形，边界可见，多数有包膜，密度均匀或不均匀，部分有钙化、出血、坏死囊变，增强后实性成分显著强化，动脉期显著进行性延迟强化；肿块实性部分或周围可见迂曲增粗的肿瘤血管。少数肿瘤因大量出血或坏死呈低强化或无强化。MRI表现为肿瘤$T_1$WI序列呈等或低信号，内部出血区呈高信号；$T_2$WI序列信号不均匀，可呈显著高信号；DWI序列呈稍高信号，ADC值相对于神经鞘瘤和颈部副神经节瘤更高。增强扫描后动脉期呈结节状强化，静脉期呈云絮状、斑驳样强化，延迟期趋于均匀（囊变区无强化）。

## （五）诊断关键要点

（1）腹膜后节细胞神经瘤好发于青少年及成人，腹膜后和后纵隔好发。

（2）CT平扫肿瘤的密度低于骨骼肌，呈均匀或不均匀低密度肿块，钙化发生率为10%～25%。

（3）MRI平扫$T_1$WI序列呈稍低、等信号，$T_2$WI及$T_2$WI-FS序列呈不均匀稍高信号，DWI序列呈稍高信号，其内信号与肿瘤内部成分有关，肿瘤内以黏液基质为主时表现为明显高信号，以细胞及纤维成分为主时表现为中高信号混杂有低信号。

（4）特征性伴随征象：① 节细胞神经瘤质地较软，多呈爬行生长或沿器官间隙呈嵌入方式生长，形成伪足样改变或"见缝就钻"的特点。② 位于脊柱旁的节细胞神经瘤，可紧贴椎体，椎旁间隙消失，可包绕血管生长，但无血管受侵表现。

（5）CT与MRI增强后呈轻度渐进性强化，多

表现为点状或漂浮的毛发样轻度强化。

（杜　兵　杨宏楷　何永胜）

# 四、腹膜后平滑肌瘤

## （一）概述

腹膜后平滑肌瘤（retroperitoneal leiomyoma, RL）大多数学者认为起源于腹膜后含平滑肌组织的精索、血管、中肾管和米勒管残余，为腹膜后良性平滑肌肿瘤，亦可发生于不含平滑肌的组织如胰腺和腹膜等。腹膜后平滑肌肉瘤最常见，约占80%，平滑肌瘤少见，约占20%，平滑肌瘤多见于胃、小肠肠系膜及子宫等部位，腹膜后平滑肌瘤尤为罕见。

腹膜后平滑肌瘤因腹膜后结缔组织疏松，间隙较大，多呈膨胀性生长，包膜完整，多为良性，生长缓慢，早期无明显症状，可因肿瘤增大出现腹部不适或隐痛、乏力及邻近器官受压等症状，单纯平滑肌瘤为良性肿瘤，手术切除后预后良好，而腹膜后低度恶性平滑肌肿瘤肿块较大，活动度差，易侵犯邻近组织器官如血管、输尿管等。

本病临床表现无特异性，主要发生在绝经前的女性，肿瘤常与雌激素有关，缺乏特异的肿瘤标志物。

## （二）病理表现

腹膜后平滑肌瘤在组织病理的镜下表现与子宫平滑肌瘤相似。

大体病理：肿瘤剖面呈灰白色，大体标本表面光滑，有包膜，质地韧。

镜下表现：肿瘤细胞呈梭形，在一些体积较大的肿瘤中，间质常伴有纤维化、玻璃样变性、钙化或黏液样变性等退行性改变。约20%的平滑肌瘤中可见到核分裂象，但小于等于5/50高倍视野，且无病理性核分裂象，瘤细胞无异型性。

免疫组化：瘤细胞除表达Actins和Desmin外，还表达雌激素受体和孕激素受体，这有助于与平滑

肌肉瘤的鉴别。

示例如图15-1-14所示。

## （三）影像学表现

### 1. 超声表现

表现为肾周、下腔静脉旁、腹主动脉旁肿块，形态不规则，边界多较清晰，以低回声为主，内部回声不均匀，部分呈无回声；肿块内血流较丰富。示例如图15-1-15所示。

### 2. CT表现

CT对肿瘤定位和观察相邻器官、组织的位置形态改变及与肿瘤的关系有重要价值。肿块不同程度地包绕或推移腹主动脉及其分支、下腔静脉和一侧或双侧输尿管。肿块位于腹膜后的可靠CT征象为：① 肾周脂肪轮廓消失，输尿管前移；② 腰大

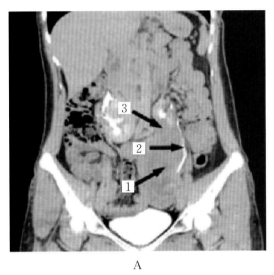

A

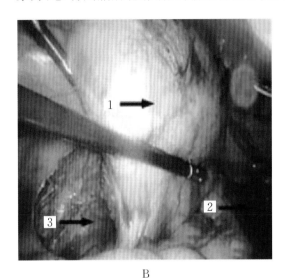

B

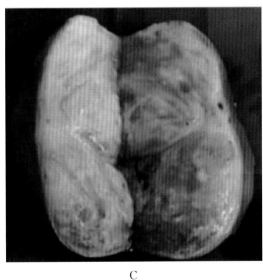

C

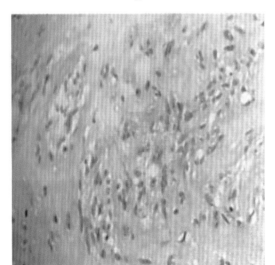

D

**图15-1-14 腹膜后平滑肌瘤的病理与CT表现对照图**

患者女性，29岁，左侧腹膜后平滑肌瘤。CT检查：盆腔内可见大小约89 mm×59 mm×124 mm的低密度影，边界清楚，增强扫描后可见渐进性不均质轻度强化，肿块内多发斑片样、分隔样强化（A，箭头1：肿瘤；箭头2：左侧输尿管；箭头3：左肾下极）。术中发现肿瘤位于腹膜后，在左侧腹膜及乙状结肠脏腹膜交界处后方呈膨胀性生长，有完整包膜，表面光滑（B，箭头1：肿瘤；箭头2：子宫及附件；箭头3：左侧输尿管）。术后大体标本（C）。镜下（D）呈梭形细胞肿瘤，伴有水肿变性，包膜完整。

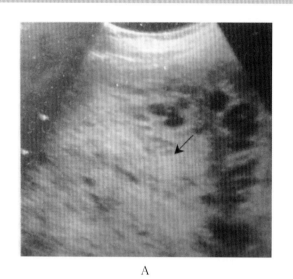

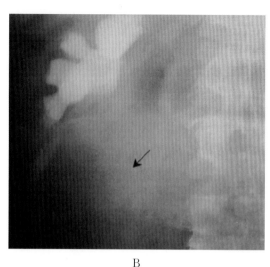

图15-1-15　腹膜后平滑肌瘤的超声及静脉肾盂造影IVP表现

患者男性,47岁,右侧腹膜后平滑肌瘤。超声显像(A):右中下腹巨大肿物,回声不均匀,边界较清楚,可见包膜回声。IVP右侧腰大肌隆突(B),脂肪线模糊,右肾、输尿管向外上移位,右肾积水。

肌影增大,密度不均,或受压变形,脂肪轮廓消失;③下腔静脉和肾静脉前移:升结肠、十二指肠降部或胰头前移。其中价值最大者首推CT腰大肌征,即腰大肌受压变扁,前后径变小、左右径增大,边缘较光整,为肿瘤外压导致。腰大肌与肿块关系不清,肌团影明显增大,密度不均,则为腰大肌病变或肿瘤侵犯腰大肌。增强扫描肿块呈渐进性强化,较大肿块呈不均匀性强化。示例如图15-1-16所示。

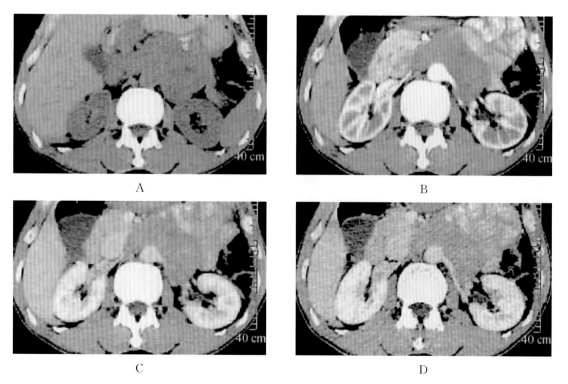

图15-1-16　腹膜后平滑肌瘤CT表现

患者男性,60岁,左侧腹膜后平滑肌瘤。CT平扫图像(A)显示腹膜后软组织肿块,增强扫描动脉期(B)轻度强化,包裹腹主动脉,并累及左肾动脉,门静脉期(C)及延迟期(D)肿瘤轻度渐进性强化。

## （四）鉴别诊断

（1）腹膜后平滑肌肉瘤：起源于腹膜后平滑肌组织，中老年常见。体积较大的腹膜后肿块，部分边界不清，内部坏死囊变多见，出血及钙化少见，肿瘤实性部分CT值与腰大肌相近。MRI检查$T_1WI$序列呈低或等信号，$T_2WI$序列呈高信号，DWI序列呈高信号，ADC值降低，如伴有出血，$T_1WI$序列可呈高信号。CT和MRI增强表现类似，呈边缘环状强化或者分隔强化，实性部分强化明显。平滑肌肉瘤易侵犯腹主动脉、下腔静脉、肾静脉等血管结构。

（2）腹膜后神经鞘瘤：肿瘤多沿着腹膜后神经走行分布（脊柱旁、肾脏内侧和盆腔骶前区），长径与神经干走行一致。肿瘤由Antoni A区和Antoni B区组成，瘤内含有大量的黏液基质和纤维结构，瘤体大者多坏死、囊变。$T_1WI$序列呈低信号、$T_2WI$序列呈高信号，DWI序列呈高信号，ADC值大多数无降低，增强扫描动脉期轻至中度强化，静脉期及延迟期渐进性强化。

（3）腹膜后副神经节瘤：临床典型症状"头痛""心悸""多汗"三联征及高血压病史。CT平扫因瘤体出血坏死、囊变而密度不均匀。MRI平扫$T_1WI$序列呈等信号，$T_2WI$因富含水分与血窦而呈高信号，较大者内部信号不均，CT、MRI增强后实性部分明显强化，囊变区不强化。而腹膜后平滑肌瘤很少囊变，其信号强度和强化程度与子宫平滑肌瘤相似。

（4）腹膜后淋巴瘤：位于腹膜后大血管周围，胰周间隙，肠系膜广泛淋巴结肿大。CT表现：腹膜后多发软组织密度影，融合呈团块样，见"主动脉漂浮征"或"三明治征"及血管推移改变。淋巴瘤的出血、坏死、钙化少见。MRI表现：$T_1WI$序列呈等或稍低信号，$T_2WI$序列呈稍高信号，DWI序列表现明显扩散受限，多数ADC值$<0.7\times10^{-3}$ mm²/s。增强呈轻至中度强化，除了弥漫大B细胞淋巴瘤外，坏死少见。

## （五）诊断关键要点

（1）腹膜后平滑肌瘤好发于肾周、下腔静脉旁、腹主动脉旁腹膜后腔。

（2）腹膜后软组织肿块的回声、密度较均匀，肿块不同程度地推移或包绕腹主动脉及其分支、下腔静脉和一侧或双侧输尿管，但不侵犯上述结构。

（3）肿瘤膨胀性生长，轮廓光整，边界清晰。

（4）腰大肌征阳性，即腰大肌受压变扁，前后径变小、左右径增大，边缘较光整，为肿瘤外压导致。

（5）CT、MRI增强呈渐进性轻中度强化，强化较均匀。

（许　敏　杨宏楷　何永胜）

# 五、腹膜后脂肪瘤

## （一）概述

腹膜后脂肪瘤（retroperitoneal lipoma），指来源于腹膜后（不包括腹膜后脏器本身）脂肪组织的一种少见良性肿瘤，组织学上主要由分化成熟的脂肪细胞构成，形态学类型包括：纤维脂肪瘤、黏液脂肪瘤、软骨样脂肪瘤、肌脂肪瘤、血管脂肪瘤等。

本病多见于中青年患者，发病无明显性别差异，病程一般较长，可数月到数年不等，临床主要以腹部包块和/或周围脏器受压而出现相应症状而就诊。

## （二）病理表现

发生于腹膜后的脂肪瘤少见，这一诊断须谨慎，腹膜后含脂肪肿瘤多数为高分化脂肪肉瘤。

大体病理：肿瘤边界清楚，呈分叶状，通常无纤维化、坏死、钙化或出血。

镜下表现：为成熟的脂肪细胞，无核异型性。

免疫组化：部分成熟的脂肪细胞S-100阳性，相较于脂肪肉瘤，脂肪瘤缺少MDM2和CKD4受体表达。

示例如图15-1-17所示。

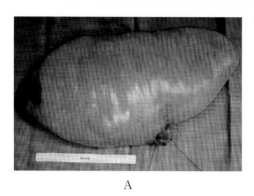 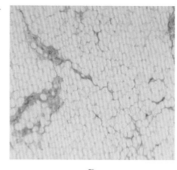 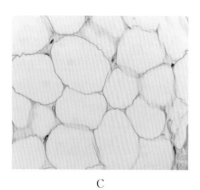

A        B        C

图15-1-17　腹膜后脂肪瘤病理学表现

患者女性,29岁,腹膜后脂肪瘤。大体病理:肿块位于左侧腹膜后,肉眼观察肿块薄壁、柔软、黄色、未见纤维化、坏死、钙化或出血。镜下表现:可见成熟的脂肪细胞,大小相似,可见薄的纤维间隔,脂肪细胞核淡而小,被大的脂肪泡压向细胞外周。

## (三)影像学表现

### 1. 超声表现

超声检查实时、方便、无创伤,它能够清楚地显示肿瘤的形态、大小、位置、运动、毗邻关系等。腹膜后脂肪瘤回声类型主要取决于瘤体内脂肪和其他结缔组织混合形成的界面数量。脂肪组织愈单纯,瘤体回声愈低。但是超声对于腹膜后脂肪瘤诊断价值有限,准确率较低,不易与体内脂肪堆积及肠道气体相鉴别。示例如图15-1-18所示。

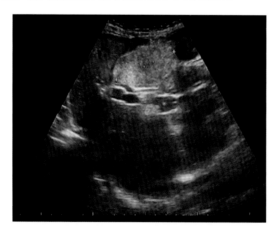

图15-1-18　腹膜后脂肪瘤超声表现

患者女性,45岁,腹膜后脂肪瘤,病变位于胃、十二指肠和胰头的后壁之间,大小约30 mm×60 mm,超声示边界清晰、光滑的圆形强回声肿物,深部回声衰减。

### 2. CT表现

腹膜后脂肪瘤较小时通常表现为边缘清楚的类圆形肿块,增长到一定大小时,边缘呈分叶状;脂肪瘤由于肿瘤细胞排列较为紧密,CT表现为密度较均匀的脂肪影,CT值为-120～-70 HU,肿瘤内部可见到纤细条索状、条片状稍高密度,内部可见钙化;增强后肿瘤内脂肪成分未见明显强化,纤细条索状、条片状稍高密度区可见强化。示例如图15-1-19所示。

### 3. MRI表现

在$T_1WI$序列上表现为均匀一致的高信号,$T_2WI$序列上表现为中等偏高信号,$T_2WI$抑脂序列表现为均匀低信号。肿块的脂肪成分内见少许线状低信号纤维分隔影。MRI增强后瘤体内无强化的实性成分。示例如图15-1-20所示。

## (四)鉴别诊断

(1)腹膜后畸胎瘤:由于包含原始三个胚层组织,CT与MRI清晰地显示肿瘤内含有骨组织、软组织、液体、脂肪和毛发等不同成分,其内可见多种不同密度的成分混合存在,诊断不难。

(2)肾上腺髓样脂肪瘤:是一种少见的肾上腺无功能良性肿瘤,瘤内含有不同量的骨髓成分和脂肪,肿瘤通常较小,CT表现为肾上腺区含脂肪成分的肿块,边缘清楚,并可见多少不等的软组织影,部分肿瘤内可见钙化斑或蛋壳样钙化,增强扫描其内软组织成分可呈轻/中度强化。CT与MRI多平面图像精准定位是关键。

(3)肾外生性血管平滑肌脂肪瘤:单纯从影像

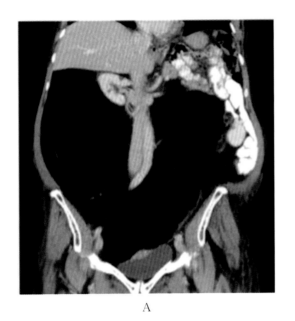
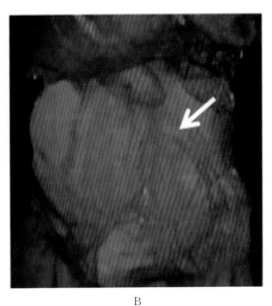

A                                    B

图 15-1-19　腹膜后脂肪瘤 CT 表现

患者女性,73岁,腹膜后巨大脂肪瘤。CT 显示腹膜后巨大低密度肿块,大小约 55 cm×40 cm×10 cm,肿块大部分为脂肪密度,CT 值为 −120～−80 HU。邻近组织器官可见受压、移位。

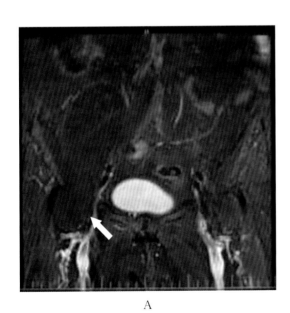
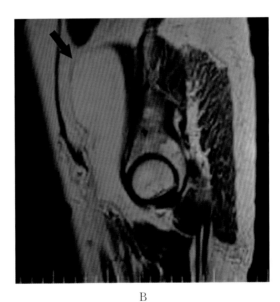

A                                    B

图 15-1-20　腹膜后脂肪瘤 MRI 表现

患者女性,66岁,右侧盆腔腹膜后区脂肪瘤。MRI 显示右侧盆腔腹膜后区巨大脂肪性肿块,大小约 150 mm×77 mm,边界清晰,病变从右侧腹膜后区延伸至腹股沟管(白箭头)(A)。T$_2$WI 冠状脂肪抑制序列(A)为低信号,和 T$_2$WI 矢状面序列(B)为高信号(黑箭头),内见线状低信号纤维分隔影。

密度上难以与只含有脂肪的血管平滑肌脂肪瘤鉴别,CT多平面重建显示肾脏外生性脂肪肿块是鉴别的关键要点。

(4)腹膜后高分化脂肪肉瘤:腹膜后脂肪肉瘤呈浸润性生长,边界多不清楚,肿瘤内密度不均匀,一般来说,即使分化良好的脂肪肉瘤内含大量的成熟脂肪组织,因同时含有其他组织成分,其CT值也常高于良性脂肪瘤,增强后肿瘤内可有不同程度强化,可伴有腹膜后淋巴结肿大和/或邻近结构受侵。

## (五)诊断关键要点

(1)腹膜后脂肪瘤好发于中青年患者。

(2)腹膜后膨胀性生长、肿块内含成熟脂肪、边界清晰的类圆形肿块,是其特征性影像学表现。

(3)CT表现为负CT值均匀低密度肿块影,CT值为−120~−70HU,边界清晰,脂肪成分无强化。

(4)MRI信号表现具有特征性,$T_1WI$序列脂肪成分为高信号,$T_2WI$序列亦为高信号,$T_2WI$-FS序列为低信号,边界清楚。在各种序列中,病变信号与腹部皮下脂肪信号一致,但随回波时间延长,信号强度逐渐下降,偶可见低信号分隔。相较于腹膜后畸胎瘤,脂肪瘤体内无钙化及液体-脂肪交界平面。

(任志鹏 杨宏楷 何永胜)

# 六、腹膜后髓外造血

## (一)概述

髓外造血(extramedullary hematopoiesis,EMH)是多能干细胞异常增殖生成血细胞以弥补骨髓造血功能不足的一种生理性代偿方式。EMH属于良性病变,发生于20~89岁,男与女比为5:1。EMH常表现为后纵隔及腹膜后的脊柱旁的肿块,对邻近组织主要为推压改变,其可能的机制为:

(1)胚胎时期造血器官中的间叶细胞为补偿骨髓造血功能的不足重新恢复造血。

(2)循环于患者周围血中的造血细胞,在特定条件下归巢于胚胎时期有过造血功能的器官,建立新的造血灶。

(3)反应性增生:骨髓造血组织机能不足时,处于休眠状态的造血干细胞同时被异常刺激,产生EMH。

该病常继发于真性红细胞增多症、淋巴瘤和白血病骨髓移植后及骨髓纤维化等血液系统疾病,可见于身体任何部位,如脾、肝、胸腺、乳腺、肺、胸膜、心脏、肾脏、前列腺、肾上腺、卵巢、肠、巩膜、淋巴结、腹膜后、皮肤、神经及椎管内。

由于髓外造血组织不完全具备正常的骨髓微循环功能,所形成的血细胞分化不成熟,因此为无效造血。本节介绍腹膜后髓外造血(retroperitoneal extramedullary hematopoiesis)的病理、临床和影像学表现。

## (二)病理表现

镜下红系增生活跃,以中晚幼为多,易见双核红细胞,巨噬细胞及间皮细胞增生可见。示例如图15-1-21所示。

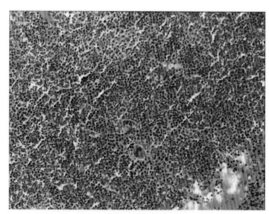

图15-1-21 腹膜后髓外造血病理学表现

患者男性,21岁,自身免疫性溶血性贫血病史,腹膜后髓外造血。镜下可见红系增生活跃,巨噬细胞可见,并见间皮细胞增生(HE,×100)。病理诊断:腹膜后髓外造血。

## (三)影像学表现

**1. CT表现**

由于髓外造血组织呈缓慢的代偿性增生,因而

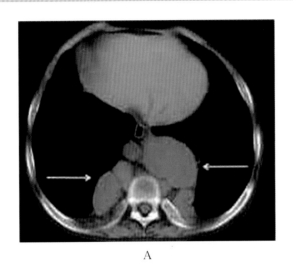
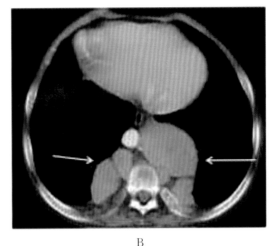

A　　　　　　　　　　　　　　　B

**图15-1-22　腹膜后及后纵隔髓外造血CT表现**

与图15-1-21为同一患者,腹膜后髓外造血。CT平扫(A)胸椎两旁见多个丘状软组织肿块,密度均匀,分界清楚(白箭头);增强(B)呈中度均匀强化。

病灶边缘光滑,又因血供较好,病变无囊变和钙化。腹膜后EMH最常见于脊柱旁,呈多发丘状、类圆形病灶,以宽基底附于椎旁、后肋旁,少数腹膜后脏器的病灶可呈不规则形。CT平扫呈等或稍高密度,肿块边界清楚,无明显包膜。增强扫描处于造血活跃期的肿块呈中度至明显强化;处于缓解期的肿块,由于脂肪变性无明显强化。示例如图15-1-22所示。

**2. MRI表现**

EMH的MRI平扫信号强度取决于造血细胞的活跃程度。活跃的造血组织有丰富的血管,病变在$T_1WI$序列呈等信号、$T_2WI$序列呈高信号,代表成熟或不成熟的红系和髓系。而不活跃的造血组织有铁质沉积,在$T_1WI$和$T_2WI$序列呈低信号。髓外造血者由于脂肪变性而呈高信号,表现为"周围脂肪带"征——即病灶边缘在$T_2WI$序列上可见弧形高信号,提示有脂肪环绕。强化方式与CT相似,呈中度至明显强化,DWI序列则表现为低信号。示例如图15-1-23所示。

**(四) 鉴别诊断**

(1)腹膜后错构瘤:形态多呈圆形或类圆形,密度混杂,包含多种成分,如血管、平滑肌、脂肪等,少

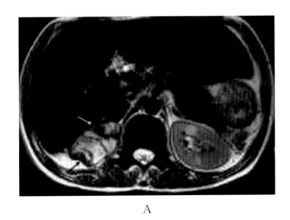
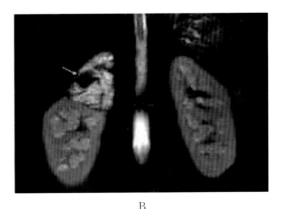

A　　　　　　　　　　　　　　　B

**图15-1-23　右侧肾上腺及腹膜后髓外造血MRI表现**

患者男性,26岁,右侧肾上腺及腹膜后髓外造血。$T_2WI$轴位(A)和冠状位$T_2WI$-FS序列(B)示肿块造血活跃区呈高信号,其内伴有混杂低信号区(箭头),提示造血不活跃区以及含铁血黄素沉积。

数可见钙化,密度混杂程度与所含成分比例明显相关;增强后动脉期可见肿块不均匀强化,实性部分的强化程度与血管分布密切相关;脂肪组织无强化。

(2)腹膜后冬眠瘤:冬眠瘤又称为棕色脂肪瘤,是一种起源于胎儿残留的棕色脂肪组织的罕见良性脂类肿瘤。冬眠瘤因白色脂肪和棕色脂肪的比例不同,其MRI特点也有所不同。脂肪瘤样型冬眠瘤在$T_1WI$、$T_2WI$序列上与皮下脂肪相比呈等及稍高信号、信号较为均匀,可见小血管影通过。

(3)腹膜后脂肪肉瘤:最常见的原发性腹膜后肉瘤,主要表现为腹膜后巨大混杂密度/信号的肿块,侵犯邻近结构,多数肿块内含有脂肪,具有较厚的分隔(厚度>2 mm)或非脂肪性结节,易复发,预后差。

### (五)诊断关键要点

(1)腹膜后髓外造血具有明确的慢性溶血或慢性造血功能障碍病史。

(2)腹膜后脊柱旁沟周围的多发瘤样肿块,CT平扫密度均匀,无囊变、无钙化。

(3)造血活跃期$T_1WI$序列呈等信号、$T_2WI$序列呈高信号;缓解期$T_1WI$和$T_2WI$序列均呈低信号。

(4)MRI可见"周围脂肪带"征。

(5)CT、MRI增强后髓外造血组织中度强化。

(梅磊磊　杨宏楷　何永胜)

# 七、腹膜后Castleman病

## (一)概述

Castleman病(Castleman's disease,CD)又称巨淋巴结增生症或血管滤泡性淋巴组织增生,是一种较为少见的淋巴结增生性疾病。Castleman等在1956年首次对其进行报道并描述为局限性纵隔淋巴结肿大,特征是淋巴滤泡数量增加,生发中心内陷,毛细血管明显增殖,以及滤泡和滤泡间皮细胞增生。

临床上根据肿大淋巴结分布和器官受累的情况不同,可将CD分为单中心型(unicentric castleman disease,UCD)和多中心型(multicentric castleman disease,MCD)。前者往往累及单个淋巴结区域,相关症状较轻,外科治疗效果良好;后者则累及多个淋巴结区域,有较为明显的全身症状,预后较差。

CD可发生在任何部位的淋巴结,以纵隔常见,其次为颈部、腹腔、腹膜后等,发生在淋巴结外的组织罕见,如喉头、肺、腮腺、胰腺以及肋间隙、胸壁等。CD的病因及发病机制尚不明确,目前多认为是病毒感染、自身免疫功能紊乱、副肿瘤综合征等引起的细胞因子风暴导致的系统性炎症反应。

CD多发生于中青年,UCD发病率相对较高,常发生于20~30岁人群,男女发病率近似;MCD的发病率相对较低,常发生于40~60岁人群,男性略多。UCD一般表现为局部淋巴结肿大,而无全身症状,部分患者合并副肿瘤性天疱疮、闭塞性细支气管炎以及生长发育迟缓。MCD通常表现为多部位淋巴结肿大和多脏器受累,患者多有长期发热、盗汗、全身乏力、消瘦、血细胞减少(如贫血和血小板减少)、血清IL-6升高、高免疫球蛋白血症、肝脾肿大。约32%的MCD患者合并POEMS综合征(包括多发性神经病变、器官肿大、内分泌异常、M蛋白增高及皮肤改变),且与多发毛细血管瘤有关。

## (二)病理表现

CD根据病理学表现分为:透明血管型(hyaline vascular castleman disease,HVCD)、浆细胞型(plasmacytic castleman disease,PCCD)、混合型。

(1)透明血管型:为腹膜后CD及单中心型CD最常见类型。镜下可见异常的淋巴滤泡和萎缩或退化的生发中心,周围可见小淋巴细胞组成的覆盖区域。可见数根小血管穿入,血管内皮明显肿胀,管壁增厚,后期呈玻璃样改变。血管周围有数量不一的嗜酸性或透明状物质分布。还可见到两个或更多紧密相邻的萎缩生发中心被一个小淋巴细胞组成的覆盖区域包围。退化的生发中心通常呈透明样化,其内的淋巴细胞减少,主要由大量残余的滤泡树突状细胞组成,会产生按同心形排列呈典型的"洋葱皮样"外观。

（2）浆细胞型：多见于MCD中。PCCD的特征是镜下可见增生性B细胞滤泡（生发中心），通常也有一些退化的滤泡。滤泡间区富含血供且可见成片的浆细胞。生发中心可见较为典型的反应性特征（核分裂象易见、包含细胞凋亡碎片的巨噬细胞等）。一般缺乏"洋葱皮样"典型外观。

（3）混合型：兼具HVCD和PCCD两者的组织学外观。镜下可见淋巴结表现出广泛的退行生发中心以及片状浆细胞增多症。

示例如图15-1-24所示。

## （三）影像学表现

CD的影像学表现与其病理学类型有关。

### 1. 单中心型透明血管型CD

（1）CT平扫：单中心型CD又称局限性CD，沿淋巴链分布区域圆形、类圆形或分叶状孤立软组织肿块，密度均匀，边界光整，包膜完整，平扫CT值为30~60 HU。病灶内极少伴有出血和坏死灶，可能与肿瘤血供丰富、侧支循环良好，以及淋巴滤泡组织本身不易坏死的特性有关。典型的特征为病灶内可见树枝状或斑点状钙化灶，中间可有条状或裂隙样低密度。钙化与增生的毛细血管壁增厚且伴

有玻璃样变性、纤维化变性等，钙质沿退变血管壁沉积相关。

（2）CT增强：大多数局限性CD，特别是透明血管型，动脉期明显均匀强化，并与腹主动脉同步增强，周围可有点条状强化血管，增强早期较肿瘤其他部分强化明显，呈"镶边征"，中心区可见条片状或裂隙样较低强化区，静脉期和延迟期低强化区逐渐缩小或消失，病灶呈现由外周向中心逐渐强化、逐步填充的特点。动态增强扫描呈"快进慢出"显著强化。浆细胞型常仅为轻中度持续强化。

（3）MRI表现：平扫$T_1WI$肿块相对正常软组织呈等、略高信号，正反相位信号无衰减，但肿块的边缘在反相位像上信号明显衰减；$T_2WI$-FS呈高信号，内见裂隙状低信号区；DWI呈高信号，ADC约为$1.0×10^{-3}$ mm²/s，表现为轻度扩散受限，肿块边缘见异常扭曲流空血管影，增强后肿块明显富血供强化，肿块中央可见片状无强化区。

### 2. 多中心型浆细胞型CD

CT与MRI影像学表现无明显特异性，主要表现为一组或者多组肿大的淋巴结，CT、MRI增强多表现为轻中度均匀强化，与血管成分较少相关。

该型与腹膜后淋巴瘤鉴别困难，最终需要结合临床、病理及免疫组化分析确诊。

示例如图15-1-25所示。

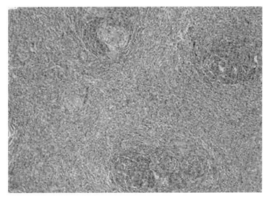

A                                    B

**图15-1-24 腹膜后Castleman病的病理学表现**

患者17岁，腹膜后Castleman病（透明血管型）。大体所见：腹膜后肿物，大小为11 cm×10 cm×7 cm，切面灰黄色脂肪样，包膜完整。镜下表现（放大倍数×100）（A）：异常的淋巴滤泡和萎缩或退化的生发中心，周围可见小淋巴细胞组成的覆盖区域；血管退化伴有透明血管变化（B），一部分具有洋葱样皮肤外观。免疫组化：CD20（＋），CD3（＋），CD38（浆细胞＋），CD21（滤泡树突细胞＋），Bcl-2（＋），Bcl-6（生发中心＋），CD10（生发中心＋），κ（部分＋），λ（少数＋），Ki-67（＋，8%）。

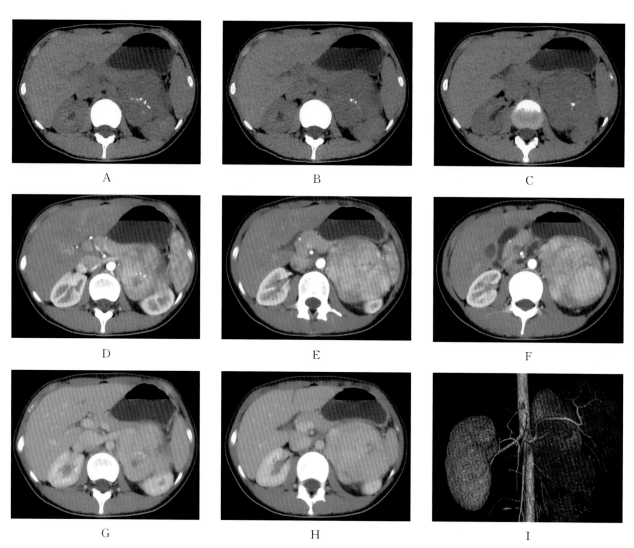

**图15-1-25 腹膜后Castleman病CT表现及容积三维重建**

与图15-1-24为同一患者,腹膜后Castleman病。腹部平扫(A～C)可见腹膜后左侧肾旁间隙类似肾性的软组织密度影,最大横截面大小约88 mm×69 mm,呈浅分叶状,密度不均匀,内见多发斑片状、裂隙状低密度影,以及成形的结节状、簇状钙化影。增强扫描动脉期(D～F)明显的不均匀强化,周围可见血管影,病灶内裂隙状的低密度区不强化,包膜下可见晕影,邻近胰腺和左肾受压移位。静脉期(G、H)强化逐渐趋于均匀。VR重建(I)示脾动脉、腹腔干以及腹主动脉发出细小分支向病灶供血。

## （四）诊断标准与鉴别诊断

**1. CD临床诊断标准**

（1）单中心型：

① 单一部位淋巴结肿大；

② 除浆细胞型外多无全身症状及实验室检查异常；

③ 肿物切除后可长期存活。

（2）多中心型：

① 两个部位及以上的淋巴结肿大并侵犯外周组织；

② 多表现为浆细胞型，伴有肝脾肿大，浆细胞增多，部分患者伴有干燥综合征、肾病综合征、自身免疫性疾病。

**2. 鉴别诊断**

（1）腹膜后副神经节瘤：好发于腹主动脉周围（75%）、膀胱（10%）、胸部（10%）以及头颅、颈部和盆腔。多表现为靠近中线大血管旁紧贴或沿着腹主动脉长轴分布的软组织肿块影，平扫为形态规则、边界清晰的类圆形肿块，病灶较小、密度均匀，肿瘤较大时易发生中心坏死、出血囊变，极少情况下会因为内部出血、继发液化进而形成纤维囊壁而完全囊性变。增强扫描表现为实性部分呈明显持续强化。

（2）腹膜后神经鞘瘤：腹膜后神经鞘瘤好发于脊柱旁、肾脏内侧和盆腔骶前区等神经组织丰富的部位，与腰大肌关系密切，多呈类圆形或不规则形，边界清楚，有包膜，易发生囊变、坏死及出血。肿瘤的密度、信号和强化程度取决于肿瘤内细胞致密区（Antoni A区）和细胞稀疏区（Antoni B区）的比例、分布和排列。$T_2WI$序列可呈"靶环征"。增强扫描呈不均匀强化，囊变坏死区无强化。

（3）腹膜后平滑肌肉瘤：通常起源于腹膜后大血管的管壁，如下腔静脉和肾静脉。具有3种特征性生长方式：完全位于血管腔内，最少见；累及血管内及血管外；完全位于血管腔外，最常见。表现为较大分叶状肿块，实性成分为主，可见囊变、坏死

区，钙化少见，增强扫描呈明显的不均匀强化。通常可见侵犯周围组织脏器，如肾脏、肝脏、肾上腺、胰腺等。该病需与混合型CD鉴别，另外平滑肌肉瘤多见种植和血行转移，而非淋巴结转移。

（4）腹膜后淋巴瘤：与多中心浆细胞型的CD鉴别困难，表现为无痛性淋巴结肿大，肝脾肿大，有发热、瘙痒、盗汗及消瘦的症状，部分症状与浆细胞型CD类似。淋巴瘤为多发实性病灶，可以融合成团，并包绕邻近的血管，以及出现"血管漂浮征"，DWI序列上呈高信号，ADC值显著降低，有助于与多中心型CD相鉴别。

## （五）诊断关键要点

（1）单中心CD发病率相对较高，常发生于20~30岁人群，一般表现为淋巴结肿大，而无全身症状。

（2）多中心CD的发病率相对较低，常发生于40~60岁人群，表现为多部位淋巴结肿大和多脏器受累，患者多有长期发热、盗汗、全身乏力、消瘦等表现。

（3）CT表现：① 腹膜后单中心CD多表现为类圆形、肾形的肿块，边界光整，包膜下可见低密度晕影；② 病灶内可见树枝状或斑点状成型钙化灶；③ 中央可见裂隙状低密度区；④ 增强扫描富血供强化，病灶内裂隙状的低密度区不强化，周围可有点条状增强血管，呈"镶边征"；⑤ 静脉及延迟期呈持续强化，中央低密度区范围逐渐缩小，呈外周向中央填充表现。

（4）MRI表现：单中心CD肿块长径与淋巴结的长轴一致，$T_1WI$序列呈等或稍低信号，$T_2WI$序列呈稍高信号，病灶中央见裂隙样低信号影；$T_2WI-FS$序列显示CD病灶周围腹膜渗出；MRI增强的强化方式类似于CT增强，明显强化的主病灶周围可见轻度增大的淋巴结。

（5）多中心CD影像学表现无明显特异性，需要结合临床、影像学表现综合分析。

（熊柏柱　董江宁）

# 第二节 腹膜后恶性肿瘤

## 一、腹膜后脂肪肉瘤

### (一)概述

腹膜后脂肪肉瘤(retroperitoneal liposarcoma, RPLS)是起源于腹膜后原始间叶细胞的恶性肿瘤,约占腹膜后软组织肿瘤的50%。RPLS主要分为4种亚型:高分化脂肪肉瘤(well-differentiated liposarcoma, WDLS)、去分化脂肪肉瘤(dedifferentiated liposarcoma, DDLS)、黏液样脂肪肉瘤(myxoid liposarcoma, MLS)以及多形性脂肪肉瘤(pleomorphic liposarcoma, PLS),其中,以WDLS和DDLS最为常见。

RPLS发病年龄多为50~75岁,发病率无明显性别和种族差异,肿瘤大多数为单发,好发于肾周脂肪组织,常沿腹膜和组织器官间隙生长。RPLS往往缺乏特异性临床表现,肿瘤较小时一般无症状,呈隐匿性生长,当肿瘤增大到一定程度时,可出现邻近器官压迫症状,如腰腹部疼痛、胃肠道梗阻、肾积水、尿频、尿急、下肢不能上抬等,腹部可触及较大包块。CT和MRI是术前诊断腹膜后脂肪肉瘤的主要影像学方法。

### (二)病理表现

RPLS大体病理主要分为高分化型、去分化型、黏液型和多形型。

**1. 大体病理**

多数肿瘤呈结节状或分叶状,表面包裹假包膜,肿瘤断面可见黏液样成分或鱼肉样改变。

**2. 显微镜下表现**

(1)高分化型:镜下可见大量的分化程度良好的脂肪细胞,细胞呈梭形,细胞核大深染,细胞核存在异型性,偶见个别核分裂象,可见纤维间隔成分。

(2)去分化型:镜下可见部分为灶状黏液组织细胞,部分为恶性纤维组织细胞,两种细胞成分之间分界清楚。

(3)黏液型:镜下可见片状黏液背景中有丰富的纤细多分支状毛细血管网;部分区域呈扩张的肺泡样囊状形态,其囊腔内有粉红色的颗粒状、黏液样物,并见有不同成熟阶段的脂肪母细胞,上述细胞核形状多不规则,并有轻度异型;亦可见较成熟的脂肪细胞散在分布。

(4)多形型:镜下可见多形性脂肪母细胞,几乎不含成熟脂肪成分。

**3. 免疫组化表型**

(1)高分化型:WDLS有CDK4、MDM基因突变。

(2)去分化型:DDLS除了与WDLS相同的CDK4、MDM基因突变之外,还有FGFR3等多种基因改变。

(3)黏液型:FUS-CHOP基因突变对MLS的诊断具有重要意义。

(4)多形型:PLS有p53和VEGF等基因突变,与其他RPLS亚型相比,PLS具有最大的染色体失衡,并具有大量的基因获得和缺失。

示例如图15-2-1所示。

### (三)影像学表现

**1. CT表现**

根据肿瘤所含成分不同,其CT表现亦不同,肿瘤体积一般较大,边界清楚。

(1)高分化脂肪肉瘤:肿瘤CT平扫表现为以

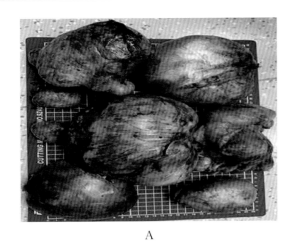
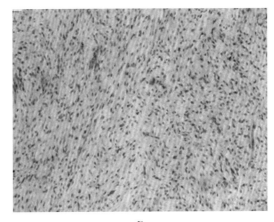

A                                              B

图 15-2-1　腹膜后及腹盆腔去分化脂肪肉瘤的病理学表现

患者女性,65岁,腹膜后及腹盆腔去分化脂肪肉瘤。大体病理(腹膜后及腹盆腔、肠系膜区多个肿块)(A):灰白灰红结节8枚,最大的大小约23 cm×13 cm×8 cm,呈分叶状,灰黄质韧;镜下表现(HE,×100)(B):见肿瘤由高分化脂肪肉瘤和梭形细胞肉瘤混合组成,梭形细胞肉瘤部分为多形性未分化肉瘤,部分为黏液纤维肉瘤样形态;免疫组化:MDM2(+),CDK4(+),p16(+),Desmin(散在+),CD34(+),S-100(-),SMA(-),Ki-67(+,约30%)。

脂肪密度为主的不均质肿块,边界清楚,CT值一般在−40～−20 HU,瘤内可见云絮状、条纹状边缘模糊的略高密度影及粗细不一的间隔,病灶周边见较为完整清晰的包膜,肿瘤常常生长较大,向外周推移邻近的器官,但未显示会破坏周围的骨质结构。增强扫描可见软组织成分轻度强化,而肿瘤的脂肪成分无强化。当肿瘤内胶原含量增多时,可见硬化结节,CT平扫表现为混杂密度肿块,以骨骼肌密度为主,其血管较丰富,增强扫描呈轻中度渐进性强化。

(2)去分化脂肪肉瘤:肿瘤CT表现因其成分不同而异,其CT平扫典型表现为脂肪样成分中出现等于或高于肌肉密度的肿块,脂肪成分和软组织肿块之间分界清楚,分界处呈突然中断征象。增强扫描早期软组织成分不均匀强化,内可见分支血管走行,延迟期扫描明显强化,而肿瘤的脂肪成分不强化。当DDLS体积较大时,CT平扫多表现为不均质分叶状或结节状软组织肿块,可伴钙化或骨化,中央可见数量不等的坏死或囊变,病灶周围有部分包膜,但多不完整,肿瘤常与周围结构器官粘连紧密,而无淋巴结转移。

(3)黏液样脂肪肉瘤:肿瘤在CT平扫中,黏液成分较多者密度低,呈均匀的"囊性"肿块,CT值近

似水,病灶周围可见厚薄不均的包膜。增强扫描呈网状、片状、云雾状延迟强化。部分肿瘤中央呈软组织密度,部分肿瘤内可见坏死区。实性成分较多者密度增高,呈稍低于或等于肌肉密度。

(4)多形性脂肪肉瘤:肿瘤CT平扫表现为不均匀软组织肿块影,形态不规则,无包膜,与周围组织分界不清,可侵犯肌间隙进而累及邻近肌肉,瘤周水肿明显,常合并坏死和出血,少数可见钙化,无或少数可见脂肪组织,增强扫描呈明显不均匀强化。PLS易转移至肝、肺和脑。

示例如图15-2-2所示。

**2. MRI表现**

(1)高分化脂肪肉瘤:肿瘤在MRI可见在短T1、长T2的脂肪信号内出现不规则增厚的低信号间隔。MRI增强肿块低信号间隔有强化,有时肿瘤内同时可见云絮状、条索状强化灶。当肿瘤内胶原含量增多时,可见与邻近肌肉相似信号的结节。

(2)去分化脂肪肉瘤:脂肪成分与软组织肿瘤成分分界清楚,分界处呈突然中断征象。非脂肪成分MRI信号略不均匀,$T_1WI$序列信号与肌肉相似,$T_2WI$序列信号可以高于或等于脂肪,钙化和骨化可见,增强早期不均匀强化,延迟期明显强化。

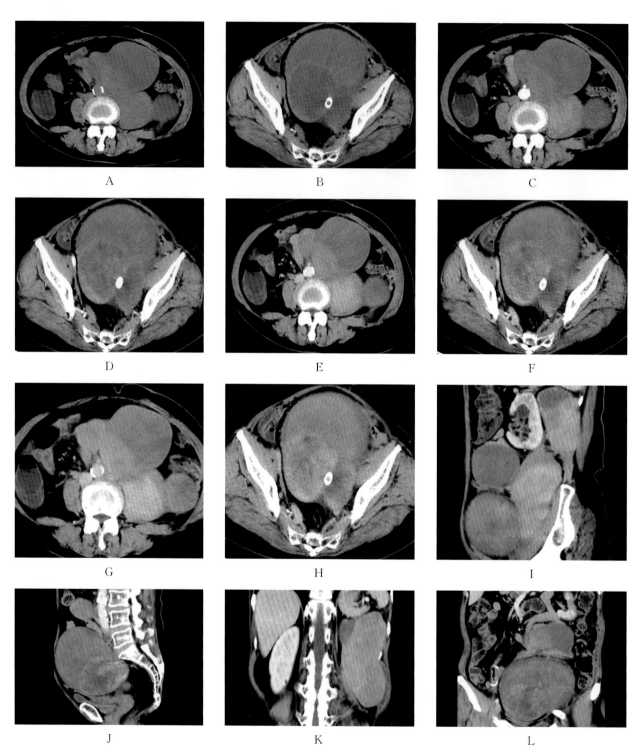

图15-2-2　腹膜后及腹盆腔去分化脂肪肉瘤CT表现

与图15-2-1为同一患者,腹盆腔、腹膜后及肠系膜去分化脂肪肉瘤。腹盆腔、腹膜后及肠系膜多中心、多发的结节及肿块,肿块内未见脂肪密度影。CT平扫(A、B):肿块密度不均匀,内可见条状稍高密度影,肿块部分边界欠清,呈融合状改变;CT三期增强的动脉期(C、D):病灶轻度不均匀强化,内见无强化区;门静脉期(E、F):病灶进一步强化;延迟期(G、H):病灶持续强化;矢状位、冠状位(I~L):病灶明显不均匀强化,内可见片状、条索状高密度影,以及无强化区。2个肿块之间间隔有正常组织(L)。

（3）黏液样脂肪肉瘤：多数为乏脂性分隔囊样肿块，$T_1WI$序列呈不均匀稍低信号，$T_2WI$序列呈与水相似的高信号，信号强度比脂肪高。增强扫描病灶呈网状、片状延迟强化。少数特征性的MLS可见脂质分隔或瘤体内的小脂肪结节。

（4）多形性脂肪肉瘤：表现为腹膜后质地不均的软组织肿块，$T_1WI$序列呈不均匀稍低信号，$T_2WI$序列表现为略高、等混杂信号；DWI肿块实性成分

为高信号、ADC图呈低信号，ADC值低；同反相位等水脂分离技术显示肿块内无脂质成分。增强后肿块明显不均匀强化，内见肿瘤血管形成及坏死、黏液变性区。肿块侵犯腹膜后器官、筋膜、腰大肌与血管，易出现肝脏和肺等远处转移。该型脂肪肉瘤恶性度高，单纯依靠影像学难以与腹膜后未分化多形性软组织肉瘤鉴别。

示例如图15-2-3所示。

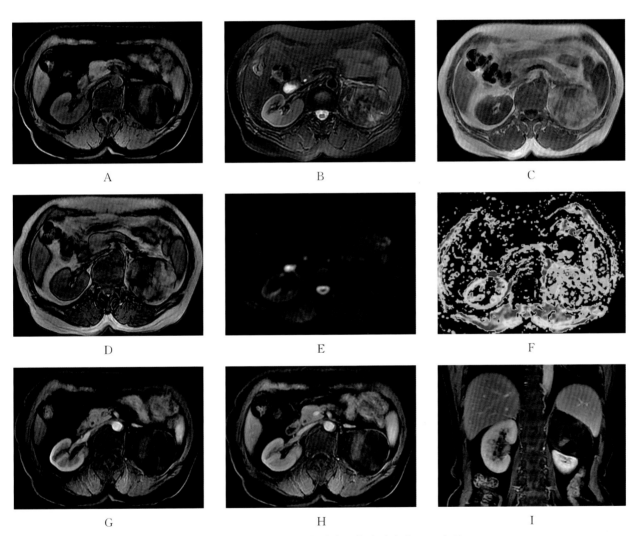

图15-2-3　肾周及肾前旁间隙高分化脂肪肉瘤MRI表现

患者女性，65岁，左侧肾周及肾前旁间隙高分化脂肪肉瘤。MRI平扫的$T_1WI$序列（A）：肿块信号混杂，其内可见大片短T1信号，肿块边界尚清晰，与左侧肾上腺内肢分界不清；$T_2WI$抑脂序列（B）：肿块信号混杂，其内可见片状高信号及低信号的混杂信号；同/反相位$T_1WI$像（C、D）：病灶在同相位上呈混杂稍高信号，同层反相位上肿块信号明显衰减，并见勾边征；DWI序列（b=800 s/mm²）（E）：肿块实性成分呈稍高信号；ADC伪彩图（F）测ADC值约为$0.935\times10^{-3}$ mm²/s；MRI增强的动脉期（G）：肿块内见云絮状、条索状轻度不均匀强化；门静脉期（H）：病灶进一步强化，范围扩大；冠状位的延迟期（I）：病灶持续强化，左肾受压，向下移位。

## (四)鉴别诊断

(1)腹膜后平滑肌肉瘤(retroperitoneal leiomyosarcoma,RLS):起源于腹膜后间隙的平滑肌组织,占原发性腹膜后恶性肿瘤的第2位,多见于中老年女性,RLS一般呈圆形或不规则软组织肿块,瘤体巨大,边界清楚,往往与腰大肌密度相似,瘤体中央可出现大面积坏死,由于平滑肌肉瘤属于富血供肿瘤,增强后一般有明显强化表现,有坏死者呈厚壁环形强化,平滑肌肉瘤易发生肝转移,"牛眼征"是其转移特征。当脂肪肉瘤内不含成熟脂肪成分时,两者很难鉴别。

(2)腹膜后未分化多形性软组织肉瘤(undifferentiated pleomorphic sarcoma,UPS):起源于间叶组织的恶性肿瘤,占原发性腹膜后恶性肿瘤的第3位,好发于中年男性,肿瘤CT表现通常为较大的分叶状软组织肿块,一般呈等、低混杂密度,钙化与骨化的概率为5%～20%,一般肿瘤中心由于坏死、出血或黏液变呈现低密度区,CT增强扫描肿瘤实质部分多表现为外周性中等强化,呈"快进慢出"或"慢进慢出"特点,坏死区的实质部分呈间隔性伪足样或棉絮样改变。UPS和DDLS很难鉴别,需免疫组化染色才能区分,UPS可表达Vim、CD68,不表达CK,而DDLS主要有CDK4、MDM以及FGFR3基因改变。

(3)腹膜后脂肪瘤(retroperitoneal lipoma):由成熟脂肪组织组成的良性间叶性肿瘤,少见于腹膜后,体积较小,边界清楚,CT表现为均一脂肪密度肿块,MRI为$T_1WI$、$T_2WI$序列呈高信号,与皮下脂肪信号相等。脂肪瘤多见单结节的边缘,纤维间隔少,并且没有强化,而WDLS常见多结节的边缘,并且纤维间隔多,延迟强化,并且WDLS信号分布不均匀,边界具有一定的浸润性,瘤体内还可见厚的软组织间隔或软组织结节,部分可见直径<1 cm的软组织肿块,有助于鉴别。

(4)腹膜后畸胎瘤(retroperitoneal teratoma):起源于原始生殖细胞,偶见于腹膜后,一般由两个或三个胚层组织衍化而来。CT平扫多表现为厚壁单房或多房囊性肿块,密度混杂,包括脂肪、钙化或骨骼、水样密度以及软组织密度。少数可见脂-液

分层现象,而RPLS没有此征象。皮样囊肿表现为厚壁单房或多房分叶状囊样密度,囊壁可见蛋壳样钙化,囊内为水样密度。未成熟畸胎瘤表现复杂,以复杂多房囊性或实性成分为主,瘤内可见脂肪或钙化成分。当出现肿瘤边缘不清、呈浸润性生长,瘤体在短期内明显增大,增强扫描瘤体呈一过性显著强化时要考虑畸胎瘤恶变可能。MRI为混杂信号肿块,特征是肿块内含脂肪信号灶。

## (五)诊断关键要点

(1)RPLS起源于原始间叶细胞,好发于50～75岁,瘤细胞表达Vim、S-100蛋白,不表达CK。

(2)高分化腹膜后脂肪肉瘤在CT和MRI上表现为以脂肪成分为主的混杂密度/信号的肿块,瘤内可见形态不规则的纤维分隔,增强后分隔轻度强化,而脂肪成分不强化。MRI同相位像上高信号脂质成分,在反相位像上信号明显衰减。

(3)去分化脂肪肉瘤CT上表现为肿块内无脂肪密度成分,呈多结节堆积状;肿块间间隔有"正常组织";CT平扫时各个结节和肿块之间密度不同,CT增强时肿块内强化不均匀,CT平扫与增强均表现异质性。

(4)高分化脂肪肉瘤与黏液性脂肪肉瘤主要推移压迫邻近器官,而去分化型与多形性脂肪肉瘤侵犯邻近器官并易发生远处转移。

(付宝月　董江宁　罗　潇)

# 二、腹膜后纤维肉瘤

## (一)概述

腹膜后是一较大间隙,具有范围广、位置深的特点,有利于肿瘤生长。腹膜后肿瘤较小时很少出现明显的症状和体征,当发现腹膜后肿块时,病灶往往已增大到一定程度,许多患者往往是因为体外触及包块而就诊。原发性腹膜后肿瘤是指位于腹

膜后间隙的肿瘤,其发病率较低,以恶性肿瘤常见,占全身恶性肿瘤的0.2%左右,常见的腹膜后恶性肿瘤包括脂肪肉瘤、平滑肌肉瘤、纤维组织细胞瘤和纤维肉瘤等。

在2020版WHO软组织肿瘤分类中,腹膜后纤维肉瘤(retroperitoneal fibrosarcoma,RF)属于恶性成纤维细胞/肌成纤维细胞性肿瘤。肿瘤体积一般较大,分化程度差,发现时往往已发生转移,肿瘤易压迫邻近神经,引起神经功能障碍性症状。RF与腹膜后邻近血管和神经关系密切,也增加了手术难度,如能及早发现和诊断,能够有效提高患者的预后情况和生存期。

## (二)病理表现

大体病理:肿块边界一般清楚,其硬度与胶原含量多少有关,切面呈灰白或灰褐色,肿瘤分化差时常合并出血和坏死。

镜下表现:主要由梭形细胞构成,互相交织成旋涡状,这些紧密细胞可产生丰富的网状纤维,有时也会产生比较粗的胶原束。分化较好的瘤细胞异型性较轻,并被平行交织的胶原纤维分隔,呈经典的"人"字状排列;分化较差的瘤细胞,核分裂象多见,富含瘤细胞,血管较丰富,常伴有明显的坏死或出血,胶原纤维较少。

免疫组化:该肿瘤严重缺乏特异性标志物,但Ⅰ型胶原、波形蛋白、组织细胞标记或基膜成分阳性。示例如图15-2-4所示。

## (三)影像学表现

### 1. CT 表现

CT检查对软组织具有很好的密度分辨率和空间分辨率,是诊断软组织肉瘤的常用方法。① RF常常表现为较大的软组织肿块,形态不一,多为分叶状,多数肿块边界与周围组织分界不清,低度恶性者呈膨胀性生长,高度恶性者呈浸润性生长,肿块中心可发生坏死性低密度区,当瘤内有出血时,可见斑片状稍高密度影。② CT增强后肿块多以边缘强化为主,随着时间的延迟,强化范围进一步增大,中心坏死区强化范围较弱,由于肿瘤血供丰富,生长迅速,常常可以发现多支供血动脉。

示例如图15-2-5所示。

### 2. MRI 表现

MRI是软组织肿瘤的最佳的影像学检查方法,可以清晰显示肿瘤位置、体积、边界、形态、信号特点和对周围组织侵袭情况,对肿瘤的分期和预后评估具有重要的价值。① RF主体在$T_1WI$序列呈低、等信号,$T_2WI$序列上大部分呈混杂信号,内部有较明显的脑回状高信号,在$T_2WI$序列上病灶内条索状的低信号为分隔,病理学上为胶原纤维集聚所致,而不是肿瘤内的骨化、钙化或者含铁血黄素沉

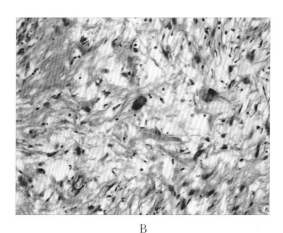

A                                    B

图 15-2-4　腹膜后纤维肉瘤病理学表现

患者男性,72岁,腹膜后纤维肉瘤。大体病理:右下腹肠系膜区见一灰白肿块,肿物切面灰白质韧,局部伴坏死。镜下表现(A. HE,×100;B. HE,×200):梭形细胞及奇异核的上皮样细胞弥漫分布,伴间质黏液样变形和胶原化,局部可见坏死。

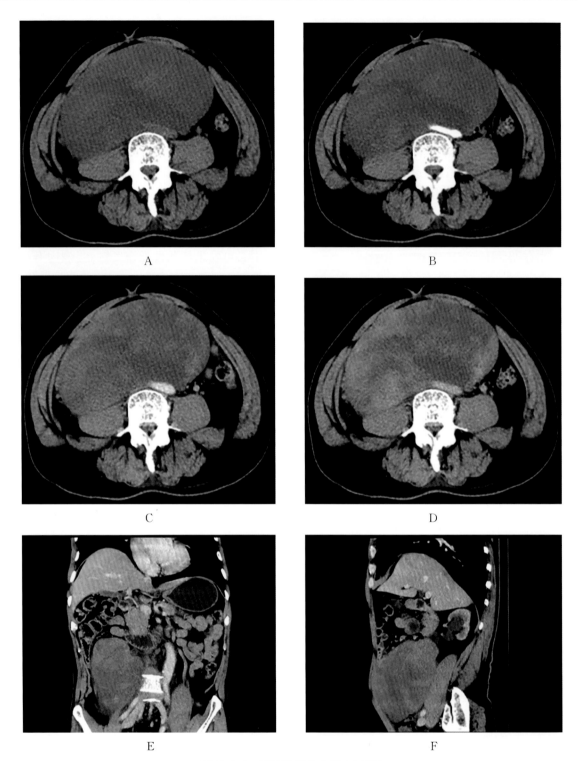

图 15-2-5　腹膜后纤维肉瘤 CT 表现

与图 15-2-4 为同一患者,腹膜后纤维肉瘤。CT 平扫(A):腹膜后见一巨大软组织肿块影,大小约 19.5 cm×14.5 cm×10.0 cm,边界尚清,推挤周围组织器官,肿块密度不均匀,实性成分呈片絮状等及稍高密度影,黏液变性区呈低密度。CT 三期增强(B~D)实性成分中度强化,黏液变性部分呈渐进性轻中度强化。冠矢状位重建显示(E,F)右侧输尿管明显受压,上段输尿管及肾盂肾盏明显梗阻扩张,右侧腰大肌受累。

积。② MRI增强扫描肿块呈不均匀强化，外周实性成分表现为明显的团片状强化、"轮辐"状强化，可能与病灶内胶原纤维细胞排列有直接的关系；黏液变性区表现为轻中度渐进性强化；囊变坏死区无强化。③ RF的实性成分DWI序列呈明显高信号，ADC图呈低信号、ADC值低，反映了RF作为恶性软组织肿瘤的特征。

### （四）鉴别诊断

（1）腹膜后脂肪肉瘤（retroperitoneal liposarcoma）：发生于腹膜后的脂肪肉瘤，由于位置深在、发病隐匿，常常在肿瘤巨大、侵犯或挤压周围脏器发生合并症状时才被发现。① 腹膜后高分化的脂肪肉瘤影像学表现为腹膜后体积较大的混杂密度肿块，含脂肪密度、水样密度和软组织密度，也有的呈单一脂肪密度。高分化脂肪肉瘤肿块内含大量脂肪密度成分，血供不丰富，实性成分轻度强化为主，与RF不难鉴别。② 黏液型脂肪肉瘤：因病灶内含有大量的黏液样组织，其在CT和MRI上表现为巨大的分叶状囊性肿块，富含水分的黏液样组织在MRI的$T_1WI$序列上呈均匀低信号，$T_2WI$序列上呈极高信号，增强扫描呈网状、片状延迟强化，结合同反相位像显示肿块内脂质成分，可资鉴别。③ 去分化脂肪肉瘤表现为脂肪样成分内出现等于或略高于肌肉密度的肿块，增强扫描早期不均匀强化，延迟期明显强化。去分化型脂肪肉瘤常表现为腹膜后多个肿块，肿块之间具有正常组织分隔，不同肿块之间密度与强化程度不同，借此可与RF相鉴别。

（2）腹膜后平滑肌肉瘤（retroperitoneal leiomyosarcoma）：起源于平滑肌细胞的恶性肿瘤，是第二常见的原发性腹膜后恶性肿瘤，女性多见，好发于下腔静脉走行区。平滑肌肉瘤通常表现为大的软组织肿块，密度/信号不均匀，肿瘤的实性成分与肌肉密度/信号相近，钙化少见，可见囊变坏死区，当肿块内伴出血时$T_1WI$序列表现为稍高信号，实性成分$T_2WI$序列信号不高是腹膜后平滑肌瘤的特征性表现，与肿瘤细胞密集及富含水分的间质成分少有关。CT与MRI增强扫描实性成分呈环形、团块样渐进性强化，静脉期强化范围较动脉期

增大、实性成分强化趋于均匀，坏死区不强化。腹膜后平滑肌肉瘤$T_2WI$序列信号不高，而腹膜后纤维肉瘤$T_2WI$序列上肿块内有较明显的脑回状高信号，内可见条索状的低信号纤维成分，此特征可作为二者的鉴别要点。

（3）腹膜后恶性孤立性纤维瘤（malignant solitary fibrous tumor，MSFT）：是一种罕见的间叶组织来源的梭形细胞恶性肿瘤。CT表现为腹膜后巨大软组织肿块，边缘分叶，密度不均，伴囊变、坏死、出血。CT增强扫描肿瘤细胞密集区呈显著"多结节样"或"地图样"强化，伴轻度或不强化"线样"或"裂隙样"胶原纤维分隔区；其胶原区与细胞密集区于延迟期呈强化"反转征"，肿瘤内或周围可见多发迂曲的肿瘤血管影，与RF不同。MRI的$T_1WI$序列一般呈均匀的等或低信号；$T_2WI$序列呈高、稍高及低的混杂信号，其中高信号区反映肿瘤黏液样变区，略高信号反映肿瘤细胞密集区，低信号反应致密胶原纤维，增强后$T_2WI$序列略高信号的肿瘤细胞密集区明显强化，MSFT增强扫描早期呈"多结节样"或"地图样"强化伴延迟强化范围扩大与融合，以及致密胶原区与细胞密集区CT增强延迟期的"强化反转征"可作为MSFT相对特异性的诊断要点。

### （五）诊断关键要点

（1）RF属于恶性成纤维细胞/肌成纤维细胞性肿瘤，肿瘤体积较大，分化程度差，易压迫腹膜后邻近神经，引起神经功能障碍性症状。

（2）CT平扫肿块密度不均，内可见坏死囊变区。实性成分多期CT增强中度强化，黏液变性区在延迟期则表现为轻中度渐进性强化。

（3）RF在$T_1WI$序列上显示低、等信号，$T_2WI$序列上显示脑回状高、低混杂信号，以$T_2WI$信号更具特征性。MRI增强表现为明显外周强化、"轮辐状"强化。

（4）腹膜后纤维肉瘤仅仅依靠CT、MRI较难与其他组织来源的软组织肉瘤鉴别，但可以提供准确的定位、定量、血管和邻近器官有无侵犯等信息，为治疗决策提供影像学依据。

（贾好东　董江宁　罗　潇）

# 三、腹膜后平滑肌肉瘤

## (一)概述

原发性腹膜后平滑肌肉瘤(primary retroperitoneal leiomyosarcoma, PRLS)起源于腹膜后间隙的平滑肌组织,如血管壁平滑肌、腹膜后潜在间隙平滑肌及胚胎中肾管残余平滑肌等,约占腹膜后软组织肿瘤的20%。起源于血管壁平滑肌者,根据肿瘤生长方式可分为血管内生长、血管外生长和血管腔内腔外生长三种类型,以血管外生长最为常见。PRLS发病原因不明。

PRLS好发于中老年人,女性患病率明显高于男性。因发病部位隐匿,腹膜后潜在间隙大,早期不易发现,临床亦无特征性表现,只有当肿瘤长大对周围组织和脏器产生压迫或侵袭时,患者才会出现腹部疼痛不适,或触及腹部包块。晚期PRLS主要通过血行转移,很少淋巴结转移,最常转移至肺部,其次为肝脏、纵隔、心包、肾脏等。

## (二)病理表现

大体病理:PRLS肿瘤体积较大,实性黏滑,质嫩呈鱼肉样,切面通常为灰白色、灰黄色或灰红色,可伴有出血、坏死、囊变。

镜下表现:可见具有肌源性分化的梭形细胞呈束状、编织状排列,可出现不同程度的异型性,并可见瘤巨细胞和核分裂,通常核分裂象≥5个/50 HPF。

免疫组化:平滑肌肌动蛋白(smooth muscle actin, SMA)、钙结合蛋白(h-Caldesmon)和结蛋白(Desmin)弥漫强阳性,提示为平滑肌源性恶性肿瘤。

示例如图15-2-6所示。

## (三)影像学表现

### 1. CT表现

PRLS可发生在腹膜后间隙的任何部位,左上腹膜后较多见,可单发也可多发,以单发多见。肿瘤形态多不规整,呈分叶状。平扫示肿瘤密度不均,与邻近肌肉密度相仿,或略低于邻近肌肉,肿瘤多有包膜且边界清楚,边缘常见不规则尖角样突起,肿瘤囊变坏死多见,但坏死区一般不超

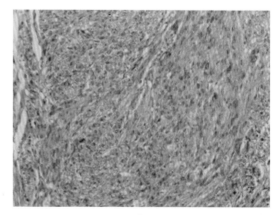

A          B

**图15-2-6 腹膜后平滑肌肉瘤病理学表现**

患者女性,56岁,腹膜后平滑肌肉瘤。肉眼观察肿瘤切面呈灰白色,大小为105 mm×65 mm×50 mm,质稍韧,部分区域稍透明,局部灰红,包膜完整。镜下表现:肿瘤细胞呈长梭形,呈束状、交织状密集排列,细胞异型明显,可见瘤巨细胞,核分裂象易见,间质血管增生、片状出血。免疫组化:CK(−),Vim(+),SMA(+),Desmin(+),h-Caldesmon(+),p16(+),CDK4(+),MDM2(+),S-100(−),CD117(−),DOG-1(−),CD34(血管+),SDHB(+),Ki-67(+,约70%)。

过肿瘤体积的 2/3,钙化及出血少见。增强扫描典型的 PRLS 为进行性延迟强化,动脉期呈中等或显著不均匀性强化,门脉期持续强化,强化趋于均匀,囊变坏死区不强化。部分肿瘤内可见僵直、不规则的肿瘤血管生成。部分肿瘤与腹膜后大血管解剖关系密切,CT 血管造影可显示肿瘤供血动脉的起源,有助于肿瘤的定位。示例如图 15-2-7 所示。

**2. MRI 表现**

腹膜后 PRLS 在 $T_1WI$ 序列呈不均匀稍低信号,

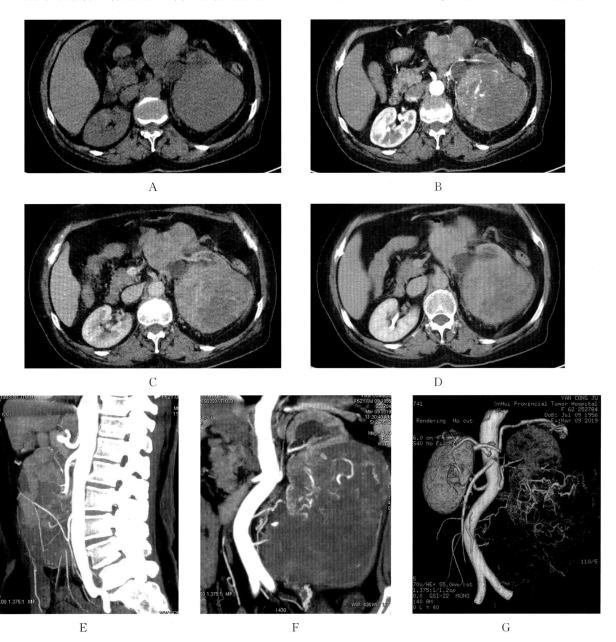

A　　　　　　　　　　　　　　B

C　　　　　　　　　　　　　　D

E　　　　　　　　　　F　　　　　　　　　　G

**图 15-2-7　腹膜后平滑肌肉瘤 CT 表现**

患者女性,62 岁,腹膜后平滑肌肉瘤。CT 平扫(A)示左侧腹膜后的肾周间隙内巨大软组织肿块,呈分叶状,边界大部分清晰,边缘不光整,密度不均匀,局部侵犯左肾皮质及左侧输尿管上段,致左肾积水;CT 增强动脉期、门脉期和延迟期(B~D),肿块内见不规则的肿瘤血管生成,肿块呈明显中度持续性强化,内见不规则无强化坏死区。CT 三维 MIP 重组和 CT 血管造影(CTA)(E~G)示腹主动脉多根分支向肿块供血,肿块内有丰富的肿瘤血管生成;MIP 像显示肿块位于腹膜后及其与左肾的空间位置关系,有助于手术方案的制定。

$T_2WI$序列呈不均匀等或稍高信号,大多数腹膜后肿瘤$T_2WI$序列为高信号,内见条索状低信号影,$T_2WI$信号不高是PRLS的特征性表现,与肿瘤细胞密集及富含水分的间质成分少有关,因此水分子扩散受限明显,DWI序列呈高信号,ADC值较低。增强后肿块明显不均匀强化,内见片状坏死区,同时见肿块形态不规则,突破包膜侵犯右侧腰大肌和下腔静脉,肿块前后包夹下腔静脉右侧壁约50%。示例如图15-2-8所示。

## (四)鉴别诊断

(1)腹膜后淋巴瘤(lymphoma):腹膜后淋巴瘤通常表现为密度/信号均匀的软组织肿块,淋巴瘤细胞排列紧密,$T_2WI$序列呈等或稍高信号,与PRLS相似。① 淋巴瘤增强后呈轻度强化,强化程度弱于PRLS,淋巴瘤坏死少见。② 淋巴瘤细胞以血管为中心呈"袖套"状生长,CT与MRI增强表现为"血管漂浮征",且肿瘤内漂浮的血管形态正常。③ 淋巴瘤细胞密度高,细胞外间隙小,水分子扩散

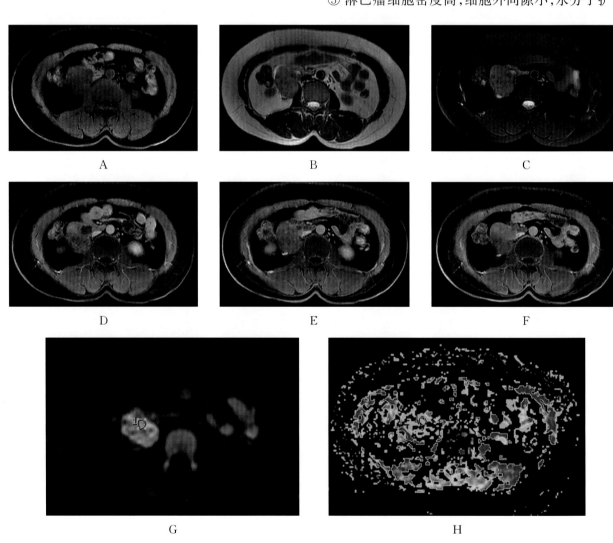

图15-2-8 腹膜后平滑肌肉瘤MRI表现

患者女性,45岁,右侧腹膜后平滑肌肉瘤。MRI平扫示右侧腹膜后大血管旁肿块,呈分叶状,信号不均匀,$T_1WI$序列(A)呈等信号,$T_2WI$序列(B)及$T_2WI$抑脂序列(C)肿块主体呈稍高信号;增强扫描(D~F)分别为增强动脉期、门脉期和延迟期,肿块呈中等度渐进性强化,肿块与邻近下腔静脉间的脂肪间隙消失,提示侵犯下腔静脉;DWI序列(G)呈高信号,ADC图(H)示ADC值约为$1.02 \times 10^{-3}$ $mm^2/s$。

严重受限,ADC值比腹膜后PRLS更低。④淋巴瘤常伴随腹膜后及腹腔的淋巴结肿大,而PRLS少有淋巴结转移。上述影像学表现有助于鉴别。

(2)腹膜后脂肪肉瘤(retroperitoneal liposarcoma):约占腹膜后软组织肿瘤的41%,是最常见的原发性腹膜后肉瘤,病理学上分为高分化型、去分化型、多形型、黏液型和圆细胞型。高分化型、去分化型及黏液型脂肪肉瘤可含有不同程度的成熟脂肪细胞,易与PRLS相鉴别。多形性脂肪肉瘤几乎不含脂肪成分,与平滑肌肉瘤不易鉴别。运用多参数MRI技术仔细寻找肿块内少量脂质成分,有助于二者的鉴别。

(3)腹膜后恶性神经鞘瘤(malignant neurinoma):腹膜后恶性神经鞘瘤多位于脊柱周围的腹膜后间隙内,神经鞘瘤孤立生长,肿瘤上下径长、前后径短,肿瘤有包膜,但包膜多不完整,由于血供不均匀,恶性神经鞘瘤容易变性,变性包括出血、囊变、坏死及钙化。肿瘤富细胞区位于肿瘤中央而细胞稀疏区位于边缘时,形成所谓的"靶环征"。

## (五)诊断关键要点

(1)腹膜后平滑肌肉瘤好发于中老年人,女性多于男性。症状体征隐匿,影像学表现是检出本病的关键。

(2)PRLS表现为腹膜后体积较大的分叶状肿块,常与下腔静脉关系密切,包膜多不完整,坏死囊变多见,侵及周围组织、器官或血管。

(3)CT、MRI平扫肿块密度/信号不均,PRLS实性成分的$T_2WI$信号不高为其特征。CT、MRI增强后肿块实性成分呈渐进性或持续性强化。DWI序列呈明显高信号、ADC值较低。

(4)薄层高分辨增强CT及多平面重建技术有助于显示肿瘤与周围结构的关系,CTA和MRA可清晰显示肿瘤供血动脉的起源、肿块内肿瘤血管生成及肿瘤与腹膜后大血管的关系,为手术方案的制定提供定量和客观的影像学依据。

(5)PRLS血行转移多见,淋巴结转移少见,最常转移至肺部。

(薄　娟　董江宁　罗　潇)

# 四、腹膜后未分化多形性肉瘤

## (一)概述

未分化多形性肉瘤(undifferentiated pleomorphic sarcoma,UPS)是起源于具有潜在分化为纤维细胞和组织细胞倾向的未分化间叶细胞,但分化方向无特异性的软组织恶性肿瘤,以往被称为恶性纤维组织细胞瘤(malignant fibrous histiocytoma,MFH),约占软组织肿瘤的30%。UPS约16%发生于腹膜后,命名为腹膜后未分化多形性肉瘤(retroperitonial undifferentiated pleomorphic sarcoma,RUPS)。按照2020年世界卫生组织(WHO)软组织分类表现,将UPS分为三种亚型:高级别UPS(high grade type,HG型)、巨细胞UPS(giant cell type,GC型)、炎症性UPS(inflammatory type,IN型),其中,以高级别UPS最常见。

UPS多见于中老年人,好发于50～70岁,男性多于女性。UPS最常发生在下肢,尤其是大腿,其次是上肢和腹膜后。发生于腹膜后的UPS位置深在,且周围组织间隙较大,肿瘤往往生长较大,其体积明显大于发生于肢体者。

UPS病因不明,可能与放射损伤,创伤,手术损伤,术后慢性修复或烧伤有关,并且其病程缓慢,临床表现无特征性,患者常因局部包块、压痛、活动受限及胃肠道反应就诊。UPS恶性程度高,术后局部复发率为41%～51%,肿瘤位于浅表部位(皮下组织和筋膜)者转移率低,位于深部肌肉者转移率高,常见转移部位是肺、淋巴结、肝和骨。

## (二)病理表现

大体病理:肿瘤呈结节状或分叶状,质地较软呈鱼肉状,可有假包膜,切面呈灰白色或褐色,肿瘤内可见出血坏死,偶有钙化灶。

镜下表现:肿瘤由异型性明显的梭形细胞和多形性细胞混合组成,排列呈束状或席纹状,核分裂易见。局部可见多核瘤巨细胞,肿瘤细胞质丰富,细胞核大,深染,核仁明显。

免疫组化:大部分肿瘤细胞对波形蛋白(Vim)、巨噬细胞(CD68)表达呈阳性,少部分肿瘤细胞对抗胰蛋白酶(A-1-AT)、结蛋白(Desmin)、平滑肌肌动蛋白(SMA)及S-100表达呈阳性。其中,Vim是诊断UPS极为重要的标志物。

示例如图15-2-9所示。

### (三)影像学表现

#### 1. CT表现

UPS多表现为腹膜后巨大软组织肿块,可单发或多发,单发时肿块形态不规则,多发肿块常集中在腹膜后一个区域。CT平扫肿块密度略低于肌肉密度,CT值为40~60 HU,边界清楚,可有分叶,常伴坏死、囊变、出血,以及条状、斑点状或不规则结节状钙化。CT增强后肿块呈"条状分隔状"或"轨道征样"不均匀强化,即强化的肿瘤实质呈条状,由肿块周边向中心延伸或纵横交错形如轨道,常呈"快进慢出"或"慢进慢出"强化特点;肿块的坏死囊变区不强化,肿瘤常向周围浸润性生长,侵犯邻近血管、神经和腹膜后器官。

示例如图15-2-10所示。

#### 2. MRI表现

UPS常为类圆形或分叶状混杂信号肿块,体积较大,长径多数大于5 cm,其信号特征与病理组成成分密切相关。肿瘤在$T_1WI$序列呈等或低信号,其中坏死囊变区信号更低,而出血区呈高信号;$T_2WI$序列呈混杂高信号,其中肿瘤实质成分呈稍高信号,坏死囊变区呈明显高信号,而成熟纤维成分或陈旧性出血含铁血红素沉积呈低信号,当出血面积较大时,可见"瘤周水肿"征象。肿瘤在DWI序列呈明显高信号,ADC图呈低信号。MRI增强扫描时,肿瘤实质成分呈不均匀延迟强化,而坏死囊变区不强化。肿瘤常向周围浸润性生长,邻近器官、组织、肌肉及皮肤呈受压推移改变,形成较致密的受压带,并包绕肿瘤,此征象在$T_2WI$序列呈环形低信号,即"假包膜征"。

### (四)鉴别诊断

(1)腹膜后脂肪肉瘤(retroperitoneal liposarcoma, RPLS):起源于腹膜后原始间叶细胞的恶性肿瘤,占原发性腹膜后肿瘤的首位,病理上分为高分化型、去分化型、黏液样及多形性。① 高分化型RPLS常表现为以成熟脂肪组织为主的不均质巨大肿块,包膜完整,边界清楚,在MRI同相位像上多表现为混杂稍高信号,在同层反相位像上信号明显衰

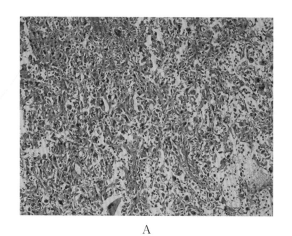

A

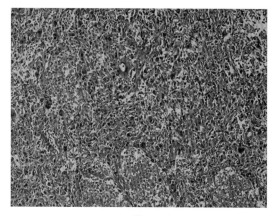

B

**图15-2-9 腹膜后高级别未分化多形性肉瘤病理学表现**

患者男性,77岁,腹膜后高级别未分化多形性肉瘤。显微镜下(HE,×100,×200)见肿瘤由多形性细胞和梭形细胞混合组成,胞质丰富,核大深染;免疫组化:CK(pan)(−),Vim(+),SMA(−),Desmin(−),S-100(−),CD34(−),CD68(+),Ki-67(+,约60%)。

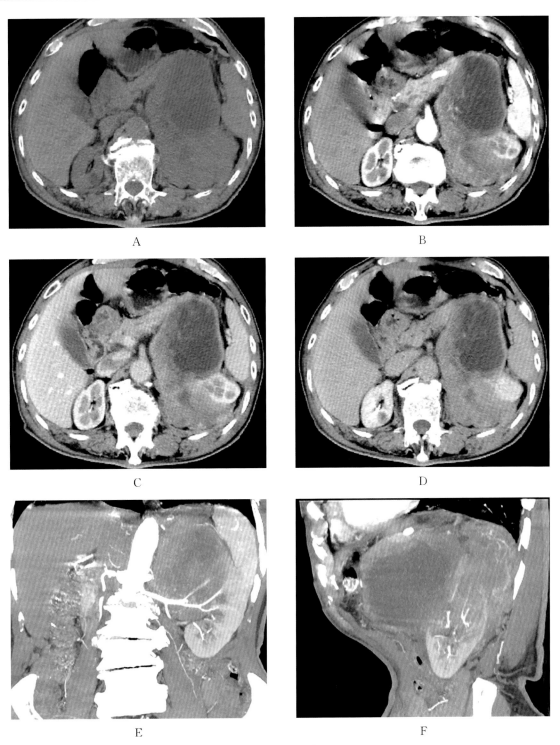

图 15-2-10　腹膜后高级别未分化多形性肉瘤CT表现

与图15-2-9为同一患者,左侧腹膜后高级别未分化多形性肉瘤。左上腹膜后区不规则肿块。平扫(A):肿块密度不均匀,边界欠清呈分叶状,内见斑片状低密度坏死及囊变,未见明显钙化影;CT三期增强的动脉期(B):病灶呈明显强化并可见左肾动脉在病灶内穿行,实性部分见多支杂乱肿瘤血管生成,坏死囊变区未见强化;门静脉期(C):病灶强化轻度减退;延迟期(D):病灶强化继续轻度减退;冠状位、矢状位CTA重建MIP图像(E、F):CTA示左侧膈下动脉和腰动脉分支向病灶内供血,肿块侵犯邻近左肾肾门并见包绕左肾,残留左肾实质可见弧形压迹影,部分累及左侧肾周筋膜和腰大肌。

减,而 UPS 通常无脂肪成分,易于鉴别。②去分化型 RPLS 典型表现为脂肪成分中出现等于或高于肌肉密度/信号的肿块,脂肪成分与软组织肿块分界清楚,分界处呈"突然中断"征象。当肿瘤体积较大时,常表现为多结节堆集状,肿块间间隔有"正常组织",CT 平扫时各个结节和肿块之间密度不同,表现为肿块之间的异质性;增强后肿块内不均匀强化,表现为肿块内强化的异质性。③黏液型 RPLS 多表现为分隔囊样肿块,增强扫描呈网状、片状延迟强化。黏液型脂肪肉瘤利用能谱 CT 的 GSI 曲线能识别肿块内的少量脂质成分,其黏液糊延迟强化,与 UPS 的坏死液化成分不强化不同。④多形性 RPLS 的密度/信号混杂,增强扫描肿块明显不均匀强化,内见肿瘤血管形成及坏死、黏液变性区,总体上其强化程度弱于 UPS。

(2)腹膜后平滑肌肉瘤(retroperitoneal leiomyosarcoma,RLS):起源于腹膜后间隙的平滑肌组织,占原发性腹膜后恶性肿瘤的第 2 位,多见于中老年女性,以腹膜后的下腔静脉区域多发。RLS 增强后强化程度高于 UPS,动脉期呈中等或显著不均匀性强化,门静脉期持续强化,并可见肿瘤血管影。

(3)腹膜后恶性神经鞘瘤(retroperitoneal malignant schwannoma):起源于周围神经的低分化梭形细胞肉瘤,多见于 20～50 岁,单发多见。腹膜后恶性神经鞘瘤多位于脊柱周围的腹膜后间隙内,很少与神经相连。肿瘤纵径大于横径,多呈类圆形或不规则形,有包膜,但多不完整,由于血供不均匀,恶性神经鞘瘤容易变性,变性包括出血、囊变、坏死及钙化。Antoni A 区 CT 平扫多为较高密度,在 MRI 上 $T_1$WI 序列与肌肉等信号,$T_2$WI 序列信号较肌肉略高,一般为富血供,增强扫描呈中度以上强化。Antoni B 区 CT 平扫多为水样低密度,密度低于大多数软组织肿瘤,在 MRI 上 $T_1$WI 序列为低信号,$T_2$WI 为显著高信号,当肿瘤富细胞区位于肿瘤中央而细胞稀疏区位于边缘时,可形成"靶环征",有助于同 UPS 鉴别。

(4)腹膜后纤维肉瘤(retroperitoneal fibrosarcoma,RF):属于恶性成纤维细胞/肌成纤维细胞性肿瘤,好发于 30～55 岁,男性多见。RF 肿块在 $T_2$WI 序列信号混杂,内可见低信号的条索状纤维分隔以及脑回状高信号,有助于同 UPS 鉴别。RF 增强扫描以边缘强化为主,呈"轮辐状"强化,并随着时间延长,强化范围进一步扩大,另外,在增强的动脉期可见粗细不均且不连续的血管影,而 UPS 常呈"条状分隔状"或"轨道征样"不均匀强化,有助于区别。

(5)腹膜后弥漫大 B 淋巴瘤(diffuse large B-cell lymphoma,DLBCL):为非霍奇金淋巴瘤最常见的类型,好发于中老年人,以胃肠道多见。肿瘤多表现为腹膜后多个孤立或融合成团的结节或肿块,长轴与淋巴链引流方向一致,腹膜后淋巴瘤 CT 平扫密度均匀,而 UPS 在 CT 平扫时密度多不均匀,常有囊变坏死、出血及钙化。肿块实性成分 MRI 平扫 $T_2$WI 序列呈等低信号,DWI 序列呈明显高信号、ADC 值显著降低。DLBCL 在 CT 与 MRI 增强后呈轻中度渐进性强化,强化程度弱于 UPS,肿瘤常包绕、推移邻近血管,呈"血管漂浮征",有一定特征性。

## (五)诊断关键要点

(1)UPS 起源于原始间叶细胞,好发于 50～70 岁的老年男性,瘤细胞呈席纹状或轮辐状排列生长,免疫组化表达 Vim、CD68 蛋白,而不表达 CK。

(2)表现为腹膜后圆形或椭圆形软组织肿块,体积较大,生长迅速;多发病灶主要集中在腹膜后一个区域。

(3)肿块的密度/信号混杂,内见坏死囊变、出血及钙化。MRI 的 $T_2$WI"纤维分隔征""瘤周水肿"及"假包膜征"等征象具有一定的特征性。肿瘤实质成分在 DWI 序列呈明显高信号,ADC 值低。增强后肿块常呈"条状分隔状"或"轨道征样"不均匀强化,呈"快进慢出"或"慢进慢出"强化。

(4)肿瘤常向周围浸润性生长,侵犯邻近腹膜后器官、血管神经,具有较典型的腹膜后软组织肉瘤的影像学特征。

(付宝月　董江宁)

# 五、腹膜后神经母细胞瘤

## （一）概述

腹膜后神经母细胞瘤（retroperitoneal neuroblastoma，NB）起源于形成交感神经系统的原始神经嵴细胞，是一种恶性胚胎性肿瘤，占儿童癌症发病率的8%～10%，诊断时的中位年龄为22个月。疾病的确切病因尚不清楚，通常是偶然发生的，约12%的病例具有家族易感性，目前发现与家族性NB存在明显相关的基因为PHOX2B及ALK基因。NB最常见的部位是肾上腺（40%），其次是腹膜后的椎管旁神经节（25%）、纵隔（15%）、颈部（5%）和骨盆（3%）。60%～70%的病例在发现时已转移。

患有NB的儿童可能会出现以下症状：① 无痛性肿块；② 肿块压迫脊髓导致的下肢无力；③ 肝脏肿大导致的呼吸困难；④ 转移性疾病引起的骨痛；⑤ 眶壁转移表现为熊猫征或浣熊眼（由于眼窝瘀斑导致眶周组织变暗）；⑥ 不到2%的患者表现为副肿瘤综合征。

## （二）病理表现

组织学上肿瘤质地偏硬，切面呈灰白色髓样组织，常见出血、坏死和钙化。

镜下表现：肿瘤由成片的核深染、胞质稀少的小细胞组成。肿瘤细胞的胞质少，胞核染色质深染，核中央可见核小仁。肿瘤细胞之间由分化不良的神经纤维分割形成巢状，肿瘤细胞可呈"菊花团"状排列，包括未分化型、分化差型、分化型。

免疫组化：NB84（＋）、NF（＋）、NSE（弥漫＋），不同程度表达Syn、CgA、CD56。

示例如图15-2-11所示。

## （三）影像学表现

### 1. 超声表现

NB无包膜或包膜不完整，形态多不规则，内部以不均匀低回声为主，若合并出血、坏死、液化及囊性病变则可见无回声区，部分呈多结节融合状，内部钙化多样，呈点状或斑片状强回声，肿瘤内血流信号较丰富，常包绕周围血管或淋巴结转移，血清NSE多明显升高，远处转移及直接侵犯邻近脏器结构均不少见。NB直接侵犯多发生于肾脏，其次为肝、胰腺、腰大肌，原发于肾上腺病灶可直接侵犯肾脏上部。示例如图15-2-12所示。

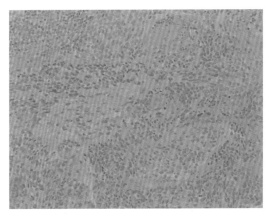

A　　　　　　　　　　　　B

**图15-2-11　腹膜后神经母细胞瘤病理学表现**

患者男性，3岁，腹膜后神经母细胞瘤。镜下（HE，×200）可见小圆形瘤细胞，胞质稀少；神经母细胞环状包绕胞质突起形成假菊形团；瘤细胞增大，胞质嗜酸性或嗜双色，核增大、染色体空泡状及单个明显的核仁。

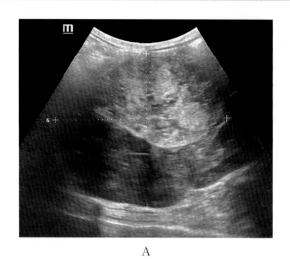
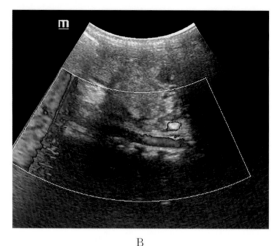

A B

图 15-2-12　腹膜后神经母细胞瘤超声表现

与图 15-2-11 为同一患者,腹膜后神经母细胞瘤。腹膜后不均质回声,内见斑片状高回声团,CDFI 见条状血流信号,腹主动脉紧邻瘤体。

### 2. CT 表现

最常见的部位是肾上腺(40%),其次是腹膜后的椎管旁神经节(25%),CT 平扫显示肿瘤呈不规则形,有分叶;肿瘤多呈混杂密度,可有出血、坏死、囊变及钙化,其中钙化多见,对于本病定性具有重要意义,肿瘤大小与钙化无关。CT 增强后肿瘤轻、中度不均质强化,分化程度越低,强化越明显。肿瘤周边可见环形强化,类似于肿瘤包膜(假包膜),肿瘤内可见絮状强化,多为放射状排列的菊形瘤巢。腹膜后肿瘤常常包绕、推移腹主动脉、下腔静脉及肾蒂血管,但一般很少浸润周围血管,并跨越中线向对侧腹腔生长;常发生区域性淋巴结转移,淋巴结内可见点状钙化,膈肌脚是腹膜后 NB 淋巴结转移的好发部位,并沿此区域向上转移至纵隔;

NB 呈浸润性生长,易早期转移到骨(特征性表现)、肺及脑等器官。示例如图 15-2-13 所示。

### 3. MRI 表现

形态学与 CT 相似;肿瘤在 $T_1WI$ 序列表现为低信号为主的混杂杂号,$T_2WI$ 序列为高信号为主的混杂信号。肿瘤内坏死、出血和钙化使肿瘤信号不均匀;扩散加权成像(DWI)中,肿瘤实质部分呈高信号,坏死和囊变区呈低信号;肿瘤表观扩散系数(ADC)高于正常肌肉组织,Gd-DTPA 对比剂增强扫描,肿瘤呈弥漫性不均匀中度强化。MRI 常规 $T_1WI$ 和 DWI 序列同时表现为高信号的病灶为细胞密度紧密的肿瘤组织;MRI 常规 $T_2WI$ 序列为高信号而 DWI 序列中呈低信号的病灶为细胞密度疏松的坏死和囊变区。示例如图 15-2-14 所示。

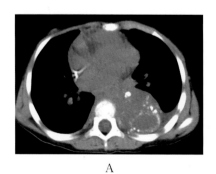
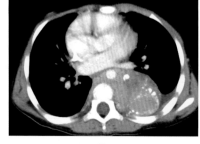
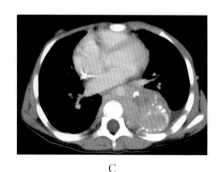

A B C

图 15-2-13　腹膜后神经母细胞瘤 CT 表现

与图 15-2-11 为同一患者,腹膜后神经母细胞瘤。腹膜后混杂密度灶,与脊柱分界欠清晰,CT 平扫密度混杂,内可见点状高密度影及片状稍低密度影,跨越中线生长;动脉期实性成分轻、中度强化;静脉期肿瘤强化程度衰减不明显。

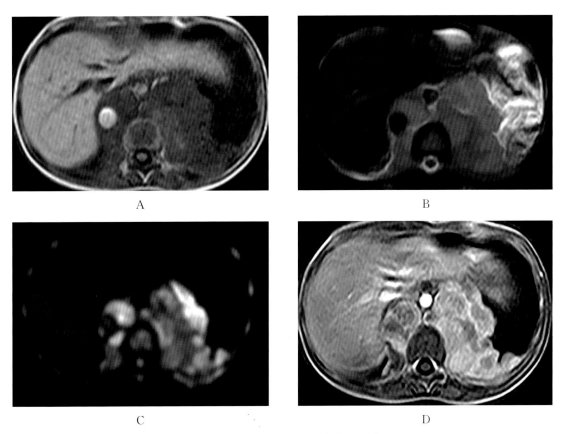

A

B

C

D

**图 15-2-14　腹膜后神经母细胞瘤 MRI 表现**

与图 15-2-11 为同一患者，腹膜后神经母细胞瘤。腹膜后混杂信号占位，边界欠清，病灶以 $T_1$WI 序列稍低信号，$T_2$WI 序列稍高信号为主，内可见片状低信号。DWI（$b=800$ s/mm²）序列可见不均匀高信号。Gd-DTPA 对比剂增强扫描，病灶呈不均质强化。

## （四）鉴别诊断

（1）肾母细胞瘤：增强扫描呈"抱球征"，一般无钙化、常侵犯肾静脉形成瘤栓，很少有膈肌脚淋巴结转移，很少包埋腹主动脉和下腔静脉，但肾上腺 NB 在侵犯肾脏时亦可出现"抱球征"，鉴别困难。

（2）腹膜后畸胎瘤：常发生在中线部位，CT 特征性表现为软组织肿块内混杂高、低密度影，含有脂肪、钙化或骨化影，增强扫描轻、中度强化。

（3）腹膜后节细胞神经母细胞瘤：恶性程度较NB 低，发病年龄为 5~10 岁，肿瘤内信号较 NB 更均匀，囊变坏死少。

## （五）诊断关键要点

（1）腹膜后神经母细胞瘤 5 岁以下儿童多见，2 岁为发病中位年龄。常见的部位是肾上腺及腹膜后的椎管旁神经节分布区。

（2）CT 显示肿瘤内点、片状钙化具有诊断意义。

（3）CT 与 MRI 增强显示肿瘤周边可见环形强化，类似于肿瘤包膜（假包膜），一般很少浸润周围血管。

（4）MRI 扩散加权成像（DWI）序列显示肿瘤实质部分呈高信号，坏死和囊变区呈低信号，肿瘤表观扩散系数（ADC 值）高于正常肌肉组织。

（5）Gd-DTPA 等钆对比剂增强扫描，显示肿瘤呈弥漫性不均匀中度强化。

（胡　俊　尹传高）

# 第三节　腹腔良恶性肿瘤

## 一、腹膜多囊性间皮瘤伴腺瘤样瘤

### (一) 概述

多囊性腹膜间皮瘤(multicystic peritoneal meso-thelioma,MPM)又称多房性腹膜包含体囊肿,是一种罕见的原发于腹膜间皮的良性肿瘤,由Menne-meyer和Smith于1979年首次报道并命名,具有极低的转化为恶性间皮瘤的潜能。

多囊性腹膜间皮瘤可发生于腹膜任何区域,以累及盆腔腹膜常见。目前MPM病因不明,常无石棉接触史,有学者认为可能与腹腔手术、盆腔感染或子宫内膜异位有关。MPM主要发生于育龄期女性盆腔,中位年龄38岁,男性较少见,也曾有发生于儿童的报告。手术切除是目前首选有效的治疗手段,但具有高复发率(75%),因此有学者认为它可能属于交界性或低度恶性肿瘤。

腹膜腺瘤样瘤(peritoneal adenomatoid tumor)也是临床少见的间皮来源的良性肿瘤,多发生于生殖系统,好发于女性的子宫、输卵管、卵巢和男性的附睾,在肾上腺、腹膜等部位也会偶尔发生。

腹膜多囊性间皮瘤合并腺瘤样瘤(mesenteric multicystic peritoneal mesothelioma with adenoma-toid tumor)则更为少见,人们对其临床和影像学表现认识不足,容易误诊为腹膜间叶源性肿瘤。

### (二) 病理表现

大体病理与镜下所见:腹膜多囊性间皮瘤的瘤体由多发大小不等的囊腔构成,囊壁薄,内衬一层扁平或立方状间皮细胞,无异型性,核分裂象少见。囊壁间为疏松结缔组织,含扩张小血管及增生的纤维组织,并有散在炎性细胞浸润。

腹膜多囊性间皮瘤合并腺瘤样瘤镜下可见由间皮细胞和纤维结缔组织构成,间皮细胞排列成腺管状、不规则裂隙状、网状或微囊状。

免疫组化:细胞间皮标记Calretinin、CK和SMA等呈阳性反应。

示例如图15-3-1所示。

### (三) 影像学表现

**1. 腹膜MPM的CT表现**

腹盆腔腹膜区多发大小不等囊性结节或肿块,壁薄,内见分隔,增强扫描囊壁及分隔多呈轻至中度强化,囊液成分不强化;MPM能产生大量透明质酸,引起肿块周围少许渗出或产生积液,肿块周围的腹膜脂肪层内见毛刷状稍高密度渗出影。

**2. 腹膜MPM合并腺瘤样瘤的CT表现**

CT薄层增强与MPR重组显示肿瘤内小囊状低密度区,对应镜下表现为多囊样结构,系多囊性间皮瘤的成分;CT薄层增强所示的肿瘤内多发裂隙状及网状低密度区,对应镜下间皮细胞呈裂隙状、网状或腺管状排列,系腺瘤样瘤成分,笔者认为此征象对诊断MPM合并腺瘤样瘤有重要提示价值。肿瘤周围肠系膜增厚并见渗出性改变,是本病重要的辅助诊断征象。示例如图15-3-2所示。

### (四) 鉴别诊断

(1) 腹内型侵袭性纤维瘤:好发于小肠系膜,呈膨胀性或浸润性生长,边界不清,无明显坏死,增强

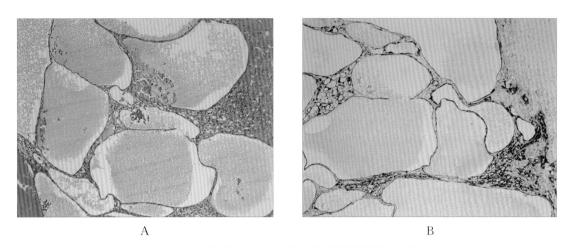

图 15-3-1　腹膜多囊性间皮瘤合并腺瘤样瘤病理学表现

患者男性,70岁,腹腔肠系膜多囊性间皮瘤合并腺瘤样瘤。肿瘤内见多囊样结构,内衬单层间皮细胞(HE,
×100),结缔组织间见间皮细胞呈腺管状、网状排列,并见血管增生、充血及多量炎细胞浸润(A)。免疫组化
染色提示肿瘤细胞Calretinin胞质弥漫阳性,肿瘤细胞为间皮源性(×100)。

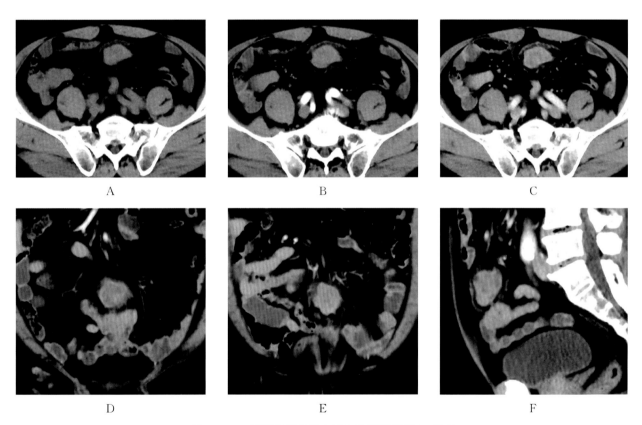

图 15-3-2　腹膜多囊性间皮瘤合并腺瘤样瘤 CT 表现

与图15-3-1为同一患者,腹腔肠系膜多囊性间皮瘤合并腺瘤样瘤。横断面CT平扫(A)示下腹腔肠系膜区分叶状软组织肿
块,以等密度为主,内见多发裂隙状、网状低密度影。CT增强动脉期(B)肿块内等密度区轻度强化,低密度区无强化;门静脉
期(C)肿块内等密度区呈中度渐进性强化,肿块周围肠系膜增厚伴索条状渗出影;增强门静脉期冠状面和矢状面重建图像
(D~F)示肿块内见多发裂隙状、网状及小囊状低密度影(F),边缘见多个尖角样突起(E),周围见少量渗出晕影(D)。

呈轻中度渐进性强化,内可见条片状不强化的低密度区,可能与肿瘤内的间质黏液变性及胶原纤维沉积相关。

(2)炎性肌纤维母细胞瘤:常单发,分叶多见,病灶内见斑片状低密度区,与肿瘤发生黏液性坏死有关,增强后呈中度或显著渐进性强化,周围也可见渗出改变,但多伴有供血动脉和引流静脉增粗及肿瘤血管生成。而MPM瘤内为多发小囊状、裂隙状及网状低密度区,这有助于鉴别。

(3)Castleman病(Castleman's disease,CD):常表现为孤立的类圆形软组织肿块,CT平扫病灶大部分呈高密度,但也可出现低密度瘢痕区及分支状、斑点状钙化;CD病灶周围腹膜也可有渗出,需要与MPM鉴别。CD多呈明显强化,且肿块边缘多见贴边的强化血管影,可伴周围淋巴结增大,不难鉴别。

(4)胃肠道外的间质瘤:GIST易出血、囊变、坏死而致密度不均,增强明显不均匀强化,有时瘤内可见不规则肿瘤血管影。

## (五)诊断关键要点

(1)腹膜多囊性间皮瘤合并腺瘤样瘤是一种临床罕见原发于腹膜的良性肿瘤。

(2)CT平扫腹盆腔腹膜区出现分叶状等密度(与肌肉密度比较)成分为主的肿块,密度不均,其内可见散在多发裂隙状、网状或小囊状低密度区。

(3)多期CT增强扫描肿块的等密度区呈渐进性中度强化,低密度区无明显强化。

(4)薄层CT显示肿瘤内多发裂隙状及网状低密度区,对诊断多囊性间皮瘤合并腺瘤样瘤有重要提示价值。

(5)肿块边缘见尖角样突起、周围腹膜增厚并见索条状及絮状渗出性改变。总之,当腹腔肿块出现上述征象时要考虑到本病的可能性。

(董江宁　宋德梅)

# 二、孤立性纤维瘤

## (一)概述

孤立性纤维瘤(solitary fibrous tumor,SFT)是一种纤维母细胞性肿瘤,伴有显著的分支状、薄壁的、扩张的鹿角样血管结构和NAB2-STAT6基因重排;起源于CD34阳性表达的树突状间叶细胞,其弥漫分布全身结缔组织中,且具有向纤维母细胞、肌纤维母细胞分化的特征。SFT由Klemperer和Rabin于1931年首次报道。2020年WHO相关软组织肿瘤分类中归类为肌纤维母细胞肿瘤或纤维母细胞肿瘤大类;其生物学行为大多数呈良性及交界性,恶性SFT占10%～15%,具有包膜外侵犯、术后复发及血行远处转移特点。

SFT发病机制目前尚不十分清楚,相关研究显示神经生长因子诱导基因A结合蛋白2-信号转导和转录激活因子6(NAB2-STAT6)融合突变基因导致纤维组织显著增生,共同参与了SFT/HPC(血管周细胞瘤)的发生发展过程,免疫组化显示STAT6蛋白在SFT/HPC中显著异常表达,因此也成为除CD34阳性表达外诊断SFT的特异性分子标志物。

SFT的发病率较低,在临床最早发现于胸膜上,多数学者认为胸膜孤立性纤维瘤(pleural solitary fibrous tumor,P-SFT)较为常见,其约占总发病率的30%。然而近些年有越来越多的报道证实,胸膜外的其他部位也可发生,如颅内、腹盆腔、纵隔、眼眶、鼻窦、软组织间隙等;腹膜后发病相对少见,在实质性脏器极为罕见,如肝脏、肾脏均见相关个案报道,故统称胸膜外孤立性纤维瘤(extrapleural solitary fibrous tumor,E-SFT)。部分研究显示,临床上E-SFT较P-SFT更为常见。

SFT发病年龄以中老年为主,男女性别比无明显差异,少部分研究显示女性发病略高于男性;临床上SFT以缓慢生长无痛性包块为首发症状,随着肿瘤进展,对周围组织及器官产生压迫性症状,不同部位症状表现各异,无特异性。约5%的患者由于肿瘤生长过度分泌胰岛素样生长因子Ⅱ引起顽固性低血糖,称为Doege-Potter综合征,在恶性SFT中更为常见,在肿瘤切除几小时或几天后低血糖缓解;偶有肥大性骨关节病、杵状指、关节痛等副肿瘤综合征。SFT大多良性,手术可切除治愈,对于少部分交界性或恶性者,临床不能完整切除或病理确诊恶性,术后应辅助性放、化疗。本节介绍腹膜后孤立性纤维瘤。

## (二)病理表现

大体病理:大体标本呈孤立性圆形、类圆形肿块或伴轻度分叶,大多数边界清晰伴假包膜,剖面呈灰白色、灰褐色,伴旋涡状外观,大多数富有弹性,并黏液样变和囊变,部分合并出血和钙化,少部分合并胶原化时质地较韧。

镜下表现:肿瘤细胞呈短梭形、卵圆形,胞质少,细胞核无明显异型性,部分可见核分裂象。细胞杂乱分布于胶原纤维和血管外皮瘤样血管之间为其特征性表现,血供丰富。当肿瘤浸润边缘组织细胞密集,细胞核出现异形性、核分裂象大于4个/10倍视野,肿瘤内显著出血和坏死,提示恶性可能。

免疫组化:CD34(+),Vim(+),Bcl-2(+),CK(-),EMA(-),S-100(-),大多数SFT(55%~100%)NAB2-STAT6融合基因过表达,细胞核转录因子STAT6弥漫性表达与瘤内NAB2-STAT6融合基因具有高度一致性,可作为SFT的特异性分子标志物,CD34联合STAT6将成为SFT确诊新标准。Bcl-2、Ki-67和GFAP都可对SFT潜在恶性具有提示意义,Ki-67高表达提示恶性可能。

示例如图15-3-3所示。

## (三)影像学表现

**1. 超声表现**

单发孤立性类圆形、椭圆形实性占位,边缘清晰伴包膜、周围组织被推挤,恶性SFT包膜不清晰伴周围浸润;大多数SFT呈均匀中等回声,部分呈不均匀回声伴囊变,呈多发散在片状液性无回声区,钙化少见;CDFI显示肿瘤实性成分血供丰富,呈粗大杆状或树枝状彩色血流,周围引流区无明显淋巴结肿大。

**2. CT表现**

与正常的肌肉密度相比,盆壁及腹膜后SFT的CT平扫肿瘤呈椭圆形、梭形均匀等或欠均匀稍低密度肿块,沿结缔组织间隙及筋膜表面分布,边界清晰伴假包膜,瘤内致密胶原区呈相对稍高密度,部分伴黏液样变性、囊变出血与坏死,钙化少见。CT增强扫描肿瘤细胞密集区呈显著"多结节样"或"地图样"强化伴轻度或不强化的"线样"或"裂隙样"胶原纤维分隔,细胞与胶原纤维分布均衡区呈

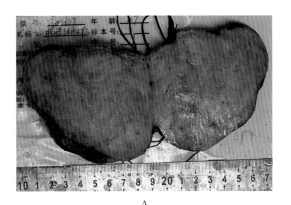

A

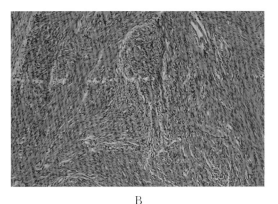

B

**图15-3-3　腹膜后良性孤立性纤维瘤病理学表现**

患者女性,63岁,左侧腹膜后良性孤立性纤维瘤。大体病理(A):灰白肿块1枚,大小为65 mm×53 mm×46 mm,切面灰白质韧,包膜完整。镜下表现(B):肿瘤由细胞丰富区和稀疏区组成,细胞呈梭形、卵圆形,核分裂象少见,呈束状、交织状、席纹状排列,部分呈血管外皮瘤样形态,间质胶原纤维增生。免疫组化:CK(pan)(-),Vim(+),S-100(-),SMA(-),Desmin(-),CD34(+),STAT6(+),CD117(-),DOG-1(-),Ki-67(+,7%)。

中等血供的强化,多期增强呈持续性强化伴范围扩大;部分胶原区与细胞密集区于延迟期呈强化"反转征"。增强反转征是指CT平扫低密度的胶原区,延迟期明显强化、反转为高密度,而平扫为高密度的富细胞区、增强延迟期则为相对低密度。少部分筋膜间隙呈模糊分界,部分伴"筋膜尾征";出血坏死、囊变无强化。示例如图15-3-4所示。

### 3. MRI表现

形态学与CT表现相似;信号特征与肿瘤内纤维母细胞与致密胶原纤维的含量、分布及排列有关,同时也与间质内棒状及分支状血管化相关,部分见黏液样变性,囊变出血、坏死在交界性、恶性者

相对常见。与同层正常的肌肉比较,SFT在$T_1WI$序列呈等或略低信号,$T_2WI$序列呈等至稍高信号,信号均匀或欠均匀,大部分具有完整包膜;细胞密集区及血管化区域、黏液变性$T_1WI$序列呈低信号、$T_2WI$序列呈高信号。少部分瘤内见不规则、条片状及裂隙状致密胶原区$T_1WI$、$T_2WI$序列呈双低信号具有提示诊断价值。少部分SFT细胞密集区与致密胶原区分布界面清晰,前者在$T_2WI$序列上呈高信号、后者在$T_2WI$序列上呈明显的低信号,即所谓"阴阳征"或"黑白征"。DWI序列以等低信号为主,细胞密集区可呈中等高信号,ADC值提示扩散不受限。增强动脉期大多呈富血供"多结节样""地

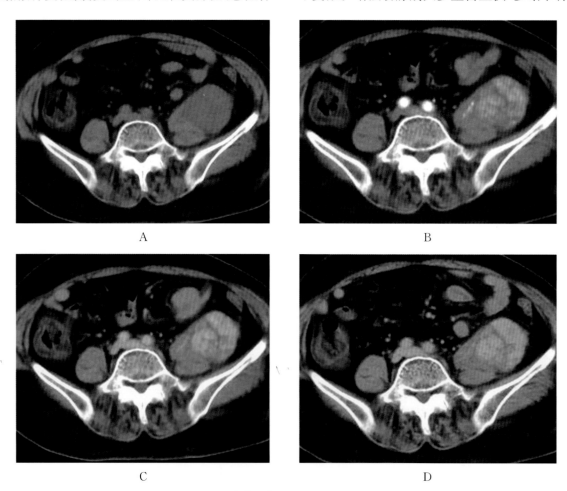

A

B

C

D

**图15-3-4 腹膜后良性孤立性纤维瘤CT表现**

与图15-3-3为同一患者,左侧腹膜后良性孤立性纤维瘤。CT平扫(A)示左侧腹膜后轴位类圆形沿壁层腹膜外腰大肌表面膨胀生长肿块,突向腹腔,边缘清晰,肿块呈均匀稍低密度;增强动脉期(B)内部见"多结节样"富血供强化,周围及内部见线样分枝状血管,静脉期(C)呈富血供渐进性强化,延迟期(D)呈持续强化多结节伴融合、强化范围扩大;细胞稀疏伴胶原化区域呈条片状、裂隙样轻度渐进性持续强化,右后缘与腰大肌分界欠清晰。

图样"强化及持续渐进性强化伴融合,延迟期强化范围扩大,部分伴瘤内"血管流空"信号,具有相对特征性;致密胶原及黏液变呈轻度渐进性强化。部分局部边缘呈索条状影伴"筋膜尾征";邻近骨骼有时伴骨皮质慢性侵蚀。示例如图15-3-5所示。

（四）鉴别诊断

腹膜后SFT需要与以下肿瘤鉴别:
（1）神经鞘瘤:膨胀生长圆或类圆形不均性肿

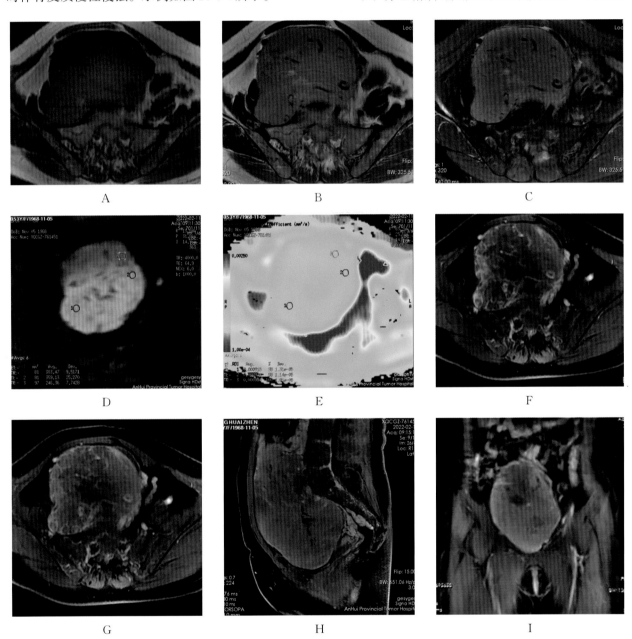

A　　　　　　　　　　B　　　　　　　　　　C

D　　　　　　　　　　E　　　　　　　　　　F

G　　　　　　　　　　H　　　　　　　　　　I

图15-3-5　腹膜后交界性孤立性纤维瘤MRI表现

患者女性,53岁,腹膜后交界性孤立性纤维瘤。肿瘤沿骶前区腹膜后间隙呈纵向椭圆形生长,边界清晰伴波浪及分叶状;$T_1WI$序列(A)呈欠均匀等、稍高信号;$T_2WI$及$T_2WI$抑脂序列(B、C)呈稍高信号显著"血管流空"信号,局部与骶前筋膜分界不清;DWI序列(D)肿瘤背景呈均匀性中等高信号伴分支状、棒状低信号;两者ADC值(E)最低为$0.915\times10^{-3}$ $mm^2/s$,最高为$0.984\times10^{-3}$ $mm^2/s$;增强动脉期(F)呈显著富血供"地图样"强化伴粗大血管生成,静脉期(G)呈渐进性富血供强化伴强化范围扩大;延迟期冠矢状位(H、I)呈持续延迟强化伴对比剂填充,局灶性不强化区。

块,可伴黏液变及易囊变坏死和"靶环征",增强后Antoni A区轻至中度渐进性强化,周围型伴"包膜征""环脂征""神经干出入征",部分跨神经通道导致骨质吸收。

(2)巨淋巴结增生症:好发于中青年患者、透明血管型多见,沿交感神经链分布,具有"肾形"样实性包块,以显著"血管样"持续强化伴部分"血管流空"、周围少许渗出及多发微小淋巴结,DWI信号类似脾脏且ADC值同脾脏一致,具有特征性,部分文献指出病灶内"镰刀状"钙化有提示诊断意义,坏死少见。

(3)韧带样纤维瘤:腹膜后少见,好发于育龄期女性或外伤后,跨解剖间隙浸润性生长且无包膜,约1/3肿块内细胞区与胶原区截断分布$T_2WI$序列呈"阴阳征",增强CT呈"强化反转征"具有相对特征性,肿瘤呈乏血供轻度渐进性持续强化伴"筋膜尾征"或"爪征",细胞密集区强化相对明显。

(4)平滑肌瘤:边界清晰类圆形肿块,$T_1WI$序列呈等或略低信号,$T_2WI$序列呈等至稍高信号,信号欠均,以高信号变性区及低信号肌纤维呈"旋涡征"排列为相对特征性;增强中等渐进强化,细胞区"岛状"强化。富血供强化合并坏死,提示肉瘤变可能。

(5)副神经节瘤:好发主动脉旁,体积较大伴边清,呈"融冰状"坏死囊变、出血多见,常伴液平面,增强动脉期实性成分显著富血供、不均性强化,静脉期稍廓清。部分瘤内及瘤周见扩张强化小血管结构。

(6)乏脂型脂肪肉瘤:类圆形膨胀性生长,含少量或无脂质实性肿块,大多边界尚清,以去分化及小圆细胞型多见;实性成分轻至中度强化,强化程度不及SFT明显,MRI的同反相位的反相位(out-phase)序列局部信号减低对诊断有提示价值。

(7)多形性未分化软组织肉瘤:中老年多见,腹膜后伴囊变坏死、出血及钙化伴强化不均较大软组织肿块是基本表现,增强肿瘤实性成分呈条状由肿块周边向中心延伸或纵横交错形呈"车幅状""分隔状"强化具有相对特征性,有提示诊断价值。

### (五)诊断关键要点

(1)临床特点:中老年,腹膜后缓慢生长的无痛性肿块,肿块较大时伴随压迫症状,临床表现常无特异性。

(2)生长方式:沿腹膜后结缔组织筋膜间隙膨胀性生长,随肿瘤增大伴周围浸润及结构侵犯。

(3)密度/信号:与肌肉比较,CT多呈稍低密度,$T_1WI$序列呈等或略低信号,$T_2WI$序列呈等或稍高信号,可均匀或欠均匀,较大肿瘤或交界性及恶性SFT的出血及坏死、囊变常见;细胞增生活跃伴血管化、黏液变CT呈相对低密度、$T_2WI$序列呈高信号。瘤内线样裂隙状及条片状致密胶原区CT呈等或稍高密度,MRI的$T_1WI$、$T_2WI$序列呈双低信号,或与细胞区之间呈截断性"阴阳征"对诊断SFT有相对特征性。

(4)肿块边缘:良性SFT大多数边缘清晰伴假包膜;交界性或恶性者,局部和轮廓不清伴侵犯及间隙内"筋膜尾征",邻近骨骼可伴骨皮质侵蚀。

(5)DWI序列:典型的、良性的SFT在DWI序列上以等低信号为主,细胞密集区呈中等高信号,ADC值中度扩散受限或受限不明显。恶性SFT扩散受限、ADC值较低。

(6)增强表现:以富血供渐进持续性"快进慢出"强化为主,瘤内血管生成伴流空信号,早期呈"多结节样"或"地图样"强化伴延迟强化范围扩大与融合,对SFT诊断有相对特异性;致密胶原区与细胞密集区CT增强的"强化反转征"有提示诊断价值;黏液样变呈轻度渐进性强化,坏死囊变区不强化。

(7)肿块淋巴链引流区无淋巴结肿大,恶性SFT常见远处血行转移。

(韦树华)

# 三、腹腔及腹膜后炎性肌纤维母细胞性肿瘤

## (一)概述

炎性肌纤维母细胞性肿瘤(inflammatory myofi-broblastic tumor,IMT)是一种纤维母细胞和肌纤维母细胞分化方向的中间型、间叶源性软组织肿瘤。WHO 2020年第5版骨与软组织肿瘤分类将IMT定

义为：由梭形肌纤维母细胞、纤维母细胞伴浆细胞、淋巴细胞、嗜酸性粒细胞等炎性细胞构成的一种独特的、少见转移的软组织肿瘤。IMT既往曾被称为炎性假瘤、浆细胞性肉芽肿等，2002年WHO认定其为真性肿瘤并正式命名。它是一种独特的具有恶性潜能的间叶源性肿瘤，归类为纤维母细胞/肌纤维母细胞肿瘤，少数具有转移和局部侵袭性。好发于儿童及青少年，最常发生于腹腔及腹膜后腔，也累及肺、肝、膀胱等内脏器官。

IMT病因和发病机理尚不明确，可能与炎症、异常修复、手术、创伤、EB病毒等感染有关。分子遗传学上已发现多种融合基因，多为受体酪氨酸激酶基因与其伙伴基因的融合，其中，ALK基因重排占IMT病例的大多数（50%～60%）。IMT以儿童和青少年多发，成年人也可发生，女性稍多于男性。

IMT最好发于腹部，其次发生在肺、头颈、乳腺、盆腔、膀胱、腹膜后和四肢等全身各处。因发生部位不同而临床表现也各异，大多数患者临床症状不明显。腹腔内IMT常以阵发性腹痛为首发症状，也可以表现为腹部肿块。腹膜后IMT较其他部位的IMT更具侵袭性，易复发和转移，临床上易误诊为腹膜后恶性肿瘤。大约19%的病例可有呕吐、发热、贫血、体重减轻等全身症状。

IMT为中间型软组织肿瘤，具有一定的侵袭生物学行为，局部复发率约14%，远处转移率约5%。炎性肌纤维母细胞性肿瘤的特殊类型——上皮样炎性肌纤维母细胞肉瘤（epithelioid inflammatory myofibroblastic sarcoma，EIMS）具有明显侵袭性、预后不佳。多数IMT的预后良好，手术切除是IMT首选的治疗方法，对于无法完整切除者可以采用放疗或化疗，部分患者还可以采用激素治疗。由于IMT具有一定复发率，手术后需密切随访。

本节介绍腹膜及腹膜后炎性肌纤维母细胞性肿瘤影像学表现、鉴别诊断和关键要点。

## （二）病理表现

### 1. 病理学分型

（1）黏液血管型：以黏液、血管和炎性区域为主。

（2）梭形细胞紧密型：肿瘤富于梭形细胞，排列致密，夹杂有炎性细胞，此型最常见。

（3）少细胞纤维型：致密成片的胶原纤维类似瘢痕组织，纤维间质中见淋巴细胞和浆细胞浸润。

（4）混合型：上述两种以上病理类型同时出现。

### 2. 病理学具体表现

大体病理：IMT的肿块呈"灰黄胶冻状"或"黄白色质韧状"外观，大小为0.7～23 cm，平均约6.0 cm，界限清楚。

镜下表现：肿瘤由梭形纤维母细胞和肌纤维肿瘤细胞增生构成，呈"漩涡状"排列，间质有不同程度的黏液背景或胶原化，伴有数量不等的慢性炎细胞（浆细胞、淋巴细胞、嗜酸性粒细胞等）浸润，瘤内可有不同程度的黏液水肿伴多量细小血管形成。预后不良病例肿瘤细胞有异型性，见圆形或上皮样细胞形态及核仁。

免疫组化：瘤细胞胞质波形蛋白（Vim）、间变性淋巴激酶（ALK）弥漫阳性、平滑肌肌动蛋白（SMA）、肌特异性肌动蛋白（MSA）局灶至弥漫阳性。免疫组织化学肌源性标记平滑肌肌动蛋白（SMA）、肌特异性肌动蛋白（MSA）特异性较好，被认为是IMT的重要标记。示例如图15-3-6、图15-3-7所示。

## （三）影像学表现

### 1. CT与MRI的共性表现

（1）腹腔与腹膜后IMT的肿块较大，形态不规则或伴有分叶，肿块平均大小约6.1 cm。

（2）肿瘤边缘多较毛糙，可见小片状、"晕环"状渗出影，可伴有筋膜、腹膜增厚及少量腹腔积液。

（3）腹膜后IMT较其他部位IMT更具有侵袭性，易累及周围血管和器官。

### 2. 不同病理亚型腹膜后IMT的CT表现

（1）梭形细胞紧集型：CT平扫呈等或相对稍高密度，动态增强表现为富血供强化的肿块，肿块的强化程度随时间延迟而减退，但有延迟充填强化，肿块内部可伴有小灶性坏死、囊变及黏液变。梭形细胞密集成束及其间质内丰富的薄壁毛细血管是其显著强化的主要原因，而门静脉期、延迟期持续强化与肿瘤间质内丰富的胶原纤维有关。

（2）黏液血管型：女性多见，CT多表现为周边实性成分呈明显花环样强化，中央黏液区无强化，肿瘤周围见多支增粗的供血动脉及引流静脉。病

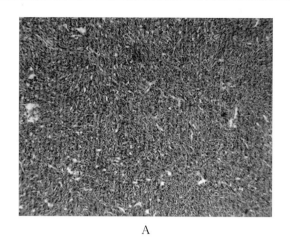
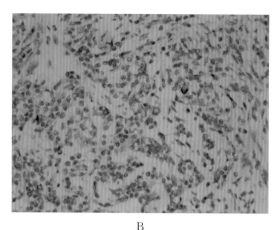

A
B

图 15-3-6　腹腔炎性肌纤维母细胞性肿瘤病理学表现

患者女性,28岁,腹腔结肠系膜炎性肌纤维母细胞性肿瘤(黏液血管和梭形细胞型)。大体病理:肿瘤位于胰腺前方,来源于横结肠系膜根部,呈"灰褐样"外观,界限清楚,血供丰富,系膜根部血管迂曲,肿块切面灰白、质韧,大小约 7.0 cm×6.0 cm×5.0 cm。镜下表现(HE,×100):肿瘤由增生的梭形细胞组成,呈"漩涡状"排列,伴胶原化,间质内大量炎细胞浸润,可见生发中心形成,局灶可见神经节样细胞。免疫组化(IHC,×200):Vim(+),EMA(+),ALK(+),SMA(+),CK(-),Desmin(-),S-100(-),CD68(-),CD1a(-),CD30(-),CD15(-),CD3(T细胞+),CD20(B细胞+),CD21(FDC网+),CD23(FDC网+),CD34(血管+),CD31(血管+),F Ⅷ(血管+),Ki-67(+,约15%)。

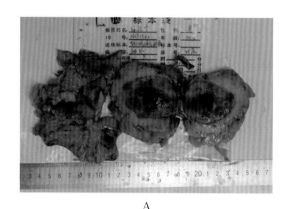
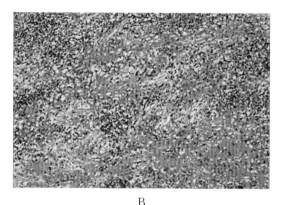

A
B

图 15-3-7　腹膜后炎性肌纤维母细胞性肿瘤病理学表现

患者男性,64岁,腹膜后炎性肌纤维母细胞性肿瘤(少细胞纤维型)。大体病理(A):左肾后间隙肿块,呈黄白质韧状,大小约 4.5 cm×4.0 cm。镜下表现(HE,×100)(B):梭形细胞稀疏,可见多核瘤巨细胞,细胞间不同程度胶原化,伴水肿及黏液样变性,间质见大量浆细胞、组织细胞、淋巴细胞浸润及淋巴滤泡形成。免疫组化:Vim(+),SMA(+),Ki-67(+,约3%)。

理显示肿瘤间质增生的薄壁血管、梭形细胞及各种炎性细胞是CT强化的病理学基础。黏液血管型的CT增强表现较为典型。

(3)少细胞纤维型:男性多见,CT平扫多为低密度肿块,由于胶原、纤维细胞及瘢痕组织丰富而无明显强化或轻度延迟强化,联合MRI的 $T_2WI$ 序列信号特点有利于做出本型诊断。

(4)混合型兼具上述两种以上亚型的影像表现特点。

CT多平面重建及血管成像技术能够清晰地显示富血供IMT供血动脉、引流静脉及其与腹腔腹膜后器官的关系,多排螺旋CT及其三维重建技术在显示肿瘤血管时优于MRI。

示例如图15-3-8所示。

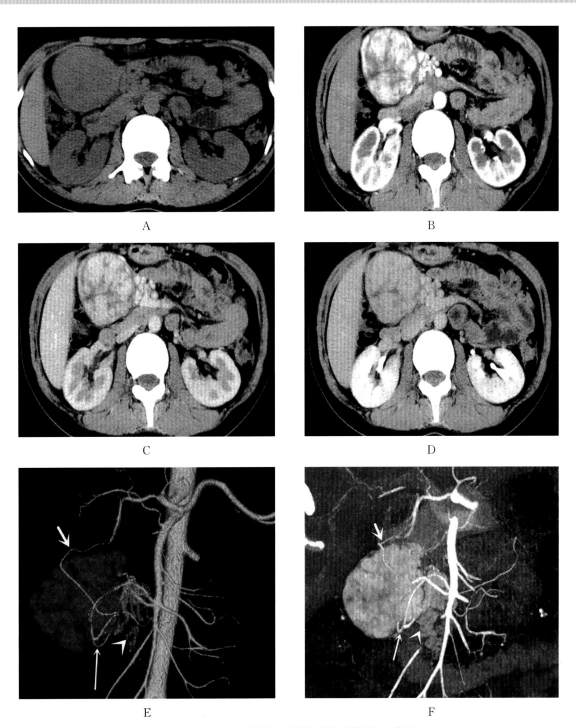

**图 15-3-8 腹腔炎性肌纤维母细胞性肿瘤CT表现**

与图 15-3-6 为同一患者,腹腔结肠系膜炎症性肌纤维母细胞性肿瘤(黏液血管和梭形细胞型)。CT平扫(A)于腹腔内胰头前下方结肠系膜区见一类圆形等低密度肿块影,大小约 100 mm×100 mm,边缘分叶。平扫、动脉期、门脉期及延迟期病灶CT值分别为 34.9 HU、159.1 HU、111.7 HU 和 88.0 HU;增强后呈明显不均匀的花斑样强化,内见多发索条状低密度影;增强后动脉期(B)呈多结节"血管样"强化,其内见散在"索条样"低密度无强化区,其左缘见多发迂曲增粗血管影;门脉期及延迟期(C、D)肿块实性成分强化程度逐渐减退,而其内低密度区强化范围逐渐扩大。VR和MIP像三维重建(E、F)可见胰十二指肠上动脉(短箭头)及肠系膜上动脉多个分支(长箭头)向肿瘤(红色区域)供血,引流静脉来源于肠系膜上静脉属支(蓝色区域、箭头)。

### 3. MRI表现

MRI的软组织分辨率高,能更好地反映IMT瘤体内的组织成分。肿块边缘毛糙,$T_2$WI抑脂像上肿块周围的腹膜后或腹腔间隙可见少量高信号的液体渗出,伴有邻近的筋膜或腹膜增厚。瘤体在$T_1$WI序列上为等低信号,$T_2$WI序列为稍高信号,内见低信号的纤维成分和高信号的黏液区和囊变区。DWI肿瘤的实性成分呈高信号,但ADC值也较高,与瘤组织富血供及T2穿透效应有关。

MRI多期动态增强:① 少细胞纤维型动脉期轻度至中度强化,门脉期进一步强化,延迟期持续轻度强化,具有纤维性肿瘤的强化特征,结合$T_2$WI序列肿块内低信号纤维成分,MRI对本类型最具有特征性。② 黏液血管型及梭形细胞紧密型常明显强化,延迟期呈廓清表现,具有相对特征。黏液、囊变区不强化,纤维成分延迟强化。MRI在显示IMT的黏液、囊变区和纤维成分方面优于CT。

如图15-3-9、图15-3-10所示。

### (四)鉴别诊断

(1)胃肠道外生性间质瘤:肠壁起源,CT三维重建显示瘤体与肠壁的关系、供血动脉,肿瘤直径超过5 cm时常有明显的坏死,坏死腔与肠道相通时可形成肿块内的液气平面,上述征象有利于同腹腔IMT鉴别。

(2)孤立性纤维性肿瘤(SFT):腹腔与腹膜后SFT在$T_2$WI序列上的低信号区增强后呈渐进性延迟强化、周围脂肪囊没有渗出等征象有助于和IMT进行鉴别。

(3)韧带样纤维瘤:该型需要与腹腔腹膜后少细胞纤维型相鉴别。韧带样纤维瘤好发于腹腔和腹壁,腹膜后少见。病变沿肌纤维及筋膜侵犯,可见筋膜尾征、反转征——CT上的低密度区在延迟期强化为高密度区为其特征性表现。

(4)Castleman病:腹膜后的Castleman病表现为显著强化的肿块,其周边"晕状"渗出与IMT相

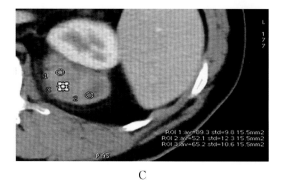
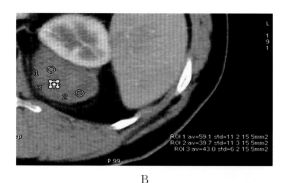

图15-3-9　腹膜后炎性肌纤维母细胞性肿瘤CT表现

与图15-3-7为同一患者,左腹膜后炎性肌纤维母细胞性肿瘤(少细胞纤维型)。CT平扫(A)示左肾上极后方的肾后旁间隙类圆形等低密度肿块,肿块周围少许毛糙的渗出影,肿块前面的肾包膜与后方的肾后筋膜增厚。增强动脉期(B)肿块大部分轻度强化,左后方小片低密度区;门脉期(C)和延迟期(D)肿块呈渐进性延迟强化,低密度强化区无充填仍呈低密度。

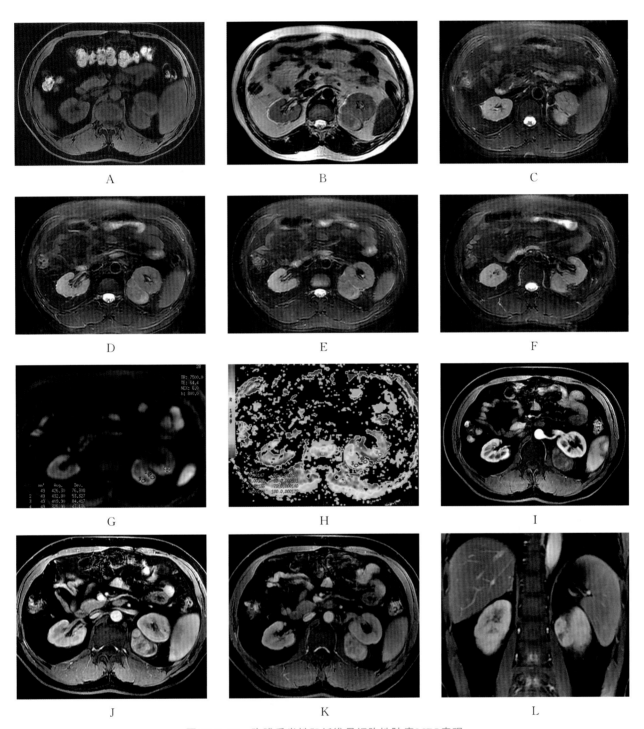

图15-3-10 腹膜后炎性肌纤维母细胞性肿瘤MRI表现

与图15-3-7为同一患者,腹膜后炎性肌纤维母细胞性肿瘤。三维扰相梯度回波T₁WI序列(A)示左肾上极后方的肾后旁间隙
类圆形等信号肿块,T₂WI序列(B)示肿块为稍高信号,内见片状低信号影,肿块与肾后筋膜关系密切。肿块不同层面的
T₂WI-FS序列(C~F),肿块质地偏软,与左肾后筋膜呈"半月形"紧密相贴。T₂WI-FS序列呈稍高信号(C~F),内见小片状
低信号成分;肿块周围的肾后间隙与包膜高信号液体渗出影。DWI序列($b$=1000 s/mm²)(G)示肿块实性成分的富细胞区
呈高信号。ADC(H)值为$(1.36\sim1.42)\times10^{-3}$ mm²/s。增强动脉期、门静脉期、横轴位平衡期、冠状位延迟期(I~L),MRI抑
脂T₁WI增强后肿块富细胞区明显强化,T₂WI低信号区呈渐进性延迟强化,反映了IMT纤维类肿瘤的MRI表现特点。

似。Castleman病好发于肾门水平腹膜后腹主动脉与下腔静脉旁,CT平扫肿块密度高于邻近肌肉,CD病灶内见放射状、线状钙化影及裂隙状低密度区,增强后肿块明显强化,肿块周边包膜下点、条状小血管为CD特征性表现。CD常伴有腹膜后周围淋巴结轻度肿大,但长径仍大于短径。

(5)副神经节瘤:常见于腹膜后的腹主动脉旁区、沿交感神经节分布,常伴有阵发性高血压。增强后动脉期快速、显著"血管样"强化,多与腹主动脉同步强化,静脉期及延迟期缓慢减退。

(6)淋巴瘤:腹腔腹膜后的淋巴瘤实性肿块密度较均匀,囊变坏死少;DWI扩散明显受限,强化程度相对较轻,常伴腹腔、腹膜后淋巴结肿大,可与IMT相鉴别。

(7)平滑肌肉瘤:位于腹膜后下腔静脉周围,形态不规则,坏死明显,实性成分扩散受限,易侵犯腹膜后大血管和下腔静脉,有助于鉴别。

### (五)诊断关键要点

(1)腹腔腹膜后炎性肌纤维母细胞性肿瘤为纤维母细胞和肌纤维母细胞分化方向的间叶源性软组织肿瘤,生物学行为属中间型,但具有恶性潜能,少数可复发和转移。

(2)CT、MRI平扫表现为腹腔/腹膜后混杂密度/信号肿块,肿瘤边缘多较毛糙,可见小片状、"晕环状"渗出影伴有筋膜、腹膜增厚。

(3)CT、MRI动态增强表现与其病理类型有关。①血管黏液型IMT动脉期和门脉期呈明显"血管样"强化,周边见多发供血动脉及引流静脉形成,肿块内黏液成分延迟强化。②梭形细胞紧密型IMT常明显强化,延迟期部分廓清。③少细胞纤维型IMT轻中度渐进性延迟强化及T$_2$WI序列上低信号的纤维成分,为该型特征表现。

(4)CT三维重建显示IMT供血动脉、引流静脉具有优势,多参数MRI显示其黏液、囊变和纤维成分具有优势。

(5)CT联合多参数MRI可明确病灶范围以及与邻近组织器官关系,对指导临床选择合理的治疗方案有重要价值。

(董江宁)

# 四、腹盆腔平滑肌瘤

## (一)概述

平滑肌瘤主要发生于子宫、软组织及胃肠道,原发于腹盆腔的平滑肌瘤很少见,如果发生在腹盆腔,最常见的部位是盆腔内子宫外。腹盆腔平滑肌瘤(abdominal and pelvic leiomyoma, APL)为良性肿瘤,但多数存在不同程度的变性、坏死、囊变等,呈膨胀性生长,包膜完整,由于腹盆腔结缔组织疏松,间隙较大,肿瘤生长到较大体积时才会出现临床症状。腹盆腔平滑肌瘤多发生于育龄期女性,且多伴有子宫肌瘤病史,此外,相对较高的生育年龄,绝经前和围绝经期都是易感因素。临床表现可因肿瘤增大出现腹部不适或隐痛、乏力及邻近器官受压等症状,因此常因压迫症状就诊或偶然发现。而腹盆腔平滑肌肉瘤侵袭性大,容易侵犯邻近组织如血管、输尿管等,活动度差,症状出现较早。

## (二)病理表现

腹盆腔平滑肌瘤大体病理和镜下表现与子宫肌瘤相似。免疫组学化学检查常表达雌激素受体和孕激素受体。大多数肿瘤细胞细胞核有丝分裂不活跃或者活性低,少见不典型细胞核,结蛋白和平滑肌特异性肌动蛋白的免疫组化染色为阳性,而CD34和c-Kit(CD117)的染色为阴性。示例如图15-3-11所示。

## (三)影像学表现

### 1. CT表现

APL在CT平扫呈软组织密度影,形态规则,边缘光滑且有包膜,密度均匀,与子宫肌层接近,较大病灶可见囊变坏死的低密度影,邻近器官被推压移位,少数低度恶性可浸润周围脏器。增强扫描可因血供程度不同而表现为轻中度或明显强化,强化方

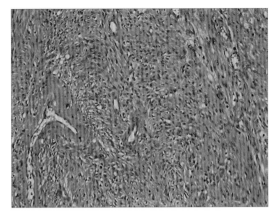

图 15-3-11 腹盆腔平滑肌瘤病理学表现

患者女性,43岁,子宫切除术后2年余,腹盆腔平滑肌瘤。大体病理:左侧腹盆腔肿物,大小约10 cm×12 cm×14 cm,灰红结节,包膜完整,切面呈灰白、灰红相间,质地稍嫩,另见灰黄脂肪样组织,可见多灶性梗死及出血,间质伴有黏液样变性。镜下表现(×100):平滑肌细胞呈束状交织排列,细胞为长梭形,胞质丰富,嗜伊红染色,具有一致的长杆状核,局部细胞密度增加,生长活跃,核分裂象7个/10 HPF。免疫组化:SAM(+),h-Caldesmon(+),CD10(+),p16(-),Ki-67(+,5%)。

式为渐进性强化的特征,究其原因可能与肿瘤富含纤维组织及肿瘤细胞间隙宽大,肿瘤细胞多且体积大、排列紧密延缓了对比剂廓清有关。示例如图15-3-12所示。

**2. MRI 表现**

APL在$T_1$WI序列上呈稍低信号或等信号,实性部分在$T_2$WI序列与子宫平滑肌相似,肿块内的低信号纤维成分为其最具有诊断意义的征象。部分APL体积较大会导致局部血供的匮乏引起不同程度的囊变、液化或坏死,变性区域和实性区域相互夹杂,形态不定,因此在MRI增强扫描可见不同程度的囊状或不定形的非强化区,呈现明显的"沼泽湿地征"。部分APL瘤内血供较为丰富,MRI增强表现可与CT相似,呈渐进性强化,强化程度与子宫肌层强化程度相似。

### (四)鉴别诊断

(1)子宫阔韧带平滑肌瘤:腹盆腔平滑肌瘤需要与子宫阔韧带平滑肌瘤相鉴别。后者发生于子宫两

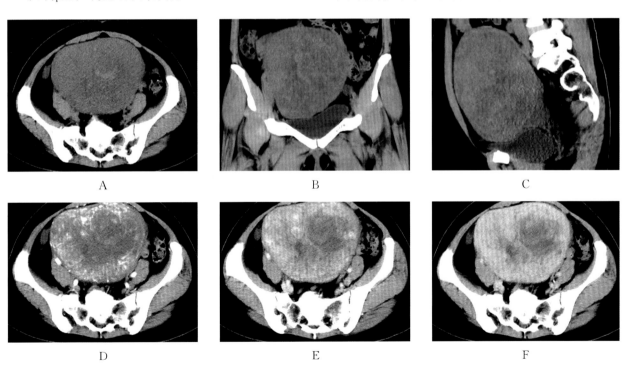

| A | B | C |
| D | E | F |

图 15-3-12 腹盆腔平滑肌瘤CT表现

与图15-3-11为同一患者,子宫切除术后2年余,腹盆腔平滑肌瘤。CT平扫(A～C):可见下腹部、盆腔巨大的椭圆形软组织肿块,大小约9.0 cm×13 cm×14 cm,肿块边界清晰,周围组织呈推挤样改变,未见明显侵犯征象。增强扫描动脉期(D)可见明显的不均匀强化,静脉期、延迟期(E、F)强化范围进一步扩大,病灶中央可见无强化的低密度影。

旁的附件区,呈匍匐生长,由于阔韧带前后叶的限制,形态呈条块状、哑铃分叶状及扁圆烧饼状,较具有特征性。主要以实性成分为主,具有完整的包膜,增强扫描呈"碎瓦状""冰融状"高低密度相间的强化方式,具有特征性,可与盆腔腹盆腔间隙的平滑肌瘤鉴别。

(2)腹盆腔平滑肌肉瘤:腹盆腔平滑肌肉瘤体积较大,边界多因存在周围浸润而不清,位于下腔静脉周围,与血管有很大的接触面,非血管起源者多位于肾周。腹盆腔平滑肌肉瘤的前后径大于左右径、容易侵犯腹盆腔大血管是其较有特征性的表现。CT平扫密度不均匀,坏死囊变多见,实质成分呈边缘性环状强化或分隔样渐进性强化,可与腹盆腔平滑肌瘤鉴别。

(3)腹盆腔神经鞘瘤:神经鞘瘤容易钙化、囊变,增强扫描二者都是渐进性强化,腹盆腔神经鞘瘤强化程度低于平滑肌瘤,如伴有"靶环征",有助于鉴别。

(4)腹盆腔节细胞神经瘤:节细胞瘤CT平扫密度均匀且低于肌肉密度,可伴有斑点状钙化,增强扫描呈分隔状或斑驳状强化,肿块质地柔软,沿间隙生长,见缝就钻,强化程度轻微。

(5)腹盆腔副神经节瘤:好发于脊柱旁及腹主动脉周围,肿块密度不均匀,常伴坏死或不规则钙化灶,增强扫描实质部分明显强化,呈速升平台型为主的强化方式。

## (五)诊断关键要点

(1)腹盆腔平滑肌瘤好发于育龄期女性,多伴有子宫肌瘤病史或子宫肌瘤手术史。

(2)最常见的发生部位是腹盆腔间隙,肿瘤膨胀性生长,包膜完整,边界清晰,呈良性肿瘤特征。

(3)CT平扫密度均匀,与子宫肌层相仿,肿块较大时伴有变性,罕见钙化、囊变。CT增强为轻中度或明显强化,强化方式为渐进性强化,与子宫平滑肌瘤的强化方式相似,具有一定的特征。

(4)腹盆腔平滑肌瘤MRI平扫在$T_1WI$、$T_2WI$信号与子宫肌瘤相似,其实性成分的强化方式与程度也与子宫肌瘤相似。肿瘤体积较大时易发生变性,此时,MRI增强扫描可见不同程度的囊状或不定形的非强化区,呈现明显的"沼泽湿地征"。

(熊柏柱 董江宁)

# 五、腹腔和腹膜后弥漫大B细胞淋巴瘤

## (一)概述

弥漫大B细胞淋巴瘤(diffuse large B-cell lymphoma,DLBCL)是非霍奇金淋巴瘤(non-hodgkin lymphoma,NHL)最常见的一种类型,主要发生在淋巴结内,淋巴结外占30%～40%,可发生在全身各个部位,胃肠道较为常见,且以中老年发病为主。目前临床上根据DLBCL的基因表达谱及免疫组化的差异将其分为生发中心B细胞样(germinal center B-cell-like,GCB)和非生发中心B细胞样(non-germinal center B-cell-like,non-GCB)2个亚型,GCB型主要表达CD10、Bcl-6、Bcl-2等抗原;非GCB型表达MUM1、Cyclin D2等抗原。中国与西方人群DLBCL在肿瘤细胞的免疫表型、染色体获得和缺失率、相关基因突变及预后等方面均有不同。临床表现多以局部肿块为首发症状,部分患者初诊时表现为Ⅲ～Ⅳ期的播散性病变或出现发热、消瘦等全身症状。本节主要介绍腹腔、腹膜后弥漫性大B淋巴瘤的病理、临床和影像学表现。

## (二)病理表现

形态学表现:典型的DLBCL以弥漫性细胞增生为特点,受累的淋巴结或结外组织结构破坏。肿瘤细胞体积较大,胞核通常大于或等于组织细胞胞核,多呈圆形,染色质呈空泡状或粗颗粒状,常有核仁,体积和数目可不等。胞质透明、淡染或嗜双色,核分裂象易见。

免疫组化:国际上不同的淋巴瘤协作组将几种蛋白水平表达情况组合分析并提出能够区分代表DLBCL不同基因表型及预后情况的分类模型。其中具有代表性的有Hans模型、Mufs模型、Chan模型及Amen等人提出的分类模型。目前国内常用Hans模型分类中,CD10阳性率>30%和CD10(-)、Bcl-6(+)、MUM1(-)的病例均被认为是GCB型,其他所有的情况均认为是non-GCB型。

## （三）影像学表现

### 1. 典型CT表现

腹腔内多发或单发软组织结节及肿块，边界清晰，形态学具备长短轴，长轴基本与淋巴链引流方向一致，肿块密度较均匀，一般无脂肪、钙化，坏死区少见；CT增强肿块呈均匀一致性轻至中度强化，肿块可包绕、包埋邻近血管呈"血管漂浮征"。DLBCL肿瘤细胞比较密实，间质血管较少，所以强化程度一般呈轻中度强化，囊变、坏死少见。示例如图15-3-14所示。

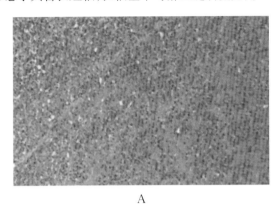

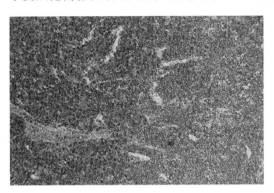

图15-3-13 腹腔肝门部DLBCL病理学表现

患者男性，34岁，肝门部弥漫大B细胞瘤。镜下（HE，×100）（A）：肿瘤细胞弥漫成片分布，肿瘤细胞中等大小，核圆形，居中，可见核仁，核分裂明显增多，并见病理性核分裂；肿瘤中央大片凝固性坏死，坏死组织中见瘤细胞残影；免疫组化（IHC，×100）（B）：肿瘤细胞CD20染色呈弥漫性膜阳性。

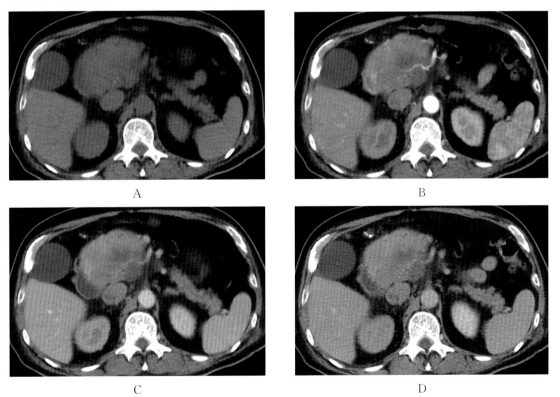

图15-3-14 腹腔肠系膜及十二指肠区DLBCL淋巴瘤CT表现

患者男性，54岁，DLBCL。CT平扫（A）：腹膜后不规则肿块，边界欠清，密度不均，肿块呈多结节融合状，包绕腹主动脉及右肾动静脉；CT增强动脉期（B）：明显不均匀强化，中央见片状坏死，内见"血管漂浮征"；CT增强门静脉期（C）：肿块进一步强化；CT增强延迟期（D）：肿块持续轻度强化。

## 2. DLBCL典型MRI表现

T₁WI序列上相对脂肪为低信号,相对肌肉为稍高信号强度。T₂WI序列相对脂肪为等信号或稍低信号强度,相对肌肉为高信号强度,DWI(弥散加权序列)呈特征性均匀的高信号影,ADC图呈低信号,ADC值范围约$(0.60\pm0.10)\times10^{-3}$ mm²/s,一般少见出血、坏死、囊变、钙化,增强扫描显示轻度至中度均匀强化,呈均质融合性分叶团块状,可包绕、侵犯周围动静脉血管,与包绕血管形成典型"三明治征"。示例如图15-3-15所示。

## 3. DLBCL少见的CT及MRI表现

以孤立性肿块为首发表现,可合并坏死及囊

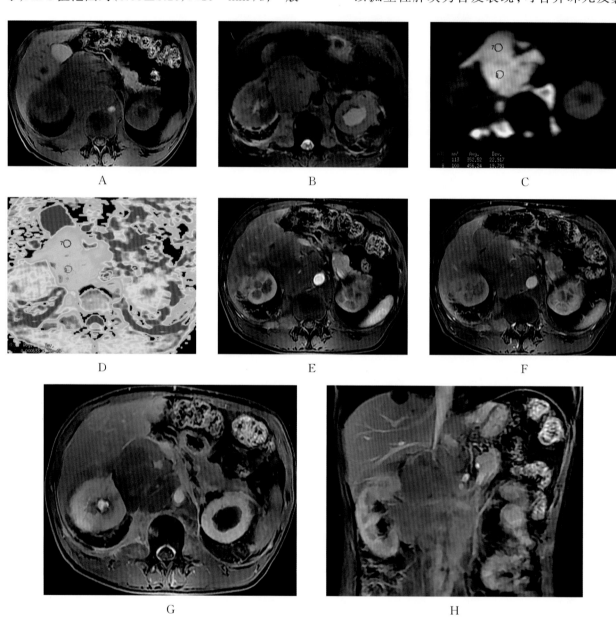

图15-3-15　腹腔及腹膜后DLBCL淋巴瘤MRI表现

患者男性,33岁,DLBCL。腹膜腔及腹膜后多发不规则软组织肿块;T₁WI序列(A)呈稍高信号,T₂WI抑脂序列(B)肿块主体呈稍高信号,内见条状流空血管影;DWI序列(C)呈明显高信号,ADC图(D)示ADC值为$(0.478\sim0.633)\times10^{-3}$ mm²/s。动脉期、门脉期、延迟三期(E~G)增强后肿块呈轻度均匀强化,包绕腹主动脉、腹腔干、双肾动静脉,下腔静脉受压明显变细、向前明显地漂浮移位,左肾盂积水。冠状位延迟增强(H)肿块内见多个小灶性坏死不强化区,肿瘤包绕大血管,侵犯双侧腰大肌、右肾门及双侧输尿管上段。

变,少数可表现为类似囊肿样病变,当肿瘤侵犯淋巴结同时引起血供中断及淋巴回流阻塞时,可引起淋巴结广泛中央区梗死导致凝固性坏死的发生,坏死区CT平扫呈等低密度,$T_2WI$抑脂序列呈等低信号,弥散轻度受限,CT及MRI增强后坏死区无强化,肿块呈环形强化表现,类似囊肿样病变,但肿块边缘残留肿瘤组织仍具有DLBCL的侵袭性影像学特征,包括肿瘤包绕周围血管、与周围组织器官粘连或浸润周围结构间隙,呈现出一定的恶性征象,表现为侵犯周围结构或包绕相邻血管。

示例如图15-3-16所示。

（四）鉴别诊断

（1）腹腔与腹膜后淋巴结转移癌：淋巴结转移癌常表现为多发淋巴结肿大伴坏死,呈环形强化,其病理基础为肿瘤转移至淋巴结,瘤细胞由皮质边缘窦逐步向髓质浸润,引起淋巴回流受阻,导致髓质区坏死。腹腔转移性淋巴结常以消化道来源肿瘤居多,也可见其他恶性肿瘤（肺癌、宫颈癌、皮肤

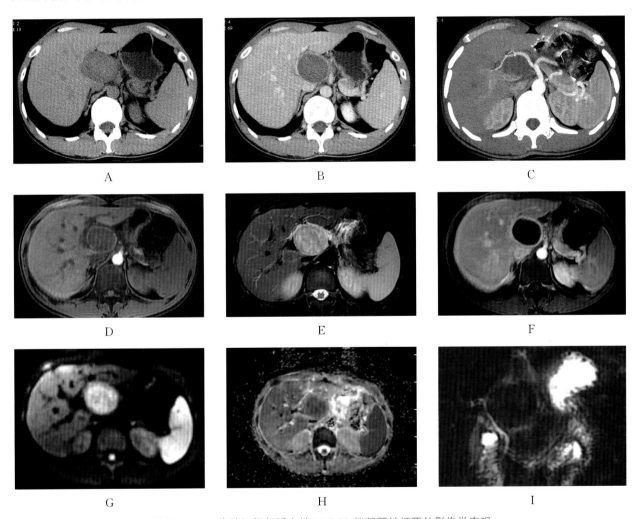

图15-3-16　腹腔肝门部孤立性DLBCL伴凝固性坏死的影像学表现

与图15-3-13为同一患者,肝门部孤立性DLBCL。CT平扫(A)示左侧肝门区突向肝胃间隙的孤立性类圆形等低密度肿块,大小约5.1 cm×4.2 cm,平扫CT值45 HU;CT增强(B、C)示肿块中心大部分区域未见强化,肿块周围的壁呈均匀一致性环形延迟强化,环形强化的壁光滑规则,肿块下极推移部分包绕肝总动脉。MRI平扫的$T_1WI$序列(D)示肿块中心区域呈稍低信号,其壁则为环形高信号;脂肪抑制$T_2WI$序列(E)示肿块内部成分及内壁呈等、低信号,外壁呈略高信号;肿块中心区(F)主体成分不强化而呈明显的低信号,肿块的壁明显环形渐进性强化而呈高信号,类似囊性病变样强化;DWI序列肿块呈高信号(G),ADC值(H)约$1.17×10^{-3}$ mm²/s;MRCP肿块的壁与内部成分(I)均呈明显的低信号,而非囊液的高信号。

鳞癌及恶性黑色素瘤等)的转移。大多数转移淋巴结常可看到原发灶,且距离原发灶较近,多自原发灶按淋巴引流区域顺序转移,诊断并不困难。当原发病灶不明显或隐匿时,二者鉴别困难。但淋巴瘤侵犯范围常较广泛,与转移淋巴结多自原发灶按淋巴引流区域转移不同;淋巴瘤DWI明显扩散受限,ADC值较转移瘤更低。

(2) 腹腔淋巴结结核:非血型播散型结核常累及肠系膜、小网膜及腹膜后第2腰椎以上区域的淋巴结,很少累及第2腰椎以下腹主动脉周围的淋巴结。血型播散型结核的分布与淋巴瘤相似,但常合并粟粒性肺结核,并常伴有结核中毒临床症状。淋巴瘤常同时累及肾门上、下腹膜后区淋巴结。腹腔及腹膜后DLBCL与淋巴结结核合并坏死时影像表现有交叉,两者均可表现为环形强化,前者中心坏死区常为凝固性坏死,而后者为干酪样坏死物,两者在抑脂T$_2$WI序列均呈低信号表现,但淋巴结结核坏死多呈"花环状""分房样"及不规则厚壁样强化。

(3) 腹腔与腹膜后间叶组织来源肿瘤等鉴别:孤立性DLBCL需与腹腔及腹膜后来源间叶性肿瘤鉴别。① 腹腔胃肠间质瘤:GIST与肠管关系密切,可伴有范围不等的囊变区,因恶性程度不同边界可清楚可不清楚,轮廓相对较规则,实质部分强化程度较淋巴瘤明显,常可见供血动脉及引流静脉显影。② 平滑肌肉瘤轮廓不规则,坏死显著,强化明显,周围结构受侵较淋巴瘤广泛甚至形成肠穿孔,肿瘤内部有时可见肿瘤血管,对周围血管以推挤或直接侵犯破坏为主,无明显的包绕征象。③ 侵袭性纤维瘤病(aggressive fibromatosis,AF)与淋巴瘤两者均可包绕周围血管呈浸润性生长,但AF一般无出血、坏死、钙化及包膜,增强呈轻中度渐进性强化,T$_2$WI抑脂序列AF内可见低信号胶原纤维组织,具有一定特征。

(4) 腹腔巨淋巴结增生症(CD):是一种少见的良性淋巴组织增生性疾病,以纵隔常见,其次为颈部、腹腔及腹膜后等部位。腹腔CD中90%为单中心透明血管型,与DLBCL同属于淋巴组织来源病变,两者的CT及MRI平扫表现有一定相似点,但CD动脉期明显强化,呈"快进慢出"强化模式,周边常可见异常扭曲血管,此特征与DLBCL增强表现有明显不同,且CD内点条状及分支样钙化是其相

对特征性表现,DLBCL一般无钙化。

## (五) 诊断关键要点

(1) 腹腔和腹膜后DLBCL淋巴瘤分布与淋巴链引流方向一致,呈多发或单发软组织结节及肿块。

(2) DWI提示明显扩散受限、ADC图呈明显低信号,ADC值范围为$(0.60\pm0.10)\times10^{-3}$ mm²/s。

(3) 增强呈轻中度延迟强化,肿瘤内可见小灶性坏死的不强化区;肿块包绕、包埋周围血管呈"血管漂浮征"或"三明治征",为其特征性表现。

(4) 腹腔DLBCL淋巴瘤以单发孤立性肿块为首发者为其少见表现。由于DLBCL细胞的不断增殖,导致供血不足,继发瘤内凝固性坏死导致影像学表现不典型,但残存的肿瘤实性成分扩散受限、ADC值低、延迟强化及包绕邻近血管等影像学征象为其相对特征性表现。腹腔不典型DLBCL的最终确诊需结合病理和免疫组化的检查。

(章锦伟 刘啸峰 董江宁)

# 参考文献

[1] 王艳丽,滕晓东.嗜铬细胞瘤/副神经节瘤的TNM分期进展[J].中华病理学杂志,2019,48(6):501-504.

[2] Naganawa S, Kim J, Yip S S F, et al. Texture analysis of T$_2$-weighted MRI predicts SDH mutation in paraganglioma [J]. Neuroradiology, 2021, 63 (4): 547-554.

[3] 吴丽兰,陈晓姗,钟莲婷,等.腹膜后典型及不典型副神经节瘤MSCT表现及鉴别诊断[J].放射学实践,2021,36(7):899-904.

[4] 王小磊,张士亮,胡耀炜,等.腹膜后副神经节瘤一例报道[J].腹部外科,2021,34(1):80-81.

[5] 侯丹玮,刘海洋.原发腹膜后副神经节瘤的影像及临床病理特点分析[J].实用放射学杂志,2019,35(12):1962-1965.

[6] Chen J, Liao Y, Xie Y, et al. Diagnosis of functional paraganglioma by ultrasonographer squeezing the

retroperitoneal tumor and measuring the change of blood pressure：A case presentation［J］. Quant Imaging Med Surg，2019，9（2）：336-339.

［7］ Shen Y，Zhong Y，Wang H，et al. MR imaging features of benign retroperitoneal extra-adrenal paragangliomas［J］. Sci Rep，2017，7（1）：4517.

［8］ Parmar K，Chandna A，Kumar S. Retroperitoneal paraganglioma：A chameleon masquerading as an adrenal pheochromocytoma［J］. Ann R Coll Surg Engl，2019，101（2）：e62-e65.

［9］ 钟甫华，贾玉柱. 3.0T MRI对下肢良性神经鞘瘤的诊断价值［J］. 浙江医学，2020，42（13）：1424-1426.

［10］ 李忠明，曹代荣，游瑞雄，等. 腹膜后间隙神经鞘瘤的320排CT征象及病理基础［J］. 临床放射学杂志，2017，36（8）：1258-1262.

［11］ Lee N J，Hruban R H，Fishman E K. Abdominal schwannomas：Review of imaging findings and pathology［J］. Abdom Radiol（NY），2017，42（7）：1864-1870.

［12］ 方梦诗，董江宁，王传彬等. 良、恶性外周神经鞘瘤MRI征象及扩散加权成像分析［J］. 临床放射学杂志，2019，38（01）：141-146.

［13］ 杨帆，黄晓娟，刘静媛，等. 腹膜后神经鞘瘤的超声特征［J］. 中国中西医结合影像学杂志，2022，20（2）：172-175.

［14］ Meng Q D，Ma X N，Wei H，et al. Lipomatous ganglioneuroma of the retroperitoneum［J］. Asian J Surg，2016，39（2）：116-119.

［15］ Bouzid A，Belhadj A，Saidani A，et al. Unusual retrorectal ganglioneuroma：A case report of laparoscopic assisted approach［J］. Pan Afr Med J，2021，38：241.

［16］ Zhang Q W，Song T，Yang P P，et al. Retroperitoneum ganglioneuroma：Imaging features and surgical outcomes of 35 cases at a Chinese Institution［J］. BMC Med Imaging，2021，21（1）：114.

［17］ Luo L，Zheng X，Tao K Z，et al. Imaging analysis of ganglioneuroma and quantitative analysis of paraspinal ganglioneuroma［J］. Med Sci Monit，2019，25：5263-5271.

［18］ 杨伟斌，曹宽，张斌，等. 18例腹膜后节细胞神经瘤的临床分析［J］. 中国普外基础与临床杂志，2017，24（9）：1100-1105.

［19］ 施楠楠，张九龙，张屹俊，等. 9例腹膜后节细胞神经瘤影像表现并文献复习［J］. 重庆医学，2022，51（4）：645-649.

［20］ Duffy S，Jhaveri M，Scudierre Jr，et al. MR imaging of a posterior mediastinal ganglioneuroma：Fat as a useful diagnostic sign［J］. AJNR，2005，26（10）：2658-2662.

［21］ 彭志军，李嘉林，刘鸿，等. 腹膜后节细胞神经瘤伴醛固酮升高1例［J］. 临床泌尿外科杂志，2021，36（5）：422-424.

［22］ 胡礼，方雷，顾春晓，等. 原发性腹膜后平滑肌瘤一例［J］. 中华普通外科杂志，2020，35（6）：506-506.

［23］ Sujan S，Sujan T，Prakash J S，et al. Adrenal leiomyoma：A case report［J］. International Journal of Surgery Case Reports，2021，85：106249.

［24］ Dursun P，Salman M C，Taskiran C，et al. Retroperitoneal leiomyomatosis：A case report［J］. International Journal of Gynecological Cancer，2010，15（6）：1222-1225.

［25］ 张琰琰，王亚丽，王翠薇，等. 原发性腹膜后平滑肌瘤的影像表现［J］. 医学影像学杂志，2021，31（8）：1372-1375.

［26］ 史平安，杜松良，李锐，等. 腹膜后肾上腺外副神经节瘤与神经鞘瘤的临床及MRI特征比较［J］. 解放军学院学报，2021，42（8）：934-939.

［27］ 罗帅，李瑶，黄香，等. 树突状纤维黏液脂肪瘤6例临床病理分析［J］. 临床与实验病理学杂志，2022，38（4）：477-479.

［28］ Arab M，Noei T S，Talayeh M，et al. Retroperitoneal lipoma，a rare cause of pelvic mass in women［J］. Caspian J Intern Med，2021，12（Suppl 2）：S495-S499.

［29］ Al-Dasuqi K，Irshaid L，Mathur M. Radiologic-pathologic correlation of primary retroperitoneal neoplasms［J］. Radiographics，2020，40（6）：1631-1657.

［30］ Sakamoto S，Hashizume N，Fukahori S，et al. A large retroperitoneal lipoblastoma：A case report and literature review［J］. Medicine（Baltimore），2018，97（40）：e12711.

［31］ Mesurolle B，Sayag E，Meingan P，et al. Retroperitoneal extramedullary hematopoiesis：Sonographic，CT，and MR imaging appearance［J］. AJR Am J Roentgenol，1996，167（5）：1139-1140.

［32］ Roberts A S，Shetty A S，Mellnick V M，et al. Extramedullary haematopoiesis：Radiological imaging features［J］. Clin Radiol，2016，71（8）：807-814.

［33］ Malla S，Razik A，Das C J，et al. Marrow outside marrow：imaging of extramedullary haematopoiesis

[J]. Clin Radiol, 2020, 75(8):565-578.

[34] Castleman B, Iverson L, Menendez V P. Localized mediastinal lymphnode hyperplasia resembling thymoma[J]. Cancer, 1956, 9(4):822 830.

[35] Carbone A, Borok M, Damania B, et al. Castleman disease[J]. Nat Rev Dis Primers, 2021, 7(1):84.

[36] 刘海玲, 范磊. Castleman病研究进展[J]. 白血病·淋巴瘤, 2019, 28(1):21-24.

[37] Oksenhendler E, Boutboul D, Fajgenbaum D, et al. The full spectrum of Castleman disease: 273 patients studied over 20 years [J]. Br J Haematol, 2018, 180(2):206-216.

[38] 杜亮, 崔凤, 熊发奎. 腹膜后Castleman病CT及MR影像特征与鉴别诊断[J]. 浙江临床医学, 2020, 22(2):266-268.

[39] 邓欢, 曹博, 卫勃. 腹膜后脂肪肉瘤的病理亚型及特点[J]. 中华普通外科杂志, 2021, 36(12):958-960.

[40] Kallen M E, Hornick J L. The 2020 WHO classification: What's new in soft tissue tumor pathology?[J]. Am J Surg Pathol, 2021, 45(1):e1-e23.

[41] 包紫瑞, 余捷, 许京轩, 等. 原发性腹膜后脂肪肉瘤的CT表现特征[J]. 中华普通外科杂志, 2018, 33(11):930-934.

[42] 林红东, 张志艳, 马伟琼, 等. 腹部原发去分化脂肪肉瘤CT表现及病理对照分析[J]. 实用放射学杂志, 2018, 34(2):226-229.

[43] 解文静, 张海燕, 王喜林. 原发性腹膜后脂肪肉瘤MSCT影像学征象分析[J]. 中国CT和MRI杂志, 2021, 19(5):48-50.

[44] 李伟霞, 康东杰, 鲍海华, 等. 磁共振扩散加权成像对不同病理亚型腹膜后脂肪肉瘤的诊断价值[J]. 临床放射学杂志, 2020, 39(3):519-523.

[45] 张娟, 刘辉, 苏超, 等. 腹部脏器原发性恶性纤维组织细胞瘤的CT表现[J]. 中国CT和MRI杂志, 2021, 19(11):170-172.

[46] Giri S, Gehani A, Alphones S, et al. Rare case of metastatic pleomorphic liposarcoma of thigh presenting as Ewing's sarcoma[J]. J Nepal Health Res Counc, 2021, 19(1):215-217.

[47] El Haq F, Pramod S V, Safriadi F. Pleomorphic retroperitoneal liposarcoma with kidney infiltration mimicking renal trauma[J]. Urol Case Rep, 2021, 38:101647.

[48] Folpe A L. Fibrosarcoma: A review and update [J]. Histopathology, 2014, 64(1):12-25.

[49] Formica M, Felli L, Cavagnaro L, et al. Neurofibrosarcoma of the lumbar spine with a misleading onset [J]. Spine J, 2015, 15(4):793-794.

[50] 于文海, 唐伟亮, 王爱国. 原发性腹膜后神经纤维肉瘤的CT表现及病理特征分析[J]. 实用医院临床, 2017, 14(4):224-226.

[51] 姚宇斌, 赵妍, 李仰康, 等. 成人型纤维肉瘤的MRI征象分析[J]. 影像研究与医学应用, 2018, 2(14):79-81.

[52] 罗容, 胡培安, 解添淞, 等. 黏液纤维肉瘤影像学表现、临床特征及病理学的相关性研究[J]. 中国癌症杂志, 2021, 31(8):734-739.

[53] Martin-Carreras T, Li H, Cooper K, et al. Radiomic features from MRI distinguish myxomas from myxofibrosarcomas [J]. BMC Med Imaging, 2019, 19(1):67.

[54] 黄丽丹, 杨建峰. 腹膜后不同病理亚型纤维型纤维肉瘤的CT表现[J]. 浙江医学, 2019, 41(1):86-88, 109.

[55] 孙科, 祁江, 叶亮. 腹膜后巨大黏液纤维肉瘤诊治分析[J]. 腹部外科, 2018, 31(6):452-454.

[56] 张琰琰, 王亚丽, 王翠薇, 等. 原发性腹膜后平滑肌肉瘤的影像表现[J]. 医学影像学杂志, 2021, 31(8):1372-1375.

[57] 潘历波, 张盛箭, 薛龙梅, 等. 腹膜后平滑肌肉瘤的影像学表现与病理对照[J]. 实用放射学杂志, 2021, 37(2):248-251.

[58] Marko J, Wolfman D J. Retroperitoneal leiomyosarcoma from the radiologic pathology archives [J]. Radiographics, 2018, 38(5):1403-1420.

[59] 邵世虎, 吴志远, 王忠敏, 等. 腹膜后平滑肌肉瘤CT、MRI诊断与病理对比分析[J]. 中国医学计算机成像杂志, 2018, 24(3):224-228.

[60] Mcaddy N C, Hallin M, Strauss D, et al. CT imaging improves histopathological grading of retroperitoneal leiomyosarcomas[J]. Eur J Surg Oncol, 2020, 46(2):288-292.

[61] Lee W Y, Lee H K. Retroperitoneal leiomyosarcoma mimicking gastric cancer recurrence: A case report [J]. Int J Surg Case Rep, 2019, 65:1-3.

[62] 江文辉, 温江妹, 许春伟, 等. 未分化多形性肉瘤的临床病理分析[J]. 临床与病理杂志, 2020, 40(4):837-842.

[63] Jo V Y, Fletcher C D. WHO classification of soft tissue tumours: An update based on the 2013 (4th) edition[J]. Pathology, 2014, 46(2):95-104.

[64] 王建武, 冯学彬, 彭如臣. 软组织未分化多形性肉瘤

的CT与MRI表现与组织病理学对照[J].中国CT和MRI杂志,2015,13(8):22-25.

[65] Oguri Y, Cho H, Oohinata R, et al. Aggressive undifferentiated pleomorphic sarcoma of the stomach involving long-term survival: A case report and literature review[J]. Mol Clin Oncol, 2018, 9(6):661-665.

[66] 张娟,刘辉,苏超,等.腹部脏器原发性恶性纤维组织细胞瘤的CT表现[J].中国CT和MRI杂志,2021,19(11):170-172.

[67] Li J, Geng Z J, Lv X F, et al. Computed tomography and magnetic resonance imaging findings of malignant fibrous histiocytoma of the head and neck[J]. Mol Clin Oncol, 2016, 4(5):888-892.

[68] 刘向,陈英敏,李思佳.腹膜后多形性未分化肉瘤1例[J].医学影像学杂志,2022,32(1):132,137.

[69] 陈涛,严静东,雷贞妮.未分化多形性肉瘤的影像诊断与鉴别51例[J].实用医学杂志,2016,32(5):789-792.

[70] Ho L, Sheth S, Wassef H, et al. Malignant transformation of retroperitoneal inflammatory pseudotumor to undifferentiated high-grade pleomorphic sarcoma on FDG PET/CT[J]. Clin Nucl Med, 2012, 37(5):484-485.

[71] Allen A H. Large undifferentiated pleomorphic sarcoma of the posterior thigh[J]. Am J Case Rep, 2019,20:318-322.

[72] 简冰林,马晓莉.儿童神经母细胞瘤相关易感基因研究进展[J].中国小儿血液与肿瘤杂志,2022,27(2):135-139.

[73] 冯蔚,王峥嵘,苏英姿,等.儿童神经母细胞性肿瘤超声特征分析[J].中华超声影像学杂志,2020,29(11):969-976.

[74] 郝跃文,张增俊.儿童神经母细胞瘤的CT表现与病理基础[J].医学影像学杂志,2021,31(8):1413-1416.

[75] 隋晓东.儿童神经母细胞瘤29例诊断过程分析[J].中国现代医生,2020,58(34):18-22.

[76] Mennemeyer R, Smith M. Multicystic peritoneal mesothelioma: A report with electron microscopy of a case mimicking intra-abdominal cystic hygroma (lymphangioma)[J]. Cancer, 1979(8):692-698.

[77] 史冠军,王冰,卢一艳.良性多囊性腹膜间皮瘤1例及文献复习[J].现代肿瘤医学,2020,28(6):997-1000.

[78] Zhang C, Yu J, Luo M. Multicystic peritoneal mesothelioma: A short review[J]. Curr Probl Cancer, 2017, 41(5):340-348.

[79] Gussago S, Spina P, Guerra A. Benign multicystic peritoneal mesothelioma (BMPM) as a rare cause of abdominal pain in a young male: Case report and review of the literature[J]. J Surg Case Rep, 2019, 13(3):1-4.

[80] 谭威,徐艳华,周秋媛.附睾腺瘤样瘤6例报道[J].诊断病理学杂志,2021,28(7):577-578.

[81] Alvir I, Bevanda B, Danolić D, et al. Benign multicystic peritoneal mesothelioma mimicking gynecologic pathology[J]. Acta Clin Croat, 2021,60(2):323-325.

[82] 宋德梅,董江宁,史彬,等.肠系膜区多囊性腹膜间皮瘤合并腺瘤样瘤CT表现1例[J].中华放射学杂志,2022,56(4):452-453.

[83] 马雅静,彭娟.孤立性纤维瘤的影像学研究进展,磁共振成像,2019,10(4):308-311.

[84] 曹勃玲,郭志伟,吴春晓,等.腹膜后孤立性纤维瘤超声表现及临床病理分析[J],中国医学影像技术,2019,35(2):306-307.

[85] 王娟,王姝慧,张振,等.腹盆腔孤立性纤维瘤的CT、MRI表现与临床病理分析[J].临床放射学杂志,2020,39(5):941-945.

[86] 周鑫,石义志.胸膜及胸膜外孤立性纤维瘤患者CT、MRI表现及鉴别诊断[J].中国CT和MRI杂志,2022,20(2):63-67.

[87] 黄德尤,黄策,马德智,等.颅内孤立性纤维瘤的影像学诊断进展.右江医学,2020,48(4):307-310.

[88] 邓丽珠,王明亮,曾蒙苏,等.腹部巨淋巴结增生症的MRI特征[J].临床放射学杂志,2021,40(4):727-731.

[89] 刘向,陈英敏,例思佳,等.腹膜后多形性未分化肉瘤1例[J].医学影像学杂志,2022,32(1):132-137.

[90] Yamamoto H. World Health Organization classification of tumours, 5th edition, soft tissue and bone tumors[M]. Lyon:IARC Press, 2020:109-111.

[91] 朱岩,丁颖,宋国新,等.炎性肌纤维母细胞肿瘤临床病理学分析[J].中华病理学杂志,2021,50(3):194-200.

[92] 张慧芝,王素英,董磊,等.膀胱炎性肌纤维母细胞肿瘤10例临床病理分析[J].中华病理学杂志,2021,50(8):1024-1028.

[93] 赵曦瞳,岳松伟,程强,等.不同病理分型炎性肌纤维母细胞瘤CT表现分析[J].中华医学杂志,2017,97(1):43-46.

[94] Tan H, Wang B, Xiao H, et al. Radiologic and clinicopathologic findings of inflammatory myofibroblastic

Tumor[J]. J Comput Assist Tomogr, 2017, 41(1): 90-97.

[95] Surabhi V R, Chua S, Patel R P, et al. Inflammatory myofibroblastic tumors: Current update [J]. Radiol Clin North Am, 2016, 54(3):553-563.

[96] Liu H, Yang X, Fan D, et al. Mesenteric inflammatory myofibroblastic tumor on 68Ga-FAPI PET/CT [J]. Clin Nucl Med, 2021, 46(12):1026-1027.

[97] 林达, 相世峰, 冯国飞, 等. 肝脏炎性肌纤维母细胞瘤的CT、MRI表现及病理特征 [J]. 中华肝胆外科杂志, 2017, 23(8):591-596.

[98] 李强, 孙玲麟, 陈孟达, 等. 脾脏炎性肌纤维母细胞瘤的CT和MRI特征分析 [J]. 中华普通外科杂志, 2018, 33(10):857-860.

[99] 田向永, 宋金桐, 邢会武, 等. 膀胱炎性肌纤维母细胞瘤六例报告并文献复习 [J]. 中华泌尿外科杂志, 2017, 38(3):178-181.

[100] 王跃, 赵雪, 刘英峰. CT及MRI在盆腔内子宫外平滑肌瘤诊断中的应用价值[J]. 中国现代医生, 2022, 60(5):122-125.

[101] 李思文. 子宫全切术后盆腔平滑肌瘤一例[J]. 实用妇科内分泌电子杂志, 2019, 6(2):166.

[102] 丰玉乐. 子宫阔韧带平滑肌瘤2例报告[J]. 中国临床医学影像杂志, 2012, 23(1):74-75.

[103] 王传彬, 董江宁, 韦超, 等. 腹盆腔及腹盆腔富血供肿瘤的CT诊断及误诊分析[J]. 肿瘤学杂志, 2019, 25(2):169-173.

[104] Barnaś E, Raś R, Skręt-Magierło J, et al. Natural history of leiomyomas beyond the uterus [J]. Medicine (Baltimore), 2019, 98(25):e15877.

[105] Ulu E M, Kirbaş I, Töre H G, et al. Extraperitoneal pelvic myolipoma [J]. Diagn Interv Radiol, 2010, 16(3):227-331.

[106] 牟坤, 施明亮, 杨福利, 等. 肠道弥漫性大B细胞淋巴瘤患者的临床病理特征分析[J]. 中国实验血液学杂志, 2021, 29:508-514.

[107] 张倩, 段山. 中国人群弥漫大B细胞淋巴瘤的特点 [J]. 国际肿瘤学杂志, 2018, 45:187-190.

[108] 李敏, 刘翠苓, 尹文娟, 等. 中国人弥漫大B细胞淋巴瘤新分类模型的预后分析[J]. 中华血液学杂志, 2012, 10:801-804.

[109] 刘金涛, 周轲. 磁共振扩散加权成像对小肠淋巴瘤的诊断价值[J]. 临床放射学杂志, 2019, 38:109-112.

[110] Rosenblatt S D, Wolter N E, Siegele B, et al. Primary parotid lymphoma presenting as a recurrent cystic mass: A case report [J]. Laryngoscope, 2018, 128:998-1001.

[111] 廖海, 赵阳, 康巍, 等. 囊性淋巴瘤CT表现[J]. 实用放射学杂志, 2020, 36:1074-1076.

[112] 葛明, 涂丹丹, 刘振宇, 等. 透明血管型局限性Castleman病CT、MRI特征及误诊分析[J]. 实用放射学杂志, 2019, 35:1644-1647.

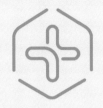

# CHAPTER SIXTEEN

## 第十六章

# 腹　　壁

# 第一节　腹壁良性肿瘤

## 一、腹壁硬纤维瘤

### (一)概述

硬纤维瘤(desmoid tumor,DT)是一种起源于筋膜和肌腱膜组织的软组织肿瘤,又称韧带样纤维瘤(desmoplastic fibroma,DT)、侵袭性纤维瘤病(aggressive fibromatosis,AF)及肌腱膜纤维瘤病,于1938年由Muller命名。2020年WHO相关软组织肿瘤分类中归类为肌纤维母细胞肿瘤或纤维母细胞肿瘤类型,属于中间型肿瘤;是一种纤维母细胞克隆性增殖性病变,生物学行为以侵袭性生长、易于局部复发和不发生远处血行及淋巴转移为特征。

DT发病机制尚不十分清楚,大部分散发,部分家族性发病,可能与内分泌以及结缔组织生长调节缺陷有关,家族性肠道息肉易感基因APC突变或β-Catenin蛋白异常表达激活Wnt信号通道可能是导致发病的主要机制。发病危险因素主要包括:

(1)创伤:可能与不成熟纤维母细胞过度增生修复有关,腹壁型DT多发生于手术切口及邻近区域,尤其妊娠与分娩女性。

(2)遗传:好发于家族性腺瘤样息肉病患者,相关研究显示约30%患者合并Gardner综合征(DT伴家族性腺瘤样息肉病、多发性骨肿瘤或多发表皮样囊肿等)。

(3)内分泌:育龄期年轻女性多发,提示DT与女性雌激素平衡失调有关,研究表明ER-β和β-Catenin共同参与了DT的发生发展。

年发病率(2~5)/百万,占所有软组织肿瘤的3%;DT可发生于任何年龄,发病高峰为30~40岁之间,男女性别比为1:2~1:5,尤以育龄期年轻女性多见。DT可发生在全身各个部位,好发部位依次为肩胛带、腹壁、下肢、骨盆带、躯干、上肢、头颈、胸壁、乳腺等。根据肿瘤发病部位不同,DT分为腹外型(60%)、腹壁型(25%)、腹内型(8%~15%)。腹壁型DT主要发生于腹直肌前鞘,也可发生腹内斜肌、腹横肌等腹壁其他部位;临床以局部轻度渐进性生长的无痛性肿块为首发表现,触诊无明确边界、活动度差为特征。本节介绍腹壁硬纤维瘤(abdominal wall desmoid tumor)的临床、病理和影像学表现及其鉴别诊断。

### (二)病理表现

DT的组织学特点介于良性纤维增殖性纤维瘤与低级别纤维肉瘤之间。

大体病理:呈质硬、坚韧,切面灰白色或灰红色,与周围组织分界不清。

镜下表现:由比例不同的梭形纤维母细胞或肌纤维母细胞、胶原纤维构成,两者呈束状、编织样交错排列,富含纤维细胞区胶原纤维含量少,两者多移行过渡,少部分呈截断,无明显囊变和坏死,部分伴黏液样变及间质裂隙状小血管,细胞异型性不明显,核分裂象罕见;Masson三色染色可有效区分瘤内胶原纤维、纤维母细胞区及周围侵袭而卷入的横纹肌岛。

免疫组化:Vim(+)、β-Catenin(+)、Ki-67(+,3%~15%),SMA(+/-)。

示例如图16-1-1所示。

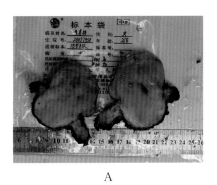
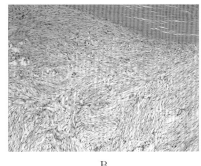
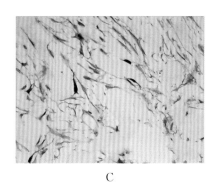

A　　　　　　　　　B　　　　　　　　　C

图 16-1-1　腹壁硬纤维瘤病理学表现

患者女性,26岁,腹壁硬纤维瘤。大体病理(A):切面灰白、质韧,半透明状,大小为8.0 cm×6.0 cm×6.0 cm,肿瘤与周围肌肉组织界限不清;镜下表现(B):肿瘤由单一梭形细胞组成、与少量胶原纤维呈束状、编织样排列,内含少许裂隙状血管伴间质黏液样变,未见核异型性(B);免疫组化:Vim(+),CD34(−),CD117(−),β-Catenin(+),S-100(−),CD56(−),SMA(−),Ki-67(+,约3%)(C)。

## （三）影像学表现

### 1. 超声表现

DT呈实性低回声团块,大部分表现为不规则形态、边界模糊,无明显包膜,部分呈膨胀性生长而边界清晰;部分肿块呈沿肌束走行,表现为梭形低回声肿块,与纤维束分界不清,后方回声增强,内部或边缘偶见条片状高回声区,内部无明显坏死囊变、出血及钙化。CDFI示瘤内呈乏血供或少量点状或短杆状血流频谱信号。示例如图16-1-2所示。

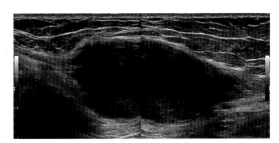

图 16-1-2　腹壁硬纤维瘤超声表现

与图16-1-1为同一患者,腹壁硬纤维瘤。左侧腹壁腹直肌处见低回声肿块,内部回声欠均伴短条状稍高回声,边缘不清晰,CDFI示周边及内部少许点状、短杆状血流频谱信号。

### 2. CT表现

与肌肉相比,CT平扫示肿瘤呈梭形、不规则形,均匀或欠均匀稍低密度肿块,沿肌束长轴或结缔组织间隙分布,边界无包膜,与周围结构分界不清;瘤内致密胶原区呈相对稍高密度,部分伴黏液

样变性;增强扫描肿瘤多呈轻中度渐进性持续强化。细胞密集区强化明显,致密胶原区不强化或轻度强化,部分延迟期呈强化"反转"表现,边缘可见"筋膜尾征";囊变坏死及钙化少见。示例如图16-1-3、图16-1-4所示。

### 3. MRI表现

形态学与CT表现相似;MRI信号特征与肿瘤内纤维母细胞与致密胶原纤维的含量、分布及排列有关,部分伴黏液样变性及间质小血管分化。与同层肌肉比较,大多数$T_1WI$序列呈等或略低信号,$T_2WI$序列呈等至稍高信号,信号均匀或欠均匀,囊变出血、坏死少见;细胞增生密集区及黏液变性区$T_1WI$序列呈低信号、$T_2WI$序列呈高信号。约1/3瘤内见不规则、条片及裂隙状胶原纤维区$T_1WI$、$T_2WI$序列呈双低信号具有相对特征性;边缘不清伴"筋膜尾征"及"爪征";邻近骨骼有时伴骨皮质侵蚀、骨膜成骨反应;DWI序列以等低信号为主,细胞密集区可呈中等高信号;增强多呈轻中度渐进强化,细胞密集区中等度持续强化。致密胶原及黏液变性区呈轻度强化或不强化。示例如图16-1-5所示。

## （四）鉴别诊断

（1）神经鞘瘤:膨胀性生长、圆或类圆形不均性肿块,可伴黏液变与囊变坏死、Antoni B区"靶环征",增强扫描 Antoni A 区轻至中度渐进性强化,周围型伴"包膜征""环脂征""神经干出入征",部分跨

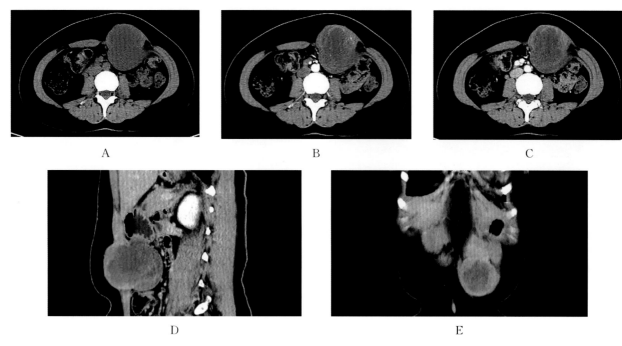

A B C

D E

图16-1-3 腹壁硬纤维瘤CT表现

与图16-1-1为同一患者,腹壁硬纤维瘤。CT平扫(A)示左侧腹壁类圆形跨腹壁膨胀生长软组织肿块,与腹直肌分界不清,边缘区呈不均性稍高、等密度,中央黏液变性区呈低密度;增强动脉期(B)边缘及内部分隔轻中度强化伴纤细血管生成,静脉期(C)中等渐进性强化;中央低密度区轻度强化,两侧缘肌间隙脂肪增厚伴"筋膜尾征"。冠状、矢状位重建(D、E)示上下缘及前方与腹直肌分界不清。

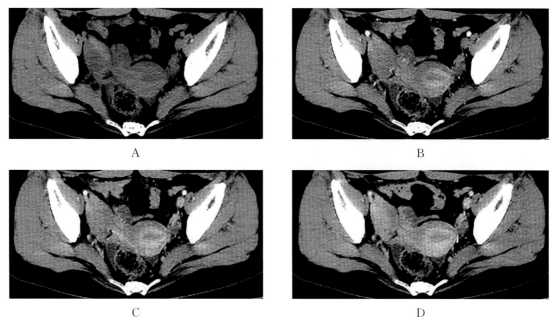

A B

C D

图16-1-4 盆壁硬纤维瘤CT表现

患者女性,28岁,右侧盆壁硬纤维瘤。盆腔CT平扫(A)示右侧盆壁壁层腹膜外沿疏松结缔组织间隙纵行生长的梭形肿块,边界不清,内缘条带状等、稍高密度,外缘条片状稍低密度,邻近脂肪增厚;增强动脉、静脉期(B、C)呈轻度渐进强化伴外侧缘稍明显;延迟期(D)示外侧条片状持续强化,内侧条带状差强化,与平扫比较原高密度区反转为相对低密度,增强"反转征"阳性,前后端见"筋膜尾征"。

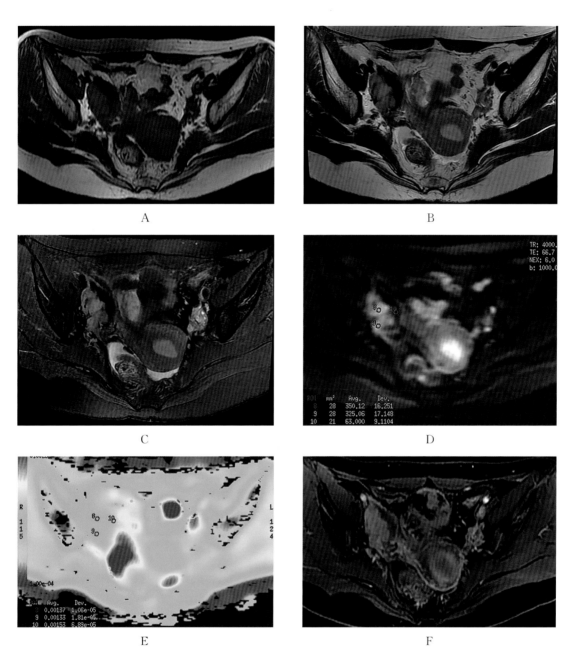

A B

C D

E F

图 16-1-5 盆壁硬纤维瘤的 MRI 表现

与图16-1-4为同一患者,右侧盆壁硬纤维瘤。肿瘤沿壁层腹膜外间隙生长呈梭形,边界不清;$T_1WI$序列(A)外侧缘条片状等稍高信号,内侧缘条带状低信号;$T_2WI$及$T_2WI$抑脂序列(B、C)示外侧不规则性高信号伴低信号分隔,内侧条带状低信号,两者分布清晰,前后端见"筋膜尾征";DWI序列(D)外侧不规则条片状高信号,内侧条状低信号,两者ADC值(E)分别为$1.33\times10^{-3}$ $mm^2/s$、$1.53\times10^{-3}$ $mm^2/s$;增强(F)外侧斑片状中等度持续强化,内侧条带样轻度渐进性强化。

神经通道生长伴骨质吸收。

(2)平滑肌瘤:边界清晰的类圆形稍低密度肿块,$T_1WI$序列呈等或略低信号,$T_2WI$序列呈等至稍高信号,信号欠均,以高信号变性区及低信号肌纤维呈"旋涡征"排列为相对特征性;增强中等渐进强化,细胞密集区呈"烟花"或"岛状"强化。

(3)血管瘤:不规则低密度肿块,无明显包膜,CT平扫伴点状"静脉石"及$T_2WI$和$T_2WI$抑脂序列呈高信号"亮灯征",具有特征性,部分灶内见迂曲的流空血管影,增强多中等渐进或明显持续性强化,延迟期呈充填式强化。

(4)结节性肌筋膜炎:临床表现为年轻发病、快速进展的皮下包块,包膜完整,密度及信号不均,部分$T_2WI$高信号内见裂隙状低信号、灶周水肿,增强明显不均性强化,少部分伴"筋膜尾征"。

(5)子宫内膜异位症:有月经周期相关性疼痛,新近出血CT示中等高密度,亚急性出血$T_1WI$、$T_2WI$序列均呈高信号,$T_2WI$序列呈信号混杂伴散在点状低信号、边缘"黑环征"对诊断具有提示价值。

(6)低度恶性皮肤隆突性纤维肉瘤:中青年皮下缓慢生长包块,CT平扫与肌肉呈等或稍低密度,$T_1WI$序列呈等、稍低信号,$T_2WI$序列呈稍高的均匀或欠均匀信号肿块,增强不均性强化,部分伴"悬吊征""皮肤尾征""筋膜尾征"及"灶周结节",具有相对特征性。

### (五)诊断关键要点

(1)腹(盆)壁硬纤维瘤好发于中青年女性,可有手术、外伤及家族性肠道息肉病史。

(2)生长方式:沿筋膜及肌束分布、跨解剖间隙生长的不规则肿块。

(3)密度、信号:与肌肉比较,大多数呈稍低密度,$T_1WI$序列呈等或略低信号,$T_2WI$序列呈等或稍高信号,可均匀或欠均匀,无明显坏死、囊变;部分细胞增生活跃、黏液变性区域CT呈相对低密度区、$T_2WI$序列为高信号。

(4)瘤内不规则、条片状及裂隙状致密胶原区CT呈等或稍高密度,MRI的$T_1WI$、$T_2WI$序列呈双低信号,对DT诊断具有相对特征性。

(5)边缘:与周围组织(筋膜、脂肪、脉管、横纹肌间)分界不清伴"筋膜尾征"及"爪征",邻近骨骼可伴骨皮质侵蚀、骨膜成骨反应。

(6)DWI序列:以等低信号为主,细胞密集区可呈中等、高信号。

(7)CT、MRI增强后呈轻至中度渐进持续性强化,细胞密集区呈中等度持续强化,致密胶原及黏液样变轻度渐进强化或不强化。CT强化"反转"有提示诊断意义。

(韦树华)

# 二、腹腔腹壁神经鞘瘤

## (一)概述

腹部神经鞘瘤(abdominal Schwannoma,AS)是起源于腹腔或腹壁周围神经鞘施万细胞的良性肿瘤,WHO在软组织肿瘤分类中将其归类为神经鞘膜细胞肿瘤。本病临床少见,病因不明,可为系统性疾病神经纤维瘤病的一部分或外伤等刺激因素所致。发病年龄41~64岁,平均年龄54岁。女性多于男性。常单发,呈圆形或椭圆形,长径为1~4cm,沿周围神经长轴生长,活动度好,有完整包膜,易囊变、出血、钙化和玻璃样变。肿瘤生长缓慢,很少恶变,术后很少复发。

临床表现:与肿块大小和位置相关,可无临床表现,也可出现疼痛、感觉异常或减弱、神经功能障碍、腹壁包块等。

## (二)病理表现

大体病理:腹腔腹壁神经鞘瘤肿块表面光整,边界清晰,圆形或椭圆形。

镜下表现:腹部神经鞘瘤主要由两种交替排列的细胞构架构成:Antoni A区和Antoni B区。高度细胞化的Antoni A区梭形细胞密集,呈"栅栏状"或"旋涡状"排列,有时可见两排紧密排列的细胞核形成的Verocay小体,由纤维细胞突起分开。Antoni B

区细胞结构松散,细胞质丰富,突起排列杂乱,整体呈黏液样外观,富含巨噬细胞、混合基质和微囊结构,其内小血管管壁常出现透明样变。Antoni A区血供丰富,Antoni B区易出现囊变、坏死。有报道称Antoni B区是Antoni A区退化、演变的结果。

免疫组化:S-100(+),SOX-10(+),Leu-7(+),灶性GFAP(+),CD34(间质+),SMA(血管+)。

示例如图16-1-6所示。

### (三) 影像学表现

#### 1. 超声表现

圆形或椭圆形肿物,边界清晰,包膜完整,多呈均匀实性低回声,少数可见囊变,回声不均匀,后方回声增强;两端与神经干相连,表现为"鼠尾征";Antoni A区和Antoni B区细胞结构交替排列,超声表现为"靶环征";与神经干相连处可见三角形强回声,即"脂肪劈裂征"。瘤体较大时可出现囊变。CDFI:肿块内丰富血流信号。

#### 2. CT表现

腹腔腹壁的神经鞘瘤表现为圆形或椭圆形等低密度肿块,边界清晰;因神经鞘瘤富含神经鞘的脂质成分,与邻近的腰大肌比较,肿块主体为低密度,富细胞区则为等密度,特征性表现有周围脂肪包绕的"脂肪分离征"。少数腹腔神经鞘瘤伴有钙化、囊变、出血,表现为密度明显不均匀。CT增强

后肿块轻中度强化,少数明显强化,多表现为中心延迟强化、边缘轻度强化的"靶样"强化。腹腔神经鞘瘤为质地柔软的良性肿瘤,故可出现血管偏心性穿过瘤体的"血管贴边征";不典型神经鞘瘤可出现蜂窝状、囊状中间具有分隔的多房样强化,分隔中度均匀强化。值得注意的是,发生在胃肠道的腹腔神经鞘瘤多为明显强化,少数胃肠道瘤体周围可见多发中小淋巴结环绕,即"袖口征",可能为淋巴结炎性反应所致。双能量CT的能谱曲线(spectral CT HU curve)可显示弓背向上的"反勺子征",提示肿块内含脂质成分,间接反映神经鞘瘤的施万细胞髓鞘的脂质成分。示例如图16-1-7所示。

#### 3. MRI表现

腹腔腹壁神经鞘瘤的形态学表现与CT类似,$T_1WI$序列呈等/低信号,周围可见脂肪影环绕的"脂肪分离征"。$T_2WI$序列见典型"靶环征",即中心略高信号,周围明显高信号,增强中心高信号呈团片状强化呈现典型"靶样"强化,周围无/低强化;可见"血管贴边征"。肿瘤病灶DWI序列呈高信号、ADC图也呈稍高信号,平均ADC为$(1.50\pm0.40)\times10^{-3}$ mm²/s,体现良性软组织肿瘤特征。

### (四) 鉴别诊断

(1) 神经纤维瘤:两者均来自施万细胞,生物学行为均为良性,难以区分。现在认为,神经鞘瘤来

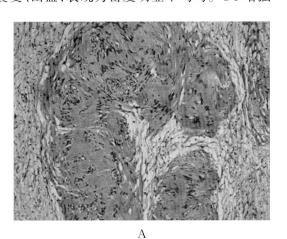

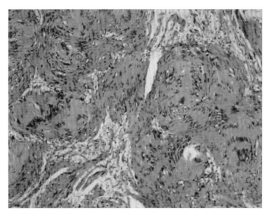

A B

**图16-1-6 腹壁腹腔及腹膜后神经鞘瘤病理学表现**

患者男性,48岁,腹壁腹腔及腹膜后巨大神经鞘瘤。肿块大小为30 cm×30 cm×12 cm。镜下表现(HE,×100,×200):肿瘤细胞梭形,呈栅栏状排列,间质血管扩张,未见明显异型性、核分裂象和坏死。

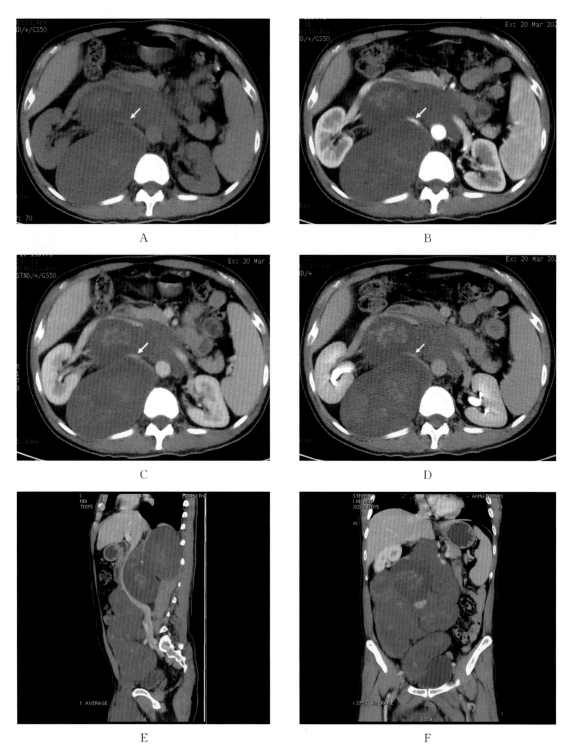

图 16-1-7　腹壁腹腔及腹膜后神经鞘瘤双能量 CT 表现

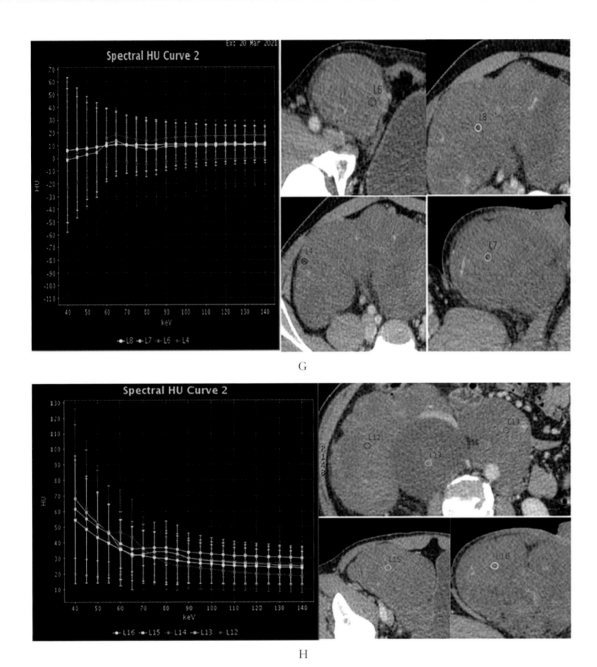

G

H

**图 16-1-7　腹壁腹腔及腹膜后神经鞘瘤双能量 CT 表现（续）**

与图 16-1-6 为同一患者,腹壁腹腔及腹膜后巨大神经鞘瘤。A～D 依次为腹部横断位 CT 平扫、增强动脉期、静脉期、延迟期图像。右侧腹膜后、腹腔及右下腹壁巨大的以低密度为主的(与同层面肌肉比较)肿块中心见等及稍高密度岛屿状结节影,肿块边界清晰,密度不均匀,与肿块邻近的腹腔肠管、下腔静脉、腹主动脉等器官结构受压,但无受侵征象。三期增强后,动脉期肿块主体轻度强化,肿块右前方见"血管贴边征"(白箭头),血管壁光滑完整未受侵;肿块内多见不规则小片状"岛屿状"强化,静脉期、延迟期呈持续强化;其中 C、D 显示中心岛屿状强化结节内见靶环征。肿块跨越中线向左侧腹腔及腹膜后生长,腹主动脉与肠系膜血管被推移。E、F 分别为增强静脉期矢状位、冠状位图像,瘤体大部位于腹膜后,上缘达膈顶,向下延伸至右下腹壁、右侧腹股沟及右侧阴囊。静脉期能谱曲线(G)呈反勺子征,提示瘤体含脂质成分。静脉期能谱曲线(H)示腹腔多处肿块能谱曲线形态、斜率有较高的一致性,提示肿块具有高度同源性。

源于髓鞘性施万细胞，神经纤维瘤来源于非髓鞘性施万细胞。神经纤维瘤分局灶型、弥漫型和丛状型三型。局灶型神经纤维瘤与神经鞘瘤最难鉴别。根据神经与周围组织的关系及病灶有无退变可对两者作出鉴别，即神经干偏心贯穿病灶或病灶有退变多为神经鞘瘤，而通过病灶中央或无退变多为神经纤维瘤。超声检查如果显示瘤旁神经则多为神经纤维瘤。弥漫型和丛状型多为神经纤维瘤病的一部分，多部位多发。弥漫型好发于儿童和年轻成人，可呈网状、多房样，很少出现"靶环征"。

（2）恶性周围神经鞘瘤（malignant peripheral nerve sheath tumor，MPNST）：MPNST 较为少见，占软组织肿瘤的 $3\%\sim10\%$，好发于女性，多起源于神经纤维瘤病 I 型（NF-I）。MRI 多为圆形或椭圆形，部分为不规则形，边界不清，包膜不完整，病灶较大，周围脂肪组织受侵，无"脂肪分离征"。$T_1WI$ 序列呈等/混杂信号，$T_2WI$ 序列信号不均匀，无明显"靶环征"；周围可见水肿，病灶内常见囊变、出血、钙化；可见邻近骨质侵蚀破坏。增强后明显不均匀强化。ADC 值对良、恶性周围神经鞘瘤有较高的鉴别诊断效能。报道显示"脂肪分离征"联合 ADC 值能更好鉴别两者。MPNST 预后较差，临床特征对其诊断至关重要。

（3）腹壁软组织血管瘤：边界不清的软组织肿块，密度类似骨骼肌，增强后血管成分明显强化。钙化或静脉血栓是血管瘤特征性表现。肿块 $T_1WI$ 序列呈低/等信号，$T_2WI$ 序列呈高信号，增强后明显强化且为渐进性充填式延迟强化。

（4）结节性筋膜炎：可发生在腹壁，良性纤维增生性病变，病因不明，多认为与外伤有关。CT 上表现为结节状、斑片状软组织肿块，边界较清，与肌肉密度相近。MRI 信号与组织学成分和细胞构成相关。黏液型或细胞型呈等 T1、长 T2 信号；纤维型在所有序列均呈低信号。可出现钙化、囊变。平扫可出现类似神经鞘瘤的 $T_2WI$ 中心高信号，周边低信号，但增强出现周边环形强化的"反靶征"，不同于神经鞘瘤。可沿浅筋膜出现"筋膜尾征"及周围肌间隙渗出影等。

（5）韧带样纤维瘤：好发于中青年人，腹壁软组织好发，生育史女性和腹壁手术史多见，肿块多浸润性或膨胀性生长。CT 平扫表现为等、稍低密

度肿物，病变钙化和囊变罕见，此点与神经鞘瘤不同；动脉期呈轻度不均匀强化，延迟扫描强化程度显著增高。MRI 表现为软组织肿物，$T_1WI$ 序列呈等/稍低信号，$T_2WI$ 序列多为不均匀稍高信号，$T_1WI$ 及 $T_2WI$ 序列均见索条状稍低信号，增强后不均匀渐进性强化，与周围组织边界可见"火焰征"。病变沿肌筋膜纤维束浸润性生长，无包膜，可出现"筋膜尾征"。

## （五）诊断关键要点

（1）腹腔腹壁神经鞘瘤好发于成人，表现为体积大小不一的肿块，边界清晰，有完整包膜。当肿块巨大累及区域广泛时，需要与恶性软组织肿瘤鉴别。

（2）超声呈实性低回声肿块，边界清晰，可见"鼠尾征""靶环征"。

（3）CT 平扫肿块主体呈低密度，内见等密度的岛屿状富细胞区，瘤周"脂肪分离征"。CT 增强肿块呈轻度渐进性强化，实性成分内见"靶环征"为其特征性表现。CT 增强及三维重建能更清晰显示肿块与腹腔、腹膜后器官、血管的关系；血管偏心性穿过瘤体的"血管贴边征"也为其相对特征性影像学表现。双能量 CT 的能谱曲线能识别肿块内微量脂质成分，有助于本病的定性诊断。

（4）MRI 平扫 $T_1WI$ 序列瘤体周围见"脂肪分离征"；$T_2WI$ 序列见中心略高信号，周围明显高信号的"靶环征"，可见"血管贴边征"。DWI 及 IVIM-DWI 技术测出的 ADC 值等参数值对肿瘤良、恶性有较高的鉴别诊断价值。

（孙明华　阚　宏　董江宁）

# 三、Gardner 综合征

## （一）概述

Gardner 综合征（Gardner syndrome，GS）是以结直肠多发息肉合并骨瘤或/和韧带样纤维瘤病等肠

外表现为特征的常染色体显性遗传性疾病,是家族遗传性腺瘤性息肉病(familial adenomatous polyposis,FAP)的一种亚型,其分子遗传学基础为位于5q21的APC基因位点突变所致。Gardner等于1953年首次报道,属于罕见病例,多为零星个案报道。

本病病因不明,有明显家族史。可发生在任何年龄,男女无差别,无地域差别。为累及多系统的症候群,临床表现非常复杂,主要包括肠内和肠外病变。结直肠多发息肉合并骨瘤、软组织肿瘤为典型三联征。结直肠息肉为腺瘤样息肉,多发,可达上百或上千个;骨瘤多发生在上、下颌骨、鼻窦或颅骨;软组织肿瘤多为韧带样纤维瘤(desmoplastic fibroma,DF)或硬纤维瘤(desmoid tumors,DT),又称为侵袭性纤维瘤病(aggressive fibromatosis,AF)。Gardner综合征韧带样纤维瘤病以发生在腹腔内和肠系膜多见,此外还可表现为皮脂腺囊肿、纤维瘤、脂肪瘤、表皮样囊肿;另可有牙齿异常或肿瘤,如阻生齿、多生齿、缺齿、牙源性肿瘤等。

临床表现复杂,可多次就诊不被确诊。症状、体征与病变数目、发病部位和基因位点突变有关。肠内病变可表现为腹痛、腹泻、脓血便及黏液便及肠梗阻等;肠外病变可触及腹部包块、皮肤包块或颜面头部硬质包块;累及输尿管引起肾积水可表现为腰痛。韧带样纤维瘤无转移,容易局部浸润,手术切除后复发,复发后短期可迅速增大。

## (二)病理表现

多为手术获取韧带样纤维瘤或结肠镜活检息肉标本。

大体病理:腹壁或腹壁以外部位肿块常位于肌肉、腱膜或筋膜内,灰白色,质地坚硬,边界不清;发生在腹腔或肠系膜肿块可为单个肿块或多发肿块,边界或清楚或不清楚,色灰白,质地韧硬。

镜下表现:由纤细或星芒状增生的梭形纤维母细胞、肌纤维母细胞及胶原纤维组成,灶周可见梭形纤维母细胞向肌肉、脂肪穿插、浸润,部分间质内见黏液样变性。

免疫组化:不同程度表达MSA、Desmin、β-Catenin,不表达CD34、CD117、S-100。

结肠镜检:结直肠大小不等,无蒂或有蒂突起、轻微隆起或扁平凹陷,数量多发,直径多1.0 cm以下。镜下为腺瘤样表现,可见低、高级别上皮内瘤变。

示例如图16-1-8所示。

## (三)影像学表现

### 1. 超声检查

韧带样纤维瘤表现为腹壁或腹腔低回声区,内部回声不均匀,边界不清,形态规则或不规则,囊性变可探及无回声,内可见分隔;CDFI探及不到明显血流信号。示例如图16-1-9所示。

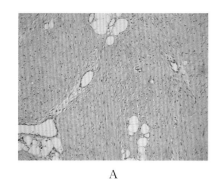 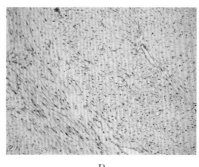 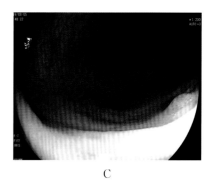

|A|B|C|

**图16-1-8　Gardner综合征的腹壁韧带样纤维瘤与结肠多发息肉病理学表现**

患者男性,14岁,腹壁腹腔韧带样纤维瘤。镜下表现:梭形的成纤维细胞和胶原纤维交错排列,肿瘤细胞在脂肪组织内穿插性生长(HE,×100)。免疫组化:β-Catenin(＋),其他:CD99(＋)、ALK(－)、CD34(－)、S-100(－)、Bcl-2(－)、Cyclin D1(－)、Ki-67(＋,约5％细胞)。结肠镜(C)见乙状结肠远端见10余个息肉样突起,该患者父亲结肠多发息肉。

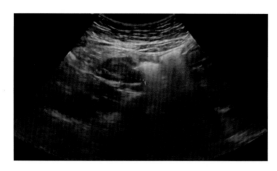

**图16-1-9 Gardner综合征的腹腔韧带样纤维瘤超声表现**
与图16-1-8为同一患者,腹腔韧带样纤维瘤。腹腔脐下水平髂血管起始部前方见结节样低回声,约46 mm×25 mm,边界部分清楚,形态不规则,内部回声不均匀,CDFI未探及明显血流信号。

**2. CT表现**

对发现Gardner综合征的早期提示、诊断和治疗方案制定有重要价值。主要在韧带样纤维瘤病和骨瘤的诊断上。韧带样纤维瘤80%以上位于腹腔、肠系膜,病变不累及腹腔、肠系膜的Gardner综合征罕见。表现为肠系膜、腹腔、腹膜后形态不规则软组织肿块,边界多不清楚或清楚,病变可多发,大小不一,可巨大;肿块较大时可囊变,出血、钙化少见;周围器官、血管受推移、浸润或包绕,侵犯输尿管可见输尿管、肾盂积水。CT增强扫描肿块实性部分为轻中度均匀延迟性强化或不均匀强化,主要与肿瘤富含纤维及其成分比例有关。骨瘤多发生在颌面部、鼻窦窦腔内。窦腔表现为结节样骨性密度影,大小不一;下颌骨等颜面骨或颅骨表现为宽基底或窄基底骨性突出,呈典型骨瘤征象。示例如图16-1-10所示。

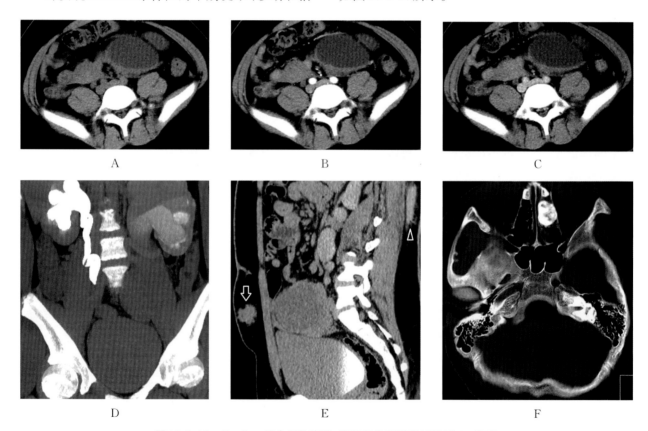

**图16-1-10 Gardner综合征的腹腔、腹壁多发韧带样纤维瘤CT表现**

与图16-1-8为一患者,腹腔腹壁多发韧带样纤维瘤。CT平扫、动脉期、静脉期(A~C):右下腹腔右侧髂血管分叉处软组织肿块,呈梭形,密度均匀,边界尚清楚,大小约32 mm×45 mm,肿块内侧向腹膜后间隙呈尖角样延伸(筋膜尾征阳性),增强扫描见肿块动脉期轻微强化,静脉期强化稍增加,呈轻度渐进性强化,后缘见扩张输尿管影。该病灶左侧腹腔另见一囊状为主的囊实性肿块影,边界清楚,增强见后缘实性部分轻度强化(该处病变为术后表现,2年后迅速增大,与右侧肿块融合)。冠状位CTU(D)显示右侧肾盂输尿管积水,左侧肾盂输尿管重度积水,左肾排泄功能减退。斜矢状位重建(E)见腹壁浅筋膜及背部浅筋膜软组织肿瘤。左侧筛窦骨瘤(F),大小为18 mm×14 mm,右侧颧弓内侧多发小骨瘤,另见额骨宽基底骨性突起,高度14 mm。

### 3. MRI表现

大多数韧带样纤维瘤 $T_1WI$ 序列呈等或略低信号，$T_2WI$ 序列呈等至稍高信号，信号均匀或欠均匀，囊变出血、坏死少见；细胞增生密集区及黏液变性区 $T_1WI$ 序列呈低、$T_2WI$ 序列为高信号。约 1/3 瘤内见不规则、条片及裂隙状胶原纤维区，在 $T_1WI$、$T_2WI$ 序列为双低信号，具有相对特征性；边缘伴"筋膜尾征"及"爪征"。

腹部韧带样纤维瘤 DWI 序列以等低信号为主，细胞密集区可呈中等高信号，表现为轻度扩散受限；增强多呈轻中度渐进强化，细胞密集区中度持续强化，瘤内的致密胶原及黏液变性成分呈轻度强化或不强化。

### 4. 颅骨骨瘤的CT与核医学影像表现

CT 可见头颅骨单发或多发骨瘤。SPECT 呈单发或多发放射性浓聚。PET/CT 18 FDG 扫描腹部韧带样纤维瘤可见呈轻、中度高代谢。

## （四）鉴别诊断

腹盆部韧带样纤维瘤需与以下疾病相鉴别：

（1）胃肠道间质瘤：多发中老年患者，肿块多与肠管关系密切，较大肿块囊变坏死常见，增强扫描多呈不均匀明显强化，早期强化明显，肿瘤可与肠管相通时，可见气体进入；可见远处器官转移。

（2）腹膜后纤维化：特发或 IgG4 相关性继发的腹膜后纤维化，病变多位于腹膜后大血管周围，也可位于肠系膜，病变可呈饼状，不规则形，边界不清，增强扫描因病变炎性活动状态不同可表现为轻中度强化或不强化，易累及输尿管引起输尿管梗阻。

（3）恶性神经源性肿瘤：多发生在脊柱旁或腰大肌附近，肿块囊变、坏死、出血多见，增强扫描多为显著强化。

（4）恶性纤维组织细胞瘤：可发生在腹膜后或肠系膜，老年人常见，青少年少见，肿瘤体积较大，边界不清，容易出现囊变、坏死及出血。增强扫描呈不均匀明显强化，可见钙化。

（5）转移瘤：常多发，有原发肿瘤病史，肿块与原发瘤具有相似的影像学表现。转移灶的双能量 CT 的能谱曲线同原发瘤高度拟合。

## （五）诊断关键要点

（1）Gardner 综合征多有家族史，临床表现复杂，影像学检出韧带样纤维瘤病和骨瘤是诊断本病的突破点。

（2）Gardner 综合征合并的韧带样纤维瘤病好发于腹壁、腹膜后、肠系膜，可多发。DT 富细胞区 CT 平扫密度较高，纤维区密度较低，增强后密度反转，即"反转征"。

（3）Gardner 综合征合并的韧带样纤维瘤病的细胞、纤维和黏液成分含量不同而 MRI 表现为不同的信号。典型韧带样纤维瘤的细胞成分在 $T_2WI$ 为高信号、纤维成分为低信号，构成典型"阴阳征"。筋膜尾征具有一定特征性。

（4）尤其发生在肠系膜和腹腔多病灶的韧带样纤维瘤病要引起足够的重视，应考虑到 Gardner 综合征的可能性。

（5）结合内窥镜检查结直肠多发息肉、颅面骨发现骨瘤、口腔检查可有牙齿异常或牙源性肿瘤，有助于做出本病的诊断。

（阚　宏　董江宁）

# 第二节　腹壁恶性肿瘤

## 一、腹壁转移瘤

### （一）概述

腹壁转移瘤（metastatic tumor of abdominal wall）一般是其他部位恶性肿瘤转移而来的继发性的腹壁恶性肿瘤，其组织学类型与原发肿瘤组织学类型相同。本病近年来并不少见，一般通过血行、淋巴道转移到腹壁生长，随着腹部外科手术的增加，腹壁切口转移瘤也逐渐增多。射频消融后肿瘤细胞转移到手术伤口或腹腔镜套管针部位和针道播散也会导致腹壁转移。

腹壁转移瘤原发病灶包括结肠癌、胃癌、肺癌、宫颈癌、腹膜后肉瘤、子宫平滑肌肉瘤等，其中大多数是由于切口转移造成。恶性肿瘤转移到脐部形成的脐部结节被称为玛丽·约瑟夫结节（Sister Mary Joseph nodule），即脐部转移瘤，其通常起源于胃肠道和卵巢癌，其转移途径一般为脐部残存结构。腹壁转移瘤免疫表型的表达与原发肿瘤类似，说明腹壁转移瘤的发生发展与原发肿瘤类似。

腹壁转移瘤较少见，多见于胸腹部恶性肿瘤手术后切口种植，亦可见于无手术史的患者。临床上表现多样，可隆起于皮肤，也可局限于腹腔内，肉眼亦可见腹壁实性、质硬包块，与腹壁粘连而不能移动，同时往往合并腹腔内转移复发。因此要完善腹部相关检查，明确原发病灶，此外，需考虑合并癌的可能。

### （二）病理表现

大体病理：腹壁转移瘤大部分质软，与周围组织界限不清，手术切除后标本可见皮肤表面似有糜烂，切面灰白、细腻、质软、易出血。

镜下表现：腹壁转移瘤的肿瘤细胞呈不规则岛屿状、实性团块状排列或腺管样，核圆形或椭圆形，核内深染，大小不等，核异型性明显，核分裂象可见，可见小核仁。

免疫组化：腹壁转移性胃肠道癌常显示CDX-2、CK20阳性，转移性肺腺癌表达p40、CK14，转移性宫颈鳞癌强阳性表达p16、CK5/6、p63，转移性卵巢浆液性癌常表达PAX8、WT1、CA125等。

示例如图16-2-1所示。

### （三）影像学表现

**1. 超声检查**

超声通常是首选的成像方式，因为它快捷方便，腹壁组织表浅层次清晰，超声对腹壁占位可获得令人满意的图像。全自动容积断层成像可从全新的角度观察腹壁转移瘤的位置、形态、侵犯范围以及与周围组织和较大血管的关系。腹壁转移瘤超声回声不同，通常血供丰富。

**2. CT表现**

CT在诊断腹壁肿块方面优势较小，但在术前计划中具有优势，可用于广泛的检查以确定肿瘤的大小、位置以及与邻近重要结构的关系，同时有助于发现远处转移部位。

腹壁转移瘤在CT上主要表现为结节状、团块状软组织密度肿块，单发或多发。腹壁切口转移时可沿着切口不规则形生长，平扫多呈等或稍低密度影，增强后通常为不均匀轻度强化。

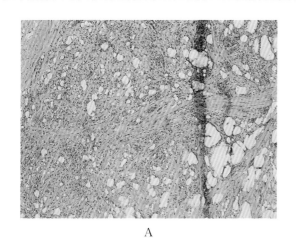
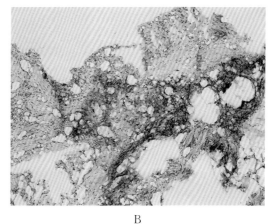

A　　　　　　　　　　　　　　　　　　　　B

图 16-2-1　腹壁转移瘤病理学表现

患者女性,54岁,腹壁转移瘤。镜下病理显示送检组织皮下纤维组织增生,伴脂肪坏死,大量泡沫细胞浸润,灶性区域见个别核大、深染细胞。

由于腹壁病变通常缺乏特异性的影像学表现,所以通常应结合其临床表现、病史对其分析,提高诊断的正确率。

**3. MRI表现**

MRI优于CT,MRI不但能够确定肿瘤大小、位置以及相邻解剖结构的关系,而且能提供高分辨率的软组织图像,可以在任何方向成像。MRI被广泛认为是评价软组织肿瘤的最佳成像技术。

腹壁转移瘤的影像学特征是非特异性的,但它们通常与其他部位已知的原发性疾病类似。腹壁转移瘤在MRI上表现为腹壁上单发或多发结节状肿块,腹壁切口转移时肿块可沿切口不规则生长,在$T_1WI$和$T_2WI$序列上,肿瘤可以表现为多种信号(与原发肿瘤组织成分有关),通常$T_1WI$序列多呈低信号,$T_2WI$序列多呈高信号,DWI序列多呈高信号,而ADC值常降低,$T_1WI$增强常显示肿瘤有明显强化。

若是已知癌症患者的病灶影像显示快速增长,且患者处于晚期并具有其他多个转移灶,腹壁出现肿块,应高度怀疑腹壁转移瘤。

示例如图16-2-2所示。

**(四)鉴别诊断**

(1)腹壁孤立性纤维瘤:多见于成人,好发于50～70岁,无性别差异;影像上多为单发类圆形软组织肿块,大小不一,多有包膜,少数有分叶;CT平扫肿块较小时密度较均匀,随肿瘤增大会出现不规则坏死区。肿瘤可有钙化。MRI的$T_1WI$序列多呈等或略低信号,$T_2WI$序列表现为混杂等或略高信号,其内可见血管流空信号。DWI序列表现为均匀低信号。肿瘤内可见多种强化形式,动脉期肿瘤实质部分呈中度至不均匀较明显强化。

(2)腹壁硬纤维瘤病:又称韧带样纤维瘤病/侵袭性纤维瘤病,是筋膜或腱膜结缔组织起源的交界性肿瘤,具有恶性生物学行为的良性肿瘤。好发于育龄期女性,常有手术、妊娠或外伤史,肿瘤生长缓慢,其形态规则或不规则,边界不清,活动性差。CT上肿瘤一般表现为圆形或椭圆形,呈等或低密度,增强后轻度强化。它在$T_1WI$序列上显示低到中等信号强度,在$T_2WI$序列上呈高、低信号,低信号区代表硬纤维瘤的纤维成分;病灶边缘延伸到周围筋膜的低信号带构成"筋膜尾征",增加了诊断的特异性,有助于鉴别。

(3)腹壁淋巴瘤:腹壁淋巴瘤临床较少见,发病机制多为血液或淋巴侵犯肌肉,多发生于腰大肌及髂肌,临床上表现为肌肉增大或肿块。CT或MRI上的淋巴瘤通常表现为密度或信号相对均匀的多个结节,增强后病变多为均匀强化,DWI序列呈高信号,ADC值显著低。腹壁淋巴瘤诊断一般基于弥漫性或全身性淋巴瘤病史,累及腹壁常为多个节点;而腹壁转移瘤一般有原发瘤史,快速增长,不均匀增强等征象,由此可对二者进行鉴别。

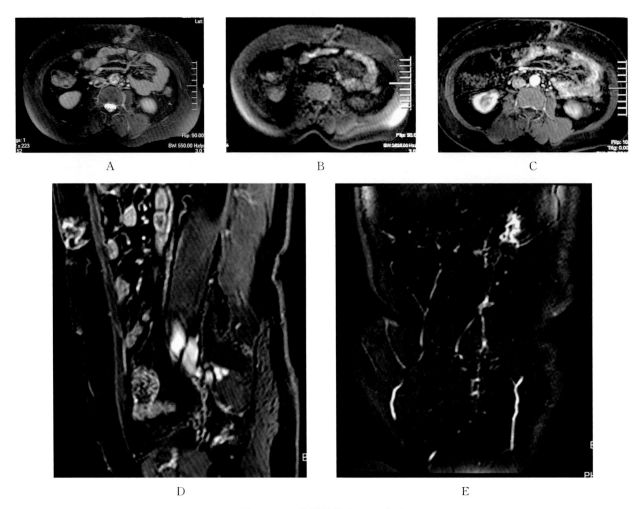

图 16-2-2 腹壁转移瘤 MRI 表现

与图 16-2-1 为同一患者,腹壁转移瘤。$T_2WI$ 序列横断位(A)示脐孔上下区域偏左侧腹壁皮下脂肪层见不规则片状及小结节状高信号,大小约为 21 mm×19 mm。DWI 序列(B)示稍高信号。增强(C~E)可见横断位、矢状位及冠状位明显不均匀强化及环形强化。

（4）神经纤维瘤病:神经纤维瘤病为常染色体显性遗传,因基因缺陷使神经嵴细胞发育异常导致多系统损害。在皮下可出现多个肿瘤,皮肤上的牛奶咖啡斑是其典型临床表现。CT、MRI 上肿瘤多位于皮下,根据其多发、典型的临床表现等特点进行诊断以及与腹壁转移瘤的鉴别。

（5）腹壁血肿:腹壁血肿因外伤、凝血不足或抗凝治疗等引起,常见于腹直肌,临床上通常表现为突发剧烈腹痛,多局限于一侧腹壁。肿瘤在平扫 CT 上表现为形态不规则、多呈长梭形,边界一般较清晰的、明确的、高密度肿块。随着时间的推移密度逐渐降低。如有活动性出血,增强 CT 可能显示活动性造影剂外渗。腹壁血肿的 MRI 表现取决于

出血的阶段。急性期 $T_1WI$ 和 $T_2WI$ 序列上表现为等信号或低信号区域,亚急性期高铁血红蛋白通常会以周边边缘的形式产生高信号,慢性期 $T_1WI$ 和 $T_2WI$ 的周围可见低信号含铁血黄素环。慢性血肿壁增强后可强化,增强 MRI 有助于和其他肿瘤鉴别。

（6）腹壁子宫内膜异位症:前腹壁是盆腔外子宫内膜异位症最常见的部位,通常发生于剖宫产瘢痕患者中,一般是子宫内膜医源性种植所致。典型表现是女性患者因腹壁瘢痕肿块而出现的周期性疼痛。CT 通常表现为实性软组织肿块,一般仅表现为腹壁稍高密度肿块,因为病灶内是血供丰富的内膜腺体和缺乏血供的纤维组织,增强后特征不一,一般以轻度强化为主。腹壁子宫内膜异位症病

灶内的亚急性出血,MRI表现具有特征性,$T_1WI$ 和 $T_2WI$ 序列上以等或稍高信号为主,增强后异位子宫内膜病灶与纤维壁以轻至中度强化为主,具有一定特异性。腹壁子宫内膜异位症如果有典型的病因和典型的临床表现加上MRI上的出血信号较易诊断,腹壁转移瘤一般都是有恶性原发病灶,有助于两者的鉴别。

### (五) 诊断关键要点

(1) 腹壁转移瘤是前腹壁最常见的恶性病变,对有恶性肿瘤病史尤其有腹部恶性肿瘤手术史的患者,继发腹壁软组织结节应考虑有转移可能性。

(2) 腹壁转移瘤临床可表现为无痛性肿块,生长较快,常为多发,腹壁切口转移时肿块可沿切口不规则生长。

(3) 腹壁转移瘤在CT上可表现为单发或多发的腹壁肿块,密度混杂,形态不规则,明显地不均匀强化。

(4) 腹壁转移瘤沿腹壁,尤其是切口生长,肿块 $T_1WI$ 序列呈低信号、$T_2WI$ 序列呈高信号、DWI序列呈高信号、ADC值低,增强明显强化,侵犯腹壁筋膜、腹膜和血管。MRI清晰显示腹壁各层结构和肿瘤组织内部信号特征,在鉴别组织起源和良恶性方面具有优势。

(5) 若是已知癌症患者影像学显示腹壁肿块快速增长,合并具有其他多个器官的转移灶,应高度怀疑腹壁转移瘤。

(杜小萌　马宜传　阚　宏)

## 二、腹壁隆突性皮肤纤维肉瘤

### (一) 概述

腹盆壁隆突性皮肤纤维肉瘤(dermatofibrosarcoma protuberans, DFSP)是一种起源于皮肤真皮层或表浅皮下组织的以单型性梭形细胞为主的中间

型(交界性)、具有局部侵袭性的软组织肉瘤,在世界卫生组织发布的2020版软组织肿瘤分类中被归于成纤维细胞/肌纤维细胞肿瘤这一大类,占所有软组织肉瘤的5%,占全身恶性肿瘤的0.1%~1.5%。本病的发病机制尚不完全清楚,可能与外伤、遗传、放射性损伤有一定的关系,目前通常认为本病的发病机制与17号和22号染色体易位继发的染色体融合有关,超过90%的被诊断为DFSP的患者携带 t(17;22)(q22;q13)易位,导致血小板衍生生长因子(PDGF)表达上调,从而导致肿瘤形成;这种易位表现为17号染色体上的1型胶原 α1 基因(COL1A1)和血小板衍生生长因子-β多肽基因(PDGFB)的融合,最终导致PDGF的过量生产。

临床表现:早期表现为无痛性的息肉状皮肤突起或硬结,多为单发,生长缓慢,经过一段时间休眠后可迅速增长呈隆突于皮肤的肿块。该病可见于任何年龄阶段,以20~50岁的青壮年期为发病高峰期,少数患者婴幼儿时起病,男性发病率略高于女性。肿瘤可发生于全身任何皮肤,主要好发于躯干(包括胸壁、腹壁和背部)、四肢近端和头颈部(特别是头皮),偶可发生于外阴、腮腺等少见部位,但极少发生于四肢远端。

临床主要采用手术治疗,术后易复发,多次复发可能导致本病的侵袭性增加;普通型DFSP为局部复发性、几乎从不转移,复发率20%~50%;约5%的DFSP进展为纤维肉瘤样DFSP,具有一定程度的侵袭性,10%~15%的患者可见远处转移,最常见的转移部位是肺。

发生在腹壁和盆壁的隆突性皮肤纤维肉瘤称为腹盆壁隆突性皮肤纤维肉瘤(dermatofibrosarcoma protuberans of abdominal pelvic wall),本节重点介绍本病的影像学表现特点与鉴别诊断。

### (二) 病理表现

大体病理:早期病变表现为真皮隆起的斑块,随着疾病的发展,肿瘤表现为隆起于皮肤表面的单个或多个结节性肿块,质地较硬,有时可见溃疡形成;直径多为3~4 cm,偶尔可达20 cm,瘤体上方对应的表皮常萎缩,呈褐色或暗红色,切面灰白灰褐色,可见黏液变性、出血或色素沉积,边界通常不

清,有时大体上可表现为界限清楚且无明显包膜存在,但镜下观察通常可见浸润性边界。

镜下表现:根据镜下表现不同,DFSP可分为经典型、巨细胞成纤维细胞瘤型、色素性、萎缩性、硬化性、黏液样、肌样、颗粒细胞性、纤维肉瘤样等不同组织学亚型。经典型DFSP镜下表现为梭形细胞来源的瘤细胞与细胞间隙的胶原纤维呈席纹状、轮辐状、编织状、旋涡状或束状交织排列,当浸润至皮下脂肪组织则呈蜂巢样分布;巨细胞成纤维细胞瘤型DFSP呈层状排列,伴有基质黏液样改变及排列于假血管腔周围的多核巨细胞;色素性DFSP组织学上表现为致密席纹状排列的梭形细胞、混杂含黑色素颗粒的树状突细胞;萎缩性DFSP镜下表现为真皮及皮下组织的萎缩性或斑块样非隆起型病变;硬化性DFSP镜下可见至少50%的无细胞性、或少细胞性胶原组织;黏液性DFSP镜下表现为星状或梭形瘤细胞分布于大量淡染、黏液样间质中,内生血管丰富;肌样DFSP镜下可见肿瘤细胞窗呈肌样特征,肌纤维母细胞过度分化,周细胞、血管壁平滑肌过度增生;颗粒细胞性DFSP镜下可见梭形细胞中混杂了大量具有丰富颗粒状胞质、核偏位、核仁显著的细胞;纤维肉瘤样DFSP镜下特点是伴大量核分裂的非典型梭形细胞或多形性细胞、呈"鱼骨样"排列。

免疫组化:通常强表达CD34及Vim,不表达S-100蛋白、EMA、CK、FⅧa、Desmin和CD117,部分可局灶性表达SMA;伴有纤维肉瘤样转化的DFSP转化区CD34表达减少,过表达p53;富于黑色素的梭形或树突状细胞表达HMB45、Melan-A和S-100蛋白。

分子标记:染色体17和22的超额环状染色体或t(17;22)转位,均可导致COLIA1-PDGFB基因融合;约5%的DFSP无COLIA1-PDGFB基因融合,其中的部分病例表现为COL6A3-PDGFD融合以及EMILIN2-PDGFD融合。纤维肉瘤样转化的DFSP表现为PDGFRB/AKT/MTOR信号路径异常。

示例如图16-2-3所示。

## (三)影像学表现

### 1.超声检查

超声检查方便快捷,但DFSP缺乏典型声像学特征,特别对于边界清楚,形态规则,体积较小的肿块,误诊率较高,常常误诊成血管瘤或其他良性肿瘤。一般表现为混合回声肿块,回声高低与肿瘤内部组成成分有关,纤维组织表现为高回声,肿瘤细胞表现为低回声,彩色多普勒超声显示病灶内丰富血流信号。

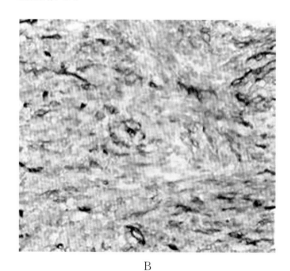

A                                    B

**图16-2-3　腹壁隆突性皮肤纤维肉瘤病理学表现**

患者男性,48岁,腹壁隆突性皮肤纤维肉瘤。镜下表现(HE,×100)(A):可见肿瘤富含梭形细胞,瘤细胞异型性不明显,细胞核拉长、浓染,呈特征性的席纹排列,肿瘤向深部脂肪呈"蜂窝状样"浸润。免疫组化(B):可见Vim和CD34阳性。

**2. CT表现**

当DFSP瘤体较小时,一般表现为边界清楚的类圆形肿块,部分边缘可呈分叶状,呈等/稍低密度,密度均匀,当瘤体较大时,肿块内含有大量的致密结缔组织或胶原纤维,易出现囊变出血,表现为密度不均匀的肿块;钙化少见。由于肿瘤细胞血管丰富,增强扫描多呈明显不均匀强化,部分瘤体内见结节状明显强化或边缘可见结节状外突,称为"子结节外突征"及"多结节征",被认为是DSFP一个特征性的征象。示例如图16-2-4所示。

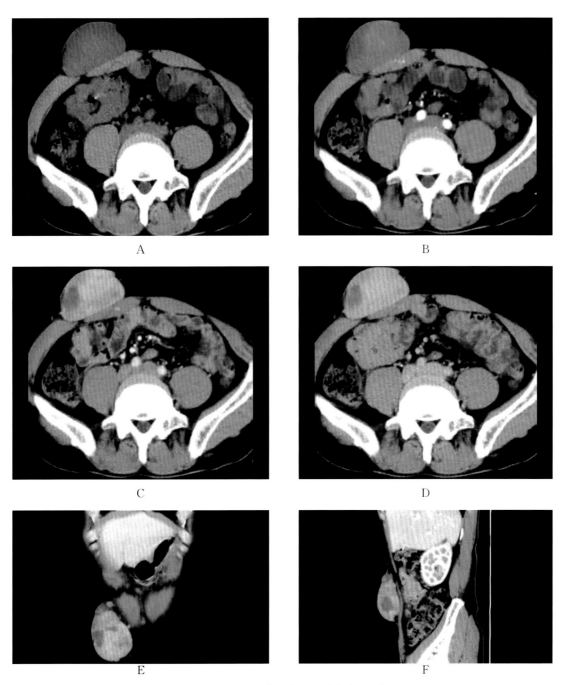

图16-2-4 腹壁隆突性皮肤纤维肉瘤CT表现

与图16-2-3为同一患者,右侧腹壁隆突性皮肤纤维肉瘤。CT平扫右前下腹部肿块密度略低于肌肉密度,未见钙化。CT增强病灶呈渐进性明显强化,内可见散在斑片状差强化区;在冠状面和矢状面增强序列,于病灶上缘见"子结节外突征",于病灶内见"多结节征"。

**3. MRI表现**

DFSP的MRI信号与瘤体内的致密结缔组织、胶原纤维的含量以及是否出现囊变坏死有关。瘤体一般表现为稍长T1、长T2信号,内可见条索状及片状短T2信号,囊变区表现为长T1、长T2信号,出血区时表现为短T1、长/短T2信号,DWI序列呈明显高信号,ADC图呈低信号;病灶大多数与周围组织界限清楚,部分周围皮肤可增厚,称为"皮肤尾征",部分病灶凸向皮肤外生长,悬吊于皮肤外,称为"悬吊征",增强扫描多呈明显不均匀强化。上述MRI征象具有一定特征性,结合好发部位、年龄及

病史,对其具有较高的诊断价值。MRI不仅可以明确病灶的边界、范围,还可以显示瘤内血流灌注情况,为临床手术提供重要信息。示例如图16-2-5所示。

**(四)鉴别诊断**

(1)皮肤纤维瘤:常多发,属于乏血供肿瘤,CT及MRI增强扫描强化不明显,呈轻、中度强化;而DFSP肿瘤细胞间血管丰富,增强扫描后多呈明显强化。

(2)皮肤血管瘤:T2WI序列表现明显高信号(灯泡征),内可见斑点状及条状低信号影(钙化或静脉

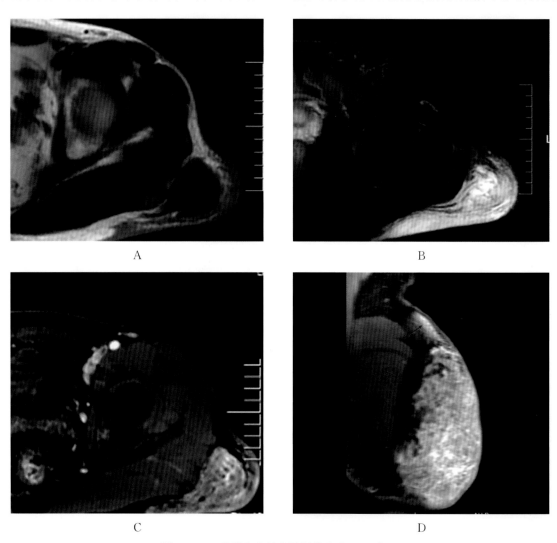

A

B

C

D

**图 16-2-5 盆壁隆突性皮肤纤维肉瘤 MRI 表现**

患者男性,35岁。左侧臀部皮肤隆突性皮肤纤维肉瘤。左侧臀部渐进性无痛肿大包块10年,臀部肿块位于皮下,界限清楚,横断位 T1WI 序列呈等信号,T2WI 抑脂序列呈高信号;增强扫描横断位(C)、矢状位(D)肿块明显强化,皮肤尾征阳性。

石)或"蚯蚓状"流空血管影,呈填充式渐进性强化。

(3)神经鞘瘤:常位于深层肌间隙,与神经关系密切,可见"神经出入征",也常表现囊变坏死,但其范围较腹壁皮肤隆突性纤维肉瘤范围更大,密度/信号更不均匀。

(4)韧带样纤维瘤病:好发于皮下或肌间隙,以沿肌肉长轴方向侵袭性生长为主,与皮肤关系不密切,具有反转强化征;而 DFSP 大多数边界清晰,具有子结节外突征,可资鉴别。

(5)恶性黑色素瘤:MRI 特征性表现为 $T_1WI$ 序列呈高信号,$T_2WI$ 序列呈低信号,与 DFSP 明显不同。

(6)皮肤淋巴瘤:MRI 特征性表现为 $T_1WI$ 和 $T_2WI$ 序列呈等、稍高信号,DWI 序列呈明显高信号,ADC 值明显降低,密度与信号均匀,增强后轻中度强化,肿块内可见"血管漂浮征"。

### (五)诊断关键要点

(1)DFSP 多发生于中青年,偶见于婴幼儿和老年人;好发于躯干、四肢近端和头颈部,偶见于肢体远端。

(2)DFSP 是一种主要来源于皮肤真皮层的低度恶性肿瘤,临床主要表现为无痛性肿块,多为单发,生长缓慢,经过一段时间休眠后可迅速增长。

(3)DSPF 典型 CT/MRI 表现:① 部分瘤体见结节状明显强化或边缘可见结节状外突,称为"子结节外突征"及"多结节征";② 部分病灶周围皮肤可增厚,称为"皮肤尾征";③ 部分病灶凸向皮肤外生长,悬吊于皮肤外,称为"悬吊征"。结合上述特征影像学表现,术前可做出较为准确诊断。

(赵以惠 王传彬 马宜传 董江宁)

## 三、腹盆壁纤维肉瘤

### (一)概述

在 2020 版 WHO 软组织肿瘤分类中,纤维肉瘤(soft tissue fibrosarcoma,STF)属于恶性成纤维细胞/肌成纤维细胞性肿瘤。纤维肉瘤好发年龄为 30~50 岁,男性多于女性,好发于四肢,其次为躯干,位置一般较深,位于深筋膜深层,单发多见,主要临床症状是疼痛。

腹盆壁纤维肉瘤(abdominal pelvic wall fibrosarcoma,APF)是指发生在腹盆壁肌肉、软组织的纤维肉瘤,体积一般较大,分化程度差,生长具有一定的侵袭性,与肌肉深面的深筋膜关系紧密,并且瘤灶很容易向体表方向侵犯,甚至会伤及皮肤和皮下组织,发现时往往已发生转移,肿瘤易压迫邻近神经,引起神经功能障碍性症状。患者常因肿瘤短期内迅速增大而就诊。CT 和 MRI 能准确定位和评价肿瘤的特征以及肿瘤与周围组织的关系,对于患者术前选择治疗方法以及患者的预后都具有重要的意义。

### (二)病理表现

大体病理:肿块边界一般清楚,其硬度与胶原含量多少有关,切面呈灰白或灰褐色,肿瘤分化差时常合并出血和坏死。

镜下表现:主要由梭形细胞构成,互相交织成旋涡状,这些紧密细胞可产生丰富的网状纤维,有时也会产生比较粗的胶原束。分化较好的瘤细胞异型性较轻,并被平行交织的胶原纤维分隔,经常出现经典的"人"字形排列;分化较差的瘤细胞,核分裂象多见,富含瘤细胞,血管较丰富,常伴有明显的坏死或出血,胶原纤维较少。

免疫组化:该肿瘤严重缺乏特异性标志物,但 Ⅰ 型胶原、波形蛋白、组织细胞标记或基膜成分阳性。

示例如图 16-2-6 所示。

### (三)影像学表现

#### 1. CT 表现

CT 检查对软组织具有很好的密度分辨率和空间分辨率,是诊断软组织肿瘤常用的方法之一:① APF 常常表现为较大的软组织肿块,形态不一,多为分叶状,多数肿块边界与周围组织分界不清,

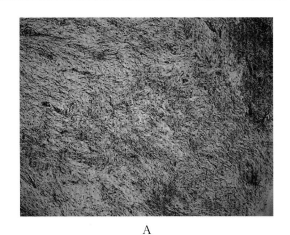
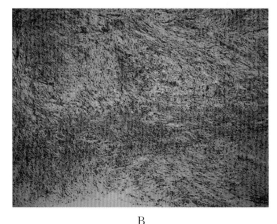

A                B

**图16-2-6　腹盆壁纤维肉瘤病理学表现**

患者女性,71岁,腹盆壁纤维肉瘤。大体病理:左臀部灰白软组织肿块,大小为12 cm×9 cm×6 cm,剖面灰白、质韧,表面附梭形皮瓣,范围6 cm×1.5 cm。镜下表现(A、B):梭形细胞及奇异核细的上皮样细胞弥漫分布,伴间质黏液样变性和胶原化。免疫组化:Vim(＋),SMA(部分细胞＋),EMA(－),S-100(－),CD30(－),CD34(－),Ki-67(＋,约20%)。

低度恶性者呈膨胀性生长,高度恶性者呈浸润性生长,肿块中心可发生坏死性低密度区,当瘤内有出血时,可见斑片状稍高密度影。②CT增强动脉期肿块多以边缘强化为主,随着时间的延迟,强化范围进一步增大;黏液变性区轻度渐进性强化;肿块中心坏死区不强化。③APF血供丰富,生长迅速,常常可以有多支供血动脉,CT三维重建及血管重建可以准确显示肿块空间位置及供血动脉和引流静脉的关系。示例如图16-2-7所示。

**2. MRI表现**

MRI是软组织肿瘤的最佳的影像学检查方法,可以清晰显示肿瘤位置、体积、边界、形态、信号特点和对周围组织侵袭情况,对于疾病的分期和预后具有重要的价值。①APF主体在$T_1$WI序列呈低、等信号,$T_2$WI序列上大部分呈混杂信号,内部有较明显的脑回状高信号,在$T_2$WI序列上病灶内条索状的低信号为分隔,病理学上为胶原纤维集聚所致,而不是肿瘤内的骨化、钙化或者含铁血黄素沉积。②MRI多期增强肿块呈不均匀强化,可表现为明显的外周强化、"轮辐状"强化。强化征象可能与病灶内胶原纤维细胞排列有直接的关系,无强化区与瘤灶内纤维囊变、间隔、液化、坏死等因素有关。③APF实性成分DWI序列呈明显高信号,ADC值呈略低信号,间接反应了腹盆壁纤维肉瘤作为恶性

肿瘤其水分子扩散轻中度受限的病理生理基础。示例如图16-2-8所示。

**(四)鉴别诊断**

(1)腹壁隆突性皮肤纤维肉瘤(dermatofibrosarcoma protuberans,DFSP):DFSP是一种主要来源于皮肤真皮层的低度恶性肿瘤,临床主要表现为无痛性肿块,多为单发,生长缓慢,经过一段时间休眠后可迅速增长。DFSP的典型CT/MRI表现:①部分瘤体见结节状明显强化或边缘可见结节状外突,称为"子结节外突征"及"多结节征";②部分病灶周围皮肤可增厚,称为"皮肤尾征";③部分病灶凸向皮肤外生长,悬吊于皮肤外,称为"悬吊征"。

(2)孤立性纤维瘤(solitary fibrous tumor,SFT):腹壁SFT常表现为边界清楚的肿块,CT、MRI增强时肿瘤细胞密集区呈显著"多结节样"或"地图样"强化伴轻度或不强化"线样"或"裂隙样"胶原纤维分隔,细胞与胶原纤维分布均衡区呈中等血供的强化,延迟期强化范围扩大;部分SFT的胶原区与细胞密集区于延迟期呈强化"反转征"。SFT的细胞密集区$T_2$WI序列呈高信号区,致密胶原纤维区为低信号,表现为"阴阳征",具有一定的特征性。

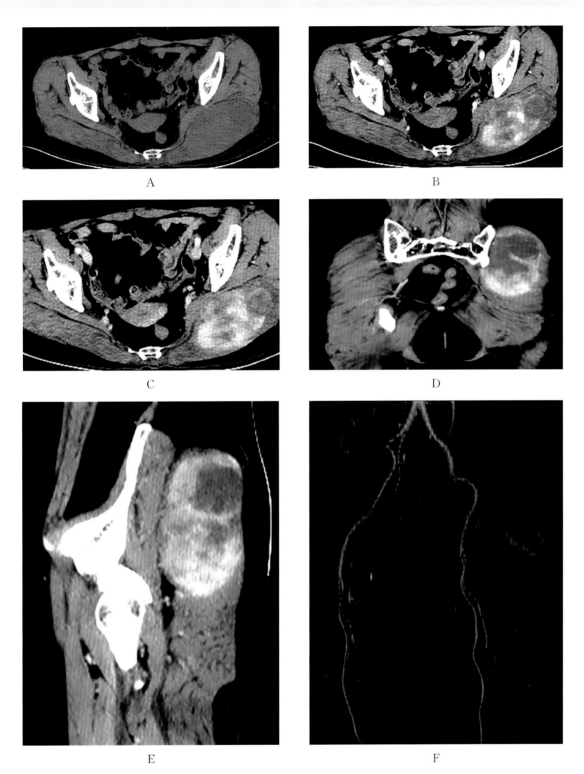

图 16-2-7　腹盆壁纤维肉瘤 CT 表现

与图 16-2-6 为同一患者,腹盆壁纤维肉瘤。CT 平扫(A):左侧臀大、中肌内一巨大软组织肿块影,大小约 10.4 cm×6.1 cm×10.4 cm,边界尚清,肿块密度不均匀,内见片絮状稍高密度影及低密度变性区。CT双期增强(B、C)肿块呈不均匀明显强化,肿块前外侧低密度区渐进性轻中度强化,肿块中心区见团片状无强化坏死区。冠矢状位重建(D、E)显示肿块向周围肌间隙生长,侵及臀大肌及梨状孔,周围筋膜及皮下软组织水肿。CTA(F)示肿块由髂动脉的分支臀上动脉供血。

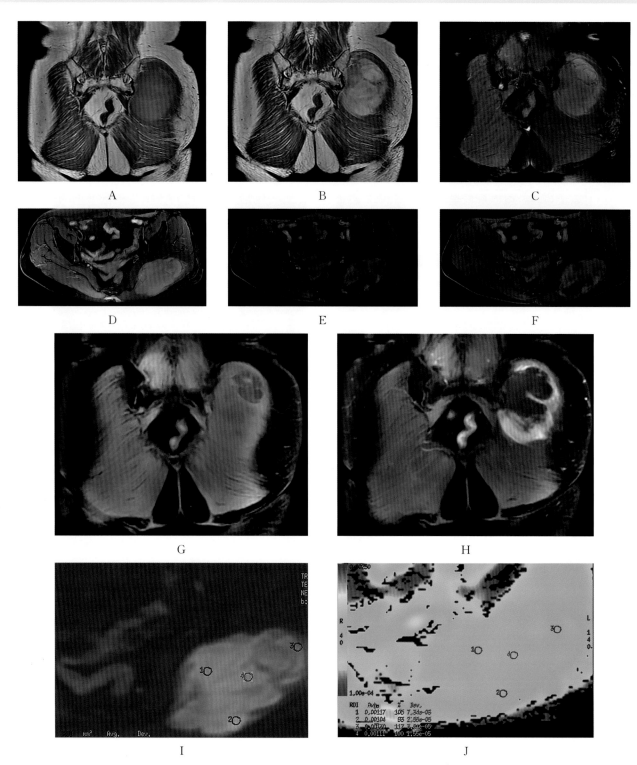

图16-2-8  腹盆壁纤维肉瘤MRI表现

与图16-2-6为同一患者,腹盆壁纤维肉瘤。左侧臀大、中肌内(A~D)见一梭形软组织肿块影,沿肌束生长,T₁WI序列(A)呈不均匀稍高信号,T₂WI序列(B~D)呈不均匀高信号,内见索条状低信号纤维成分,肿块向深部肌间隙生长,侵及臀大肌及梨状孔,周围筋膜及皮下软组织水肿。MRI多期增强(E~H)肿块呈明显不均匀强化,实性成分明显强化;肿块前外侧T₂WI序列高信号黏液变性区呈渐进性延迟强化;肿块整体呈现"轮辐状"强化特点。DWI序列(I、J)示肿块呈不均匀高信号,ADC值为$1.11×10^{-3}mm^2/s$。

## （五）诊断关键要点

（1）腹盆壁纤维肉瘤属于恶性成纤维细胞/肌成纤维细胞性肿瘤，肿瘤体积一般较大，分化程度较差。

（2）CT平扫肿块较大、密度不均。CT增强实性成分明显强化，黏液变性区则表现为轻中度渐进性强化。CTA可清晰显示粗细不均、不规则的肿瘤血管影。

（3）MRI清晰显示腹盆壁纤维肉瘤的实性成分、纤维成分和黏液变性区、深筋膜及血管神经侵犯。MRI增强后肿块整体表现为明显外周强化、"轮辐状"强化。

（4）研究表明基于MRI的影像组学特征可以协助纤维肉瘤与其他组织学来源的软组织肉瘤相鉴别。

（贾好东 董江宁）

# 参考文献

［1］ Transatlantic Australasian Retroperitoneal Sarcoma Working Group. Intercontinental collaborative experience with abdominal, retroperitoneal and pelvic Schwannomas[J]. Br J Surg, 2020,107(4):452-463.

［2］ Alsahwan A G, Felemban J M, Al-Othman A, et al. Symptomatic abdominal wall Schwannoma mimicking infected subcutaneous soft tissue lesion：A case report [J]. Int J Surg Case Rep, 2021, 81:105751.

［3］ Lam R, Hunt B L, Arreola-Owen O. Abdominal wall Schwannoma[J]. Fed Pract, 2019, 36(3):129-133.

［4］ Tonucci T P, Sironi A, Pisa E, et al. Schwannoma of the abdominal wall：Updated literature review[J]. Eur Surg, 2022, 54:74-79.

［5］ Lee N J, Hruban R H, Fishman E K. Abdominal Schwannomas：Review of imaging findings and pathology[J]. Abdom Radiol（NY）, 2017, 42(7):1864-1870.

［6］ 陈雨凡,何燕妮,周美君,等.外周神经源性肿瘤的超声诊断与鉴别诊断分析[J].中国超声医学杂志,2021,37(1):87-89.

［7］ 陈玲,周运锋,吴琛,等.不同部位周围神经鞘瘤的CT、MRI表现分析[J].磁共振成像,2020,11(2):145-148.

［8］ 安娜,郭玲,张丁丁,等.外周神经鞘瘤超声特征分析[J].北京医学,2021,43(3):232-234.

［9］ Wang S Y, Liu J H, Yao S, et al. PET/CT and contrast-enhanced CT imaging findings in benign solitary Schwannomas[J]. Eur J Radiol, 2021, 141:109820.

［10］ Yun J S, Lee M H, Lee S M, et al. Peripheral nerve sheath tumor：Differentiation of malignant from benign tumors with conventional and diffusion-weighted MRI [J]. Eur Radiol, 2021, 31(3):1548-1557.

［11］ 方梦诗,董江宁,王传彬,等.良恶性外周神经鞘瘤MRI征象及扩散加权成像分析[J].临床放射学杂志,2019,38(1):141-146.

［12］ 于永慧,吴晶涛,吴海涛,等.结节性筋膜炎的影像学表现与病理对照[J].临床放射学杂志,2015,34(5):773-776.

［13］ 吴海军,曾辉,颜荣华,等.结节性筋膜炎的影像表现[J].中华放射学杂志,2009(10):1072-1076.

［14］ 蒲杨梅,印隆林,杨李,等.韧带样纤维瘤CT和MRI表现[J].中国医学影像学杂志,2019,27(1):50-54.

［15］ Haroun R R, Quencer K B, Erinjeri J P, et al. Percutaneous cryoablation of an extra-abdominal desmoid tumor abutting the skin surface and peritoneum [J]. J Vasc Interv Radiol, 2019,30(3):426-427.

［16］ 陈修文,罗森源,汤显斌,等.侵袭性纤维瘤病中CTNNB1基因突变与复发的关性[J].临床与实验病理学杂志,2021,37(3):337-340.

［17］ Sedaghat S, Sedaghat M, Krohn S, et al. Long-term diagnostic value of MRI in detecting recurrent aggressive fibromatosis at two multidisciplinary sarcoma centers[J]. Eur J Radiol, 2021,134:109406.

［18］ 杨杨,徐慧君,袁韵,等.超声对腹壁型及腹外型韧带样纤维瘤的诊断价值[J].肿瘤影像学,2020,29(6):574-578.

［19］ 韩猛虎,姜合作,王文樟,等.韧带样纤维瘤误诊临床分析[J].临床误诊误治杂志,2021,34(8):18-23.

［20］ 马金山,顾翔,等.CT和MRI对肌肉中硬纤维瘤的影像学分析及鉴别[J].中国现代医学杂志,2019,29(19):120-124.

［21］ 李晶英,冯元春,赵殿江,等.Gardner综合征的腹部CT表现[J].中国医学影像学杂志,2018,26(8):

671-675.

[22] 杨倩,刘玉林,周俊芬,等.完全型Gardner综合征一例[J].中华放射学杂志,2018,52(8):645-646.

[23] 张忠林,梁长虹,刘于宝,等.韧带样型纤维瘤病CT、MRI表现与病理对照分析[J].南方医科大学学报,2010,30(11):2495-2497.

[24] 张洁,贺文,马大庆,等.多层螺旋CT诊断肠系膜侵袭性纤维瘤病[J].中国医学影像技术,2010,26(9):1715-1717.

[25] 黎蕾,张刚,刘婷,等.Gardner综合征的临床影像诊断[J].南方医科大学学报,2009,29(3):568-569.

[26] 姚翔,胡敏杰,吕斌,等.Gardner综合征的综合诊断[J].中国医学影像学杂志,2021,29(3):248-251.

[27] 李晶英,冯元春,赵殿江,等.Gardner综合征的腹部CT表现[J].中国医学影像学杂志,2018,26(8):671-675.

[28] 王革非,任建安,黎介寿.Gardner综合征[J].中华消化外科杂志,2007,6(5):351-351,355.

[29] 朱庆强,王中秋,吴正参,等.Gardner综合征一例[J].中华放射学杂志,2010,44(11):1214-1214.

[30] Kim W H, Kim D W, Kim C G, et al. Additional detection of multiple osteomas in a patient with Gardner's syndrome by bone SPECT/CT [J]. Nucl Med Mol Imaging, 2013, 47(4):297-298.

[31] Sohn M H, Jeong Y J, Lim S T, et al. F-18 FDG PET/CT findings of spontaneous mesenteric fibromatosis in a patient with Gardner's syndrome [J]. Nucl Med Mol Imaging, 2011, 45(2):156-157.

[32] Guignad N, Cratier C, Crampette L, et al. Gardner's syndrome presenting with a fibromatoustumour of the parotid[J]. Eur Ann Otorhinlaryngol Head Neck dis, 2016, 133(5):357-359

[33] Levy A D, Rimola J, Mehrotra A K, et al. From the archives of the AFIP: Benign fibrous tumors and tumorlike lesions of the mesentery : Radiologic-pathologic correlation[J]. Radiographics 2006, 26(1):245-264.

[34] Fritchie K J, Crago A M, van de Rijn M. Desmoid fibromatosis. WHO classification of Soft tissue and bone tumours, 5th ed[R]. 2020:93-95.

[35] 查勇,寸英丽,黄云超,等.腹壁恶性肿瘤61例临床分析[J].腹部外科,2008,21(1):44-45.

[36] Li J, Duan J, Mao R, et al. A way to reduce the occurrence of intraoperative capsule rupture in presumed clinically early-stage ovarian cancer with adhe-

sions to the abdominal wall [J]. J Minim Invasive Gynecol, 2022,29(1):16.

[37] 杨春雨,刘岩,王占宇,等.子宫内膜癌术后孤立性腹壁转移瘤一例[J].实用肿瘤杂志,2017,32(4):378-380.

[38] Fung E, Strosberg D S, Jones E L, et al. Incidence of abdominal wall metastases following percutaneous endoscopic gastrostomy placement in patients with head and neck cancer[J]. Surg Endosc, 2017,31(8):3623-3627.

[39] 朱隽,陈林,陈悦.超声容积断层成像诊断肺癌腹壁转移瘤1例[J].中国医学影像技术,2011,27(4):868.

[40] Li M, Zhang L, Xu X J, et al. CT and MRI features of tumors and tumor-like lesions in the abdominal wall [J]. Quant Imaging Med Surg, 2019, 9(11):1820-1839.

[41] Tanabe T, Shida D, Tsukamoto S, et al. Metachronous metastasis to inguinal lymph nodes from sigmoid colon adenocarcinoma with abdominal wall metastasis: A case report[J]. BMC cancer, 2019, 19(1):1-5.

[42] Gentile J K A, Migliore R, Kistenmacker F J N, et al. Malignant transformation of abdominal wall endometriosis to clear cell carcinoma: A case report [J]. Sao Paulo Med J, 2018,136(6):586-590.

[43] 邹平安,陶志伟,熊韬,等.隆突性皮肤纤维肉瘤非计划性手术后的补充手术疗效分析[J].实用癌症杂志,2020,35(10):1739-1740.

[44] 田卓.隆突性皮肤纤维肉瘤的手术治疗及复发因素分析[J].皮肤病与性病,2020,42(1):90-99.

[45] 冯海霞,顾龙,冯卫华,等.隆突性皮肤纤维肉瘤的影像表现及其病理基础[J].中国临床医学影像杂志,2019,30(8):660-664.

[46] Kimmel Z, Alam M. Peripheral excision margins for dermatofibr osarcoma protuberans [J]. Ann Surgical Oncol, 2008, 14(7):2113-2120.

[47] 何涌,田丽,陈应明,等.隆突性皮肤纤维肉瘤的CT和MRI表现[J].中华放射学杂志,2014,48(5):399-402.

[48] 王传彬,韦超,李乃玉,等.隆突性皮肤纤维肉瘤的CT和MRI表现[J].中国医学装备,2021,18(4):58-61.

[49] 林钱森,黄永础,许淑惠.隆突性皮肤纤维肉瘤的CT及MRI表现[J].医疗装备,2019,32(2):27-28.

[50] 史凤霞,李红玲,刘建滨,等.隆突性皮肤纤维肉瘤的影像学表现及临床病理分析[J].中国医学影像学杂

志,2018,26(8):636-640.

[51] 郭虎.30例隆突性皮肤纤维肉瘤(DFSP)患者的CT与MR对比分析[J].皮肤病与性病,2018,40(4):562-563.

[52] Wilkinson R, Sonarkar R, Nazar Z K, et al. Fibrosarcoma of anterior abdominal wall: A rare case report [J]. Int J Surg Case Rep, 2020, 77:210-213.

[53] Verga L, Brach Del Prever E M, Linari A, et al. Accuracy and role of contrast-enhanced CT in diagnosis and surgical planning in 88 soft tissue tumours of extremities[J]. Eur Radiol, 2016, 26(7):2400-2408.

[54] Zhao F, Ahlawat S, Farahani S J, et al. Can MR imaging be used to predict tumor grade in soft-tissue sarcoma?[J]. Radiology, 2014, 272(1):192-201.

[55] 谭碧波,郭佳.腹壁纤维肉瘤1例[J].医学影像学杂志,2014(10):1868-1868.

[56] 曲岩,李静,黄亮,等.腹壁纤维肉瘤误诊为肝癌伴破裂出血1例[J].临床肿瘤学杂志,2013,18(1):93-94.

[57] Folpe A L. Fibrosarcoma: A review and update [J]. Histopathology, 2014, 64(1):12-25.

[58] 金腾,冉君,李小明,等.纤维肉瘤的MRI诊断与鉴别诊断[J].放射学实践,2014,(11):1315-1318.

[59] Martin-Carreras T, Li H, Cooper K, et al. Radiomic features from MRI distinguish myxomas from myxofibrosarcomas [J]. BMC Med Imaging, 2019, 19(1):67.

[60] 李娟,陈易华,胡晓松,等.低度恶性纤维黏液样肉瘤3例临床病理分析[J].诊断病理学杂志,2009,16(3):221-223.